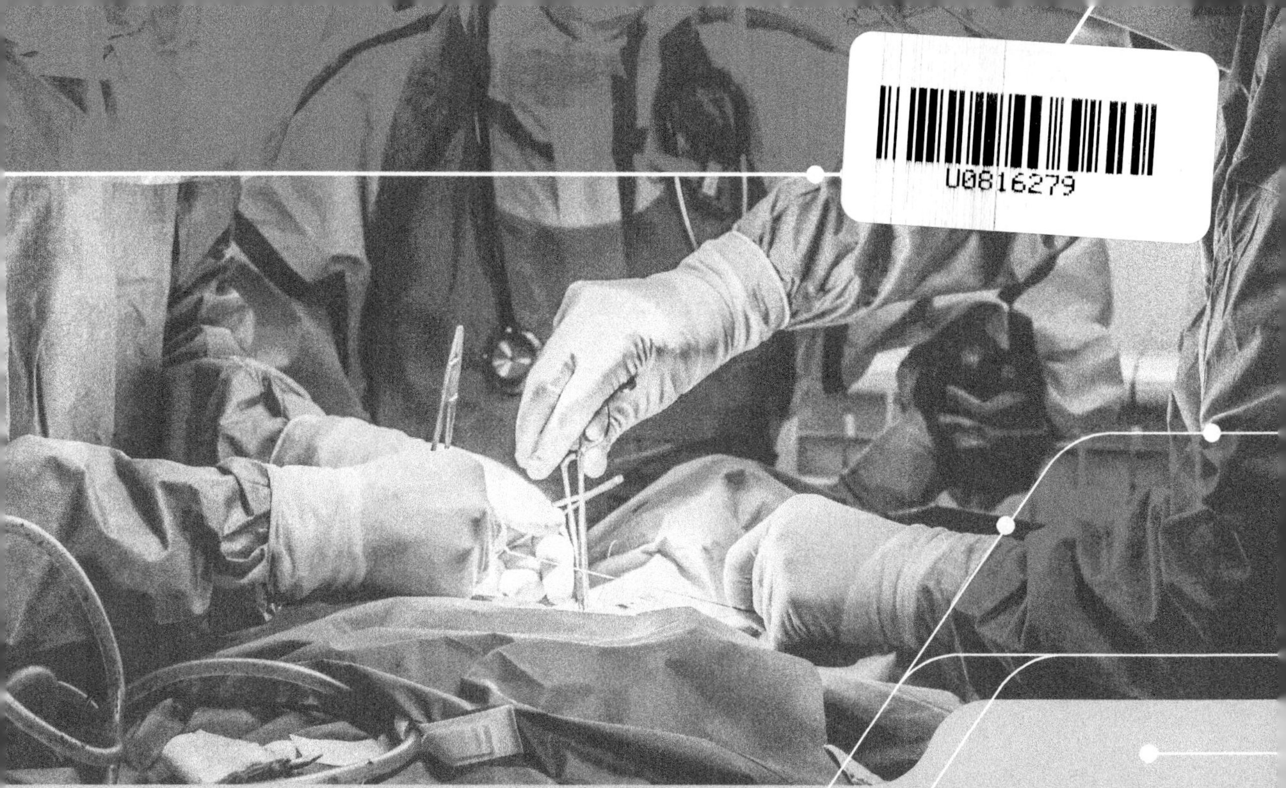

全科军医战创伤救治教程

商 艳 朱成杰 主编

上海科学普及出版社

图书在版编目（CIP）数据

全科军医战创伤救治教程 / 商艳，朱成杰主编 .
-- 上海：上海科学普及出版社，2024.5（2025.2 重印）

ISBN 978-7-5427-8672-2

Ⅰ. ① 全…　Ⅱ. ① 商… ② 朱…　Ⅲ. ① 创伤－军事医学－教材　Ⅳ. ① R826.5

中国国家版本馆 CIP 数据核字（2024）第 069863 号

责任编辑　李　蕾

全科军医战创伤救治教程

商　艳　朱成杰　**主编**

上海科学普及出版社出版发行

（上海中山北路 832 号　邮政编码 200070）

http://www.pspsh.com

各地新华书店经销　广东虎彩云印刷有限公司印刷

开本 850 × 1168　1/16　印张 27.75　字数 500 000

2024 年 5 月第 1 版　2025 年 2 月第 2 次印刷

ISBN 978-7-5427-8672-2　定价：92.00 元

《全科军医战创伤救治教程》编委会

主　审

廖　专　韩一平

主　编

商　艳　朱成杰

副主编

赵家义　李　平　周潘宇

编　者

程小龙　张　毅　佟智颖　樊　剑　王万敏　徐子骞　李晓腾

袁佳莹　冯逸飞　朱怡卿　王湘云　郭庆军　贲艺雯　刘凯恒　王如彪

编委会成员

商　艳　海军军医大学第一附属医院

朱成杰　中国人民解放军 94804 部队

赵家义　中国融通上海四一一医院

李　平　海军军医大学第一附属医院

周潘宇　海军军医大学第一附属医院

程小龙　海军军医大学第一附属医院

张　毅　海军军医大学第一附属医院

佟智颖　海军军医大学第一附属医院

樊　剑　海军军医大学第一附属医院

王万敏　海军军医大学第一附属医院

徐子骞　海军军医大学第一附属医院

李晓腾　海军军医大学第一附属医院

袁佳莹　海军军医大学第一附属医院

冯逸飞　海军特色医学中心

朱怡卿　海军军医大学基础医学院

王湘云　上海市杨浦区控江医院

郭庆军　空军杭州特勤疗养中心

贲艺雯　中国人民解放军 95958 部队

刘凯恒　中国人民解放军 94826 部队

王如彪　重庆市忠县人民医院

前言 Preface

在新时期信息化条件下，战争形态、军事活动方式、作战对象等均不断发生变化，战创伤救治模式也相应迅速变化。如何在现代战争条件下成功地救治更多的伤员，正是战创伤救治的核心内容。

为了最大可能地减少伤亡，各种野战医疗救护设备和器材大量投入使用，卫勤力量靠前配置，对全科军医的能力要求也越来越高。近年来，海军军医大学第一附属医院全科规培基地开展了多期战创伤救治以及全科军医岗前培训，积累了丰富实践经验，具有宝贵价值。

本教程适合各军兵种部队全科军医使用。其目的是提高军医大学学员毕业后基层岗位任职能力，为全科军医开展战时卫勤保障工作打下坚实的理论与实践基础。本教程系统、全面地叙述了全科军医战创伤救治能力标准涵盖的基础知识与实践内容，图文并茂、增强视觉效果，简单易懂、便于学习实践，丰富全面、厘清逻辑脉络。聚焦实战背景、贴合保障要求，为全科军医提供沉浸式学习体验、培养立体式逻辑思维，旨在培育一支军事素质过硬、专业技术拔尖的打仗型卫勤人才队伍，全面提升部队战创伤救治能力。

由于编者的学识与经验有限，教程内容难免会有疏漏，不足之处欢迎批评指正。我们将继续完善教程，使之达到更方便实用的要求。

本书的出版得到海军军医大学第一附属医院领导的鼓励与支持，谨此致谢！

本书编委会

2023 年 12 月于上海

目录
Contents

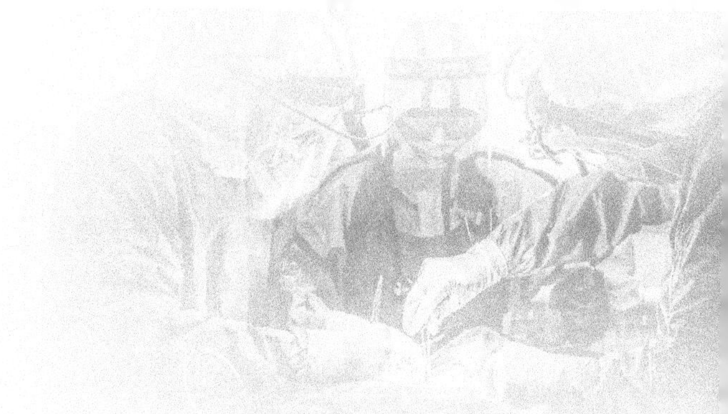

第一章 卫生勤务学基础知识

卫生勤务是战争实践的产物，卫生勤务学是军队为有效组织医学科学技术在军事领域应用而形成的一门学科。我军经过长期的军事实践活动，积累了丰富的卫勤保障经验，并对其基本规律有比较深刻的认识，形成了较为系统的卫勤理论。随着战争的发展，卫生勤务的地位和作用越来越重要，迫切需要用科学的理论来指导和规范卫勤工作。

第一节 基本概念

1. 卫生勤务（Health service）

运用医学科学技术和相关资源，为军队人员健康服务的专业工作，简称“卫勤”，是军队后方专业勤务之一。通常包括疾病防治、医疗保健、卫生防护、药材保障、医学训练、医学科研、卫勤管理等。基本任务是增进军队人员健康，增强部队战斗力，对保障军队完成作战、训练和其他任务，鼓舞士气，具有重要作用。

2. 卫生勤务学（Science of health service）

研究军队卫生勤务本质、特征和规律，指导卫生勤务实践的学科，属于软科学范畴。基本任务是研究军事活动对卫生勤务的影响和要求，提供卫勤保障、卫勤建设的理论依据和科学预见，培养卫勤人才，提高卫勤指挥管理水平。

3. 战时卫生勤务学（Science of wartime health service）

研究军事作战对卫生勤务的影响和要求，揭示战时卫勤保障规律，为实施战时卫勤保障提供理论依据和方法指导的学科。是卫生勤务学的分支学科之一。

4. 卫勤机构（Health service institution）

军队中组织与实施卫生工作的专业组织，全称卫生勤务机构。健全的卫勤机构是完成军队平战时卫生工作的组织保证。

5. 卫勤体制（Health service system）

卫勤体制是卫勤机构设置、隶属关系、职能划分等方面的组织体系及相应制度，包括卫勤指挥体制、卫勤管理体制和卫勤保障体制。卫勤体制主要依据战略方针、军事体制、卫勤任务、医学科学技术、卫生装备水平而定，并随着这些要素的变化而不断调整和完善。任何工作和管理都要通过一定的卫勤组织形式和工作制度来进行，以保证卫勤保障能力的充分发挥，提高卫勤工作的效率、效益和效能。

6. 卫勤保障（Health service support）

卫勤保障是组织运用医学科学技术和相关资源以及组织管理等综合措施，进行伤病防治，维护和促进军队人员健康，恢复伤病员战斗力的活动。卫勤保障是军队后勤保障的重要组成部分，是卫生部门的基本任务。按业务性质分，主要有医疗保障、防疫保障、防护保障、药材保障、通用军事后勤保障等；按行动状态分，主要有建制伴随保障、基地固定保障、机动支援保障；按空间地域分，主要有陆上卫勤保障、海上卫勤保障、空中卫勤保障、航天卫勤保障等。

第二节　现代战伤的类别分型及特点

一、现代战争特点

现代战争是在现代高科技和高速发展的生产力基础上发展起来的，指交战双方或任一方使用现代高技术武器装备及与之相适应的作战方法，并形成新的军事思想、作战理论、作战模式。同以往战争相比，现代战争在作战规模、作战方式、作战形态上都发生了变化，它具有以下特点。

（一）作战空间立体化、对抗性

现代战争作战空间呈现多层次、全方位、立体化和广延伸，形成陆、海、空、天（外层空间）、电磁“五维一体”的高立体对抗模式。战场范围日益扩大，前后方界限模糊，大规模战争波及交战双方的整个领土及外层空间，如海湾战争中美军的高技术空中武器装备众多，而科索沃战争则表现为一场纯粹的大规模空袭战。

（二）作战行动突袭性、时效性

高技术武器的应用使军队的打击力、保障力和作战效能大幅度提高。战争发起突然，作战节奏加快，战场情势瞬息万变，使战争进程缩短。如美军在海湾战争中，从发现一个机动目标到发动袭击需要 24 h；而在科索沃战争中，这个时间差已经缩小到 1 h；在阿富汗战争中，由于信息系统与作战系统的高度一体化，这种袭击只需要 10 min。

（三）作战方式多样性、分散性

新的作战方式，如精确制导武器、电子战、空袭战等综合作战方式可向对方实施多层次、多方向的整体打击。在错综复杂、瞬息万变的战场上，争夺战场的主动权至关重要，快速反应的作战方式不断更新呈多变性。如海湾战争、科索沃战争应用远程打击、非接触性作战方式；战场上战线模糊不清，多层次复杂的交战方式又呈现交叉性；作战行动表现为大兵团统一控制下的群体分散独立作战方式，军队进一步疏散配置，呈现分散性。

（四）作战形态高科技、信息化

信息化战争是高技术战争的基本形态，其将围绕信息的搜集、处理、分发、防护展开。在海湾战争开战前 24 h，美军实施宽带强功率压制式干扰，造成伊军大部分通信联络中断，达到了空袭的突然性；在科索沃战争中，北约发挥卫星的制天权功能和优势，自始至终掌握着空中信息权，如电子侦察、定位导航、通信支援和气象服务，为北约海军、空军的军事打击提供实时的精确目标数据，使对手始终处于被动挨打、无力还手的境地；在阿富汗战争中，美军将作战系统与信息系统一体化，实现了信息系统和空中打击系统间信息实时传输。

总之，现代战争是体系对体系的较量，战争胜负取决于作战系统的整体对抗能力。经验教训证明，只有多种力量综合应用、各军兵种密切协同、各种武器系统优势互补，才能发挥整体威力和系统效应。

二、现代战争的致伤特点

现代高技术武器的应用，对参战人员构成全天候、全方位的立体杀伤。现代高技术武器具有杀伤力巨大、作用时间延长、杀伤机制复杂的特点，使战伤伤类、伤情出现了新的变化，其致伤特点如下。

（一）致伤种类多样化

现代战争中的主要致伤武器是爆炸式武器（如地雷、炮弹、炸弹等），会导致爆炸复合伤，如美军在阿富汗战场使用的真空炸弹（BLU-82）所致的爆炸复合伤。海湾战争、波黑战争和科索沃战争期间爆炸伤发生率达 80% 以上。另外，新概念武器（贫铀炸弹、智能炸弹、真空炸弹）以及声、光、微波、核、生物、化学等武器的应用，使致伤种类不断增多，有时虽无明显伤口，但可致人失能、精神障碍和器官损伤等。

（二）致伤因素多元化

现代高技术武器致伤因素增多，致伤机制已从普通物理致伤发展到生化、基因致伤，致伤强度、深度、方式、途径与范围及伤病救治难度也都随之发生质的变化。战争中火器伤常伴弹片伤、热力烧伤（burn）、二次烧伤、一氧化碳（carbon monoxide，CO）中毒；以及空袭引起建筑物倒塌所致的挤压伤、着火复合烧伤、冲击伤（blast injury）等。如苏联切尔诺贝利核电站泄漏事件、科索沃战场贫铀弹的危害。

（三）致残致死率增高

现代战争规模不断扩大，高速度、高效能、高强度、软杀伤的高技术武器应用，导致群体伤、重伤多。战争中已无军人与平民之分，可同时出现海、陆、空战伤员，受伤人群呈全方位分布，减员率、致残率增高。

（四）伤情伤类复杂化

现代战争致伤因素多元化，伤情越来越复杂，伤类越来越多，出现多处伤、多发伤、复合伤、大血管伤和多器官功能损伤，早期并发症更加凶险。

（五）特殊损伤发生多

随着战争形态的变化，战争日趋激烈残酷，未来在平坦广阔地域展开战争的可能性越发减少，战场环境的恶劣，增加了参战人员的损伤，如高原地区作战战伤、高寒地区作战战伤、海上作战战伤、戈壁沙漠作战战伤、山岳丛林地区作战战伤、城市作战战伤等。同时对前线指战员的心理产生巨大威慑力，也对参加救治的卫生人员造成难以想象的心理负荷，参战人员的应激反应随之增多，最为突出的是心理损伤导致的战争减员，战场心理损伤已成为世界各军事大国关注的焦点和研究的重点。伊拉克战争中美军抽调了270余名心理学家、牧师和社会工作者到参战部队进行心理健康保障，但战场应激发生率仍占伤亡人数的10%，严重的抑郁症、焦虑症和创伤后应激障碍（post-traumatic stress disorder，PTSD）的发生率仍高达11.2%。

三、现代战伤的类别分型

战伤（war wound），是指战时武器或某些作战环境因素对参战人员直接或间接所致的损伤，属于特殊的创伤，通常由敌方武器造成，也包括己方武器造成的误伤，但不含自伤和战时发生的意外损伤，如交通事故、坠落等。按照我国军标《战伤分类及判断准则》（GJB6032-2007），现代战伤分类突出科学、简明和实用原则，分别依据受伤部位（伤部）、致伤原因（伤因）、伤型和伤势4个方面分类。该分类法基本能够对伤部、损伤性质、特点和程度进行较为全面的描述，卫生人员在伤员“伤部 + 伤因 + 伤型 + 伤势”基本框架的基础上，稍加具体描述即可形成较为完整的战伤临床诊断，能够满足战伤早期快速诊断和救治的需要。

（一）伤部分类

伤部是指战伤的部位，区分伤部对合理筹划卫勤力量，改进防护措施，提高医疗后送工作效率具有重要作用。伤部分类将战伤分为头部、面部、颈部、胸（背）部、腹（腰）部、骨盆（会阴）、脊柱脊髓、上肢、下肢、其他10个部位以及多发伤（multiple injuries）。伤部与致伤武器种类、部位面积、作战姿势、防护措施等有关。其中头部伤包括颅脑损伤，面部伤包括颌部损伤，脊柱脊髓伤包括颈椎、胸椎、腰椎及相应的脊神经损伤，颈、胸（背）、腹（腰）部伤则不包括相应部位的脊柱和脊髓、神经的损伤；其他伤主要包括电击伤、低体温症、电离辐射损伤、微波（microwave）损伤等难以判定具体伤部的损伤。多发伤是指在同一致伤因素作用下，机体同时或相继发生两个或两个以上解剖部位的损伤。

（二）伤因分类

根据致伤因素的不同进行分类，是战伤分类中具有特色的部分。过去的伤因分类主要是依据致伤武器的种类而定，但由于现代武器发展非常迅速，种类不断增加，要详尽致伤武器的种类几乎是不可能的。因此，新的伤因分类方法是选用武器的致伤因素作为分类基础，将其分为爆炸伤、枪弹伤、刃器伤、挤压伤、冲击伤、撞击伤、烧伤、冷伤（冻伤）、毒剂伤、电离辐射损伤、生物武器伤、激光损伤、微波损伤、复合伤和其他伤等。

1. 爆炸伤（Explosive injury）

爆炸物瞬间释放的巨大热量和高压气体直接或间接作用于人体所造成的创伤。引起爆炸伤的武器较多，包括地雷、炮弹、航弹、炸弹等，在爆炸瞬间产生大量高压气体、热量、冲击波及飞散的破片。按致伤因素的不同，爆炸伤可分为以下4种类型。Ⅰ型爆炸伤：亦称原发冲击伤，为冲击波超压直接作用人体造成的损伤，以听觉器官、肺等充气器官和胃、肠等空腔脏器损伤最常见。Ⅱ型爆炸伤：弹片以及受打击装备崩脱破片、爆炸移动的沙石、玻璃碎片、木屑等继发投射物击中人体造成的损伤。Ⅲ型爆炸伤：爆风/动压造成人体位移所引起的钝性伤。Ⅳ型爆炸伤：建筑物、工事塌陷、热力、烟雾等致伤因素造成的挤压伤、烧伤、吸入伤等。

2. 枪弹伤（Gunshot wound）

枪弹伤指口径<20 mm的身管武器（枪械）发射的弹头击中人体所致伤害，亦称弹丸/弹头伤（bullet wound）。枪弹伤类型、损伤程度和范围除与击中人体的解剖部位有关外，主要取决于枪弹类型，如猎枪弹弹头无金属被甲包裹，击中人体易发生变形、破碎，对人体造成的伤害重于金属被甲包裹的军用枪弹；橡胶弹打击人体目标时发生压缩变形，减缓弹头动能传递，故多造成皮肤挫伤，但如击中头面部、颈部等暴露部位，也可穿入皮肤造成严重伤害。

3. 刃器伤（Blade injury）

刃器伤指刀、剑、戟等武器以其利刃或者锐利尖端所致的损伤。现代战争条件下，刃器伤较为少见。

4. 挤压伤（Crush injury）

挤压伤指肌肉丰富部位长时间受压所致损伤。多发生于四肢，以下肢常见，躯干部位亦可发生。通常由建筑物倒塌或重物压迫、填埋所致，长时间体位固定不变也可发生。罹患部位长时间受挤压致使肌肉等软组织发生缺血、缺氧性损害，解除压迫恢复血供后发生再灌注损害，形成缺血/再灌注的恶性循环，最终导致筋膜室内的肌肉缺血、变性、坏死。受挤压部位压痕或擦伤，渐进性肿胀，感觉迟钝，运动障碍和明显压痛；可逐渐出现伤部无痛、苍白、感觉异常、麻痹及肢体远端脉搏消失、甚至发生休克或战伤后挤压综合征等。

5. 冲击伤（Blast injury）

冲击伤指冲击波（shock wave）直接或间接作用于机体而发生的损伤。冲击波超压常常引起鼓膜破裂、肺出血、肺水肿和其他内脏出血，严重时可以引起肺组织和小血管撕裂，使空气入血，形成气栓，导致伤员死亡。冲击波动压能造成不同程度的软组织损伤、内脏破裂和骨折，类似于一般的机械性创伤。除空气冲击波致伤外，水下冲击波和固体冲击波（经固体传导）也可以造成各种损伤。此外，冲击波还可以使建筑物倒塌或者碎片飞散而产生继发性损伤。冲击伤是核武器和常规爆炸性武器战伤中常见的伤类。与一般创伤不同，冲击伤具有伤情外轻内重、变化迅速等特点，且易被其他损伤所掩盖，导致漏诊、误诊和救治延误等情况发生。

6. 撞击伤（Impact injury）

战时车辆事故、士兵高处坠落、被滚石击中等直接碰撞因素所致机体损伤，多见于非战斗损伤。撞击伤受伤机制复杂、伤情危重，多为多发伤，以钝性损伤多见，也可以造成严重的内脏损伤。常有延误处置、漏诊，并发症发生率高、死亡率高等情况。

7. 烧伤（Burns）

因热力作用而引起的损伤，电能、化学物质、射线等所致损伤与热力烧伤相似，也称为烧伤。现代战争中，各种纵火武器（如凝固汽油弹、燃烧弹、磷弹、铝热弹、镁弹、火焰喷射器等）大量使用，火焰烧伤的发生率急剧增高。在核战争条件下，原子弹或者氢弹爆炸时，热辐射可以引起烧伤，灰尘中的β射线可以造成放射性烧伤。

8. 冷伤（Cold injury）

冷伤也称冻伤（frostbite），指一定条件下寒冷作用于人体引起局部乃至全身的损伤，包括急性低体温症和局部组织损伤。广义的冷伤可以分为冻结性损伤和非冻结性损伤两类。冻结性损伤包括局部冷伤和全身冷伤（冻僵），非冻结性损伤包括一般的冻疮、战壕足和浸渍足。在寒冷的地区和季节，如果保温措施不力，均有可能发生严重冷伤。

9. 毒剂伤（Toxic injury）

毒剂伤指使用化学武器时，人体因受化学战剂染毒而发生损伤。例如，糜烂性毒剂芥子气（mustard gas）和路易剂（lewisite）可以使皮肤产生糜烂和水疱；刺激性毒剂西埃斯（CS）和亚当剂（adamsite）对眼和上呼吸道黏膜有强烈刺激作用；窒息性毒剂光气（phosgene）和双光气（diphosgene）作用于呼吸道可以引起中毒性肺水肿。

10. 电离辐射损伤（Ionizing radiation damage）

电离辐射损伤指核武器爆炸生成的放射性元素能够产生电离辐射损伤，主要表现为急性放射病、细胞基因突变、细胞损伤、诱发白内障。

11. 生物武器伤（Biological weapons injury）

生物武器伤指由生物战剂造成的损伤。生物战剂主要包括致病微生物以及由此类微生物产生的传染性物质。

12. 激光损伤（Laser damage）

激光损伤指高能激光对远距离人员或生物目标进行射击所产生组织器官损伤。其作用主要有热、光、电磁场和机械压力 4 种效应。激光的热、光和电磁场效应会不同程度地损伤人眼，其中热效应是主要致伤因素。激光造成的眼损伤包括眩晕、闪光盲、视力下降、暂时性失明甚至永久性失明。在未来高技术战争中，随着激光武器的广泛应用，激光眼损伤将成为眼战伤救治的重点。功率和能量大的激光照射人体时，可能会引起眼睛以外的其他部位的损伤。

13. 微波损伤（Microwave damage）

微波损伤指高功率电磁波辐射对目标攻击所致机体组织器官损伤。微波损伤主要有热效应和非热效应。热效应是指在高频率微波照射下，机体局部或者全身温度升高，导致皮肤灼热、皮肤内部组织严重烧伤、眼白内障，甚至体温过高致死；非热效应是指当微波照射强度较低时，引起生理功能紊乱和心理状态混乱，其中神经系统的功能障碍和损伤最为突出，出现早而重。

14. 复合伤（Combined injury）

复合伤指两种或两种以上不同性质的致伤因素同时或相继作用于机体而造成的损伤。有时人们把复合伤和多发伤混为一谈，为此中华创伤学会对多发伤与复合伤进行了区别：① 多发伤（multiple injuries）是相对单发伤（isolated injury）而言的；② 多发伤是单一致伤因素造成两个或两个以上解剖部位的损伤。

（三）伤型分类

伤型是指伤员受伤部位的损伤病理类型。根据伤部组织损伤特点进行分类，可明确反映伤员机体组织局部损伤的性质与特点，有助于正确判断伤情和伤势，合理选择救治措施。伤型分类是通过对分类标准的归纳和综合，既能反映战伤组织损伤特点，同时又尽可能减少不同伤型之间的交叉重叠。战伤伤型分为贯通伤、穿透伤、非贯通伤、切线伤、皮肤及软组织伤（擦伤、挫伤、撕裂伤、撕脱伤）、骨折、断肢和断指（趾）及其他（图 1-2-1）。由于绝大部分战伤属于机械性损伤，贯通伤、非贯通伤和切线伤是依据投射物在机体产生伤道的特点进行分类的，基本上反映了局部组织学损伤特点。皮肤及软组织伤伤型基本反映了皮肤软组织损伤的类型与特点；骨折、断肢和断指（趾）则反映骨与肢体损伤的伤型特点；对于其他少见的非机械性损伤（电离辐射损伤等）及无法归类者，则归于其他伤型中。

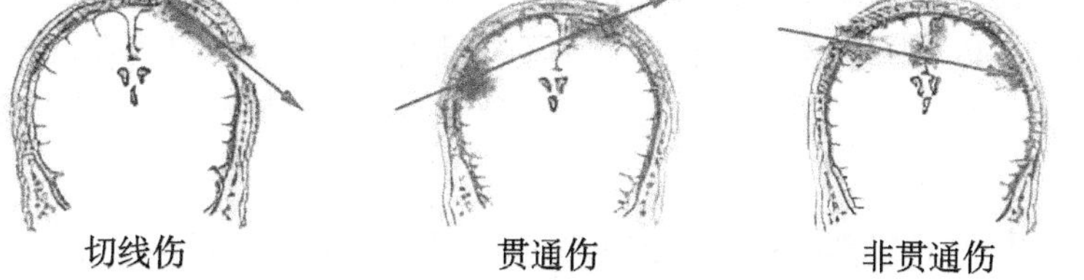

图 1-2-1　战伤伤型

1. 贯通伤（Penetrating injury）

贯通伤是指既有入口又有出口的伤道，包括3种情况。① 入口大于出口：常见于近距离射击致伤，或者高速小质量破片致伤，而且速度越快，入口越大，三角形和方形破片致伤时尤为明显；② 入口等于出口：常见于弹头正位击穿较薄的部位；③ 出口大于入口：伤道较长时，容易形成这种情况。

2. 穿透伤（Penetrating trauma）

穿透伤是指致伤物穿透体腔（颅膜腔、脊髓膜腔、胸膜腔、腹膜腔、关节腔等）而造成体腔与外界相通的损伤。

3. 非贯通伤（Non-penetrating injury）

非贯通伤也称盲管伤，是指有入口无出口的伤道，这种情况多见于小破片伤和距离较远的枪弹伤。组织损伤程度取决于组织吸收能量的多少，如投射物停留在体内，其能量必然全部消耗在组织内，所以在相同条件下，盲管伤伤情比贯通伤伤情要严重。

4. 切线伤（Tangential wound）

切线伤是指投射物沿体表切线方向穿过，形成槽沟状伤道。切线伤的伤情取决于投射物传递给组织能量的多少，传递能量多则损伤重，传递能量少则损伤轻。近距离射击时，枪弹传递能量较多，容易造成深部组织和器官的严重损伤，如背部软组织切线伤可造成肋骨骨折和肺出血；脊柱切线伤容易造成严重的脊髓损伤；颅脑切线伤则容易发生硬脑膜撕裂、脑实质挫伤、脑水肿、硬膜外或硬膜下血肿、脑室和蛛网膜下隙出血等。

5. 擦伤（Abrasion）

擦伤是指皮肤与物体摩擦后产生的浅表损伤，通常仅有表皮剥脱、少量渗血或者出血。

6. 挫伤（Contusion）

挫伤是指钝性暴力或者重物打击所引起的皮下软组织或者内脏损伤。

7. 撕裂伤（Lacerated wound）

撕裂伤是指钝性暴力作用于体表，造成皮肤和皮下组织撕开和断裂。

8. 撕脱伤（Avulsion injury）

撕脱伤是指外力作用致皮肤和皮下组织从深筋膜浅面或者深面强行剥脱，常合并有血管、神经、肌肉、肌腱、骨和关节等深部组织损伤。

（四）伤势分类

伤势是指组织器官损害程度、生命危险程度和预后对健康影响的严重程度。区分伤势的目的在于正确掌握救治与后送的重点，合理安排工作次序，提高医疗后送工作效率。伤势分类立足于准确反映人体组织器官损伤程度、生命危险程度和预后影响的严重程度，以伤员组织器官损伤的病理解剖损害程度、损伤对生命的危险程度及预后对人体健康影响程度为基础进行判断。

1. 轻伤

组织器官结构受到轻度的损害或部分功能障碍，无生命危险。预后对人体健康无明显影响。

2. 中度伤

组织器官结构受到较重的损害或有较严重的功能障碍，有一定生命危险。预后对人体健康有一定伤害。

3. 重伤

组织器官结构严重损害致肢体残疾、丧失听觉、丧失视觉及其他器官功能障碍，有明显的内环境紊乱，有生命危险。预后对人体健康有重大伤害。

4. 危重伤

组织器官结构严重损害，有严重的器官功能障碍及内环境紊乱，且严重危及生命。预后生活完全不能自理或需要随时有人帮助。

四、现代战伤的伤情特点

高技术条件下的局部战争，常规武器向高爆性和精确制导性发展，武器杀伤力明显增强，杀伤精度大幅度提高，杀伤面积扩大。核、化、生类武器致伤因素增多，激光武器、微波武器和次声武器等新概念武器逐渐投入使用。因此，现代战伤既有以往常规战争的特征，又表现出一些新的伤情特点。

（一）弹片伤和枪弹伤是最主要的伤类

1. 弹片伤

弹片是现代战争最多见的致伤因素，发生率达 50%～80%。能够产生弹片的爆炸性武器很多，包括火箭弹、航弹、炸弹、炮弹、手榴弹、地雷等。高能高爆性武器是现代战争主要战略战术武器，弹片多，杀伤面广。弹片的形状不规则，有棱角，伤口大小不一。细小的弹片或者远距离的弹片穿透力不强。多个小弹片同时击中人体时，能够造成多处点状伤，大多为非贯通伤，但也能够造成深部组织的更大破坏，可以超过伤口数倍。大的弹片常常造成广泛的撕裂伤或者毁损伤、创伤性截肢和大伤口的开放性气胸等。弹片带入或瞬时空腔效应吸入衣服碎片、泥土，能够引起严重的细菌感染和组织污染，伤道感染菌包括铜绿假单胞菌、表皮葡萄球菌、金黄色葡萄球菌等。

2. 枪弹伤

各种类型的射击步枪仍然是现代战争最为常用的单兵武器，但由于现代战争采用大量新型爆炸武器，枪弹伤发生率较以往战争下降，仅次于弹片伤。高速枪弹重量轻，速度快，进入人体后易失稳并发生翻滚，产生的瞬时空腔大，造成的组织损伤重，伤道出口远较入口大。枪弹除造成受伤局部组织的严重损伤外，还可导致伤道以外的器官组织损伤，包括：① 伤道附近或者与原发伤道有直接联系的组织损伤，主要是由于瞬时空腔脉动对组织的牵拉、撕扯和震荡所造成的肌纤维出血、断裂和筋膜下血肿等；② 枪弹在体内穿行过程中，产生的压力波直接作用伤道毗邻的器官或组织，引起器官表层破裂、出血或者血肿等；③ 枪弹产生的压力波通过血流扰动等机制，引起与伤道没有直接解剖学联系的远隔部位的器官损伤。

（二）冲击伤多

高能高爆性武器一方面通过弹片致伤，另一方面其冲击波也是非常重要的致伤因素。燃料空气炸弹产生的冲击波是其主要的致伤因素。战术核武器强冲击波的杀伤作用更为突出，由此造成的冲击伤更多、更严重。冲击波的动压可将人体抛掷而引起撞击伤或摔跌伤，造成骨折、内脏出血、软组织挫伤。超压可以造成不同程度的内脏出血、鼓膜破裂和听小骨骨折等病变。负压也可产生类似于超压所致损伤，如肺出血、肺水肿等。

（三）烧伤多

燃料空气炸弹、凝固汽油弹、金属燃烧性武器（如磷弹和镁弹）、喷火器等燃料武器在现代战场上广泛使用，使烧伤发生率大幅度增加。建筑物、树林等被炸弹击中后常可引起大火，造成烧伤；原子弹或者氢弹爆炸时，热辐射可以引起烧伤，灰尘中β射线可以造成放射性烧伤；贫铀武器造成的高温也可以引起烧伤；炽热的火焰和高热环境（空气温度可达 800～1 200℃）造成体表和肌肉烧伤，热空气进入肺内引起呼吸道烧伤和吸入性肺损伤。燃烧剂产生的有毒气体，如 CO、苯、醛等使人体中毒。燃料炸弹爆炸时消耗大量氧气并产生超压，造成局部空间缺氧，引起致命性窒息。凝固汽油弹引起的局部烧伤可以深达肌肉、骨骼层，大多伤及身体裸露部位如手、足、头面部等，愈合后常遗留难以整复的瘢痕挛缩畸形和严重的功能障碍。磷烧伤是热力和化学复合物损伤，一般均较深，严重者可达肌肉和骨骼，磷颗粒和磷烧伤产物五氧化二磷（P_2O_5）烟雾吸入后引起严重吸入性损伤和肺水肿。

（四）复合伤多

现代战争条件下，致伤因素叠加复合，不同致伤因素的武器可能会同时使用，同一种武器有时也可能有多种杀伤因素，因而复合伤的数量也会增加，常见的有烧冲复合伤和弹片伤复合烧伤。如果同时或者交替使用战术核武器、化学武器、生物武器，还会发生放射性复合伤、毒冲复合伤。有报道显示，烧冲复合伤的发生率可高达 24%。

（五）多发伤多

多发伤是指在同一机械因素作用下，人体同时或者相继遭受两处以上解剖部位的损伤，其中至少有一处损伤可能危及生命。高能高爆性武器爆炸时产生的冲击波，其超压作用引起肺、胃肠道和听器等含气器官的损伤，动压作用引起骨折和肝、脾等实质性器官的损伤。强冲击波造成大批房屋倒塌、工事毁损，继发性投射物飞石、玻璃片、木块等击中人体，造成多发伤。多发伤伤员在伤后早期主要死于脑、脑干、高位颈髓的严重创伤或者心脏、大动脉撕裂伤等，伤后 6～8 h 主要死于颅内、硬脑膜下和硬脑膜外血肿、血气胸以及肝脾破裂、骨盆骨折所致的大出血和失血性休克，伤后数天或者数周主要死于创伤后的严重感染和器官功能衰竭。

（六）新概念武器伤增多

在未来战争中，新概念武器如激光武器、微波武器和次声武器等将会得到实际使用，造成非致命性伤害。伤员无明显伤口、内脏功能基本正常，但会出现作战能力、技术效能低下，注意力不集中，精神障碍等情况，也可以发生器官损伤等。激光武器的热、光和电磁场效应会不同程度地损伤人眼，其中，热效应是主要致伤因素，眼睛会发生不同程度的损伤，包括眩晕、闪光盲、部分失明，甚至永久失明。高能微波武器产生的热效应导致皮肤灼热、眼白内障、皮肤烧伤，甚至体温过高致死；非热效应引起神经系统功能障碍和心理状态混乱；次声武器使人丧失思维能力，也可造成内脏器官损伤。

（七）创伤失血和失血性休克是致死的首要原因

现代战争条件下，杀伤武器多样化，杀伤强度大，作用时间长，造成的伤情严重，由此导致的伤员大量失血和失血性休克仍是战伤的首要死亡原因。发生大失血的伤员一般立即阵亡或因来不及救治而阵亡，中等量失血也可导致失血性休克，抢救不及时可引起死亡。

（八）精神创伤增多

高技术条件下的战争，致伤武器多样化，从常规的高能高爆性武器，到声、光、电、磁及核、化、生武器。非接触、远距离精确打击等作战方式主导战场，应用远程火力、空中火力以及电子战、信息战等作战手段，战争呈多层次、全方位而无前后方界线，突发性、破坏性和残酷性增加。缺少战争经验的人员，特别是心理和精神稳定性较差的年轻军人，容易因精神压力过大而发生战斗应激反应（combat stress reactions，CSR）。新概念武器本身也能造成精神心理障碍，若同时发生躯体创伤，病情会更重。

五、现代战创伤救治工作的特点

现代高技术信息化战争使战伤变得日益复杂，战创伤救治任务呈现以下几个特点。

（一）救治任务繁重、救治环境危险

在短时间内完成大量伤员的救治是现代战争战场救护的一个显著特点。战争往往导致大批量伤员，他们迫切需要紧急处理。卫生人员应具备良好的军政素质、较强的适应能力、身体耐受力和超强的应急能力，做好组织分工，迅速正确地将伤员进行分类，集中力量采用突击方式进行救治。

战创伤救治条件复杂，救护环境、空气、水源和土壤可因使用核、化学、生物武器受到严重污染，也可因化工厂爆炸、火灾等意外事件发生而产生大量有毒、有害气体，从而给救治环境带来危险，影响救护质量。

（二）救治技术要求高、科技含量高

伤情严重、伤类复杂、创伤种类多、危重伤员多是现代战创伤的特点。军医应具有较强的业务能力，能及时明确伤部、伤类、伤型、伤情、伤势，准确实施战创伤救治。另外，还必须能操作高科技医疗设备，能排除一般故障，会使用一些高科技救生装备，如“止血包”“急救包”“快速插管包”“伤情检测衣”等，采取应急措施，提高危重伤员的抢救成功率。

（三）治送一体、分级救治

在战创伤救治与转运后送中，除强调现场急救外，还要强调及时后送、连续监护与分级救治。这就要求后送工具不仅要速度快，争取宝贵时间；更要有先进的监护医疗设施，能在转送中完成救治，实现急救后送、战地医院一体化。在转送过程中，应遵循战创伤分级救治（medical treatment in echelons，MTE；也称阶梯救治），将阶梯救治原则与平稳后送密切结合，注重救治时效，达到连续、统一救治的目的。

（四）救治工作需多部门协作、密切配合

卫生、运输、军需等部门密切协同、各司其职，在有限的时间内，争取最佳救治时机，采取最适宜的救治措施，达到最佳救治效果。军医应当遵循统一的救治原则，实现医疗、护理、转送工作一体化，及时评估伤员的病情和身心状况，做好并发症的预防，加快伤员康复。

（五）建立快速反应、立体救治体系

现代战争模式的多样性，伤员分布不确定性、时间上的突发性、集中性，致伤因素的多样性与复杂性，要求必须建立快速、立体的救治系统，迅速、准确、有序地将伤员分类，做好收容分类、救治分类和后送分类工作。后送伤员遵循“安全、及时、准确”的原则，备好各类急救药品、抢救器材，做好后送交接时的卫勤保障工作。

（六）加强救治人员的自身防护

具备敌情观念，做好火线抢救中的自身安全防护。野战外科中严格执行无菌操作和消毒隔离要求。若发现传染病疫情，立即采取相应的消毒隔离措施，严防传染病的传播。

第三节　减　员

参战人员受到武器的杀伤及意外伤害、患病等原因，失去作战能力而离开分队，导致

军队人员减少，称为减员。减员人员中因伤病并经卫勤机构或卫生人员救治的称为卫生减员。战时卫生减员的数量及其时间和空间分布，是卫勤机构筹措卫生人力、物力的重要依据。因此，卫勤机构应根据作战部门给出的战斗减员率，预计战伤减员；同时，预计疾病和非战斗外伤减员，得出卫生减员的数量，为筹措卫勤力量提供依据。

一、减员的构成和区分

分析减员的构成主要是区分战斗减员和非战斗减员，最后确定卫生减员的构成。明确因战斗导致的战伤减员数量，利于计算战救药材、卫生运力和卫生人力的需要量。

（一）总减员

减员是指军队人员在军事行动中因失去作业能力而造成的人员损失。减员分为战斗减员和非战斗减员两大类，两者之和称为总减员。减员分类见图 1-3-1。

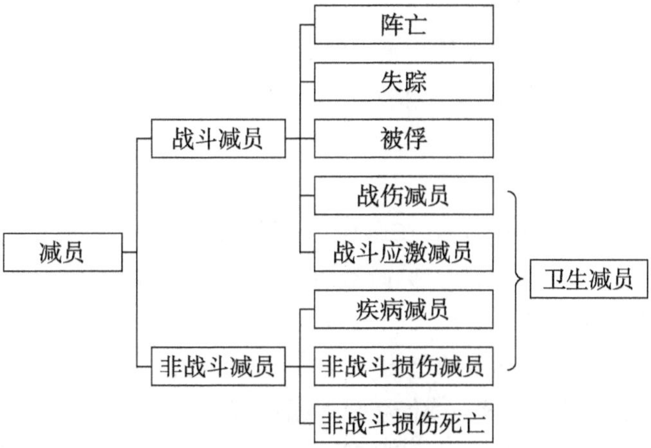

图 1-3-1　减员分类

（二）战斗减员

战斗减员主要指军队人员因武器致伤等与军事行动直接相关因素所造成的减员，包括阵亡、战伤减员、战斗应激减员、被俘、失踪等。

阵亡是指军队人员因作战行动造成在阵地（或现场）死亡或负伤后未经军医救治而发生的死亡。战伤减员是指作战行动中负伤失去作战能力而造成的人员损失。根据以往教材和统计资料，我军以团救护所为界线，团救护所以前被击中人员死亡为阵亡，以后为战伤减员。战斗应激减员为军队人员因军事行动引起心理、行为失调，自控能力减弱或丧失而造成的减员。

（三）非战斗减员

非战斗减员是指军队人员因疾病或事故等与军事行动无直接关系所造成的减员，包括疾病减员、非战斗损伤减员、非战斗损伤死亡等。

疾病减员是指军队人员因患病所造成的减员。非战斗损伤减员是指军队人员因意外伤害并经军医救治后的减员。非战斗损伤死亡是指军队人员因意外伤害且未经军医救治而造成的死亡。

（四）卫生减员

卫生减员是军队人员因伤病并经军医救治后的减员，包括战伤减员、疾病减员、战斗应激减员和非战斗损伤减员等。其中，伤死是指战伤减员和非战斗损伤减员中的死亡。

二、减员分析

减员分析是指运用统计学等原理和方法，对减员的数量、结构和布局等进行的分析判断。目的是找出伤病减员发生的规律，总结战伤救治经验，探讨预测伤病减员的依据，改进救护技术、卫生装备和保障措施，提高卫勤保障效益。

分析的程序：① 计算各类减员数量。② 求出减员发生率。③ 统计减员构成百分比。④ 分析各类减员的原因、影响因素和相互关系。

（一）阵亡分析

阵亡不属于卫生减员，但阵亡者在送到救治机构以前，需要自救、互救和卫救，对其进行分析有助于改进火线抢救工作，提高救治质量，降低阵亡率。

1. 阵亡与战伤减员比例分析

表示阵亡与战伤减员之比有两种方法。① 百分比法：即阵亡占伤亡总数的百分比。② 比值法：即以阵亡数为 1，求出战伤减员的相对值。

不同军兵种的伤亡比例也不同。航空兵场站、阵地救治机构的军医直接参加现场急救，对负伤人员的抢救与后送迅速及时，阵亡率相对较低。飞行人员则因飞机被击中爆炸、弹射失败或跳伞着陆寻找困难等原因而增加阵亡，往往出现亡多伤少。

2. 影响阵亡的因素分析

（1）击中部位对阵亡的影响：分析击中部位与阵亡的主要指标是阵亡中某部位击中人数占阵亡总人数的百分率。阵亡人员击中部位百分率由高到低依次是：头颈部、胸背部、多处（多部位）、腰腹部、下肢、上肢、阴臀部等。由于头颈部、胸背部易暴露，被击中概率高，且又是人体重要脏器的所在部位，一旦负伤，阵亡率高。为此，各国军队都十分重视使用钢盔保护头部，并不断改进钢盔的性能，提高防护能力。同时，穿防弹背心保护胸部，以减轻武器的杀伤威力，减少阵亡。

（2）作战类型对阵亡的影响：作战类型分攻防两大类，阵亡占伤亡总数的百分率通常是防御作战高于进攻作战。防御作战虽有工事依托，但人员头、颈和胸部暴露机会多，人员负伤后，伤势较重；防御作战一旦工事倒塌，可导致重伤及阵亡增多；防御作战持续时间较长，阵地易被分割，伤员后送困难，人员负伤后在阵地滞留时间长，使阵亡比例增高。

（3）不同武器击中对阵亡的影响：被枪弹击中者的阵亡率高，被弹片击中者的阵亡率低，这是由于枪弹速度快，动能大，对组织损伤严重所致。核武器、化学武器因使用的当量、毒剂种类、爆炸方式及人员的防护能力不同，致阵亡率及阵亡与伤员的比例相差显著。信息化条件下作战，新概念武器将应用于战场，尤其是软杀伤武器的使用，将给阵亡带来新的变化。

（4）火线抢救质量对阵亡的影响：阵亡的主要原因是危及生命的重要脏器损伤，以及由此带来的休克、窒息等。因此，加强阵地（现场）抢救和提高早期救治机构的救治质量，尤其是及时正确地组织救治危及生命的血管伤和重要脏器伤，对减少阵亡率和伤死率是非常重要的。美军近期作战统计显示，引起阵亡的主要伤为血管伤引起的出血、胸部伤引起的呼吸困难、头部损伤等。

火线抢救质量，可直接影响阵亡率的高低。影响火线抢救质量的因素有三：一是火线抢救的及时性。及时的火线抢救，特别是对危重伤员的抢救，对减少阵亡有着重要意义。二是火线抢救的技术水平。熟练的抢救技术，得当的处置措施，训练有素的抢救组织，是提高火线抢救质量的重要条件。三是卫救率的高低。资料表明，卫救率的高低与阵亡率成反比。提高卫救率，是提高火线抢救质量、减少阵亡的又一重要措施。

（5）后送速度对阵亡的影响：后送速度快，则阵亡率低，反之则高。尤其是火线伤员的后送速度，与阵亡的关系更为密切。未来信息化条件下作战，伤病员将采用空中、海上、陆上立体后送，后送速度加快，阵亡占伤亡总数的百分比有减少的趋势。

（二）战伤减员分析

战伤减员是指军队人员在作战中负伤并经军医救治后的减员。我军把后送到开始填写伤票及其以后救治机构的人员统计为战伤减员。以往作战资料表明，战伤减员在减员中所占比例最大。因此，应对战伤减员进行系统分析，为科学预计卫勤力量，有针对性地组织医疗后送工作提供依据。

1. 伤类分析

伤类是指伤员致伤原因的类别。通常按致伤武器及致伤因素区分为：炸伤、枪弹伤、刃器伤、挤压伤、冲击伤、撞击伤、烧伤、冻伤、毒剂伤、放射损伤、生物武器伤、新概念武器伤、战斗应激反应和其他伤共 14 类。

信息化战争中，各种爆炸性武器（如钢珠弹、石榴弹、橘子弹等）将得到广泛应用，破片伤的发生率高，烧伤、冲击伤、复合伤都将增加。近年几场局部战争统计资料表明，各种杀伤性武器的破片是伤员致伤的主要因素。

凝固汽油弹、磷弹、铝热弹和镁弹等燃炸性武器均以烧伤为致伤因素；空袭造成的建筑物着火也可发生大量烧伤；新一代燃料空气弹爆炸时也可引起严重的烧伤。因此，未来战争中烧伤发生率可能会明显增加。

由于现代武器的杀伤能力增强，杀伤因素增多，常规武器向高速高能方向发展，不仅可造成原发性伤道的损伤，还可造成邻近脏器和远隔脏器的损伤，使多发伤明显增加。空袭可使建筑物和工事倒塌，从而导致挤压伤、多发伤明显增加。在核武器损伤中，冲击波是主要的损伤因素之一。在常规武器战争中，冲击波是高速投射物和各种爆炸性武器的主要致伤因素之一。随着新概念武器的应用，还可能出现一些新的伤类，如激光损伤、微波损伤、次声波损伤和粒子束损伤等，更增加了救治工作的难度。

2. 伤部分析

伤部是人员战伤或创伤的部位。分为头部、面部、颈部、胸（背）部、腰（腹）部及骨盆（会阴）、脊柱脊髓、上肢、下肢、多部位伤等。所谓多部位伤是指一个以上解剖部位有伤口。分析伤员负伤部位的发生规律，可为筹划收治力量、手术力量、药材物资，改进防护装备和救治措施提供依据。伤部与致伤武器种类、战斗姿势、暴露机会、防护措施等有关。美军及我军以往战争中，常规武器伤员的负伤部位以下肢伤为最多，上肢次之，头颈部第三。

现代战争，由于武器的主要致伤因素为各种爆炸性武器的破片，所以伤员的多处伤发生比例增加。多处伤增多，增加了火线包扎和清创手术的困难，药材消耗也相应增多。

伤部与阵亡、伤死的关系密切。头颈部、腰（腹）部以及胸背部伤阵亡率最高。头部阵亡率高，主要是由于击中了脑实质，大多立即阵亡，穿戴钢盔可减少阵亡；胸腹部伤阵亡，主要是由于伤及心脏及大血管。头部伤抢救下来的多半未伤及致死部位，而胸腹部伤常在伤后发生休克和感染，所以伤死率比头颈部高。因此，加强阵地（现场）抢救，尽早止血、抗休克和抗感染是降低阵亡率、伤死率的重要措施。

3. 伤势分析

伤势是指战伤或创伤的轻重程度，分为轻伤、中度伤、重伤、危重伤。通常依据机体组织的损伤状况，对伤员生命及战斗、生活能力的影响程度、所需治疗时间和预后综合判定伤势。区分伤势的目的，在于正确掌握救治与后送工作重点，合理安排工作次序，提高医疗与后送效率。

以往通常根据伤员的战斗能力、所需治疗时间、转归等区分伤势轻重，但如果仅按照上述方式对伤情评估用轻、中、重、危重表示，战场救治人员对伤势严重程度和预后发展趋势很难把握，客观指标少，准确性差，容易产生错误判断。借鉴国内外战创伤分类救治经验，我军采用简易战伤评分方法，即根据伤员呼吸次数、收缩压、神志等级三项生理指标进行伤势判定，如表 1-3-1 所示。

表 1-3-1　简易战伤计分对照表

A 呼吸次数		B 收缩压 (mmHg)		C 神志	
等级	积分	等级	积分	等级	积分
10～29	4	＞89	4	13～15	4
＞29	3	76～89	3	9～12	3
6～9	2	50～75	2	6～8	2
1～5	1	1～49	1	4～5	1
0	0	＜1	0	3	0

神志昏迷状况等级，按以下三项判定得分：① 睁眼动作：自动睁眼 4 分，呼唤睁眼 3 分，刺痛睁眼 2 分，不睁眼 1 分；② 语言反应：口答切题 5 分，口答不切题 4 分，答非所问 3 分，只能发音 2 分，不能言语 1 分；③ 运动反应：按吩咐动作 6 分，刺痛能定位 5 分，刺痛能躲避 4 分，刺痛后肢体能屈曲 3 分，刺痛后肢体能过度伸展 2 分，不能活动 1 分。

战伤总积分为上述 A+B+C 三项积分的总和。伤员伤势严重程度的判定，应当在把握伤员损伤程度、损伤范围、活动能力等整体状况基础上，参考简易战伤计分结果进行综合判定。伤势严重的程度按照危重伤、重伤、中度伤、轻伤区分。伤势严重程度与战伤计分总积分的参照关系如下：① 危重伤伤员：一般为战伤总积分 5 分以下（含 5 分）者；② 重伤伤员：一般为战伤总积分 6～9 分者；③ 中度伤伤员：一般为战伤总积分 10～11 分者；④ 轻伤伤员：一般为战伤总积分 12 分者。

4. 伤死分析

伤死即战伤减员和非战斗损伤减员中的死亡。以往，我军从团及以上救治机构开始计算伤死；现在可以从接受军医救治以后计算伤死。分析伤死率、伤死分布、伤死原因，有助于判断火线抢救和整个医疗后送各级救治机构工作的质量，从中总结经验教训，改进医疗后送。分析伤死率、致死原因和伤死在各阶梯的分布，可以衡量各救治机构的救治质量，总结经验教训，改进救治工作，提高各级救治机构的工作质量和效率。

（1）伤死率：伤死与阵亡、伤类、伤部、伤情有一定关系。按照规定，战时未经军医救治发生的人员死亡属于阵亡，经军医救治发生的人员死亡属于伤死，这样会导致在阵亡率降低的同时，出现伤死率增高现象。被击中人员阵亡者多，则重伤员救回的少，伤死率就低；阵亡者少，则重伤员救回的多，伤死率就高。随着营及其以下救治机构或人员火线抢救水平的提高，连、营火线抢救迅速、准确、效果好，后送快，使得伤死率有所下降。

（2）伤死的空间分布：各救治机构与前线的距离不同，伤员到达时间和技术水平不同，其伤死率分布也不同。既往作战伤死主要发生在战术后方区，其次为战役后方区，战略后方区最少。

信息化条件下作战，伤死的空间分布主要体现在海上、空中和陆上。在登岛作战中，突击登陆部队背水攻坚，人员落水多、捞救困难，加上海水浸泡、伤情加重，可能会发生大量人员伤死；空降作战部队由于大多仅携带轻型装备，自身防卫能力较差，在降落至地面过程中易遭各种火力打击，造成人员伤死发生；登岛后由于岛上地形复杂，摩步师（团）战斗群（队）容易遭到袭击，发生人员伤死的可能性较大。

（3）伤死的时间分布：分析研究伤死发生的时间规律和在救治机构的分布，便于找出存在的问题，制定减少伤死的措施。据抗美援朝战争部分伤死人员统计，伤后死亡的时间分析，野战区伤死总人数中 65% 在伤后第一天内（24 h），85% 在伤后第四天内。由此可见，加强战术后方区及伤后第一天的救治极为重要。

（三）疾病减员分析

疾病减员是指军队人员因患病所造成的人员减少。我军把因病后送到团及以上救治机构者统计为疾病减员。疾病减员预计的方法，是分析影响疾病减员的因素，对比参考过去类似战斗的疾病减员率，估计出此次作战的疾病减员率，然后计算出疾病减员数。或根据情况估计出疾病发生率，然后按疾病发生与疾病减员的比例计算出疾病减员数。

1. 疾病减员率

战时病员的多少主要取决于作战地区的环境、作战时间的长短、物质生活保障、部队卫生防疫工作质量等。战时生活不规律，卫生制度不易坚持，疾病容易发生和流行。以往战争证明，从整个战争过程看，病员多于伤员；从具体一次战役、战斗来看，则伤员多于病员。

2. 影响疾病减员的主要因素

（1）作战持续时间：作战持续时间越长，风餐露宿，饥渴无常，战斗频繁，精神紧张，体力消耗增大，这样不仅新发疾病增加，旧病也易复发，疾病减员增多。

（2）作战地区流行病情况：由于军事行动的需要，部队常常要进入山岳丛林、沙漠、草原等地区作战，这些地区分布着鲜为人知的自然疫源地，容易发生疾病流行。

（3）物资保障和卫生管理水平：战时条件下物资保障困难，卫生防疫制度不易落实，也是造成疾病减员增多的重要原因。

（4）战斗激烈程度和战场环境残酷性：战场环境恶劣残酷，战斗异常激烈使参战人员承受了更多的心理压力。睡眠的剥夺，高致伤武器引起的精神紧张、心理恐惧，使战斗应激引起的减员更加突出。

3. 疾病种类

战时疾病发生多集中在某几种或某几类疾病，如消化性溃疡、慢性胃炎、肠炎、上呼吸道感染、关节炎、皮肤病、精神病、心理疾病等。如果战时防疫和防护措施不当，传染病发病率也可能增多。此外，由于战时生活物资供应不及时，伙食调配不当，部队作战任务重、体力消耗大，还可能出现营养缺乏病。信息化条件下作战紧张、激烈、残酷，高技术武器的大量使用使得参战人员的心理压力增大，战斗应激减员数量可能增多。

4. 疾病住院天数

分析研究伤病员住院天数，目的是计算床位周转率，为救治机构筹划收容伤病员数量，判断医疗救治质量等提供依据。不同疾病，住院天数有长短，因而对战斗力影响亦不同。就各种疾病来说，结核病、病毒性肝炎和溃疡病治愈时间最长；上呼吸道感染平均治愈时间短（8 d）；肺炎较少，但治愈时间较长（23 d）。信息化条件下作战，不明原因疾病、严重的精神心理疾患、皮肤病等疾病住院天数可能会增加。

（四）非战斗损伤减员分析

非战斗损伤减员是指军队人员因意外伤害并经军医救治后的减员。以往，我军非战斗损伤统计以后送到团及以上救治机构为统计起点，现在可考虑将经军医救治作为统计起点。

导致非战斗损伤减员的主要因素有：① 作战地区自然地理条件：如在炎热山岳丛林地区作战，易发生扭伤、虫咬蜇伤、竹木刺伤、皮肤划伤、烂脚等；在寒区冬季作战，易发生冻伤、雪崩压伤等。② 部队管理教育水平：提高部队的管理教育水平，是减少非战斗损伤减员的重要措施。③ 不同兵种差别显著：汽车兵、炮兵非战斗损伤减员较高。主要因车辆驾驶、火炮操作不当所致。

（五）战斗应激减员分析

战斗应激减员是军队人员因军事行动引起心理、行为失调，自控能力减弱或丧失而造成的减员，通常伴有躯体、心理症状和反应。

战斗应激减员主要影响因素包括作战强度、武器装备水平、兵力对比、军政综合素质及心理卫生保障水平等：① 与部队的作战强度密切相关，作战强度越高，战斗应激减员率越高；② 与参战部队规模以及敌我兵力对比情况密切相关，占绝对优势的一方战斗应激减员率低；③ 与战斗力比值成反比，即己方对敌方的战斗力比值越高，己方的战斗应激减员率越低；④ 与战场环境条件有关，若战场环境条件不利于战斗力的发挥，战斗应激减员率趋于上升；⑤ 与作战部队的战斗意志和凝聚力、指挥水平关系呈负相关；⑥ 与心理卫生保障水平和能力相关，平时重视心理健康，保障水平高的部队，战时战斗应激减员率较低。

现代战争中大量高技术武器运用于战场，战争的突然性和作战的不确定性以及战争的对抗性和战场环境的残酷性增强，加之敌人可能实施大规模的心理战，可能会发生一定规模的战斗应激减员。

三、卫生减员预计

卫生减员预计是在战斗、战役准备阶段，对此次作战伤病减员的数量、伤势及分布预先作出的估算。预计卫生减员是制定卫勤保障计划的重要内容，是筹划并合理分配和使用卫勤力量的重要依据，是卫勤组织指挥的重要工作，也是部队首长合理运用兵力的重要参数。主要是预先估算出一个概数，做到心中有底，使卫勤保障达到有准备的目的。

常规武器作战卫生减员预计要根据军事部门给出的战斗减员率来计算，一般由团及以上部队卫勤机构进行。预计项目包括战伤减员总数、最高减员日战伤减员数（战役卫勤需预计高峰期战伤减员数）、伤员单位分布及伤势区分等。作战持续时间较长时，还要预计疾病减员数。

（一）影响战斗减员率的因素

战斗减员率的预计最为重要，同时也最困难。战斗减员率是卫生减员预计的直接依据，通常由军事指挥员明确。卫勤机构以此为依据，按战斗减员率预计战伤减员。卫生减员率是在总结历次作战经验基础上，以大量统计数据为依据，通过一定的方法对历史数据进行定量分析和描述，提出特定的计算公式或判断模型。通过战例对比，找出与本次战斗相类似或情况接近的战例，参考既往战例减员数据，客观地预计本次战斗卫生减员率。有些部队的战斗减员和卫生减员数据，当前尚无实战经验可供参考，因此在具体应用时，要注意结合具体情况，灵活运用，防止盲目机械套用。要想正确预计战斗减员率，首先必须了解影响减员率的主要因素。

1. 军事综合因素

包括军事首长作战决心中关于作战总减员数的预计，作战任务，战斗类型，战斗持续时间与激烈程度，敌我兵力、兵器技术装备以及军事素质对比，部队配置密度与工事坚固程度等。根据以往作战经验，战斗减员率发生的一般规律是：① 进攻战大于防御战，主要作战方向大于次要方向，一梯队大于二梯队。战斗减员率通常防御战高于进攻战，主要由于防御方兵力兵器占劣势，且持续时间长；而昼夜平均战斗减员率则通常进攻战高于防御战，主要因防御作战持续时间长，不是每天都进行战斗。② 战斗持续激烈、时间长，战斗减员增多；反之则减少。③ 敌强我弱，伤亡可能增加。④ 部队配置密度大，被杀伤机会大，伤亡也可能增加。

2. 天候地理因素

即通常所说的天时地利。不难理解，山地易守难攻，进攻的一方伤亡增多；相反，开阔地带容易使防守方增加伤亡。

3. 作战能力

现代战争的减员与对信息化技术的占有程度密切相关。不管在哪个年代，交战双方的减员对比都是现代化程度高、技术优势大的一方减员率低。占有程度并不仅仅意味着武器装备的现代化，而且与掌握高技术武器人员技术素养、技术装备与作战方式的配套程度等有密切关系。这个整体差距越大，减员率的差距也越大。在预计减员率的时候必须把对信息化技术的占有程度充分估计进去，不能简单地用同一种尺度去预测。

（二）减员预计的步骤和公式

我们以常规条件下战伤减员预测的步骤和公式加以说明如下：

1. 确定参战人数

通常参战人数即参战部队的实力总人数。作战部队在战前经常得到上级的兵力加强，有时还有民兵民工参战。卫勤机构应根据建制的、加强的人数相加得出，也可以向部队管理部门查询得到。

2. 明确战斗减员率

明确战斗减员率是减员预测的核心，一般由部队首长作出估计，各勤务部门以此为据制订各自的保障计划。有时候也可能先由卫勤机构提出数据，由军事部门审核批准。不论怎样，卫勤机构需要搞懂弄清战斗减员率的大小、影响因素和确定的理论依据。

3. 确定伤员占伤亡总数的百分比

应该根据此次作战类型、样式等情况，参照既往战争的历史经验加以确定。从总的情况看，伤员占伤亡总数的百分比在历次战争中变化不大。

4. 计算伤员总数

在确定了本次作战的参战人数、战斗减员率和伤员占伤亡总数百分比之后，用下列公式计算伤员总数：

伤员总数=参战人数 × 战斗减员率 × 伤员占伤亡总数的百分比

5. 预计伤员的时间分布

伤员的时间分布，指在战役的进程中，伤员的数量因时间的不同而发生的变化，通常重点预计最高减员日的伤员数量。计算最高减员日伤员数量，目的在于合理筹措卫勤人力物力。只要能够完成这一天的卫勤保障任务，亦能完成其他天的卫勤保障任务。其计算公式为：

最高减员日伤员数=参战人数 × 最高日战斗减员率 × 伤员占伤亡总数的百分比

6. 预计伤员的空间分布

伤员的空间分布指的是伤员在不同单位或不同地域内的分布情况，而在各个地域内又配置着不同的作战部队，所以伤员的空间分布又称单位分布。可以采用以下两种方法进行伤员空间分配。

（1）百分比分配法：按照部队首长作战决心，各部队在作战中担负着不同的作战任务，其伤员发生率是不同的。预先确定各下属单位发生伤员数量占整个伤员数量的百分比，即可通过下式求出各单位的伤员数量：

某单位伤员数=伤员总数 × 某单位伤员数占伤员总数的百分比

（2）战斗减员率分配法：按各单位作战任务不同来确定其战斗减员率，乘以该单位的参战人数，再乘以伤员占伤亡总数的百分比，求出各单位伤员数，最后略加修正，使各单位伤员数量之和等于总伤员数量即可。其计算公式为：

各单位伤员数=各单位参战人数 × 各单位战斗减员率 × 伤员占伤亡总数的百分比

（三）疾病减员预计

疾病减员预计的方法是分析影响疾病减员的因素，参考过去类似战斗（役）的疾病减员率，估计出此次作战的疾病减员率，然后计算出疾病减员数。计算公式为：

疾病减员数=参战人数 × 昼夜疾病减员率 × 作战天数

影响疾病减员的主要因素是作战地区疫情、季节、天气、部队人员体质、防疫措施、作战持续时间和敌人可能使用生物武器等情况，与部队作战任务关系不甚明显。

以上各项计算完毕后，将战伤减员数和疾病减员数汇总，即得出本次作战卫生减员数。

四、复合伤员流理论

伤员流（flow of the wounded）是原第二军医大学吴之理教授基于战场上伤员群体流动

现象的系统分析，提出的伤员宏观流动规律的科学总结，揭示了战伤伤员自“前方”向“后方”转移，在空间和时间上的特点和规律。伤员流在战场上的形态可以由流动方向、流动态、流动次序、流动量、流动波形、流动速度、流动时间、流动障碍、流动距离、流动型等来描述。了解伤员流现象，有助于战创伤救治工作的改进，增强伤病员医疗后送效益。

现代战场信息一体化极大地改变了战争中伤员发生的时空特点和非线形流动，使高技术条件下局部战争战场伤员流动发生了新变化，即伴随着战场上伤员流动产生的卫勤物资流、信息流成为战场上伤员流动的有机组成部分，三者形成复合伤员流（combined wounded flow），这一全新概念将极大地改变战时伤员医疗后送理论与实践。

（一）信息化战场与伤员流动

1. 信息化战场上的伤员流动

众所周知，随着现代信息技术的发展，信息已成为高技术条件下局部战争和军事冲突中的一种战略资源，战场已成为信息化战场，战场上伤员的流动不仅仅只是伤员自身的流动，必然伴随着卫勤物资和信息的流动。在这一过程中卫勤物资资源和信息资源从潜隐状态显现出来，通过改变伤员（需求方）和医疗卫生服务提供者（供给方）在时间维、空间维上的距离，创造出明显的军事效益，从而实现了它们的时间效用和空间效用。可见，信息化战场上的战伤伤员的流动不同于传统意义上的伤员流，信息化战场上的伤员流动，是一个包括伤员、卫勤物资和信息流动的复合流。

2. 伤员、物资与信息的复合流动

军事高技术，特别是军事信息技术的发展，极大地影响着战争的进程和结局，改变了战争的形态，不仅使战争中人员的伤亡更具有不确定性、不均衡性和突然性，亦使战场上伤员流转更加依赖卫勤物资资源和信息资源的流转。因此，研究高技术条件下局部战争伤员医疗后送，必须了解信息化战场上大批伤员自火线向后方流动时伤员、卫勤物资资源与信息资源流动的关联性，研究伤员流、卫勤物资流与信息流形成的复合运动现象——复合伤员流。

（1）复合伤员流中的伤员流：战时，被击中者除立即阵亡外，所有战伤伤员都需要卫勤机构提供医疗卫生服务，但与平时伤员不同的是，战伤伤员在作战活动所涉及的陆、海、空或太空空间接受医疗救治，包括现场急救（初级急救、高级急救），早期救治（紧急救治、外科复苏），专科治疗以及康复治疗。由于军事上的原因和战场医疗条件的限制，不可能就地完成，也不可能在一个救治机构终结，必须在医疗中后送，在后送中医疗，直至到达确定性救治机构，使伤员从火线向后方转移，沿着呈梯次部署的救治机构所构成的医疗后送链有组织地流动，形成所谓伤员流。

（2）复合伤员流中的物资流：战伤伤员在战场上流动的过程中，有的可能治愈归队，有的可能伤残或伤死，不论是治愈归队者，还是伤残离队者或伤死者，必然在接受卫勤机构提供的医疗卫生服务过程中，使用或消耗一定的卫勤物资资源。所以，战时卫勤物资资源要前移，满足伤员救治需求，从而导致相应的物流活动，形成卫勤物资资源流。

（3）复合伤员流中的信息流：战伤伤员在战场上流动过程中，伤员及伴随其流动的信

息将不断地变化，产生新的信息，如伤员伤势及其变化、并发症及治疗信息等。不仅如此，卫勤物资资源的前移、补充，各级救治机构伤员后送、滞留，必然要受到军事信息、战场信息和后勤信息等与伤员流动有关的信息的影响，如战况稳定，救治机构可适当扩大救治范围，增加留治伤员。可见，伤员流动必然要受到伤员信息及与之相关信息的调节、控制。上述信息的获取、分析，以及相互链结即形成所谓信息流。

综上所述，复合伤员流是指战场上大批伤员流动形成的伤员流及其所伴随的卫勤物资资源、信息资源流动所形成的伤员流、物资流和信息流的复合流动。复合伤员流中的伤员、卫勤物资资源与信息资源具有如下函数关系：

复合伤员流＝f(伤员，卫勤物资资源，信息资源)

（二）复合伤员流概述

1. 伤员流是复合伤员流的主体

战争是使用武力进行的军事对抗活动，不可避免地要造成人员的大量伤亡，古今中外世界各国军队既把对战场上负伤人员的救治当作是一种人道主义的行为，又将其作为维护部队战斗力的需要，是一个涉及伤员医疗与后转组织体系和制度的勤务技术工程。在军事医学发展史上，战伤伤员救治已经历了就地救治、后送救治，直至1895年俄国学者提出分级救治理论后，世界各国军队才普遍采取“阶梯救治”。这种医疗后送体制使战伤伤员从发生到抵达确定性救治机构，不停地接受救治，不断地被后送，最终通过后转形式实现空间上的转移，最快地获得了优良救治。

在伤员动态流动过程中，卫勤物资和伤员信息是以伤员救治需求和伤员伤势、并发症等变化而流动的。所以，复合伤员流是以伤员流动为主体的，三者之间有着密切的内在联系，相互依存，相互制约。

2. 卫勤物资资源流是复合伤员流的基础

卫勤物资资源流中的卫勤物资资源，包括药品、卫生器材和装备、医疗后送工具以及卫生人力和医疗技术等，是伤员流动的物质基础。“流”泛指卫勤物资资源运动状态和形式，如战时野战医疗所加强师救护所时，可采取空运方式，亦可采用陆路机动。战场上伤员后送可用担架或汽车后送，亦可空运后送，卫勤物资资源从供给方—战术或战役或战略储备仓库向需求方—“伤员”转移，这种转移既要通过搬运和运输解决卫勤物资资源空间位置的变化，又要通过储备、保管等环节调节供需双方在时间节奏上的差别。在这一过程中，卫勤物资资源随着伤员流动（后送）而消耗，不断递减，从潜隐状态显现出来，这正是卫勤物资资源价值的体现。

卫勤物资资源流是一个系统，是由储备、搬运、分发、运输等子系统组成。这一系统的“输入”是储备、搬运、分发、运输等环节所消耗的劳务、材料；“输出”是卫勤物资资源流的服务，即保障伤员流动过程中伤员救治和后送的需求。从系统优化角度来看，强化卫勤物资资源流的服务功能，一方面要降低卫勤物资资源流成本，另一方面要提高卫勤物资资源流系统的效率，否则伤员流将发生障碍（流障），造成伤员流动的延误，可见，卫勤物资资源流是伤员流的物质基础。复合伤员流中的卫勤物资与伤员有如下函数关系：

复合伤员流=卫勤物资资源影响系数 ×f(卫勤物资资源)

3. 信息流是复合伤员流的动力

战伤伤员在流动过程中，不断地产生信息——伤员信息。不仅如此，卫勤物资资源的前移、伤员的后送，必然要受到军事信息、战场信息和后勤信息等影响，也就是说，伤员流动必然要受到信息的调节、控制。因此，上述信息相互链结形成所谓信息流。

信息流中的信息泛指伤员信息以及与伤员流动有关的军事信息、战场信息、后勤信息、卫勤信息等，如战场上医疗后送道路是否通畅，伤员拟后转的上一级救治机构是否可派出前接运力等，以及伤员的伤部、伤类、伤势信息。“流”是指上述信息的传递、交换、储存。

信息虽然不像卫勤物资资源是有形的，但它可以使卫勤物资资源得到合理配置，发挥其最大效益，亦是伤员流动的重要资源。事实上，战场上伤员的后送是依赖信息而流动的，是以信息源、信息分析和信息内容为基础的。特别是信息化战争，战场空间扩大，高技术武器装备致伤因素复杂，伤员将在信息海洋中流动，因此，伤员流动不可避免地伴有大量的信息流动。复合伤员流中的信息与伤员有如下函数关系：

复合伤员流=信息影响系数 ×f(信息)

从系统角度来说，信息流亦是一个系统，信息流对伤员流的控制，其实质是信息流系统对伤员流的控制。信息流系统包括环境信息子系统[包括军事信息（如作战决心、战斗部署、部队编成等），战场信息（如战场军事地理、军事交通、自然环境等），后勤信息（如后勤保障决心、后勤部署、后勤保障体系等）]，卫勤信息子系统[包括卫勤保障决心，卫勤部署（如资源分配、医疗后送体系、卫勤保障预案等）]以及伤员信息子系统（包括伤员数量、伤病情况、伤类、伤势、伤员分类情况以及伤员救治需求等）。

信息流在伤员流动中具有重要作用：① 可以促进伤员流流序的科学性。这是因为，正常伤员流的流态是以稳定的伤员流“流序”为前提的，是有赖于伤员流与其环境之间的协调，这里的协调其实质是伤员流与其环境之间的信息联系和交换。因此，信息流对于伤员流流态是不可或缺的，如果缺乏信息流的支持，那么伤员流必将混乱、无序。② 可以推动伤员流持续流动。在伤员流动过程中，卫勤物资资源的及时获取、科学分配和有效使用，无一不是凭借着对军事、后勤和卫勤信息资源的开发、利用，特别是现代信息技术的迅速发展，使人类处理、传递和利用信息的能力迅猛增长。因此，信息无疑将更好地推动伤员持续流动，所以，信息资源是伤员流流动的动力资源。③ 可以有效地控制伤员流模式。战争实践表明，战场上的伤员从火线向确定性救治机构流动，一是流动的人数逐渐减少，这是因为伤死者和治愈归队者将不再继续流动；二是相同时间情况下，轻伤员流动得远，重伤员流动得近。伤员流模式取决于伤员流流速、流时、流障等要素，而这些要素在很大程度上取决于信息资源，受信息流的控制。因此，信息流可以有效控制伤员流模式。

4. 复合伤员流概念的意义

复合伤员流概念的提出，使我们对战场上伤员群体宏观流动规律有了更深入的认识，同时从管理工程和技术工程角度为战时伤员医疗后送提供了理论指导。

战场上，战伤伤员的流动不仅是军事需求，亦是伤员救治需求所驱动的，而信息资源作为伤员流动的始动因，既是伤员流动的资源，亦对伤员流要素起着重要的调节、控制作用。所以，复合伤员流中，信息及其流动是不可或缺的。因此，运用现代信息技术，构建战场伤员医疗后送平台，收集、传输、处理和控制伤员信息及与其有关的各种信息，对组织实施战时伤员医疗后送具有重要意义。

复合伤员流是伤员及卫勤物资、信息在战场上流动的复合形式，伤员流的优化是战伤伤员医疗后送的前提，其优化必须首先对卫勤物资资源、信息资源流动，即物资流和信息流进行综合优化，这样才能提高战创伤救治效果，降低阵亡率、伤死率、伤残率，提高治愈归队率。

复合伤员流概念的提出对研究战时医疗后送保障具有重要的理论指导作用。以往，我军战役区医疗后送保障系统是基于“分级救治”学说，根据我军编制、卫生装备等实际建立的，但随着野战外科技术的发展和医疗后送装备的不断改善，特别是基于“时效救治理论”研究成果，未来作战中，战伤伤员医疗后送保障可以伤员救治需求的“时间轴”为依据，基于复合伤员流理论设置救治阶梯。

（三）基于复合伤员流理论的卫勤保障

复合伤员流理论从信息科学角度提出了信息是伤员流动的第三原动力，揭示了伤员流总体模式是信息和卫勤物资对伤员流动调控的结果。基于这一理论，我们认为信息化战争卫勤保障必须运用现代信息技术，谋求信息优势，强化卫勤保障能力。

1. 强化医疗后送信息技术手段，优化伤员流要素

复合伤员流理论关于信息是战场上伤员流动的源动力，对伤员流动具有调节和控制作用的论述，使我们认识到，信息化战争卫勤保障必须强化医疗后送信息技术手段，优化伤员流要素。

伤员信息是复合伤员流中信息流的一个重要信息，不仅是伤员救治和后送决策的依据，亦是伤员流要素优化的前提。由于战伤伤员是在野战条件下发生的，“流源”复杂，伤员信息具有时效性。因此，伤员信息的及时获取、传输十分困难，特别是伤员负伤第一时间、第一地点信息的采集、传输更是如此。基于这一认识，必须在战时卫勤研究中，开发具有我军特色的、具有伤员搜救、信息采集传输的野战卫勤信息化装备，供战时单兵和一线卫生人员使用，为优化伤员流要素提供技术支撑。

2. 强化信息的资源作用，构建战场卫勤信息平台

信息化战争将依靠“一体化信息平台”形成综合作战能力，战斗支援和保障将在“一体化信息平台”上成为一个协调的整体。因此，适应信息化战争战场信息环境，研究、开发联合作战战场“卫勤信息平台”，对强化信息资源在战场伤员医疗后送中的作用具有重要意义。

3. 强化信息资源的开发，构建联合作战立体医疗救护体系

战时，伤员在战场流动过程中，卫勤资源的有效获取、科学分配和充分使用，无一不

是凭借着对军事、后勤和卫勤信息资源的开发、利用实现的，特别是现代信息技术的迅速发展，使人类处理、传递和利用信息的能力迅猛增长。因此，联合作战医疗后送必须重视信息资源的开发与管理，构建联合作战立体医疗救护体系。

战时立体医疗后送体系的构建，在考虑医疗救治阶梯部署的同时，必须要构建以现代通信技术、计算机技术等信息技术为基础的立体医疗后送信息网络；要改变以往的战时“药材保障”观念，从“物流科学”角度建立适合联合作战、符合“复合伤员流”规律的广义上的卫勤资源保障系统，提高卫勤资源保障的科学性和保障效益。

第四节　战时药材保障

军队药材保障（military medical supplies support）指军队组织实施药品、卫生装备、医用消耗性材料供应与技术服务的活动，是卫勤保障的组成部分。目的是及时、合理地供应适用药材，保障军队伤病防治工作的需要。

一、药材供应工作

军队药材供应（military medical supplies support）是指按保障需求或供应标准为卫勤保障机构实施药材配发、补给等的活动。其属于军队后勤物资保障的一部分，是卫勤保障的重要内容和物质基础。军队药材供应有两种形式，一种是生产供应，另一种是采购供应。我军除军队特需药品及军队医疗机构制剂属于生产供应外，其他药材一般都是通过市场采购实施供应。

药材供应工作的主要内容是：正确制订药材供应计划、及时筹措药材、合理分配、储备、收发保管及核算统计。

（一）制订供应计划

药材供应的主要依据是卫勤保障计划。因此，药材保障人员要尽量地了解各部队的战斗任务、主要作战方向及卫勤保障计划内容、各部队现有药材数量、品种和质量情况，正确地拟定药材供应计划。计划的主要内容应包括：部队所需药材的计算和分配，组织药材机动，确定药材供应程序，提出运输工具的申请，对缺少药材的解决办法以及需要请示上级解决的问题等，使药材供应工作适应卫勤保障的需要。

（二）及时筹措药材

筹措药材的主要方法有：

1. 药材申请

根据药材计划所规定的实际需要量，向上级申请实物，这是今后取得药材的主要途径。

2. 就地采购

对于上级不便供应实物的少数消耗性材料和供应标准外的药材，可就地采购。

3. 加工自制

有些消耗量大，不易携带成品的药剂（如生理盐水、普鲁卡因注射液等），还可视条件开展野战制剂，以弥补后方供应之不足。

4. 取之于敌

利用缴获药材在既往战争的药材供应中曾发挥过重要作用，在未来战争中仍有可能利用缴获药材解决部队需要。但需注意，对缴获的药材要详细登记，妥善保管，及时上报；使用时必须经过质量检测并经上级批准，以防不良后果；对有研究价值的新式药材装备，应立即上送样品。

5. 其他方法

采集中草药、修旧利废和请求邻近兄弟部队及地方支援等也是取得药材的途径。

（三）合理分配药材

分配是药材供应过程的中心环节。所谓合理分配，就是要使药材供给与其任务相适应，避免供求脱节。故需根据战况、减员情况和救治范围等的变化及时修订供应计划，以保证卫勤保障的顺利进行。因此，必须经常调查和掌握各单位的实际情况，实事求是地解决问题。

（四）药材收发保管

药材收发保管是药库的专门业务，是完成药材供应必不可少的一环。因此，药库应正确及时地验收药材，按照药材理化性质分别贮存与保管，定期保养、维修、检查和清理库存物资，保证药材数量准确，质量良好；及时地配发、包装和运送药材。

（五）药材核算统计

药材保障力量和卫勤部（分）队应当对药材的储备、补给、有效期、质量等情况实施监控与分析，动态调整保障计划，采取有效处置措施。战中逐日或者定期盘点，战后应当将有关资料归档，并提交核算报告，核清账目、核销经费。

药材核算是以药材数量为计算对象的财务工作，它负有物资责任，以能反映出药材收入、支出、结存的情况为目的。要求做到有物有账，账物相符，收发有据，及时记账。药材统计是应用统计学的原理与方法，通过对药材数量的分析研究，反映药材工作业务活动的情况，便于正确地制订计划及检查计划的执行情况，评价工作质量。但两者又有密切的关系，药材核算文件（凭证和报表）是进行药材统计的重要资料。

（六）妥善安排运输

药材运输应注意：① 药材装运应注意安全、节约，要根据药材的性质妥善装车，防止运输途中日晒、雨淋、受冻、受热和颠震损坏；② 大量药材装运，应派押运人员；③ 危险品（易燃、易爆），必须按危险品运输规定办理，包装牢固，箱外要张贴明显标记；④ 血清、疫苗等品种要注意冷藏。

二、药材配备标准

目前部队使用的战备药材配备标准为 2021 年版《师级以下部队战备药材配备暂行标准》，对各军种及武警部队师级以下部队各类药材储备定额进行统一规定，依据部队分级救治任务、卫生减员分析、物资消耗规律等制定。

其中，主要承担战现场急救任务的卫勤分队，储备营战备药材；主要承担早期救治的卫勤分队，结合技术范围，储备旅团战备药材；承担舰艇（含潜艇）救治任务的卫勤分队，储备舰艇战备药材。根据任务需要，部分卫勤分队需储备一定量前一级救治任务所需战救药材，用于保障机动组前出接替（或开设）前一级救治机构。

战备药材按其性质、用途和补给方法分为三类：

1. 战救药材

战时用于部队卫勤分队、连队卫生人员和机动卫勤力量救治通过伤员的药材。主要包括镇痛、止血、急救、麻醉、抗休克、抗感染类等药品和包扎、固定材料等。战时采用基数和单品种供应，由部队按品量表实物装箱储备。品量表中涉及麻醉和第一类精神药品，或需冷藏冷冻等有特殊保管要求的药材，平时可不装箱。

2. 战时常备药材

战时各级救治机构用于门诊和收治伤病员，以及卫生防疫所需的药材。分为病员治疗、伤员留治、易损器械、辅诊耗材和卫生防疫 5 个药材模块。平时保留药材箱组和装箱单，参加军事行动或转入作战战备状态时储齐实物。

3. 补充药材

由各级卫生部门及卫勤分队，依据特殊作战条件或特殊任务环境，按照补充药材品量表规定的品种和消耗数量进行补充，与储备标准配套使用。平时不储实物，依据部队任务补充相关药材。

三、战备药材储备与管理

储备药材是与在用药材相对而言的，药材储备是为保障药材供应而先进行的药材储存，它是保证药材补给的连续性所不可缺少的。合理的储备既可以解除药材使用的后顾之忧，又不会给部队的机动增加负担。

（一）战备药材储备

1. 药材储备的依据和要求

药材储备的依据是战备预案、卫勤保障预案、生产供应的可能、经费的多少、药材的性质和轮换更新的能力等。

药材储备的要求是：从战时需要出发，重点储备战时部队必需的品种，尽量选用平战结合、平战通用、使用方便、性质稳定的品种，以便平时管理和轮换更新，利于平转战的顺利进行。对有效期短，平时很少用、难保管、不易轮换更新的品种，师以下按标准量储备，战区、军种按作战任务和上级规定进行储备。

药材储备，在目前仍以常规武器伤的救治药材为主，同时要根据科研成果和生产能力，逐步储备必需的核、化学、生物武器损伤防治药材，以适应现代战争的需要。根据部队任务和所在地区的不同，还应储备一定数量的防疫药材、地区性用药、战时必需的中成药、专科器械和消耗性器材。

2. 药材储备体制

战备药材储备，由军委总部统一布局，各战区、军种组织实施。一般是主要作战方向和运输困难地区多储，次要方向少储；坚守作战部队多储，机动作战部队少储；作战部队各级保持规定的标准量。

根据储备单位和使用目的，药材储备体制通常可分为战术药材储备、战役药材储备和战略药材储备三级，三者构成了从军委、战区（军种）到基层部队的战备药材储备体系。

（1）战术药材储备（Tactical reserve of medical supplies）：战术药材储备是师以下部队卫勤分队（含相当单位）为完成一次战斗卫勤保障任务所做的药材储备。战术药材储备内容包括战救药材储备、战时常备药材储备和基本医疗装备储备。

（2）战役药材储备（Campaign reserve of medical supplies）：战役药材储备是战区军兵种和联勤保障部队卫生系统为保障战役行动需要所做的药材储备。用于战前和战争初期本战区、军兵种内新编、扩编的卫勤部（分）队的齐装配套和本战区内所有参战单位的药材补给，并对战术储备的不足部分实施补充。

（3）战略药材储备（Strategic reserve of medical supplies）：战略药材储备是军队卫勤为保障战略行动全局所做的药材储备，用于保证战争初期军队扩建、新建部队卫勤机构的需要和对军队战役行动药材保障的支援；还可用于保证因战争破坏及工厂尚未转入战时生产轨道时军队的药材急需。和平时期，常用于重大非战争军事行动，如抢险救灾卫勤保障。

（二）战备药材管理

1. 战备药材储存规定

战备药材必须单独存放，分类贮存，分级保管，责任到人，并贯彻“三分”四定”的要求。某些需要经常轮换更新的药品可与平时流通储备药材一起存放，分别建账，发旧贮新。单兵和战位药材以建制单位包装，集中存放于营以上单位，战前下发，其中个别药材如：二氢埃托啡、饮水消毒丸由团以上卫勤机构集中储备 1/3 量，战前补充配发；破伤风抗毒素为战前配备；卫生员背囊、基本卫生装备平战结合使用；战救药材集中补给。

2. 战备药材动用批准权限

战救药材和战时常备药材（实装后）平时一般不能动用，遇有紧急抢救或执行特殊任务必须动用时，应向本级后勤领导、上级卫生部门报告，情况紧急时，可边动用边报告，用后及时补齐。

3. 战备药材的轮换更新

各级储备的战备药材，必须按用旧储新的原则及时轮换更新。本单位年度药材轮换，药品必须建立效期登记，在失效前 6 个月轮换完毕，对理化性质不稳定易变质的药材，要适时轮换。其他药品、敷料根据质量情况，力争在 2～4 年内轮换一次。轮换时要同品种、同规格等量轮换，规格不同时应折算轮换。

4. 战备药材检查制度

储备的战备药材，若不经常检查养护，就可能变质，数量短缺或不配套。各级卫勤领导应组织有关人员，对所属单位的战备药材每年组织一次认真的检查，业务部门的主管人员应每半年或每季度重点抽查，保管人员每月重点检查，发现问题及时处理。

5. 战备药材登记统计要求

战备药材要单独建账，做到有物有账，账物相符，收发有据，统计报告及时。各级卫勤机构要建立战备药材登记档案一式二份，并报上级卫生部门一份备查。保管战备药材人员调动时，应办理账物交接手续，逐次点交；领导应派人监督交接工作。

6. 战备药材的启用

当部队进入战前准备时，集中贮存的战备药材，要迅速下发至各使用单位和个人。按照战时药材基本供应标准，迅速检查齐装配套情况，同时做好药材的留守和移交工作，并根据作战任务和卫勤保障方案，及时申请需要加大储备的战备药材。

四、战时药材补给

药材补给应当按照就近就便的原则，采取区域与建制、请领与前送、应急与定期相结合的方式，依托现代军事物流体系灵活组织实施。基地药材保障力量按照联勤保障划定区域或者上级指令（指示），负责辖域内部队药材补给；机动药材保障力量按照指定任务，负责战中药材补给，原则上支援保障团级以上部队；部队建制后装保障力量，负责对所属分队（含配属加强力量）实施药材补给。

战救药材，战前以基数补给为主，战中以单品种补给为主；战前以部队自领为主，战中以保障力量前送为主。战时常备药材，以模块或者单品种为主实施定期补给。特殊作战环境、特殊武器损伤防治药材以及特殊管理药品，依据相应标准战前补给到位。

（一）战时药材补给方式

战时药材补给方式有两方面的含义，一方面是药材输送的不同方式，如下送与上领，逐级补给与越级补给等；另一方面是药材本身在补给中的不同组合方式，如基数补给、单品种补给、成套组合的医用箱补给等。

1. 建制性补给与区域性补给相结合

建制性补给与区域性补给相结合是我军战时药材保障的基本体制，它是根据战时后勤物资保障体制和伤病员医疗后送体制确定的。建制性补给是指在战术区按建制系统由上向下逐级补给。区域性补给则是在战役后方区内实行陆、海、空三军统供，每个战役区划分为几个供应（补给）区，在该地区内所有的陆、海、空军部队、医院、机关等，不论其建制隶属谁，统一由该地区药材供应单位负责补给。

2. 基数补给与单品种补给相结合

在作战过程中，药材的需要十分紧急，为争取时间迅速及时地进行补给，通常将战救药材按基数预先配装成补给箱。由于战救药材基数是按一般战伤救治消耗规律配装的，所以，通常情况下按基数申请和补充药材，既可以基本满足战伤救治工作的需要，又能够大大简化补给工作，可以有效地提高补给速度。我军配装成套的基数补给方法在抗美援朝战争中就已使用，延续至今，使我军战时药材补给进了一大步。

我军基数补给迄今仍然很不完善。一是在基数中配备的药材品量不能依医学技术的进步和我国经济的发展适时地进行调整，这将影响基数补给发挥其优点。二是基数标准是按一般消耗规律计算的，一旦出现特殊情况，例如某种伤员比例突然增加，某种或某几种药材的消耗量就会增加，若只能按基数补给药材，那么就必然有许多品种用不上，造成资源的浪费。因此，在按基数补给时，仍需辅以单品种补给，以解决特殊的需要。

3. 逐级补给与越级补给相结合

逐级补给是按建制系统向直接上级药材部门申请，由直接上级补给。由于申领与补充是在相邻的两级之间进行的，彼此间情况比较熟悉，供应的品量能够比较合理，也能够及时补充。一般情况下，多采用这种补给方式。

越级补给则不受建制系统的限制，可以由较高一级的药材供应部门越过受补单位的直接上级药材部门，直接补给使用单位。这种方式的优点是可以减少层次，使供应迅速及时，它是一种战时常用的辅助方式。

4. 下级申请补给与主动补给相结合

下级申请补给是符合一般补给程序的补给方式，所以，在多数情况下应采取申请补给的方式，这样针对性强，可以切实做到补其所需，物尽其用。然而，在作战过程中，为争取时间，上级药材部门在下级未送达申请报告前也可主动安排补给，这种方式称为主动补给。

师以下作战部队往往由于战斗环境的限制，下级单位难以把申请的信息传递出来，上级药材部门应根据情况组织药材主动补给。主动补给虽可以在形势不利的情况下变被动为主动，使难于及时的补给变得及时。但由于是在未得到具体申请之前，在一定程度上又带有盲目性，有时补给的品量不适合需要，而需要的药材又可能得不到补给。

5. 下送补给与上领补给相结合

下送补给是由上级药材供应部门直接将药材发送到受补单位。上领补给是受补单位自行到上级供应部门领取药材。一般对数量大、运送距离远、计划分配或紧急的药材，应尽量采用下送补给。对临时申请的少量药材，不便运输的少量疫苗、血清、易损的精密仪器以及运力较强或距离较近的单位，都可以自行请领。

以上介绍了几种不同的补给方式，各自有其适用的情况。而且，可根据情况交叉配合使用，变化出更多的灵活的方式，在总的补给体制的组织下使药材补给能满足各级卫勤机构的需要。

（二）作战中药材补给的实施

1. 适时适量、合理补给

所谓“适时”是指战救药材消耗超过战前储备总量一定比例时，要及时性进行补给。比如，一次战斗中，当消耗量超过储备量的1/3，而战斗仍继续进行时则需补充。这是因为战时药材补给，从申请到完成补给需要的时间很难把握，若没有一定的提前量，就有可能造成补充中断。所谓“适量”是在补充以后，至少还能保持战术储备量，补给的数量通常以药材的消耗量为依据，取高限整基数量补充为宜。过多则增加运输保管的负担，过少则不能保证供应。

2. 采取多种措施，组织快速补给

在战中为加快补给，可能采取的措施有：减少供应环节，简化供应手续；建立定型化包装，加快配发速度；库房靠前配置，缩短前送距离；以车代库，建立车载流动补给点，实施伴随保障；充分利用各种运输手段，积极组织药材前送。

3. 加强药材管理，保证有效补给

对容易出现保障问题的环节，都要加强调控，及时纠正出现的偏向与问题，从宏观上进行指导，使补给的药材不因质量问题、数量问题、时机问题而失效。药材保障的全过程，都是为实现药材在卫勤保障中的应有作用。

五、战时师、旅、团药材工作

战时师、旅、团药材工作的主要任务是：根据战斗任务，制订药材保障计划，按计划筹措药材配备至部队，搞好药材储备的管理，采取一切措施，减少药材的损失，维持不间断的药材补给，保证各级卫勤机构救治任务的完成；努力创造条件，配制大输液等各种制剂，以弥补后方供应之不足。

（一）战斗准备阶段的工作

充分做好战斗准备阶段的工作，对保障战斗顺利进行有重大意义。战斗准备工作在战时实际上是经常进行着的。为保持战救药材的满额，在部队休整、备战时期应领用战时常备药材，或在动用战救药材后及时补足，使之随时保持备战状态。

（1）了解各部（分）队药材装备的现有情况。

（2）计算药材需要量，编制战时药材预算报告表，经审查后送上级供应部门，并准备接收（或领取）药材。

（3）制订药材保障计划，包括各级药材储备定额，药材的计算和分配，补给程序和方法，药材筹划预案，同上级业务部门和前方部队的联系方法，情况突变时的应急措施等。

（4）向各部（分）队发放药材，补足移动储备量，并根据任务需要，发放必要的加强储备量。

（5）清理药房并回收各部（分）队、部门暂时不用的药材，存仓库或后送。

（6）检查各部（分）队药材准备工作情况。

（二）战斗实施阶段的工作

战斗实施过程中，由于战况变化急剧，与原来预计总是有出入。因此，要求药材供应工作随时了解情况的变化，机动灵活又不间断地进行保障。

（1）不间断地补充各部（分）队药材。要经常了解各部（分）队药材消耗情况。获得药材消耗情况的途径可以是：接到部队药材消耗报告或申请（书面或电信等）；根据到达救护所的伤员数做出判断。当部（分）队药材已消耗（可能已消耗）1/3 而战斗仍继续时，即应主动补给。

（2）经常与上级药材部门保持联系，及时报告药材消耗情况，如战救药材已消耗 1/3 而战斗仍继续时，则应提出申请。

（3）对各部（分）队药材的运送，主要利用卫生运输工具前接伤员时带去，也可与其他物资一起前送或专门申请车辆。

（4）如后方供应暂时中断，则应设法克服困难就地筹措，还可与邻近兄弟部队取得联系，请求支援。

（5）展开救护所药房，调配药剂，包括大型输液的制备，保证各组室的药材需要。

（三）战斗结束后的工作

（1）统计药材的消耗和损失，编制战斗药材消耗报告表及时呈报。

（2）争取时间向部队补充药材，首先补足移动储备，如有一定时期休整，则发给战时常备药材。

（3）根据药材消耗和而后作战任务，及时申领补充药材。

（4）组织器材修理、敷料再生，无法修理者则送上级药材仓库。清理缴获药材，除留用外上交，并制作缴获药材统计表。

（5）进行战斗药材保障总结。战斗结束后的工作，实际上就是下一次战斗准备工作的开始。

六、药材模块化保障原理与方法

应急药材保障时常面临着一个两难问题。若要保证应急时的药材需要，必须准备好充分的药材品种，足够的药材数量，但这会给医疗机构带来沉重的物资携运压力，也可能造成药材物资冗余、积压，甚至造成损坏浪费；若是按照战备药材保障预案准备药材，可能会因为应急情况不明，时间受限，难以避免遗漏实际需要的某些救治药材，造成急需药材的短缺。工业产品的模块化原理和方法，提供了一种新的思路和方法，应用这种思想方法也许会给应急药材保障带来新路径。

（一）药材模块化保障概述

药材模块是根据救治目的和救治规模确定的药材品种和数量的集合。根据模块化原理，首先需要对药材保障系统进行分析。药材包括药品、卫生材料、医疗器械、医用仪器设备等物品，根据这些物品的使用性质不同，可以分为两类：一类是一次性使用物品；另一类是多次性使用物品。因此，药品和卫生材料可以归为一次性使用物品；医疗器械和医用仪器设备归为多次性使用物品，其中的仪器设备一般作为固定资产，不列入划分的模块系列。然后，按照药材的使用功能来划分模块。以药品为例，根据药品的作用原理，可以按治疗作用划分模块；也可以按照疾病分类对应的药品种类划分模块；还可以按照医疗救治任务和范围划分模块。

药材模块化是根据卫勤保障任务的需要，通过对药材保障系统的分析，构建起基本的药材模块库，实施药材保障时，按需将这些药材模块按一定的形式组装成能完成特定任务的制式装备和消耗补充装备的活动。组合前，需要进行卫生减员分析，估计伤病的种类、伤部、伤势、伤病种构成，根据减员分析，采用人工组合法或者程序计算法算出各模块的数量，配装后前送各医疗救治机构。

（二）多样化军事行动对药材保障的需求

多样化军事行动包括战争和非战争军事行动，非战争军事行动包括反恐、维稳、维和、护航、灾害救援等。无论是战争和非战争军事行动，这些行动大多具有突发性、紧急性、复杂性，对药材保障来说，往往准备时间短促，药材需求差别显著。

1. 药材品种需求多样化

多样化军事行动的内在规律决定了对药材品种需求的多样化。① 军事行动的地域广泛，由南到北，由东到西，从沿海到高原，从平原到山区；从陆上到空中，从水上到水下；不同地域的地理、气候、疫源不同，会带来不同的疾病和损伤。② 军事行动性质多样，有战争、反恐、维稳、维权、维和、抢险救灾、处置突发事件等，不同的军事行动对卫勤保障的需求不同。③ 军事行动的任务复杂，有进攻，有防御，既要保障军人健康，还要保护人民群众免受伤病折磨。因此，多样化军事行动对药材品种需求复杂多样。不同军事行动需求不同，同一军事行动的不同阶段需求也不同。

2. 药材需求分布差异性显著

各种军事行动中，伤病员发生的规律差异很大，以抢险救灾为例，地震灾害的伤病员以骨折、软组织损伤、挤压伤为主；洪涝灾害的伤病员则以消化道疾病、皮肤科疾病为主。伤病分布的差别造成药材需求的差别，要求药材保障预有准备。

3. 药材保障要求精确及时

军事行动表现为任务紧急突然，不确定性因素多，医疗救援具有急、难、险、重的特征，如果药材保障不精确及时，采用单一的战备药材可能会造成药材积压与结构性短缺并存的现象，影响医学救援的效率和效果。

（三）模块化药材保障的性质和特点

模块化药材保障是随着高技术战争后勤的发展而出现的一种新的标准化形式，它是解决复杂系统问题的一种有效手段，它符合当前卫勤保障高度分化与高度综合的发展趋势。高度分化是指医药学技术不断向深度发展，伤病的治疗手段选择细致而复杂，风险和效益权衡无处不在；高度综合是指伤病救治方案最终确定是多学科新技术的综合运用。模块化药材保障是对分化与综合关系的全面概括，“分化”出来的是标准化的模块，通过对模块的“综合”构成一种新的更具有柔性的保障方案。其主要优点有以下几点：

1. 药材保障具有针对性和准确性

模块化药材保障通过有重点和有差别的供应方式，来解决药材供需构成不对称的问题，提高药材保障的针对性和准确性。

2. 药材保障显示灵活性和机动性

模块化是以模块单元为单位进行供应和补给，相当于将战备药材基数标准进行了梯次化拆分，使得基数供应更富有柔性。

3. 药材保障功能增强

模块化药材保障能够满足全面、多样的救治功能需要，增加了系统的救治弹性，比基数供应模式更能达到数量精简、用途多样、功能丰富、效能提高的保障要求。

（四）模块化药材保障的可行性

1. 模块化药材保障源于实践的需要

由于战时药材保障模式在多样化军事行动中暴露出诸多的不适应，引发了对新的保障模式的探索。美军曾对其多次人道主义救援行动进行评估，发现采用传统的成套医疗补给品保障模式时，药材使用率不足 50%，国际上灾害救援行动的药材使用率同样不到一半。因此，20 世纪 90 年代起，发达国家的军队提出在卫勤组织指挥和卫生装备保障中应用模块化原理。例如，美军将战斗支援医院、战术卫勤组织和医疗装备按照模块化进行配置，提出按功能或任务编配成套补给品，在执行任务时实施模块化供应和再补给。美国海军医学研究中心将战伤分类编码，进而对相应的救治措施进行编码，并对每一救治措施配备救治药材。实际上，我军战备药材基本标准和战时药材保障即具有模块化的原理和思想。当然，模块化药材保障仍存在一些问题，需要进一步研究完善，特别是药材模块体系、基本模块库、模块组合算法等关键环节尚需深入研究。

2. 模块化药材保障已有一定理论基础

模块化药材保障是运用模块化思想和方法，根据机动卫勤分队保障任务的需要，建立具有特定功能与结构以及标准化特征的药材集合体，并加以规范化管理和灵活运用的活动，是对药品器材等医疗物资进行科学组织、规范化管理和高效利用的过程。药材模块是根据救治目的和救治规模确定的药材品种和数量的集合，以单元基本功能为依据；模块化药材保障是根据卫勤保障任务的需要，将通用模块、专用模块和补充模块灵活编组，形成不同规模、具有不同保障能力的药材装备体系，从而有助于实现药材供应保障的简便、快捷、灵活和准确。

3. 计算机、网络、智能化将为模块化药材保障的实现提供技术支撑

模块化药材保障模式相比传统的保障模式可能更加复杂，这也许是它不易被付诸实施的主要原因。现代计算机、数据库、网络、物联网等技术将为模块化药材保障提供运行支持，有了智能化技术，模块化药材保障将变得更加简单和容易。例如，根据作战的减员分析，计算出各项救治措施的构成比，并进一步计算所需药材的构成比，然后，从模块库中选配模块，形成模块化药材保障方案，经审核批准，即为保障的行动方案。

（五）模块化药材保障的步骤和方法

1. 划分药材模块，建立药材模块体系

药材模块的划分是将一个复杂的药材供应系统中所用药材按照一定原则和方法划分为若干基本单元，进行相关的计算，建立相关模块。药材模块划分的基本思想是以少数药材模块完成尽可能多的药材保障任务。划分的方法是逐步分解法，即自上向下划分。将整个系统分为若干个相对独立的功能模块，一种是按医疗分科的方式划分功能模块，如手术模块、麻醉模块、呼吸系统治疗模块、消化系统治疗模块、神经系统治疗模块等。另一种是按救治的处置方式划分功能模块，如止血模块、包扎固定模块、输液注射模块、穿刺引流模块等。前者的模块相对较大，后者的模块相对较小。由于不同疾病和创伤治疗对药材的需求存在交叉性，因此，实际的模块划分要兼顾到这两种方式。模块划分后要进行标准化，建立标准体系和模块库。应当对模块库的模块经常进行分析评价，以便根据实践，做出淘汰、补充或修订，以保证药材模块库的生命力。例如，有文献归纳了地震灾害医学救援的适宜技术，根据这些适宜技术可以设计出相应的药材模块（表 1–4–1、表 1–4–2）。

表 1–4–1 地震伤早期紧急救治的适宜技术

编号	名称	编号	名称	编号	名称
1	包扎止血	8	骨筋膜切开术	15	静脉切开术
2	止血结扎术	9	骨折外固定术	16	膀胱穿刺造瘘术
3	气管插管术	10	开颅减压术	17	胃肠减压
4	气管切开术	11	心肺复苏术	18	盆腔探查术
5	呼吸支持	12	水电解质平衡	19	清创术
6	抗休克治疗	13	胸腔闭式引流	20	导尿术
7	新生儿复苏术	14	胸腔穿刺术	21	抗感染治疗

表 1-4-2　基于地震灾害医学救援适宜技术的药材模块

编号	模块名称	主要功能
Ⅰ	抗休克与复苏模块	抗休克治疗、心肺复苏术、新生儿复苏术
Ⅱ	抗挤压综合征模块	静脉切开术、骨筋膜切开术、水电解质平衡
Ⅲ	包扎固定模块	骨折外固定
Ⅳ	抗感染模块	抗感染治疗
Ⅴ	颅脑专科模块	开颅减压术
Ⅵ	清创模块	清创术
Ⅶ	探查模块	盆腔探查术、腹腔探查术

2. 分析模块功能，确定药材品种数量

模块化药材保障的一个重要内容是确定各药材模块的品种、数量，这样的药材模块的品量组合可以保证特定功能的实现。因此，每一种特定功能的药材模块都有不同的药材品量表。根据药材品量表来确定某种保障类型和保障方式下的药材筹措和配备。确定模块中药材品种，首先是依据伤病的发病谱和发病率数据，推算出治疗药物的构成比，然后参照相关的药材标准，从安全、有效、方便和经济的角度选择相应的品种，最后，再根据模块救治疾病的构成比，以及处置相应伤病所用药材的平均日用量和平均用药时间，计算救治每单位人口所需药材的数量。例如，地震灾害专用模块的品量确定，是先对地震灾害伤病构成的历史数据进行统计，再对伤病的治疗药物品种进行选择，最后根据地震救援中药材使用的平均时间和平均日用量，计算救治每十名或百名受灾伤病员所需药材的数量。

3. 逻辑推算，确定模块数量

确定模块组合通常是根据药材保障对象的伤病发病规律和减员预计，进行逻辑推算得到的。如果 1 个模块可以救治 100 名伤员，那么，如果预计减员 100 人，就需要 1 个模块。但实际情况显然要复杂得多，因此，逻辑推算也要有一定的余地。以地震灾害救援的药材模块组合为例：假设救援早期的伤员预计为 500 ~ 800 人，则需地震伤救治专用模块 5 ~ 8 个，创伤急救通用模块 1 ~ 2 个；进入救灾后期，灾民定居点的疾病治疗成为主要任务，因此，地震伤救治专用模块缩减为 1 ~ 2 个，增加疾病救治通用模块 3 ~ 5 个。

4. 适当调整，形成组合方案

多样化军事行动必然会涉及具体的地域、地理气候、疾病流行、伤病发生等情况，因而，模块化药材保障不能仅仅依靠逻辑推算，还需要综合考量。另外，由于不同模块的品量之间存在一定的交叉，组合后可能产生冗余，所以需要适当调整。比如青海玉树的地震灾害救援，早期的模块化药材保障，不仅要考虑地震伤救治专用模块，创伤紧急救治通用模块、疾病防治通用模块外，还要考虑手术专用模块，这样势必增加专用模块的种类和数量。此外，地震发生在高原地区，正值 4 月，当地还比较寒冷，这就需要增加高原疾病防治补充模块、冬季疾病防治补充模块等。这些通过逻辑推算出来的模块组合在一起后，有必要加以适当调整，由此形成的模块组合才能成为模块化药材保障方案。

（六）模块化药材保障的实施管理

模块化药材保障是一个新生事物，必然存在许多不完善之处，需要不断研究提高。要使模块化药材保障在实践中付诸实施，应当做好实施环节及过程的管理。

1. 模块化药材保障的实施规划

模块化药材保障实际上包括模块体系的建立，模块化组合的方案形成或制定，模块化保障的实施三大环节。模块化工作涉及医、护、药等专业，需要医师、护士、药师齐心协力共同来实践；模块化药材保障还涉及药材物流的上游和下游，同样需要上下游的配合，因此，做好实施规划十分重要。

（1）任务分析，目标明确：模块化药材保障本身是有很强的针对性的，它并不是一个万能的药材保障方式方法，适用于所有的药材保障任务。因此，实施模块化药材保障前，应对本部门或本机构的任务做一全面分析，明确模块化药材保障在整个药材保障中的地位和角色。模块化药材保障主要是以其特有的应变能力，满足卫勤机构的多样化需求，提高突发事件、应急情况下，对药材多品种、小批量的供应效率。所以，要明确模块化药材保障的目标，要注意模块化保障方式的正确性、先进性、系统性和可行性。

（2）模块化体系表和模块库的建立：模块化体系表是模块化框架结构的表示，可以用文字表示，也可以用图表形式表示（表 1-4-3）。模块化体系表的编制是按照系统逐级分解的方法，由上向下分解而成。对于一个复杂系统的模块化，可以增设层次结构或序列结构，以适应更广的范围。

表 1-4-3　药材模块化体系的框架结构

模块类别	模块名称	备注
通用模块	创伤急救通用模块 疾病防治通用模块 一般防疫通用模块 常规检验通用模块	不同等级的救治机构或在分级救治的情况下，可以将模块划分为初级和高级，以与救治机构的救治任务和功能相对应
专用模块	地震伤救治专用模块 洪涝灾害疾病防治专用模块 烧伤救治专用模块 化学事故伤救治专用模块 核损伤救治专用模块 公共卫生防疫专用模块 普通手术专用模块 专科手术专用模块 颅脑手术专用子模块 泌尿手术专用子模块 骨科手术专用子模块 胸外手术专用子模块 腹腔手术专用子模块	专用子模块须与专科手术专用模块搭配使用

（续表）

模块类别	模块名称	备注
环境条件补充模块	食物饮水中毒急救专用模块 夏季疾病防治补充模块 冬季疾病防治补充模块 高原疾病防治补充模块 自然疫源性疾病防治补充模块 冰雪灾害伤病防治补充模块 热带丛林疾病防治补充模块 特殊军事环境疾病防治补充模块	
各科补充模块	包扎固定补充模块 清创手术补充模块 易耗器材补充模块 呼吸系统疾病防治补充模块 消化系统疾病防治补充模块 心脑血管系统疾病防治补充模块 神经系统疾病防治补充模块 泌尿系统疾病防治补充模块 皮肤疾病防治补充模块 儿科疾病防治补充模块 妇科疾病防治补充模块 眼科五官科疾病防治补充模块	

（3）模块化实施的组织计划：模块化实施是一个牵涉面甚广的复杂系统，工作量大，质量要求高，必须有组织、有计划地进行。应当在全军层面或战区层面开展，统一领导，统一规划。规划可以分层次，上级部门的规划宜粗，主要是确立模块化的框架体系以及各级部门的任务和责任；下级部门的规划宜细，主要是标准化模块库，明确组织落实和人员安排；使用部门的规划宜具体，对模块划分和模块组合方法提出解决方法和方案。

2. 模块化药材保障的过程管理

（1）模块化药材保障的过程管理：① 模块体系建立的管理：要把模块化药材保障的思想变成行动，首先要建立模块体系。模块体系可能有多种结构模式和多种实现方案，但是，模块化药材保障只宜采用一种结构方案，因此，需要对多种方案进行论证管理，将最终选定的方案制成规范化文件，报请有关部门决策批准。② 模块设计的管理：按照模块体系表，逐一地设计各个模块，为达到模块的功能，应对药材品种的选择和数量的确定进行分析评价，提出论证报告。③ 模块组合运用的管理：是对模块化使用的条件，模块组合规则和算法进行论证，并对组合方案进行逻辑评价，最终提出模块组合运用的规范。④ 模块化的动态管理：即对模块化的整个过程进行动态监督、评价、修改和更新，不断提升模块化保障的质量。

（2）模块化药材保障的技术管理：① 技术协调管理：如对模块的构成品种进行选择，以及对不同模块构成品种的唯一性和交叉性进行权衡和约束，以减少模块组合后的药材冗余度。此外，对模块中新技术和新产品的引进进行管理。② 标准化管理：如对模块库的标准化，包括编制标准化文件。

（3）模块化药材保障的文件管理：模块化过程应当可监督、可追溯，这就需要建立文件管理制度。文件管理就是对模块体系、模块库，以及模块化过程的每一环节、每一工作都有准确、详尽的记录。不仅有助于提高模块化工作的效率，避免重复和差错，而且有助于掌握模块化过程的轨迹，发现问题，纠正错误，促进发展。

第五节 战时卫生防疫保障

一、战时卫生防疫保障的意义

战时，部队在各种不利条件下行动，环境变化，条件恶劣，传染病易流行，易发生伤病，造成卫生减员，影响战斗力，甚至影响战争胜败。战时卫生防疫保障启动于作战动员准备时期，贯穿于整个作战时期，并持续到战后，继而恢复成平时的卫生防疫保障。

现代核、化、生武器威胁下的高技术局部战争中，既往战争中影响伤病的因素没有消除，而新武器装备和新作战样式的影响已经显现，即环境变化更快，部队机动性更强，战斗行动更加紧张，要求参战人员具有更强的体魄、更好的身体和心理适应能力；同时由于作战半径加大，前后方界限不明确等特点，对卫勤保障提出了更高的要求。因此，掌握卫生防疫、卫生防护保障的基本原则、主要内容和方法途径，对促进健康、减少疾病减员、维护战斗力具有重要意义。

战时卫生防疫保障的特点与平时相比，由于受军事行动的影响，战时卫生防疫保障的环境、官兵的生活条件发生了巨大变化，加上战争状态对军人心理和保障方式的影响，战时卫生防疫保障更有其特点。了解这些特点，对于把握保障重点，针对性地采取卫生防疫保障对策，有着重要作用。

（一）战场环境复杂多变，疾病诱发因素增多

因执行军事任务的需要，部队的行动方式与平时部队的军事训练、战场环境与平时居住的营院比较，存在许多不利于军人健康的因素。恶劣的环境条件，频繁的军事行动，对军队人员的健康产生不利影响，易造成一些特殊疾病的发生与流行，致使部队发病比平时明显增多。战时，部队始终处于内部与外部环境连续的变化过程中，卫生防疫保障所面临的问题也随之变化。

首先，行军、转移等行动时，易发生晕动病、外伤、过度疲劳，出现行军性骨折、贫血等。战斗行动频繁，官兵体力消耗比平时大大增加。由于过度疲劳，睡眠不足，身体的抗病能力降低，再加上物资供应困难，因此，平时少见的疾病，如营养不良、维生素缺乏

症等在战时往往多发。其次，部队始终处于气候、地理和生活、作战环境的频繁变动中，容易诱发一些特殊伤病。如冬季在寒区，易发生急性上呼吸道感染、急性支气管炎和冻伤。夏季在热区，易中暑。湿热地区，易发生皮肤病、水电解质紊乱的情况。进驻高原易发生高原反应、高原肺水肿，甚至高原昏迷等急症。在山区、丛林、草原等自然疫源地行动，接触媒介昆虫（如蚊、蠓、虻、螨等），有毒动植物（如蝎、蛇、漆树等）的机会增加。战时最容易发生、危害部队战斗力的重要疾病是肠道传染病（如痢疾）、呼吸道疾病、皮肤病和虫媒传染病（如南方地区的疟疾、北方地区的斑疹伤寒等）。这些情况在现代战争中也没有大的改变，1990 年 8—9 月，2 002 名驻守沙特阿拉伯的美军士兵，半数以上患腹泻，其中 20% 不得不离岗或请假就医。海湾战争中美军发病最多的也是感染性腹泻。

（二）疫源侵入渠道增多，疫情监控难度增大

由于战时条件所限，部队内部的传染源管理措施也不易落实。同时，各种传染源侵入部队的渠道明显增多，传染病监测难度增大，容易造成传染病的流行。战时，传染源侵入部队的主要渠道有：

1. 兵员补充频繁

由于兵员来自各地，加之新入伍士兵来不及通过集体检疫就编入部队，使病原体携带者或处于潜伏期的传染病患者进入部队，可能将各地传染病带入部队，部队在集结和开进过程中，传染病在部队内部及部队经过地区的居民中间引起相互传染的机会明显增多，可能把居民和后方的传染病带入部队，而后送的伤病员和其他回后方的人员，又可把前方部队的传染病带到后方。

2. 进入自然疫源地作战

由于军事行动的需要，部队常常要进入山区、丛林、草原、沙漠等地区作战，接触媒介昆虫、有毒动植物的机会增加，接触自然疫源地的机会很多，增加了被传染的可能性，军队人员多为易感者，因而易发生当地的传染病和自然疫源性疾病。自然疫源性疾病对战斗力的影响，在历史上曾有过许多血的教训。我志愿军入朝作战初期，由于与当地居民密切接触，曾发生了相当数量的回归热和斑疹伤寒患者。

3. 敌占区卫生状况不良

敌人后退时遗留下的仓库、工事以及其中的物品的卫生状况，往往是不好的。因此，进入敌占区的部队和归俘，随时都可能通过当地居民、战俘、战利品等受到传染。

4. 战俘传染

管理和押送战俘的人员，容易受到战俘传染病的传染，并把传染病带到部队中来。此外，在敌人使用生物武器时，还有可能造成新的传染源。

（三）卫生条件难以保证，防疫措施不易落实

战时卫生防疫保障要服从和服务于军事任务，受军事行动制约。为此，生活卫生设施的建设与维护必然受物质条件等因素的限制，卫生防疫措施不易落实，日常卫生习惯难以维持。如不能按时洗衣、洗澡，皮肤病、皮肤传染病大大增加；野战条件下，饮用水、食

品往往达不到标准，或无法通过清洁、消毒达到卫生标准，易引发肠道疾病；长期食用预制食品或因缺少蔬菜水果摄入，易发生维生素缺乏症等。正常卫生条件和生活秩序不能保持，体力消耗增大、过度疲劳、睡眠不足、高度紧张，机体抗病能力下降，机体对变化的环境条件适应性差等，均可造成卫生减员。第二次世界大战中，美军疥疮入院者达 99 955 人，急性蜂窝组织炎 216 544 人，皮肤霉菌病 210 053 人。

（四）战争状态冲击心理，精神疾病预防困难

战争状态下，部队官兵的身体和神经处于高度紧张状态，往往疲劳过度。这不仅影响生理健康，而且引起战斗应激反应，出现紧张、恐惧、亢奋、不安等心理应激反应，导致失眠、焦虑，甚至战争精神病患者大量增加。

未来高技术战争中，大量高新技术武器运用于战场，战争的对抗性增强，突然性及复杂性增加，敌人可能实施大规模的心理战等，将对部队战斗力造成严重影响，主要表现在引起参战人员行为能力的下降。

（五）核、化、生武器防护难，伤病控制极具挑战

核、化、生等大规模杀伤性武器医学防护特殊。核、化、生武器袭击有着各不相同的损伤因素，因此需要各不相同的特殊防护、污染消除、伤员救治以及污染区人群特异防护、转移，并且需要解决饮水食品安全问题和后果处置。

美国、英国、法国一系列评估研究报告认为，20 世纪 90 年代以来，可能拥有生物战剂的国家比 80 年代增加了一倍。美国中央情报局 1997 年《化学生物威胁》报告称：全世界大约有 400 家公司生产能用以制造化学和生物战剂的军民两用设备。国际社会普遍认为生物武器的潜在威胁正在加大，现代生物技术的迅速发展，更加剧了此类危险。由于生物战剂具有以下特点：一是致病性强，人或牲畜吸入或接触到细菌孢子就会致病；二是容易释放，通过气溶胶、牲畜、植物、信件等释放传播，容易批量生产；三是有潜伏期，潜伏期最短的至少也有 3～6 h，一般是 3～4 d，潜伏期间的症状不明显，难以及时发现。敌人一旦使用生物战剂，早期对疫情的了解并不深刻，多处在信息不明的状态，为有效预防控制疫情带来很大的难度。

另外，人类基因研究取得重大突破，许多国家正在探索基因武器的应用前景，未来战争中面临疾病减员的风险挑战更加严峻。

二、战时卫生防疫保障任务

战时卫生防疫保障的基本任务是：组织实施卫生流行病学侦察；组织战场卫生监督监测，改善阵地、工事卫生和生活条件；开展有针对性的卫生宣传教育，增强官兵的自我保健能力和对环境的适应能力；预防疾病特别是传染病在部队中的发生和传播；当敌人使用核、化学、生物武器时，组织对核化生武器袭击的卫生防护，维护健康，巩固和提高部队战斗力。

三、战时卫生防疫保障内容

卫生防疫保障，主要是监测外部环境因素对军队人员身体健康的影响，研究其规律；完善基础卫生设施，改善军队劳动和生活条件；规定卫生预防制度，加强行政管理；开展卫生健康教育，认真进行卫生监督。战时卫生防疫的内容、要求、做法与平时基本一致，但侧重根据战时特征组织实施。

（一）军队卫生

1. 野战给水卫生

水与人的健康关系密切，既往战争中，由于饮用不洁水，发生大批传染病的事例很多。搞好饮水卫生，是保障军队有生力量的重要措施。卫生部门负责饮水监督和水的清洁处理，防止通过饮水使部队发生水媒传染病（霍乱、伤寒）或中毒。野战条件给水与平时相比，除了生活饮水、炊事用水外，污染洗消、医疗保障用水也要考虑在内。野战条件下，水源选择困难，沙漠和某些海岛甚至缺乏可以饮用的水源。因此，野战条件下的用水，有时成了和粮食一样的供应品，故称为野战供水。卫生部门要协助军需部门选择水源，做好水源卫生学侦察、水质检测和清洁消毒，严格执行战时军队饮用水卫生标准。野战条件下饮用水卫生的基本要求是：透明，无色、无臭、无不适味道；不含有毒和有害物质，不含可证明水已被污染的化合物；不含致病菌、寄生虫及虫卵。不符合上述要求时，应建议另选水源地。确定水源地后，要提出卫生防护措施，防止遭受污染。同时要根据气候、季节、地区，考虑人体生理基本需要，配备消毒药剂等。

2. 营养、食品卫生

由于战时军队人员劳动强度大，身体和精神高度紧张，各种营养需要量应比平时标准高。特别要有足够的维生素，防止发生维生素缺乏症。同时注意炎热、严寒、高原海岛和沙漠地区保障特殊的营养要求。要执行军需部门和卫生部门颁布的军用食品和营养摄入量标准，指导正确采食野菜；检查和监测食品质量，指导合理烹调；把住采购、制备食品和存放质量关，防止食物中毒；加强对炊事人员和食品工作人员的健康检查和卫生监督，防止通过慢性病患者和病原体携带者使部队发生肠道传染病疫情；保障餐饮卫生和适量的热食等。

3. 行军、宿营卫生

有关行军、宿营卫生的要求，在战斗条令、军事教材中有明确的规定。战时行军、宿营要服从军事行动，卫勤机构要克服困难，积极配合，千方百计做好卫生防疫保障。卫生防疫保障要结合作战实际，及时提出合理建议，采取可行措施，督导措施落实；要派人对沿途和宿营地进行卫生流行病学侦察，掌握驻地疫情，防止传染病侵入部队；参加着装检查，指导合理负荷、合理作息，防止过劳；督促补充水电解质；防止饮用不洁生水；预防中暑、冻伤和脚泡等行军多发病；做好车辆、船舶卫生督导，防治晕动病；检查宿营地环境；监测水源卫生等。

4. 阵地、工事卫生

阵地是为进行战斗而占领的地区或准备打仗而预先构筑工事的地区。工事是为保障部队发挥火力和隐蔽安全，在阵地上预先构筑的工程建筑物，包括防御工事和野战工事。战时，部队须在工事里作战和生活，搞好阵地的卫生，对保障官兵身体健康，维护部队战斗力，有十分重要的意义。

（1）排水防潮：野战工事和永备坑道的内部都较潮湿。在其中住宿和战斗，不仅衣服鞋袜潮湿，还易发生上呼吸道感染、腰腿痛及战壕足等疾病。卫生防疫人员要督导部队构筑排水沟，使用器材、装备或就便材料（铺木板、垫树枝、铺塑料布等办法）排水防水，减少潮湿，保持干燥，尽量保持相对湿度不超过 80%。

（2）采暖防寒：坑道和掩蔽部口要加木板、挂棉帘，有挡风作用；有条件的可采用电热器等采暖防寒，野战工事可以挖掘猫耳洞和穿着防寒服装；露天式工事内最好穿能防水的毛皮鞋，情况许可时还应加强就地活动，以防久站足部受寒；在不影响战斗的情况下，可生火取暖，烘烤衣服鞋袜，但要防止 CO 中毒。此外，定时供应热食和热饮，也很重要。

（3）通风换气：对坑道和掩蔽部，应当监督通风换气，防止空气污染。要注意保持坑道内空气新鲜，二氧化碳（CO_2）不超过容许浓度，主要措施是机械通风和自然通风；禁止穿着沾染和染毒服装进入坑道主体；采用电灯照明，不用点燃性光源（蜡烛、油灯），不在坑道内吸烟，减少 CO_2 的产生。有条件时，使用氧再生装置，吸收 CO_2 的同时补充氧气。

（4）粪污处理：大型掩蔽部和坑道一般有内部厕所，但可能缺少自动冲洗设备，要加强冲洗，或使用除臭剂，减少臭味，还要采取防苍蝇措施。野战工事一般在班、排阵地后边构筑野战厕所和垃圾坑，与专用交通壕相通。一般掩蔽部内不设厕所，构筑通过交通壕到掩蔽部外的野战厕所，这种厕所最好位于地下，离堑壕及掩蔽部约 30 ~ 50 m，蹲坑要深些，以便用后用土掩埋。垃圾应及时收集倒入垃圾坑内，待坑内垃圾至距地面 15 cm 时，覆土掩埋，再另挖新坑。堑壕内可利用空炮弹箱做临时垃圾箱。

（5）尸体处理：阵地上尸体暴露于外界环境，腐烂分解产生恶臭，可使苍蝇孳生，污染水源，还会影响士气。对敌人尸体的妥善处理，会扩大我军的政治影响。因此，做好阵地尸体的处理，既是一项阵地卫生工作，也是一项重要的政治任务。战场尸体清理工作，由政治部门负责组织，卫生部门派人参加，负责消毒、除臭、灭蝇工作，并对收殓掩埋尸体工作进行卫生监督。有条件时，处理尸体人员应着工作服、橡皮手套，戴口罩；处理腐败尸体时要戴防毒面具，穿高腰胶鞋，扎紧裤口、袖口，避免皮肤外露，防止污染，工作中禁止喝水和进食。工作结束后，要认真地进行个人卫生处理。运尸车辆，要垫沙土或塑料布，避免污染；工作结束后，车辆与其他掩埋用具一起消毒处理。

5. 军事劳动作业卫生

战时军队人员劳动作业主要指行军、施工作业和战斗。所有这些都离不开运载工具、战斗车辆、机器操作和各种武器。这些装备和武器在使用中，会产生脉冲式气压差、冲击加速度、剧烈振动、超高频电磁场和空气介质变化等多种对人体健康有害的因素。卫生防疫保障就是要根据部队任务和人员健康状况，提出合理训练进度和强度建议，同时根据季节和作业强度，补充营养和水电解质消耗；注意提高战斗车辆和舰艇的可居住性；预防兵器噪音、震动、过冷、过热、灰尘、有害气体和微波辐射等不良因素对军人的危害；指导正确使用防护服装和装备，保护皮肤、黏膜、呼吸道和鼓膜等不受损害；加强军人健康监测，发现伤病情况，及时组织救治、采取应对措施。

（二）卫生防疫

战时卫生防疫工作在平时工作的基础上，做好下列预防工作：

1. 切断传播途径

军队人员认真贯彻各项卫生管理制度，养成良好卫生习惯；卫生部门加强卫生宣传教育，及时进行卫生监督，减少部队染疫机会，为防疫工作创造条件。

2. 加强特异性预防

由于战时对传染源的管理和传播途径的切断往往不能做到全面彻底，通过有效的预防接种可以保护易感者，控制或者减轻疾病。通过接种特异性疫苗提高军队成员的免疫水平，可以减少发病，控制蔓延和流行。这在敌人使用生物武器条件下，更有重要意义。

为此，必须按原总后卫生部颁布的《军队预防接种管理办法》严密组织，制订实施计划，认真做好预防接种工作。战时预防接种，要在兵员入伍和战役休整时期按计划进行；也可以根据当时传染病发生的情况进行计划外接种。部队进入某传染病的疫区或自然疫源地前，就应临时接种相应的疫苗。疫苗的一般规则是：越接近自然疾病的疫苗，越能够有效地起到防护的作用。美军推荐需要预防接种的疾病包括：腺病毒、炭疽、霍乱、甲肝、乙肝、流感、乙脑、麻疹、腮腺炎、风疹、流脑、鼠疫、脊髓灰质炎、狂犬病、天花、破伤风、白喉、伤寒、黄热病。

为了便于战时部队大规模实施接种，应该选用高效价的多种混合疫苗，并采用无针注射、气雾免疫等先进接种方法。除预防接种外，有条件时，对某些传染病还应大量采用各种特异性抗菌药物与广谱抗生素、干扰素、免疫血清等，以及有计划地试用中草药紧急预防，以使潜伏期内病原体无害化。

3. 组织新兵、归俘、战俘的防疫工作，控制外部传染源进入部队

新兵、归俘、战俘等，不仅是战时部队重要的外部传染源，又是易感染者，做好他们特别是新兵入伍的卫生防疫工作，在战时防疫措施中占有重要的地位。

战时，兵员补充的卫生防疫保障要针对三个阶段（在征集地接兵时，途中运输时，到达部队单独居住时），突出五个重点：① 进行卫生宣传教育。在接兵时，可重点介绍个人卫生和运输途中卫生知识。到达部队后，要结合入伍训练，系统组织卫生课，进行卫生防疫知识教育，使他们了解部队卫生制度，养成良好卫生习惯。② 普遍实施卫生整顿。在集结地点和到达部队后，应努力设法创造条件，为每个新兵理发、洗澡、换衣、剪指（趾）甲；发生虱子时，要严格灭虱。③ 及时检出传染病患者。通过门诊、日常生活观察和组织体格复查等办法，及时检出新兵中的传染病患者和可疑者，是新兵入伍防疫工作的重要任务，应该切实做好。要询问和登记新兵的痢疾、疟疾、伤寒、病毒性肝炎、麻疹、

流腮等病史；对来自血吸虫病、钩虫病、痢疾、丝虫病等流行地区的新兵，要普遍进行粪便检查或血液化验；全部进行胸部X线检查，查明有无结核病，如发现结核病变，再做结核菌素试验；对一年内有肠道传染病史者，要进行周密的临床检查；对发现的患者及病原携带者，应视病情进行隔离、治疗或退回。④进行预防接种。在接兵时可根据征集地区和运输途中的疫病情况，有重点地进行。到达部队后，要了解预防接种史；组织接种破伤风类毒素、A群脑膜炎多糖菌苗；结核菌素试验阴性者接种卡介苗；还可根据情况需要接种霍乱菌苗、三联菌苗、乙型脑炎疫苗、流感疫苗，或口服腺病毒疫苗。⑤组织集体检疫。新兵到达部队后，只要战况允许，单独居住时间不少于45 d，在此期间进行体格复查和各项卫生防疫措施，以起到一定的检疫作用。对来自急性传染病流行地区的新兵，或在接兵地区、运输途中、到部队后发生过急性传染病的新兵部队，则应认真组织集体检疫。

对从敌占区归来的部队和人员，要检查他们的健康情况，了解他们活动地区的疫情，进行卫生整顿后，再进行一段时间的医学观察。对战俘要进行定期和必要的卫生整顿、医学观察；禁止无关人员与战俘接触；押送或管理战俘的人员，也应根据情况进行医学观察或留验后再归队。

4. 控制啮齿动物和医学昆虫的危害

战争环境下，营地和阵地常有啮齿动物出没，它们通过食品，饮水和灰尘等因素，或者通过节肢动物传播疾病，如蚊传播疟疾、蚤传播鼠疫、恙螨传播恙虫病、蜱传播回归热等，家畜、军畜也可将一些传染病传入部队。为此，要根据环境条件，采取多种手段进行杀虫、灭鼠；采取兽医卫生防疫措施，处理患传染病的家畜。

5. 加强传染病管理，防止内部传播扩散

患过痢疾、肝炎者，有一部分可能成为慢性患者；霍乱、伤寒、疟疾痊愈后有部分成为健康带菌（虫）者，有的终生带菌，他们都是部队内部的重要传染源。因此，对这些人和一年内有过肠道传染病史者要严格登记，定期进行健康检查、医学观察或化验检查；不让他们担任炊事、给水工作；并根据病情，适时采取防治措施，以防止复发，杜绝传播。部队发现传染病患者后，要根据疾病种类、流行情况，按照传染病管理法规进行管理，以控制传播，并尽快消灭。

（1）早期发现，及时上报：早期发现主要通过基层卫生人员巡诊、门诊、医学观察和定期健康检查进行，发现传染病患者后，要按规定填写急性传染病报告卡，上报疫情，以便尽早组织隔离治疗。疫情报告时间，因传染病种类而不同，原总后卫生部有具体规定，应认真贯彻执行。

（2）患者就地、就近隔离治疗，避免长途转送：从流行病学角度要求，传染病患者最好就地隔离治疗，不要后送。但战时因条件限制，难以做到，因此，原则上应当根据传染病的种类，尽可能就近隔离。对鼠疫、霍乱等烈性传染病患者或疑似病患者与生物战剂引起的传染病患者，必须迅速由上级派出防疫人员，严格组织就地隔离治疗，严禁后送；对一般乙、丙类传染病患者，可送就近的医院隔离治疗；流感、疟疾、丝虫病、肠炎等患者，在战斗空隙期间，可由旅团卫生队隔离治疗；发热达38℃以上诊断不明者，也应送旅团卫生队隔离观察，进行详细检查，经 3 d 观察未确诊者，应送野战医院或就近军队医院；如流感、流腮、菌痢大批发生时，根据当时情况，可在上级防疫力量协助下，组织发病单位就地隔离治疗，对必须后送的传染病患者，要采取隔离后送，做好护送人员和患者防护，尽量减少中转阶梯和停留，减少传播机会。不同种类的传染病患者，传染病患者与其他普通伤病患者，不得同车运送。

（3）组织部队预防：传染病确诊后，应尽快通知发病部队卫生部门，以便尽快采取防疫措施；对疫源地（包括患者住过的房间、使用和接触过的物品）进行消毒处理；必要时组织杀虫、灭鼠和个人卫生整顿；根据疾病种类，组织部队进行再次接种相应疫苗。

（4）组织留验和医学观察：传染病患者的接触者，有的可能受到传染，虽未发病，但有可能成为传染源。对这些人员应进行登记，并根据接触的传染病种类，采取不同的方式进行管理。在战时，只要条件允许，对甲类传染病、乙类的传染性非典型肺炎（SARS）和肺炭疽的接触者（包括同班、同宿舍、同车船、同飞机），要组织留验，隔离在指定场所，限制活动。隔离期未满时，不准与他人接触，每天进行健康观察。乙类一般传染病患者接触者的医学观察，不限制活动，但需每天查体温、问症状。有条件时，对所有接触者应组织免疫接种或预防服药。

（5）组织集体检疫：在战时如果传染病已广泛存在，则必须对发病部队或分队采取管理限制措施—集体检疫。当部队发生甲类传染病、SARS 和肺炭疽暴发流行时，应立即报请部队首长批准，确定疫区范围，进行疫区封锁。对疫区内所有成员组织集体检疫，部队内部可分成小组活动和生活，进行最大限度的隔离；疫区内进行消毒和卫生整顿；对部队人员要进行医学观察，组织特异性预防；禁止进出封锁区，在路口建立消毒检疫站，对运进的粮食和物品进行必要的消毒。

（6）对疫点、疫区进行流行病学调查与观察：患者隔离和后送医院后，检疫期间也未再发生同类传染病患者，就可以结束检疫。但这并不意味着传染病已真正消除，因为在许多情况下，不能确定真正的传染源，常常根据某些个别的传播因素采取防疫措施，这就难免导致传染病“死灰复燃”。为此，应再观察 1 ~ 2 个该病最长潜伏期，主要观察原发病单位的人员健康情况，注意是否有同类患者发生；进一步彻底查明真正的传染源；观察动物发病和医学昆虫情况；针对传播因素，加强已施行过的卫生防疫措施，或采取新的措施。

四、战时卫生防疫保障的组织

战时部队卫生防疫保障的组织实施，从军事行动进程看，可分为战前准备阶段、作战阶段和战后休整三个阶段。

（一）各阶段卫生防疫保障的组织实施

1. 战前准备阶段

战前准备阶段，是指自受领任务，到人员物资准备就绪，部队完成集结这一时段。受领任务后，接受作战命令、军政首长指示和后勤首长的保障意图后，要明确行动地域、行动性质、作战样式、参加人员、持续时间，搞清保障对象、范围和任务；可利用的资源，遂行保障和机动保障的卫勤机构编制、部署、技术与装备，行动地域可利用的地方卫生防疫保障力量，以及必要时的卫生防疫技术支援和应急救援资源等；药品、试剂和消耗性物资的供应和补给基地、方式与渠道；然后排列出需要进一步了解的情况和应完成的工作。根据参战部队基层卫生人员的具体情况，组织和调配力量，拟订战前准备阶段卫生防疫保障计划，着手各项工作的落实。拟订的卫生防疫保障计划要使组织形式、人员数量、完成内容、物资装备与保障任务相适应。

（1）卫生流行病学侦察：根据作战任务、作战时间、集结与作战地域等组织对行动的沿途和作战地区的卫生流行病学资料收集、汇总。分析可能遇到的问题和可利用的卫生资源和条件，提出卫生防疫措施建议，报告卫勤领导。提出保障建议是卫勤组织的重要工作程序，是后勤首长初步保障决心的组成部分。建议的内容包括：疾病减员预计；卫勤人力、物力需要量；卫勤机构的配置；卫勤力量的分配和使用；卫生防疫与卫生防护的主要措施；部队卫勤机构组织与技术的现状；需上级解决的问题和动员卫生力量的打算等。

（2）制订战时卫生防疫保障计划：制订战时保障计划是战前准备阶段的主要工作。当卫勤保障建议经后勤首长同意，请示上级解决的主要问题基本得到答复后，就应立即着手制订战时卫生防疫保障预案。保障预案是组织战时卫生防疫保障的主要依据，因此，要符合指挥员的作战决心，后勤首长的保障意图，上级卫生部门的指示精神和战区的情况。预案的主要内容为：疾病减员预计、卫勤任务编组、各组任务分工；战区卫生流行病学侦察的组织与分工、战时各阶段（战前、战中和战后）的卫生防疫措施、要求，以及疫情的处理措施和方法；防疫力量的分配和使用方案；核化生武器医学防护重点和服用预防药物的时机；现场调查、采样、快速检测和污染区划定；消除核和化学武器袭击后果的卫勤措施、核化生伤员救治力量的分配和使用；防疫药材储备和携、运行量，补给程序和方法；传染病患者后送；卫勤报告时间、内容和要求规定等。制订的预案要与作战任务相吻合，与军事、后勤情况相吻合，与本级的保障任务和保障能力相适应，与执行任务的时间、地域和机动方式相衔接。然后，根据预案的估算数量请领和补充卫生防疫药品器材和保障物资等。

（3）战前训练：制订预案的同时，根据战时卫生防疫保障任务，一要对卫生防疫人员进行战前强化训练；二要指导部队进行体能和适应性训练；三要对参战人员培训战时卫生防疫和战伤救护知识与技能。

2. 作战阶段

部队集结，到达预定作战地区后，应立即组织对集结地和作战地域的卫生流行病学补充侦察，进一步核实、收集驻地医学地理学信息和现场情况，分析卫生防疫保障面临的问题和当地卫生资源；修改和完善预案，补充、请领卫生防疫药品器材和保障物资；组织卫生防疫人员交流情况，充分利用战场条件，动员广大官兵因地制宜地营建有益于健康的生活和作战环境，增强体质和环境适应性；落实各项战时卫生防疫措施；加强巡诊和日检，做到有病早发现、早诊断、早治疗。

进入战役、战斗实施阶段，部队高度机动，环境和条件连续改变，体力消耗大，睡眠不足，疲劳，精神高度紧张，处于应激状态，体质体能明显下降，卫生防疫保障要根据战事发展，机动灵活地组织实施保障措施。一是要不断了解和分析保障需求。了解的内容包括：向作战部门了解战况进展，以便根据情况变化组织卫勤保障；从侦察和防化部门了解敌方可能使用核化生武器的情况，以便有针对性地提出卫生防护建议；从部队了解伤病员发生、救护和后送情况；从地方了解疫情和卫生防疫力量情况，以便做好部队卫生防病工作和必要时的力量征用。二是当情况发生变化，应及时调整卫生防疫保障计划，针对性地组织保障。作战过程中，努力使官兵尽快适应不断变化的战场环境，消除有害因素对部队健康的影响，维护战斗力；要搞好临时营地和阵地卫生；要做好晕动病、中暑或冻伤、热区或沿海地区的皮肤病、医学昆虫和有毒有害动植物损伤的防治，水电解质合理补充；要运用多种方式方法进行防病知识和心理适应性的宣传教育，督导个人卫生行为；攻占或进入敌区时，特别要加强饮用水，缴获食品、物品的卫生学检测和对饮用水及食品的消毒；做好临时营地选择、环境卫生状况调查和放射性、化学毒剂的检测，保证部队人员饮水、食品卫生和宿营卫生安全等。

作战期间，卫生防疫人员一定要掌握保障对象数量、需求变化，做好疫情和疾病减员的统计报告，包括部队卫生减员人数、原因，主要病种（特别是传染病）、各部队发病率、主要影响因素、主要防治药品器材使用和消耗情况等内容，并根据战况和卫生防疫工作的需要，提出需要上级解决的问题，所需人员、技术和药品装备支援请求。

3. 休整阶段

战争结束时和作战期间的休整时，卫生防疫保障要适应部队这一阶段的特点，往往在一次战役之后，心身性疾病发病率增高，疾病减员明显增多。因此，要充分利用战役战斗间歇的有限时间，抓好卫生防疫工作。① 要根据掌握的战区卫生流行病学情况，提出卫生防疫工作要求，从部队休整的实际情况出发组织，指导个人卫生整顿，抓好环境、阵地（坑道）卫生，搞好饮食、饮水卫生，改善伙食，增强机体抗病能力。② 加强健康教育，普及卫生防病不能放松的观念。③ 组织专业人员到基层部队检查指导工作，了解官兵健康情况，指导官兵采用积极方式，运用体育运动方法，促进体力恢复和体能增强。④ 加强巡诊，坚持晨检或日检，做到有病早发现、早诊断、早治疗。⑤ 组织兵员补充的卫生防疫工作，组织战俘、缴获物品的检疫和处理。⑥ 组织清查药材，补齐携、运行量。⑦ 提出调整、补充专业人员的建议。⑧ 搞好战时卫生防疫保障总结。

为不断提高战时卫生防疫保障能力，每次作战结束后都应当抓紧组织战时卫生防疫保障总结，探讨保障规律，丰富战时卫勤保障理论和实践。总结要实事求是，认真分析研究问题，总结经验和教训。对存在的问题要分析原因，并提出改进意见与建议。总结的内容为：准备计划和预案的内容是否恰当，人员编组和任务分工是否适当，各项专业工作组织实施的内容、方式方法和时机是否符合军事任务和部队人员保障的需要，人员、技术和装备是否满足需要，还有哪些不足；战时卫生防疫工作的组织经验和存在的问题；卫生防疫工作组织实施和效果相关的数据等，根据总结和分析结果，提出战时部队卫生防疫工作组织实施和改进的意见与建议，总结工作可以通过典型调查、分析数据资料、整理分析战例、总结交流会和集中研讨等方式进行。

（二）战时卫生防疫保障组织实施的要求

1. 服从和服务于军事任务的需要，坚持预防为主方针

战时部队卫生防疫保障的目的，不仅要预防疾病、维护军队人员的健康，而且是为了适应军事斗争的需要，不断巩固与提高部队战斗力，保障军事行动的顺利完成。部队卫生防疫保障既是部队卫勤保障的一部分，又是部队整体后勤保障的一个组成部分，不论在组织上或者在保障上都必须服从并服务于军事任务的需要，根据军事任务的特点，按照军事斗争的规律来组织实施卫生防疫保障。要根据战场环境、战争行动对军人健康影响的特点，有针对性地采取预防措施，以消除疾病诱发因素为重点，认真落实预防为主方针。

2. 防止传染源侵入部队，管理部队内部传染源

① 要针对传染源可能进入部队的渠道，采取有针对性的重点措施，防止传染源进入部队。② 要对部队疫情进行严密监测，及时发现传染病患者，及早隔离治疗。③ 要严密组织卫生流行病学侦察，采取针对性措施，防止动物传染源传播疾病。

3. 指导部队改善生活卫生条件，因地制宜采取卫生防疫措施

战时，由于战场环境因素的制约，在平时许多行之有效的卫生措施往往很难落实，但部队必须采取一些措施，尽可能改善阵地生活卫生条件，将对预防疾病的发生起到很好的效果。卫生部门要依靠军政首长的重视和支持，依靠有关部门的配合，充分调动广大卫生人员的积极性，发动广大官兵自觉参与，以乐观和积极的态度看待和适应不断变换的条件和战场环境，因地制宜、创造性地改善生活和战场环境卫生质量，通过加强监督，及时进行技术指导，改善和创造良好的生活卫生条件。

4. 重点预防战场心理障碍，加强心理卫生保障

要重视战争对官兵心理的伤害。通过新兵心理选拔、心理训练、心理监测、心理教育和心理疏导等措施，维护官兵的心理健康，提高官兵对战争的心理承受能力，提高心理卫生保障水平。同时，要积极开展心理治疗，为巩固和提高部队战斗力服务。

5. 突出传染病的预防控制，做好反生物战准备

战时，由于卫生措施往往难以落实，卫生防疫保障应加强防疫措施，把重点放在传染病的预防控制上。特别要加强对部队战斗力危害最严重的几种传染病如痢疾、疟疾、病毒性肝炎等的管理。为了预防和控制战时的传染病，使采取的防疫措施有效，应该努力做到：既要针对各种传染病流行的三个环节，采取管理传染源、切断传播途径、保护易感人群的综合措施；又要根据每种传染病的特点，找出流行环节中的主要矛盾，针对具体的时间、地点和条件，选择起主导作用的重点措施。集中力量解决，才能取得事半功倍的效果。要分析具体情况，从实际出发，正确制定防疫对策和选择重点措施。

另外，由于敌人进行核、化学、生物武器袭击的可能性并不能排除，所以必须充分做好核、化、生武器袭击的卫生防护，要从组织建设、技术准备、应急机制、药材储备等方

面加强建设，使之更好地适应反核、化、生战争的要求。

五、战时卫生防疫保障的方法与措施

（一）广泛宣传教育，发动全体官兵参与

通过广泛的卫生宣传教育，可以提高参战官兵对疾病预防控制的认识，树立疾病可防的思想，增强自我保健意识，提高军事指挥员对卫生防疫保障重要性的认识，从而指导部队卫生防疫活动的开展。针对部队的作战、行军任务和所处的季节、环境，确定教育的内容。如行军输送前，进行行军卫生宣传，预防晕动病；进入自然疫源地前，宣传自然疫源性疾病的危害，传播媒介和预防方法。根据时间、条件采取不同的方式。常用的是口头宣传，应争取时机开展健康宣教，卫生人员巡诊和进行卫生检查时，对某些人员进行口头宣传，也会收到好的效果。根据对象水平和存在的问题，确定宣传的重点。对军官，应全面讲述某种疾病对战斗力的危害，着重从行政管理上介绍防治对策；对士兵，应适当介绍疾病的危害性，使其重视，但要避免使其产生恐惧心理，要详细讲述预防办法和措施，增强其预防疾病的信心。

（二）搞好预防接种，落实特异预防措施

受战场条件和作战行动的影响和制约，战时对传染源的管理和切断传播途径的措施往往不能全面彻底，搞好预防接种，提高机体免疫力，保护易感者，对预防许多传染病都是行之有效的。预防接种工作按照《军队预防接种管理办法》和《军队战时预防接种办法》组织实施。战时预防接种计划应纳入卫勤保障计划，包括接种对象与时间、疫苗种类与数量、疫苗筹措与供应等内容。预防接种应在参战前 14 d 完成，特殊情况可实施紧急接种。两种活疫苗注射接种间隔时间不少于 14 d。战时，通常应当接种破伤风类毒素和流行性脑脊髓膜炎、白喉、伤寒（副伤寒）、甲型肝炎等疫苗。根据作战区域疫情和作战季节，选择接种鼠疫、麻疹、风疹、流行性感冒、流行性出血热、乙型脑炎、钩端螺旋体病、森林脑炎、斑疹伤寒、黄热病、Q 热等疫苗；根据可能受到袭击的生物战剂种类，选择接种天花、鼠疫、炭疽、布鲁氏菌等疫苗和肉毒类毒素。对预防用生物制品运输、贮存、使用进行技术监督，组织实施预防接种效果评价和接种相关信息的统计分析。

（三）依靠军政首长，切实加强行政管理

依靠军政首长的领导，是做好战时卫生防疫工作的关键。军政首长通常要有专人负责对这项工作的组织领导，通过发挥“爱卫会”的作用，分工负责，正确处理卫生防疫保障与作战任务的关系，切实解决卫生防疫保障需要的人力、时间和物资。做到层层有人抓，处处有人管。各级军事指挥员，还要从加强行政管理着手，教育部队认真执行各种条令、条例中有关卫生防疫的规定，使卫生防疫工作的具体要求真正落到实处。

（四）配合有关部门，改善生活卫生条件

卫生防疫保障是巩固军人健康、维护战斗力的大事，不是单纯的卫生业务技术工作，需要作战、训练、管理、宣传、保卫、军需、营房、运输等部门的密切合作。比如，各种野战生活卫生设施的建设由营房部门组织实施，卫生部门负责技术指导，按照军队卫生学要求进行施工，保证设施符合卫生防疫要求。

（五）密切疾病监测，准确掌握发病动态

战争进程中，卫生防疫机构要严密组织疾病监测，准确掌握参战部队发病动态，预测传染病流行趋势，为卫勤决策提供可靠的依据。战时疾病监测总的要求是：快速、准确、实用。在各级卫勤机构和部队设立疾病监测点，及时收集部队发病资料，逐级上报。必要时，向部队及有关单位通报发病情况。对战时传染病的监测要严格按照有关法律法规的要求执行，责任疫情报告人和责任疫情报告单位在履行职责时发现传染病患者、疑似患者、病原体携带者，必须向上级卫生防疫机构报告。卫生防疫机构在收到疫情报告后应当做好下列工作：检查核实疫情；对所属单位的传染病报告进行分类登记，其他单位的传染病报告卡应当转寄患者所在单位的卫生防疫机构；定期对报告的病种、单位、时间、发病与死亡的分布及其构成等进行统计和简要分析，预测疫情发展趋势，有流行苗头时，应当及时报告有关领导；按照规定时限将疫情信息报送上一级卫生防疫机构和同级卫勤指挥部门；定期向所属单位通报疫情汇总情况。

（六）及时处理疫情，严格疾病监督管理

部队发现传染病患者后，要根据疾病种类，流行情况，严格按照有关法规进行管理，以控制其传播，并尽快扑灭疫情。

1. 早期发现，及时上报

早期发现主要通过基层卫生人员巡诊、门诊、医学观察和定期健康检查进行，发现传染病患者后，要按规定填写传染病报告卡，并将报告卡或疫情在 2 h 之内同时上报上级卫勤指挥部门和所在地区野战防疫队，以便及早组织隔离治疗。

2. 定点隔离，及早治疗

甲类传染病患者或疑似患者必须由上级派出卫生防疫力量，严格组织定点隔离治疗。乙类传染病患者应送指定的传染病医院。

3. 组织发病部队采取预防措施，处理疫源地

传染病患者确诊后，应尽快通知发病部队卫生部门，以便尽快采取措施，对疫源地（包括患者住过的房间、使用和接触过的物品）进行消毒处理，必要时组织杀虫、灭鼠和个人卫生整顿；根据疾病种类，组织部队进行再次接种。

4. 组织医学观察，管理传染病患者接触者

传染病患者接触者，可能受到传染，虽未发病，但有可能成为传染源。对这些人员应进行登记，并根据接触传染病的种类，采取不同的方式进行管理。

5. 组织监视或检疫，对发病部队实施管理

如果传染病已广泛流行，则必须对发病的部队或分队采取限制措施。限制的程度和性质，取决于传染病的种类、流行情况。大体分为两类：建立监视制度，组织集体检疫。疫源地的患者经隔离和送至传染病医院后，检疫期间也未再发生同类传染病患者就可以结束检疫。

6. 避免长途后送传染病患者，防止扩大传播

传染病患者最好就地隔离治疗。但战时因条件限制，难以做到这一点。因此，战役后方的传染病医院应是传染病患者的最终治疗机构。传染病患者后送，应减少中间阶梯，越级后送应采取隔离后送办法，途中采取严格的防疫措施，减少传播机会。不同种类的传染病患者，传染病患者与普通伤病患者，不得同车运送。

第六节　战时卫生防护保障

卫生防护是运用医学防护学理论、技术和装备，对核、化学、生物及其他高新技术武器损伤采取预防和救治措施的活动。其目的是使部队官兵免受或少受伤害，及时救治，维护部队战斗力。在现代战争条件下，它是减少部队伤亡，保存战斗力的重要保障，也是卫勤保障的一项重要任务。

一、战时卫生防护体制

卫生防护体制是指实施防护工作的组织机构体系和组织制度。我军核、化、生武器的防护体制是由多部门参与的，包括防化部门、装备部门、卫生部门和工程部门等。卫生部门的主要任务是组织卫生防护，包括对核化生武器损伤伤员的个人洗消和诊断、救治等活动，对生物武器袭击的侦察、检测、消毒和人员的防疫、诊断和救治活动。

（一）战时核、化、生防护指挥体系

核、化、生武器袭击的防护行动，属于作战保障行动，是作战指挥和作战保障的基本内容之一。核、化、生武器袭击下的防护保障行动，不论是防化保障、卫勤保障，还是工程保障、气象保障等，均纳入联合作战指挥系统的指挥控制之下，卫勤不存在独立的组织指挥体系，其核、化、生防护行动依托现有指挥系统进行指挥。

（二）职能分工

（1）遭遇敌核、化学武器袭击时的防护行动，在联合作战指挥部的统一指挥下，防化

部门负责牵头协调、拟制方案、指导行动、组织评价。

（2）遭遇生物武器袭击时的防护行动，在联合作战指挥部的统一指挥下，由卫生部门牵头协调、拟制方案、指导行动、组织评价。卫生部门负责侦、检、消、防、诊、救、治各个环节的指导与协调。

（3）在核、化学武器袭击防护行动中，防化部门负责建立核、化学武器观察（或观测）报知体系，组织核辐射沾染、化学染毒报知系统，组织核辐射沾染、化学染毒的侦察、检测、性质判定、危险区域划定、环境洗消以及一般沾染、染毒伤员的洗消和防护工作。卫生部门负责组织核化伤员和卫生人员的洗消和防护，伤员急救、诊断和临床治疗。

（4）防化部门和卫生部门共同开展部队核化生武器伤防护知识的普及教育和基本技能训练，共同指导群众性自防、自侦、自消、自救等活动，协同开展心理预防和干预工作，卫生部门重点从医学角度进行教育、指导和干预。

（5）参谋部门负责划定区域部队的疏散行动，指导地方政府组织地方群众的疏散与转移。

（三）卫生部门基本职责

（1）贯彻落实上级指挥部的有关决定和指示。

（2）了解、掌握受袭地域周边军事、后勤、卫勤情况，向上级指挥部提出核化生卫勤保障建议。

（3）制订整体卫勤保障计划，建立卫勤保障体系，明确卫勤任务区分及保障范围。

（4）组织“三防”医学机动保障力量，实施就近保障和作战部队的支援保障。

（5）掌握核、化、生防护行动进展，指导、协调和控制卫勤行动。

（6）承办部门之间、军地之间、战区军兵种之间的卫勤协调事宜。

（7）领导专家咨询组工作，开展卫勤保障行动监督和评估。

二、核武器损伤及卫生防护

核武器具有巨大的杀伤、破坏威力。主要用来攻击对取得战役战斗胜利具有决定意义的目标，如对方的大规模杀伤武器发射场、机场、重要指挥所、通信枢纽、重要仓库、交通要道和战略预备队等。核武器的防护是多部门协同进行的，卫生部门主要是对伤病员进行洗消、诊断、抢救和临床治疗工作。

（一）核武器的使用及其杀伤作用

1. 核武器的使用

核武器的使用，具有突然性，通常与常规武器或其他武器结合使用，与部队的突击行动结合使用。使用的当量分为百吨级、千吨级、万吨级、十万吨级、百万吨级和千万吨级等几种。爆炸分为地下（水下）爆炸、地面（水面）爆炸和空中爆炸几种方式。空中爆炸又分为低空爆炸（比高为 60 ~ 120 m），中空爆炸（比高为 121 ~ 200 m）和高空爆炸（比高为 200 m 以上）三类。采取何种爆炸方式，取决于战役战术的需要，而爆炸方式的不同，各杀伤因素致伤的能量相差很大，将产生不同类型和程度的杀伤效果。

目前，核武器正朝着小型化、多样化、战术化、高精度、通用性等方向发展。未来战争很可能是核威慑下的信息化条件下的局部战争。

2. 核武器的杀伤范围

估计人员损伤程度时，主要以杀伤半径为依据，从爆心或爆心投影点向外，由近到远，人员损伤的程度由重到轻，一般可将开阔地面暴露人员遭受杀伤的地域分为四个区。① 极重度杀伤区：是指当场死亡和极重度损伤区域。在此区域内，绝大部分人员死亡，只有极少数人员发生极重度损伤。试验时，以试验狗伤后 100% 死亡的最远距离，作为极重度杀伤区边界。② 重度杀伤区：指大多数伤员发生重度损伤的区域。在这个区域内，有极少数人员发生中度损伤。试验时，以试验狗发生 50% 死亡的最远距离，作为重度杀伤区边界。③ 中度杀伤区：指绝大多数伤员发生中度损伤的区域。在这个区域内发生少数轻度损伤。试验时，以试验狗发生中度损伤的最远距离，作为中度杀伤区边界。④ 轻度杀伤区：指大多数是轻伤员的区域。万吨级以上的核武器爆炸时，以发生皮肤浅Ⅱ度烧伤最远的距离，作为杀伤边界；小型核武器爆炸时，以发生轻度放射病的最远距离，作为杀伤边界。轻度杀伤区的边界，也就是整个杀伤区边界。

核武器杀伤区的大小，取决于核武器当量、爆炸方式、人员配置和防护情况，以及爆区地形、建筑物和气象条件等多种因素。当量大，杀伤面积大；空爆大于地爆；人员采取防护措施，将比暴露于开阔地面时大大缩小杀伤范围；地形、气象和建筑物对杀伤范围也有一定影响，如开阔地直接损伤大于城镇和居民点，造成间接损伤的范围将小于城镇和居民点。实战情况下，各种损伤情况不可能和前述各区完全一致，杀伤区人员也不可能平均分布。

3. 核武器的杀伤作用

核武器爆炸时产生 5 种杀伤破坏因素：即光辐射、冲击波、早期核辐射、放射性沾染和电磁脉冲（其中电磁脉冲只对电子系统有破坏作用，对人员无杀伤作用），前三种因素的作用时间都在几十秒之内，属瞬时杀伤因素，放射性沾染的作用时间较长，可持续几天或更长的时间。这些杀伤因素单独或综合作用，能使人员遭受各种不同的伤害。人员受单一杀伤因素的作用，发生单一伤；受两种以上杀伤因素的共同作用，则发生复合伤。

（1）光辐射烧伤：分为直接烧伤和间接烧伤。直接烧伤一般有朝向性，深度浅，主要烧伤皮肤，并引起眼和呼吸道烧伤。创面愈合过程与普通烧伤相同，治疗方法也相同。

（2）冲击伤：分为直接冲击伤和间接冲击伤，直接冲击伤是由冲击波超压和动压作用于人体造成，主要特点是：外轻内重，内脏损伤，发展迅速，出现肺出血、肺水肿、心脏破裂、鼓膜穿孔、颅脑出血、肝脾破裂等。间接冲击伤是由冲击波抛掷的物体损伤人体造成的，如飞石伤、压伤和破片伤。在野外主要是直接冲击伤，在城市则以间接冲击伤为主。

（3）放射损伤：是早期核辐射和放射性沾染所造成的。早期核辐射和放射性沾染外照射引起急性放射病，分为骨髓型、肠型和脑型放射病，其损伤广泛，症状复杂，是一种全身性疾病，病程长，治疗困难，很易丧失战斗力，对作战影响严重。

（4）复合伤：是两种及以上致伤因素的综合作用所造成，常见的有放冲复合伤、烧冲复合伤及放烧冲复合伤。两种或两种以上损伤在机体内互相影响，表现为“互相加重”，因此复合伤救治困难，死亡率高。

（二）核袭击对部队卫勤保障的影响及卫生部门的主要任务

1. 核袭击对战时卫勤保障的影响

（1）发生大批伤员，卫勤保障任务重：部队遭受核袭击时，不仅发生大量伤员，而且伤情比较严重。在核爆炸杀伤区内，中度以上杀伤区占总面积的60%～80%，中度、重度、极重度伤员急需现场抢救，此种伤员约占伤员总数的18.4%～74.2%。因此，救治核伤员的任务非常艰巨，工作量大，卫生部门必须统筹安排力量，提高工作效率，努力完成救治任务。

（2）道路阻塞，伤员后送困难：在核袭击区，地形受到破坏，道路阻塞，车辆难以通过，伤员后送困难。卫生部门必须筹措多种运输工具，适应不同条件伤员后送的需要，提高伤员后送效率。

（3）地面沾染严重，救治工作效率低：核弹地爆时，可形成大范围的放射性沾染区。在沾染区内抢救伤员，卫生人员要进行自身防护，必然降低工作效率。同时还要对伤员进行洗消，防止交叉沾染，从而使救治工作变得更加复杂。

（4）药材消耗多，特殊药材需要量大：救治核伤员需要消耗大量常用药材，也需要大量的特需药材。常用药材，包括烧伤敷料、抗生素、止痛剂、止血剂、抗休克药等；特需药物有碘化钾、盐酸胱胺、雌三醇等。为满足救治工作需要，战前应装备一定数量的常用和特需药材，同时还要有一定的储备，供战中补充之用。

2. 部队卫生部门的主要任务

（1）配合防化部门搞好部队防化训练，普及卫生防护知识，正确使用防护装备和器材。对部队防化训练进行卫生监督。

（2）普及医学防护知识，使广大官兵掌握核损伤的自救互救技术及核武器损伤的卫生预防常识。

（3）与有关部门协同，组织杀伤区伤员抢救。遭受核武器袭击时，卫生部门立即组成核伤员抢救队，迅速进入杀伤区，全力抢救伤员。

（4）组织对核伤员进行全身或局部洗消，除去放射性沾染，积极治疗轻伤员和组织其他伤员后送。

（5）检查饮水及食物的放射性沾染程度，作出能否食用的结论。指导部队进行除沾染工作。

（6）协助救治受害居民。

（三）核武器损伤的卫生防护措施

1. 协助搞好部队防护训练

各级卫生部门要积极协同训练、防化部门，搞好部队卫生防护训练，使全体官兵了解核武器的战斗性能和防护特点；掌握自救互救技术和使用消毒包及就便材料除去局部沾染的方法；学会使用制式防护器材和制造各种简便防护器材，包括防护衣、面具、口罩、眼镜及个人剂量检查仪等；学会利用防护工事和各种防护设备进行防护。

2. 积极推广简易个人防护措施

核武器对无防护人员的暴露部位（如面部器官等），最易造成光辐射烧伤和耳鼓膜损伤，简易的防护措施和正确的防护动作，可很大程度上减少人员的伤害。简易的防护措施如扎“三口”（袖口、领口、裤口），穿高腰鞋，披雨衣，戴手套，用毛巾、手帕作口罩等。正确的防护动作，如当见到核爆炸闪光后，应立即闭眼；听到袭击警报后，放低帽檐、帽耳，披上雨衣、被单，戴上防护面罩，用耳塞或手指堵耳等个人防护动作，并利用地形地物迅速卧倒，背向爆心；当感到周围空气高热时，立即屏气，以防热气进入呼吸道，引起呼吸道烧伤。

3. 适时组织部队服用抗核辐射药物

各级卫生部门在接到敌人可能使用核武器的情报后，应根据情况请示军政首长，组织部队服用预防药物，口服碘化钾或碘酸钾及盐酸胱胺等，可有效地阻断甲状腺对放射性碘的吸收，大大减少放射性落下灰中放射性碘在甲状腺中沉积，减轻损伤。在进入沾染区前 6 h 以内服药防护效果为 100%，进入沾染区同时服药，防护效果为 90%，进入沾染区后 6 h 内服药，防护效果降到 50%，故应尽早服用预防药物。

4. 对食品、饮水进行检验，指导部队消除沾染

（1）及时检查判断饮水、食品沾染情况。放射性落下灰对饮水、食品沾染的一般规律是：浅水、死水比深水、活水重；距离爆心越近的越重；食品没有封装的沾染重；表层沾染重；含盐食品、药物，容易产生放射性。对沾染不明的饮水、食物应暂不食用。非食不可时，应选用沾染较轻地区或防护条件较好的水源和食物；食品应选择不含盐或含盐少的食用。

（2）指导部队消除沾染。对确实受沾染的饮水和食物，应在卫生人员指导下组织官兵进行除沾染。除沾染的方法要因地制宜。饮用水用土壤净化法可除去 40%，用吸附混凝法可除去 80%；粮食用多次冲洗法，可除去 80%～90% 的沾染。战时规定，放射性落下灰通过饮水、食物多次进入人体的总量，应控制在 300 微居里（1 居里$=3.7\times10^{10}$贝克）以下，一日摄取量控制在 100 微居里以下。对无法除沾染，或除沾染后放射性仍高于战时规定的标准剂量，可暂时封存，使其自然衰减。

5. 做好沾染区伤员和抢救人员的防护

（1）缩短伤员在沾染区内停留时间：地爆时地面放射性沾染重，范围广，对伤员危害大，要想尽办法迅速将伤员抢救出沾染区，或集中到剂量率低或没有沾染的地方。沾染区伤员后送，尽可能利用各种车辆或直升机。伤员后送道路应选择在低剂量率或沾染区最窄处，以减弱所受辐射强度。各种车辆要拉开距离，注意风向，防止或减少扬尘的沾染。

（2）控制抢救人员在沾染区的安全停留时间：进入沾染区的抢救人员，要配带个人剂量仪，以便随时观察所受剂量。无剂量仪时，应控制在沾染区安全停留时间，安全停留时间见表 1–6–1。或用 0.5 戈瑞（Gy）（1 Gy=100 伦）的战时控制剂量来计算。其公式是：

安全停留时间（小时）=50/剂量率（伦/时）。或根据表1-6-2中查出在不同时间进入不同距离所允许的停留时间。当剂量率接近控制剂量时，应及时组织人员轮换。

（3）沾染区的抢救人员的个人防护：防止或减少放射性物质从皮肤、口鼻进入人体，应披上雨衣，扎紧裤脚、袖口，翻起衣领，围上毛巾，尽量减少体表暴露。进入沾染区前或误食可疑放射性落下灰时（4 h内），口服碘化钾1片（100 mg），可减少放射性I^{131}在甲状腺中沉积和受照射的剂量。

（4）在沾染区的人员要做到“五不”：不喝水、不吸烟、不进食、不随地坐卧、不接触受染物体，防止放射性灰尘进入体内。

表1-6-1　人员在沾染地区的安全停留时间

剂量率（Gy/h）	安全停留时间
0.02	24 h
0.05	10 h
0.10	5 h
0.50	1 h
1.00	30 min
3.00	10 min
6.00	5 min

表1-6-2　地爆（比高0 m）后不同时间进入不同距离的允许停留（0.5 Gy）时间表

当量	爆炸后开始进入时间	进入距爆心距离（m）				
		300	400	500	600	100
1千吨	1 h	不限	不限	不限	不限	不限
	3 h	不限	不限	不限	不限	不限
	12 h	不限	不限	不限	不限	不限
1万吨	1 h	6 min	1.8 h	69 h	不限	不限
	3 h	24 min	11 h	不限	不限	不限
	12 h	2 h	7 d	不限	不限	不限
3万吨	1 h	1 min	7 min	2 h	6 d	不限
	3 h	4 min	30 min	3 d	不限	不限
	12 h	23 min	3 h	7 d	不限	不限

6. 做好救治机构的防护

（1）疏散隐蔽配置：救治机构应疏散配置，加强伪装，选择可能受到核武器袭击的明显目标约3～5 km外的地区为宜。救治机构之间相距应在3 km以上。各救治机构的各组（室）之间也应保持一定的距离。应尽量利用坑道、山洞、地下工事，在其中展开主要救治部门。在地面展开的部门，也要构筑掩体或充分利用自然地带（峡谷、沟渠、土丘）的防护作用。

（2）不断进行辐射侦察和对空观察：救治机构展开前，应派出人员对配置地域进行辐射侦察，发现地面、工事内受到沾染时，要及时上报。核武器爆炸后，应组织对空观察，记录放射性烟云的移动情况，不要在云迹区方向展开。

（3）防止救治机构内部交叉沾染：各救治机构收治沾染区伤员时，要设立洗消组，开设洗消场，对伤员进行洗消，去除他们皮肤、服装、装具上的沾染。洗消过程中，工作人员应注意个人防护。洗消的污水、污物要深埋，器械要认真擦拭、洗消。

（四）核武器伤员的分级救治与后送

1. 核武器伤员的分级救治和组织形式

部队遭受核袭击时，救治通常分两级进行，即由营、连抢救组组织杀伤区抢救，由师（旅、团）救护所和野战医疗所（队）担任早期救治。而后则和常规武器伤员救治分级相同，向战役后方指定的核化伤员救治机构转送。

2. 核武器杀伤区的伤员抢救

（1）在军政首长的统一领导下组织核伤员抢救：核武器杀伤区伤员的救治与军队的战斗行动及灭火、修复道路等工作同时进行，因此必须在军政首长的统一领导和各勤务部门（防化、运输、友邻卫勤机构、地方抢救力量等）的协同下进行。

（2）开展群众性自救互救：部队在遭受核袭击时情况紧急，伤员数量多，完全靠抢救队完成抢救工作是有困难的，同时由于多数伤员属于中、轻度伤，这些伤员具有一定的活动能力，可以开展自救互救。自救互救的主要内容：① 扑灭服装着火；② 止血；③ 包扎和遮盖创面；④ 固定受伤肢体；⑤ 保持呼吸道畅通，防止窒息；⑥ 止痛；⑦ 初步消除服装和体表的放射性沾染。

（3）迅速组成伤员抢救队：各救治机构在接受核武器杀伤区伤员抢救任务后，要迅速组成核伤员抢救队。抢救队以卫生人员为骨干，吸收参战民兵、民工或战斗分队共同组成。每个抢救队 30~50 人，分成若干个抢救组，每组要能单独完成一定区域、地段或单位的抢救任务，一般以 15 人左右为宜，其中应有军医 1 人，护士或卫生员 2 人，搬运人员 10~12 人。卫生人员与搬运人员之比，以 1：4 或 1：5 为宜。每个抢救组应配备足够的药物和敷料，带 5~6 副担架，有条件的可带锹镐等抢救工具和通信工具。抢救队人员必须采取相应的自我防护措施。

（4）抢救区域和抢救任务的划分：卫勤领导在组织抢救前，要了解杀伤区范围，计算减员的数量，判断伤员分布情况，以便合理使用抢救力量。为了提高抢救效率，避免抢救的重复或遗漏，通常根据杀伤区范围、伤员分布、地形、道路、风向及战斗情况等，在现场指定明显的地形地物划分抢救区（片），面积过大时，可在地图上划定。杀伤区无地面敌人威胁时，可以爆心或爆心投影点为圆心，将整个杀伤区划分为几个扇形抢救区（图 1-6-1、图 1-6-2）；当地面有敌人占领威胁时，可将杀伤区划分为几个带形抢救区（图 1-6-3），或分成人字形抢救区（图 1-6-4）。

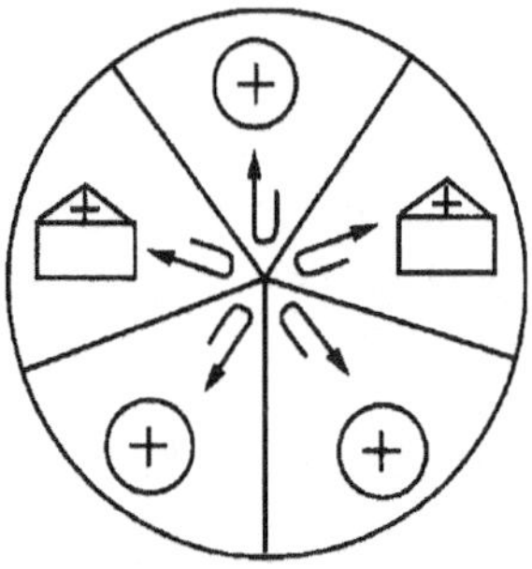

图 1-6-1　扇形抢救区（杀伤范围较大）

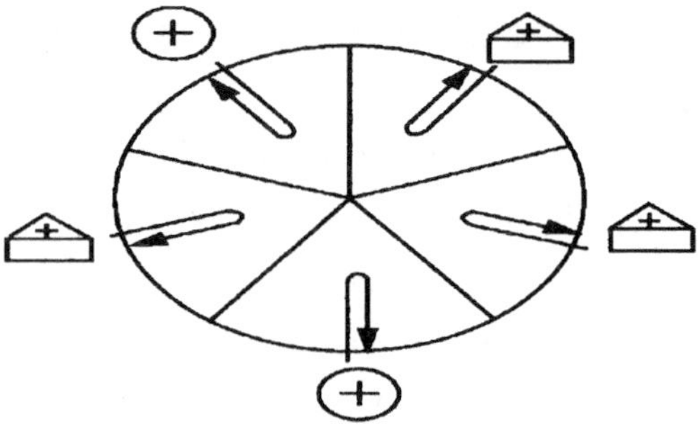

图 1-6-2　扇形抢救区（杀伤范围较小）

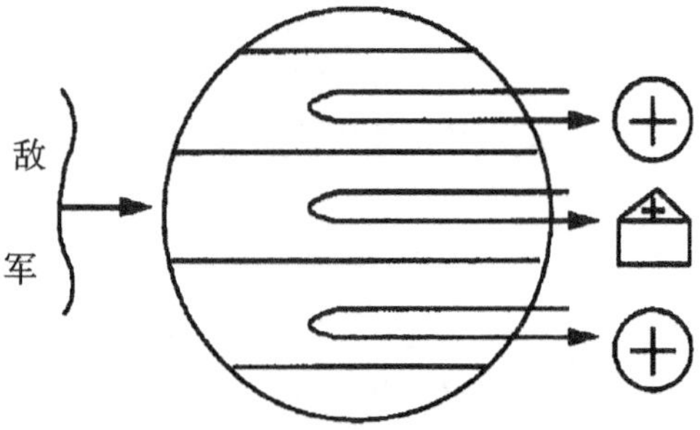

图 1-6-3　带形抢救区

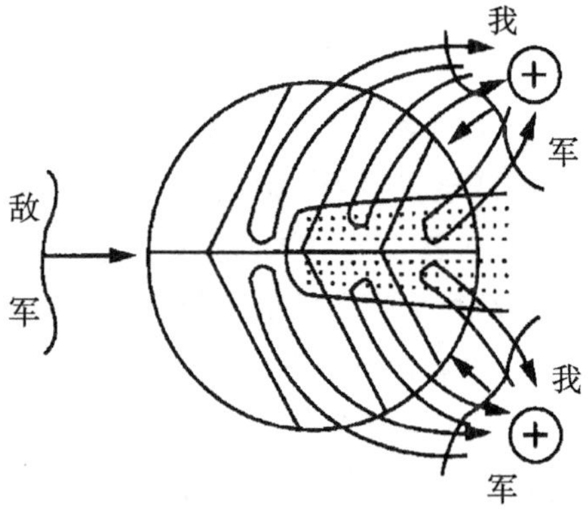

图 1-6-4　人字形抢救区

抢救任务的划分：根据各抢救队的抢救力量大小，划分一定的抢救区，负责实施抢救。当遭受大当量核武器袭击时，由于杀伤区范围大，在各抢救区还应划分若干段。根据各段伤员多少和伤情的轻重，分配不同数量的抢救组，分别担负各段抢救任务。

（5）积极采取措施，快抢、快救、快送：

① 快抢：寻找快、集中快是快抢的关键。各抢救队（组）要根据规定的道路和次序，在严格自我防护的条件下，迅速进入所划分的抢救区，在本地段依次寻找伤员。配合工程兵、民工抢救伤员。各队（组）之间要加强联系，互相衔接，已寻找过的地方要做上标记，避免重复和遗漏。发现伤员后，迅速就地急救或运出杀伤区。暂不能运出的，应选择适当地点将伤员集中，在伤员集中点，军医、卫生员应对伤员进行补充急救、局部除沾染和组织后送。

② 快救：核武器杀伤区抢救队的急救范围，相当于常规武器条件下连、营急救范围（表 1-6-3）。

表 1-6-3　核武器杀伤区抢救队的急救范围

伤类		急救范围
冲击伤	出血	临时止血：止血带，加压包扎，止血剂
	骨折	临时固定：夹板固定，躯干固定，健肢固定，就地取材固定
	气胸	开放性气胸：封闭包扎；张力性气胸：胸腔穿刺排气
	腹部伤	包扎

（续表）

伤类	急救范围
大面积烧伤	衣服、雨衣、被单、保温毯遮盖，喷洒烧伤药物
重度放射病	止吐、止泻、镇静
窒息	利用就便器材，紧急气管切开
休克	止痛、保温、强心、口服液体
感染	口服长效抗生素
沾染伤员	拍抖服装，用水或干擦暴露部位，戴口罩，用毛巾遮盖伤部

根据伤情危急程度，灵活地执行救治范围，应注意以下几点：A. 灭火。应帮助重伤员灭火，扑打或用土埋，告诉伤员不要张口喊叫，防止呼吸道烧伤。B. 抗休克。中、重程度的烧伤，冲击伤易发生休克，可给予镇静、止痛药物，或用其他简易的防暑或保温方法进行防治，尽可能给予口服液体。C. 防治窒息。严重呼吸道烧伤、肺水肿、泥沙阻塞上呼吸道的伤员，昏迷伤员出现舌后坠情况时，均可能发生窒息，应清除伤员口腔内泥沙，采取半卧位姿势，将舌牵出，加以预防；已发生窒息者，要立即行气管切开，或用大号针头在环甲膜处刺入，以保持呼吸道畅通。

③ 快送：尽快使伤员离开杀伤区。伤员运送要适当分工，杀伤区伤员搬运工作通常由防化部门组织力量实施。如杀伤区面积大时可采取杀伤区内集中伤员的搬运工作，由抢救队负责；从伤员集中点后送，主要由上级派来的担架队和各种车辆负责。首先后送需要紧急救治的伤员（大出血、休克、严重骨折、大面积烧伤等），对轻伤员可指明后送道路，组织他们步行（或乘车）离开杀伤区。加强后送运输的组织指挥，在抢救区入口建立运输指挥哨，以维持运输秩序。

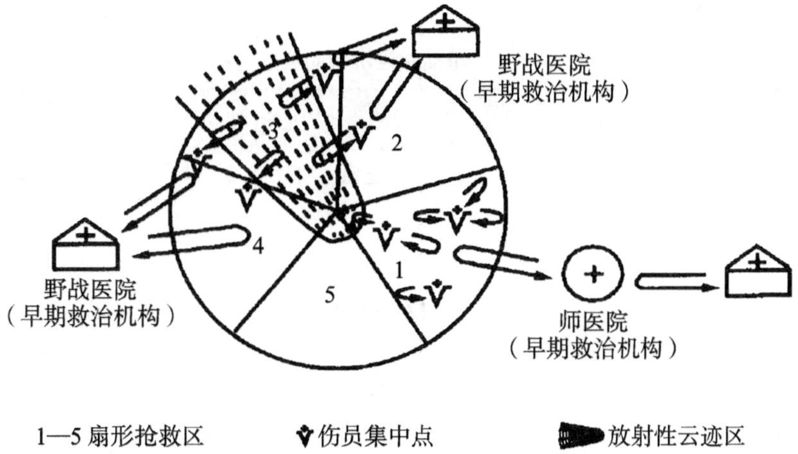

图 1-6-5　核武器杀伤区伤员抢救示意图

3. 核武器伤员的早期救治

核武器伤员的早期救治，是继承杀伤区伤员抢救后的一级救治。一般情况下，由野战医疗所（队）负责早期救治。师（旅、团）救护所在加强自我防护的条件下开展伤员的先期处置，主要针对体表核损伤及复合创伤进行处理。在得到上级专业力量加强支援下，也可展开针对核损伤的早期救治（图 1–6–5）。

（1）早期救治机构的配置位置：早期救治机构的配置地点，视杀伤区的范围和沾染程度而定，应选择地形隐蔽，靠近水源，交通方便的地点，避开放射性云迹区。有条件时可在机场地下工事内展开，为了缩短伤员后送时间，当遭受小当量核武器袭击时，早期救治机构可配置在杀伤区周围。当杀伤区受地面敌人威胁时，为保证伤员安全，早期救治机构应配置在我军战术后方安全地域。

（2）早期救治机构的编组及装备：早期救治机构可采取合理编组、重点展开、逐步加强的方法。主要编组有分类后送组、洗消组、手术组、收治组和医疗保障组。当救护力量不足时，可重点展开手术组和收治组的抗休克室。当杀伤区抢救力量返回或支援力量到达时，再逐步展开其他各组。根据核武器损伤的减员预计和伤情伤类特点，药品的准备要在现有战备药材储备基础上，增补抗生素、维生素及抗出血、止痛、治疗烧伤的药物，加大敷料、血液和液体的储备，做好血液来源和血型普查的登记工作。

（3）早期救治机构的救治范围：负责核武器伤员早期救治的医疗机构，其救治范围参见表 1–6–4。在救治中要特别注意闭合性冲击伤，它往往外轻内重，发展迅速，应早期诊断、早期施行外科治疗；对早期放射病和以放射病为主的复合伤，要早期诊断，积极采取抗感染、抗出血等措施。当确诊为中度以上放射病和中度以上放射复合伤者，应在极期前后送。烧伤伤员，应尽早用清水、肥皂水或生理盐水冲洗创面，而后用 1% 新洁尔灭液洗拭；为避免感染，促进痂下愈合，可用喷膜保护创面。对沾染创面，通常在伤口冲洗后清创，清创后再冲洗几次。处理沾染伤的卫生人员，按一般手术着装（戴口罩、穿手术衣和手套），不需专门服装。用过的手术器械要用肥皂水及清水洗刷，消除沾染。污染重又无使用价值的敷料，深埋处理。

表 1–6–4　早期救治机构的救治范围

伤类		救治范围
冲击伤	出血	手术止血（血管结扎、修补、吻合）
	骨折	夹板固定
	气胸	手术封闭
	腹部伤	腹部探查，脏器修补，吻合、切除
大面积烧伤		创面初期外科处理（清创术），有放射性沾染时进行创面除沾染，创面药物治疗，全身综合治疗
重度放射病		早期诊断，早期抗感染，对症治疗
窒息		气管切开
休克		止痛、保温、输液、输血
颅压增高		钻颅减压
感染		口服或注射抗感染药物，注射破伤风抗毒素
沾染伤员		局部或全身洗消（包括干处理）

（4）核武器伤员的后送：核武器伤员的后送原则是，除短期内可治愈归队的轻伤员和不能耐受后送的极重度伤员外，尽量按伤情需要快速后送到后方医院。要组织专车或专机后送，后送工具要进行彻底消毒，以免放射性物质沾染其他伤员。急性放射病应在极期前后送到后方医院，大面积烧伤伤员后送时要用大布单遮蔽，以减少污染。

三、化学武器损伤及卫生防护

化学武器是军用毒剂及其施放器材的总称。化学武器分三种类型：爆炸型、热分散型和布洒型。根据中毒症状特点，军用毒剂可分为神经性毒剂（沙林、塔崩、梭曼和维埃克斯），糜烂性毒剂（芥子气、氮芥和路易氏气），失能性毒剂（主要是毕兹），全身中毒性毒剂（氢氰酸、氯化氰），窒息性毒剂（光气、双光气、氯气、氯化苦）和刺激性毒剂（苯氯乙酮、亚当氏剂、西埃斯和西阿尔）六类。此外，外军已装备二元化学武器，并研制新化学武器。新失能剂 EA3834，可经皮肤和呼吸道双重吸收，失能作用大于毕兹；另有一种能穿透防毒面具的毒剂（全氟异丁烯），是一种伤肺性毒剂，毒性强，作用快，难防难治；美军已研制成功了类似的毒剂。

（一）化学武器的使用及其杀伤作用

1. 化学武器的使用原则

化学武器既是破坏对方战斗行动的战术武器，又是破坏对方战争潜力的威慑力量。使用原则是：突然大量地使用，使对方来不及防护即遭到最大的杀伤和强烈的精神震撼；与其他武器特别是核武器结合使用或几种毒剂混合使用，以增大杀伤效果；进攻时多使用暂时性速杀性毒剂，防御时则多用持久性毒剂。

2. 染毒区的形成

在敌人使用化学武器袭击时，地面和空气被毒剂污染的范围称为染毒区。染毒区的范围大小及形状，取决于敌人使用毒剂的种类、数量和使用方法，同时受地形、气象条件的影响。毒剂弹爆炸出现的毒气团，沿地面向下风方向扩散，形成比其袭击面略宽的椭圆染毒区。用飞机布洒时，则形成与其布洒面大体一致的带形染毒区。但毒气团可因地形、空气涡流和风向的影响，改变其流动的方向。染毒区由于毒剂浓度不同，可造成不同程度的伤害，故可分为重伤区、中度伤区和轻伤区（图 1-6-6）。

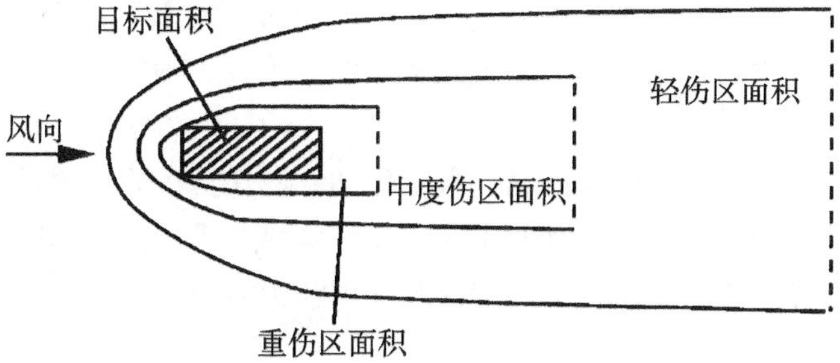

图 1-6-6 染毒区示意图

3. 化学武器的杀伤作用

化学武器的杀伤作用有许多特点，掌握这些特点，才能有针对性地做好卫生防护。

（1）中毒作用快，短时间发生大批伤员：可在短时间内发生大批中毒伤员。如神经性毒剂中毒后，几乎没有潜伏期，立即出现严重症状，丧失战斗力，甚至死亡。对这类中毒人员的抢救，只靠卫生人员是来不及的，必须依靠自救互救来进行。为此要给官兵装备速效的急救药物和器材，以加快抢救速度。

（2）毒害面积广，中毒伤员多：由于突然集中地使用各种毒剂，毒剂随风移动，造成大面积的染毒区。染毒区内不仅中毒伤员多，而且也妨碍抢救人员的及时进入，影响抢救工作的顺利进行。

（3）毒剂种类多，伤员中毒表现各异：军用毒剂种类多，中毒人员可出现各种临床症状、病理改变和功能障碍。化学武器复合伤伤员比较多，他们既有各种毒剂的中毒症状，又有其他武器的伤害，救治措施比较复杂。为了对这些中毒伤员进行救治，各级救治机构必须备有相应的诊断治疗设备，准备各种有效的药品，建立相应的救护组织。各级卫生人员都要掌握本级救治范围内的救治技术。

（4）中毒途径多，防护措施复杂：军用毒剂不但能够通过眼、呼吸道、皮肤和伤口使人员直接染毒，还可以通过地面、武器装备、食品和水源等染毒物造成间接染毒。有的毒害作用持续时间长，这就需要采取多方面的防护措施。卫生部门既要采取医药手段预防和治疗直接中毒的伤员，又要采取卫生措施预防某些染毒物可能造成的间接中毒。

（二）化学武器袭击对卫勤保障的影响及卫生部门的主要任务

1. 化学武器袭击对部队卫勤保障的影响

（1）伤员数量大，救治任务急：化学武器的威力较大，一旦遭受化学武器袭击，将会发生大批伤员。使用有机磷化学战剂进行攻击，可使急需实施紧急救治的化学伤员占参战人员的 70%。且伤情发展迅速，重伤、复合伤比例高，中度以上中毒伤员若不及时抢救，将危及生命安全。因此，救治任务既紧迫又繁重，要求救治机构必须快速、准确、及时地救治化学武器伤员。

（2）环境染毒，工作效率低：除染毒区抢救伤员外，大量染毒伤员进入救治机构，污染工作环境；救治化学武器伤，卫生人员多在有毒环境中工作，需佩戴防护器材进行工作，致使工作效率降低。

（3）救治难度大，需要特殊救治技术：化学武器伤员种类多，伤情急。救治毒剂中毒伤员的技术要求相对较高，卫生人员必须具备诊断、急救、治疗和护理化学武器伤员的基础理论和技术。

（4）救治技术特殊，需要特殊药材：救治化学武器伤员需要大量的特殊药材，临时筹措较难。因此，战前应储备一定数量的神经毒剂急救针、阿托品、解磷定、硫代硫酸钠、亚硝酸钠、解毕灵等。还要储备各类消毒剂和专用的化验药品。

2. 部队卫生部门的主要任务

（1）配合训练部门搞好防护训练，对部队的防护训练做好卫生监督。

（2）对饮水、食物进行检毒，并做出能否食用的结论。

（3）对化学染毒伤员进行洗消。

（4）对化学武器伤员进行抢救、治疗和后送。

（5）协助地方卫生机构，救治受伤害的居民。

（三）化学武器损伤的卫生防护措施

（1）加强防化训练，使广大官兵掌握有关毒剂伤害的卫生预防和救护知识，学会使用急救针、防护盒等制式防护装备，学会在缺少制式装备情况下采取简易防护的方法。

（2）适时使用预防中毒的药物，如对神经性毒剂，目前有一些有效的预防药物。在获得敌人可能使用化学武器的情报后，师（旅、团）卫勤领导可报请军政首长批准，适时组织部队使用预防药物。

（3）遭敌化学武器袭击后，各级卫生部门应对染毒区的饮水和外露食品进行检验，及时做出能否食用的结论，并指导部队对饮水和食品进行除毒处理。

（4）做好抢救人员和染毒区伤员的防护。抢救人员进入染毒区，应根据毒剂种类，服用或注射预防药物，着制式（或简易）防护器材。在染毒区要遵守防护规则，严禁随意脱去防护器材、随地坐卧、饮水、进食和吸烟等。对中毒伤员除进行急救外，还要给伤员补充防护措施，以防继续染毒，并指导轻伤员就地进行局部除毒处理等。

（5）做好救治机构的防护。要疏散配置，不断进行毒剂侦察。收治染毒伤员时，要开设洗消场，对染毒伤员进行洗消，防止交叉染毒。

（四）化学武器伤员的救治与后送

1. 染毒区伤员抢救

（1）在军政首长统一领导下组织快速抢救：染毒伤员的抢救时间越早越好。如杀伤面积小，伤员不多，可按常规武器条件下的卫勤组织模式进行急救和后送。如杀伤面积较大，伤员数量较多时，通常在军政首长的统一领导下，与防化分队协同组织抢救。抢救人员根据战斗情况、地形、道路、风向等条件，可从沾染区的不同方向迅速进入抢救区。一旦发现伤员，立即为其佩戴防毒面具，补充注射急救针或服用抗毒药物，局部洗消除毒，包扎伤口等，然后迅速将伤员转运到集中点。

（2）优先抢救重度中毒伤员：为争取时间挽救中毒伤员的生命，抢救组要在群众性自救互救的基础上，优先对重度中毒伤员进行补充急救，并迅速搬运出染毒区。为能够自行离开的轻伤员指明路线，使其自行离开染毒区。

（3）选择适当位置开设伤员集中点：伤员集中点一定要脱离染毒区，设在染毒区的一侧或两侧的地形隐蔽、车辆易靠近的地点，并设置标志。无法标出染毒区界限时，也要脱离重伤区和中度伤区。

（4）根据不同毒剂采取不同的抢救措施：当敌人使用神经毒剂（如沙林）时，伤员原则上先救后抢。如发现抽搐、瞳孔缩小、呼吸困难，甚至呼吸停止时，应立即注射神经毒急救针，同时进行人工呼吸，直至清醒恢复自动呼吸，并迅速撤离染毒区。当敌人使用皮肤糜烂性毒剂（如芥子气）时，伤员原则上先抢后救，即在自救互救的基础上，迅速组织伤员脱离染毒区，在伤员集中点进行洗眼、消毒和急救。当敌人使用失能毒剂（如毕兹）时，及时使用防毒面具或简易的皮肤、呼吸道防护器材，发生中毒时，肌注氢溴酸加兰他敏 10 ~ 20 mg 或口服依色林（毒扁豆碱）1 ~ 3 mg。经过急救后的中毒伤员，如需继续救治，按常规武器伤员后送程序后送。

2. 化学武器伤员的早期救治和后送

（1）做好分类工作：收治大批化学武器伤员要加强分类工作。化学武器伤员到达后，首先要区分出需要洗消与不需要洗消的伤员。每类再分为是否需要紧急处置，最后综合判断确定洗消和处置的先后顺序。在不影响伤员生命的情况下，尽可能做到先洗消后处置。在师（旅、团）救护所内，可根据规定的救治任务，将伤员分为四类。① 第一类：生命处于危险状态者，需进行紧急的外科手术或内科救治。包括由气管痉挛引起的窒息，严重休克，毒剂进入胃肠、眼或伤口内，正在燃烧的磷烧伤，肺水肿和急性缺氧，混合伤伤员有紧急外科手术指征者等。这类中毒人员约占全部中毒人员的 20% ~ 30%。② 第二类：需要在第二批进行救治者，包括有全身中毒症状，但没有生命危险的伤员；眼和呼吸器官有刺激症状，需外科处理的混合伤伤员；需要在染毒区进行补充急救措施的伤员；需要进行局部或全身卫生处理的伤员等。③ 第三类：需留治观察，不宜后送者。包括有严重休克，处于窒息或意识不清状态，严重心肺功能障碍，不间断气管痉挛的伤员等。④ 第四类：中毒轻可以留队治愈，不需后送者。师（旅、团）救护所留治 2 ~ 3 d 内可以治愈的眼刺激症状，但没有顽固炎症的伤员；上呼吸道黏膜刺激症状的伤员；可疑中毒，但没有他觉症状者。师（旅、团）救护所可留治大部分芥子气眼损伤和小面积皮肤损伤，一般 7 ~ 10 d 内可以治愈的伤员，以及部分速效性毒剂中毒（约为 20% ~ 30%），10 ~ 12 d 内可治愈的伤员。

（2）组织染毒伤员洗消除毒：师（旅、团）救护所收容化学武器伤员时，应设立洗消组，开设洗消场，分别对染毒伤员进行局部洗消和全身洗消。根据染毒情况，确定洗消范围和洗消顺序。染毒人员全身卫生处理，夏天不应超过 24 h，故应力争在师（旅、团）救护所进行。局部洗消，通常由非卫生人员利用就便器材进行。染毒的衣物，要用消毒液浸泡。洗消工作中，洗消人员应着防护服装，遵守防护规定，防止间接染毒。

（3）分室收治，分台手术：对化学复合伤，应尽早明确毒剂伤和其他创伤对伤员的威胁程度，首先治疗威胁最大者，速伤性毒剂伤合并外伤，若外伤不严重，应首先进行抗毒治疗；若外伤也是致命的，则应在抗毒治疗的同时，实施紧急救命手术。几种毒剂的混合伤，优先处理那些有特效疗法的毒剂伤。核化武器混合伤，优先处理化学武器伤。对中毒人员和化学武器复合伤伤员，应设专室收容，以减少伤员之间的交叉染毒。严重的复合伤一般禁忌立即手术，如无生命危险，可延缓进行。如需手术的复合伤伤员数量不多，可不设专用手术室，但手术台、手术器材应专用，用后注意除毒，防止交叉染毒。

（4）化学武器伤员的后送：师（旅、团）救护所或化学武器伤员救治队按救治范围对化学武器伤员进行早期救治，需进一步救治的伤员，应迅速送往后方医院接受治疗。要严格掌握后送指征，实行指定性后送，毒剂伤合并有外伤或放射性损伤的伤员，应根据伤员救治需要，分别送往相应的救治机构，途中加强护理，确保后送安全。

四、生物武器损伤及卫生防护

生物武器是生物战剂及其释放工具的总称，亦称细菌武器。它是一种利用致病微生物或其毒素伤害人、畜的一种特殊的大规模杀伤性武器。当前，用作生物战剂的范围已超出细菌范畴。除细菌外，还有病毒、衣原体、立克次体、真菌及其产生的毒素等。

（一）生物武器的使用及其杀伤作用

1. 生物武器的使用

未来战争中，敌人可能使用的生物战剂约有 37 种（表 1-6-5）。其中炭疽杆菌、鼠疫杆菌、霍乱弧菌、肠伤寒杆菌外军已使用过；黄热病病毒、委内瑞拉马脑炎病毒、Q 热立克次体、野兔热杆菌、布氏杆菌、肉毒毒素、葡萄球菌肠毒素等为美军标准化生物战剂。

表 1-6-5　未来战争可能使用的部分生物战剂

类别	战剂名称	战剂性质	散布方式
病毒	黄热病病毒	致死性	气溶胶或蚊媒
	克里米亚－刚果出血热病毒	致死性	气溶胶或蜱媒
	埃博拉病毒	致死性	气溶胶
	胡宁病毒	致死性	气溶胶
	拉沙病毒	致死性	气溶胶
	东部马脑炎病毒	致死性	气溶胶或蚊媒
	裂谷热病毒	致死性	气溶胶或蚊媒
	西部马脑炎病毒	致死性	气溶胶或蚊煤
	森林脑炎病毒	致死性	气溶胶或蚊媒
	乙型脑炎病毒	失能性	气溶胶或蚊媒
	天花病毒	失能性	气溶胶
	马尔堡病毒	失能性	气溶胶
	委内瑞拉马脑炎病毒	失能性	气溶胶或蚊媒
	登革热病毒	失能性	气溶胶或蚊媒
	基孔肯雅病毒	失能性	气溶胶或蚊媒
	立夫特谷热病毒	失能性	气溶胶或蚊媒
	流感病毒	失能性	气溶胶
立克次体	Q 热立克次体	失能性	气溶胶
	普氏立克次体	致死性	气溶胶
	立氏立克次体	致死性	气溶胶或蜱媒

（续表）

类别	战剂名称	战剂性质	散布方式
衣原体	鹦鹉热衣原体	致死性	气溶胶
细菌	鼠疫耶尔森氏菌	致死性	气溶胶或虱媒
	炭疽芽孢杆菌	致死性	气溶胶
	霍乱弧菌	致死性	污染水
	类鼻疽伯克霍尔德菌	失能性	气溶胶
	马鼻疽伯克霍尔德菌	致死性	气溶胶
	肠伤寒杆菌	致死性	气溶胶或污染水和食物
	布鲁氏菌	失能性	气溶胶
	土拉弗朗西斯菌	失能性	气溶胶或蜱媒
毒素	肉毒杆菌毒素	致死性	气溶胶或污染食物
	葡萄球菌肠毒素	失能性	气溶胶或污染食物
	白喉杆菌毒素	致死性	气溶胶
	志贺氏毒素	致死性	气溶胶
	破伤风毒素	致死性	气溶胶
	蓖麻素	致死性	气溶胶
真菌	球孢子菌	失能性	气溶胶
	荚膜组织胞浆菌	失能性	气溶胶

现代生物武器具有较大的杀伤威力，其使用费用远比常规武器和核武器低，主要用于战略目的，以造成对方传染病流行，被迫消耗大量人力物力，并造成心理上的恐慌，对人口密集而卫生条件差的地区使用更加有效。施放方法主要有喷洒生物战剂气溶胶、发射或投掷生物弹、投掷媒介物等。其散布方式：① 施放生物气溶胶，覆盖范围大，杀伤力强；② 施放带生物战剂的小动物和杂物，危害持久；③ 利用特务施放，隐蔽性强。

2. 生物武器的危害作用

（1）污染范围大：生物战剂使人致病剂量是很小的，一架飞机喷洒生物战剂，在下风方向可造成几百至几千平方千米的污染区，面积效应大。

（2）危害时间长：有些生物战剂对外界环境有较强的抵抗力，如霍乱弧菌在 20℃水中可存活 40 d 以上；天花病毒在有阳光处可存活 1 个多月；炭疽芽孢可存活数十年。气溶胶的危害时间一般为数小时，若感染了动物，可能形成长期疫源地，危害时间更长。

（3）传染性强：绝大多数生物战剂是致病微生物，具有较强的传染性，传播途径广，可通过呼吸道、消化道、损伤的皮肤和媒介昆虫叮咬引起感染发病；或污染地面、物体表面、水源及食物等，引起接触感染发病和流行。

（4）潜伏期长：生物战剂进入人体后，需经过一定的潜伏期才能使人发病。这给卫生预防工作带来有利条件，但也给早期诊断带来不利影响。

（5）受自然与社会因素影响明显：温度、湿度、日光、降水、风和地形条件等，会使生物战剂的存活和扩散受到限制。开展群众性卫生运动，改善环境和个人卫生状况，进行预防接种等卫生预防措施在生物武器的卫生防护中具有举足轻重的作用。

（6）病死率高：不同的生物战剂，损伤的症状不同，若不能及时诊治，病死率较高，严重影响战斗力。

（二）生物武器对卫勤保障的影响及卫生部门的主要任务

1. 生物武器对战时卫勤保障的影响

（1）卫勤保障工作范围大：遭受生物武器袭击时，前方和后方、军队和居民均可受到生物武器的危害而发病，而且可以相互传染，蔓延流行。因此，卫生部门既要组织对部队的防护，又要协助人民群众进行防护；既要对部队全体人员进行预防，又要对发病人员进行隔离、治疗；既要对当前引起的危害进行防护，又要预防可能形成的疫源地所造成的长期危害，还要进行防护技术指导。保障对象多，范围广，要求卫生部门做好充分准备。

（2）卫生防护技术性强：对生物武器的卫生防护，除需要开展一般的卫生防疫工作外，还要组织流行病学侦察，进行污染区和疫区的判定和处理，扑灭敌投物和消毒、杀虫、灭鼠，人员的卫生处理和部队的检疫以及生物武器伤病员的治疗等。侦、检、消、防、治五个环节都要由卫生部门牵头完成，工作技术性强，需组织大量卫生专业人员进行技术指导和保障。

（3）卫生防护措施更为重要：生物战剂受自然、社会因素影响较大，其危害作用与卫生防护措施有直接关系。与核、化学武器伤相比，其防护的手段和办法多，效果好。因此，卫生部门应力争尽早判断战剂的种类，确定污染范围，有针对性地采取有效防护措施。

（4）检疫、留治任务重：生物武器伤病员多数具有传染性，伤病员和接触者都要就地隔离检疫和留治，以防疾病传播。为此，各级救治机构卫勤保障任务繁重，应严密组织，周密计划，努力完成任务。

2. 部队卫生部门的主要任务

（1）参与部队防护的组织计划工作：卫生部门要协同有关部门做好生物武器的侦察工作，参与制订部队生物武器防护计划，当好首长反生物战的参谋助手。

（2）进行卫生防护的技术指导：主要是组织健康教育，开展防护训练，使部队掌握有关防护方法，并具体指导广大官兵实施各项卫生防护措施。

（3）组织卫生防疫工作：开展群众性卫生运动，做好日常卫生管理，进行预防接种和预防服药等。

（4）参加消除袭击后果的工作：及时收集样品进行检验鉴定，搞好受染区、疫区的处理，对受染伤病员进行洗消，对染毒食品、饮水进行消毒，组织实施部队检疫。

（5）负责传染病患者的救治工作：主要是组织传染病患者的洗消，隔离收容传染病患者，执行有关防疫规定，严密组织传染病患者后送。

（三）生物武器损伤的卫生防护措施

1. 及时组织现场调查

在怀疑敌人使用生物战剂后，要及时组织周密的现场调查，迅速查明生物战剂的种类、施放方法、受染范围及程度、采集标本送验、提出划定污染区的意见等。调查内容包括：空情调查（通过对空观察哨、防空部队、群众等了解敌机活动的情况）；现场调查（弹壳或容器，可疑的液滴、粉末，作用不明的敌投物等）；虫情调查（查明有无季节、场所、密度和种属反常的动物、昆虫）；疫情调查等。调查后，要综合分析，并结合检验结果及时做出结论，迅速上报。

2. 检验鉴定

包括采集标本，生物学检验及昆虫学、动物学鉴定。采集标本通常结合现场调查进行，采样人员要严格遵守防疫规定，避免交叉污染，迅速送检。

3. 处理污染区

当发现受生物武器攻击可疑现象时，立即对可疑现场采取保护措施，在组织调查检验的同时，对接触人员进行医学观察。已确定受生物武器攻击时，应查明系细菌毒素或传染性低的病原菌，在经过消毒处理后，可不采取特别的卫生措施。如系鼠疫、霍乱、天花等烈性病原体，应立即封锁污染区：① 在污染区周围实行警戒，限制污染区与非污染区之间的人员、物资来往；② 对受污染的人员进行紧急卫生处理（洗消、检疫、预防接种、预防服药等）；③ 组织专业分队扑灭敌投物，在污染区内进行消毒、杀虫、灭鼠。这是反生物战的一项重要措施。因其工作量大，必须在部队军政首长的统一领导下，组织广大官兵、民兵和群众参加。要合理分工，先针对重要工事、交通要道、居民密集区；先扑灭活动力强的昆虫，根据不同情况选用不同的消毒方法，未确定细菌种类前，重点地区一律按芽孢消毒方法进行。

4. 人员防护

① 免疫防护：免疫防护分为主动免疫和被动免疫。主动免疫防护是指给人接种某种生物战剂的生物制品（疫苗、菌苗、类毒素），刺激机体产生相应的特异性抵抗能力。被动免疫是指给人直接注射某种针对生物战剂的抗体，提高机体免疫水平。主动免疫效果取决于感染潜伏期与接种产生免疫的时间，只有当潜伏期长而感染后早期接种时，才来得及在发病前产生免疫力而防止或减轻发病作用。对于尚无有效疫苗或没有时间进行主动免疫的生物战剂感染，可以应用抗体制剂进行被动免疫。② 药物预防：是对某些传染病或地方病的易感人群进行药物预防，以减少该传染病或地方病的发生。目前，我国有十几种生物战剂感染疾病的预防药物，预防药物通常是在生物战剂感染前或感染后的潜伏期内给易感人群服用。③ 物理预防：指采取过滤除菌与隔离阻挡等方法防止生物战剂进入人体内。包括以下三个方面：一是个人呼吸道防护，首选防毒面具；其次是防护口罩；在紧急情况下还可以利用随身物品如毛巾、手帕等严堵口鼻。二是个人体表防护，个人体表防护要求简单，穿戴一般布制防疫服即可；特殊情况下，扎紧袖口和裤口，将上衣塞入裤腰，颈部围以毛巾，戴手套、穿胶鞋等。三是集体防护，集体防护可利用各型密闭的有过滤通风装

置的掩蔽部，或利用地形防护。

5. 食物的防护

食品应密封于仓库内，挂包内的个人食品可多层包扎密封。水源应加强防护，如已污染，未经严格消毒不得饮用。

（四）生物武器伤病员的救治与后送

生物武器主要是通过致病微生物的散布，在人畜之间造成传染病流行。因此救治工作主要是按照传染病处置方法进行，即做好传染病患者的隔离、治疗与后送，以减少继续发病。

1. 传染病患者的隔离

生物战剂引起的传染病大多是烈性传染病，应严格隔离消毒制度，对各期患者应分开隔离。各救治机构应扩大隔离床位，建立严格的隔离消毒制度，严格做好伤病员分类工作，防止交叉感染。对来自污染区的伤病员，都应视为受染者，应加强卫生整顿，做好医学观察，以早期发现传染病。受生物战剂污染的救治机构和收治了来自污染区伤病员的医院，应停止后送伤病员 2～3 d，以防传染病扩散。患者进入和离开时，必须进行卫生处理。

2. 传染病患者的诊断与治疗

生物战剂引起的传染病患者，常常通过呼吸道感染，而且可能是多种病源同时感染，或伴有放射损伤和军用毒剂中毒，其临床症状、病程经过和免疫反应均较复杂，造成诊断困难。因此，除积极进行病原学检查外，应根据主要的临床表现及敌人使用生物武器的有关征候，加以初步诊断，积极进行治疗。

3. 传染病患者的后送

作战部队的传染病患者，原则上就地隔离，不要后送。在战斗情况紧急，不利于患者安全；或患者数量过多，当地无法收容，无法就地隔离；或已查明传染性不大或无传染性；或传染期已过，病情又准许后送的患者，在采取必要的防疫措施后，可在一定范围内后送。传染病患者的后送，应使用专车、专机派卫生人员护送。运输车（机）上应备有抢救、消毒及防护药品器材。不同病种的患者，确诊与未确诊的患者应分车（机）后送，护送人员应加强个人防护。后送用过的车辆、飞机和物品应彻底消毒。

（五）污染区、疫区的划定与处理

1. 污染区、疫区的划定

被生物战剂气溶胶污染或敌投昆虫、动物、杂物散布的地区称污染区。发生传染病患者的地区称疫区。通常在敌投动物时，以动物的散布面积及其活动半径来确定污染区范围，以便判断部队和人员受污染的情况，估算救治工作所需的人力和物力等。判断疫区，要结合当地具体情况分析。通常要通过流行病学调查、临床检查、流行与死亡分析判断是一般传染病，还是生物战剂传染病。疫区范围判定是为疫区封锁服务的。

2. 污染区、疫区的处理

对污染区的处理，主要是组织消毒、杀虫和灭鼠。对疫区主要是组织疫情监测或封锁。对敌投昆虫、动物、杂物等，主要采用人工扑打、药物杀灭、火烧等方法进行。杀虫、灭鼠时要注意卫生防护，遵守防护规定，工作完毕要洗手、洗脚，视情况洗澡和换衣服。对污染区消毒要有重点地进行，一般野外大面积污染区可不作消毒，靠其自净作用。通风条件较差的地下指挥所、工事、坑道、粮食仓库、交通要道等必须采取不同方法进行消毒。消毒工作应由卫生部门组织，利用消毒喷洒车和各种消毒工具进行，要掌握消毒时机，选择合适消毒方法。常用消毒剂和使用方法详见表 1–6–6。

表 1–6–6　生物战剂的常用消毒剂及使用方法

消毒药物	使用浓度（%）			杀灭战剂种类
	着装表面[1]	皮肤[2]	其他表面[3]	
次氯酸钙	0.6	0.6	3.0 ~ 6.0	各种战剂
二氯异氰脲酸钠	0.8	0.8	5.0 ~ 10.0	各种战剂
三合二	0.9	0.9	5.0 ~ 10.0	各种战剂
漂白粉	2.0	2.0	10.0 ~ 20.0	各种战剂
过氧乙酸	0.5	0.2	1.0	各种战剂
碘酊		2	2	各种战剂
季胺盐类消毒剂		0.1 ~ 0.5	0.5	细菌繁殖体与病毒
洗必泰		0.1 ~ 0.5		细菌繁殖体
乙醇		65.0 ~ 75.0	65.0 ~ 75.0	细菌繁殖体与病毒
高锰酸钾		0.1	1.0	细菌繁殖体、病毒与毒素
煤酚皂溶液	2.0	1.0 ~ 2.0	3.0 ~ 5.0	细菌繁殖体、病毒与毒素
氢氧化钠			1.0	肉毒杆菌毒素

注　1. 为人体能耐受浓度，非杀菌最佳浓度。喷雾处理 300 ~ 400 mL/ 人，作用 30 min。
2. 为人体能耐受浓度，非杀菌最佳浓度。擦拭或搓洗 1 ~ 2 min。
3. 喷雾、擦拭或浸洗，作用 30 ~ 60 min。

（六）疫区的封锁与检疫

1. 疫区的封锁

疫区封锁工作由封锁区内的军民共同进行。对传染性小的生物战剂造成的传染病，可采用疫区监视的办法管理疫区，在交通要道进行消毒处理。对传染病患者、带菌者进行隔离治疗，组织观察后，即可解除监视。若查明敌人使用的是烈性传染的生物战剂时，通常进行疫区封锁。封锁区可划成数个大小不等的封锁圈，大圈是以发生患者的驻地、村、镇、街道为单位。小圈是以发生患者的班、排或医院、房舍为单位。各封锁圈之间完全断绝交通往来。封锁圈外的路口设岗哨、消毒站和检疫站，禁止人员、车辆出入。需运进的粮食和其他必需品，可运到封锁区边缘，由封锁区内的人员搬进。在污染区或疫区经过彻底的卫生处理后，发生的最后一例患者隔离时间已超过最长潜伏期（鼠疫 9 d，霍乱 5 d，伤寒 16 d），再无新的患者发生，经请示上级批准后方可解除封锁。

2. 人员检疫

封锁期间，疫区内要做好经常性消毒、杀虫、灭鼠工作；对受染人员和患者的密切接触者进行医学观察和留验，时间应根据战斗情况及传染病最长潜伏期而定，同时，需为其进行预防接种及预防服药。对受检疫人员，要加强巡诊，每日检查体温 2 次，以便早期发现患者或可疑患者，及时隔离治疗。

第七节　战时心理卫生保障

战时心理卫生保障，是作战条件下科学处置急性应激反应，辨别评估各种心理损伤，为官兵实施心理疏导、进行心理应激对抗，降低战时心理疾病发生率，保持与促进官兵心理健康的各种实践措施。

一、战时心理卫生保障任务和特点

（一）战时心理卫生保障的特点

1. 战时官兵心理状态复杂多变

战争状态的残酷性，成为发生急性应激反应的最大应激源。现代战争多样化、立体化的多维打击，都可能给官兵带来致命性的重大打击，造成身心创伤，并加重心理损伤程度。在战争环境条件下，个体差异的不同，心理症状的表现会有所不同，症状反应程度也不尽相同，或者症状反复多变。这些情况给评估诊断、心理救援增加了难度。

2. 现场心理救援时间紧迫

现代军事行动的突然性导致心理救援时间非常紧迫。任务发生突然时，易使一些官兵很迷糊，出现战场环境适应不良，以及出现急性应激反应的一系列症状。往往在很短的时间内，伤亡人数多且发生集中，在强烈的心理冲击下，造成过度心理应激反应，会导致一些人处于战场失能状态，使现场心理救援的时间紧迫，不能按通常程序进行。

3. 战场心理救援任务繁重

复杂多变的战场残酷环境，以及战争中战友的伤亡，对生者的心理造成严重的影响，心理卫生工作者的心理救援任务重而艰巨。由于能够担当心理救援任务的人数有限，加之部队心理救援组织体系还不够健全，评估诊断、心理救治以及后送等任务艰巨，工作量成倍增加。

（二）战时心理卫生保障的任务

主要任务有三个方面，一是战争心理准备与预防教育，二是常规心理评估与应急心理评估，三是心理损伤的识别与处理。最终实现抗过度应激反应，诊治心理战伤，降低战斗心理应激减员的目的。

1. 战争心理准备与预防教育

减少战时残酷环境造成的心理损伤，核心在于官兵的心理能力。心理能力的储备与保持，决定了官兵在战时环境下的作战效能。心理准备是预防发生战时急性应激反应导致的各种心理疾病的关键。

（1）战前心理准备：战前针对整个参战官兵进行的所有心理工作，包括战前心理健康教育、战前团体心理行为训练、心理应对技能储备、提升抗应激反应的各种方法等，旨在有效改变官兵战时过度恐惧心理，客观评价可能成为应激反应的各种应激源，提升应对战时心理损伤的准备能力。

（2）战中心理预防：战中心理预防，主要任务是促使轻度战斗应激反应的人员不致出现严重战斗应激反应，以致心理疾病的急性发作或转化为慢性疾病。在战斗间隙心理医师以“靠前、即刻、鼓励归队”原则，处置官兵出现的心理问题，采取“社会支持”“合理发泄”“不贴标签”等多种努力，减少急性应激反应向慢性发展成为创伤后应激障碍综合征（PTSD）的发生率。

（3）战后心理防治：战后主要是针对发生率较高的 PTSD 带来的功能障碍及其后遗症，开展各项心理诊治工作。使发生问题人员尽可能保留人际交往能力和生活能力是关键任务。重点是通过合理有效的预防措施，减轻心理压力，释放战争创伤的心理恐惧并缓解症状。

2. 常规与应急心理评估

目的是了解参战官兵的心理状况，制定心理保障与心理救援措施。

（1）常规心理评估：包括战前心理评估和战后心理评估两种情况。战前心理评估，主要是胜任性评估和心理状况评估。胜任性评估在于评估官兵的心理能力与战斗环境的适宜性问题；心理状况评估在于对所属官兵心理健康状况。战后心理评估，主要是对参战人员战后出现的异常心理做出明确的诊断，核心是对战场 PTSD 的评估诊断，便于及时得到有效治疗。

（2）应急心理评估：主要是作战期间对官兵出现的急性应激反应，以及各种精神心理行为问题予以评估，为把握评估对象是否能在一线继续参战提供了建议基础。重点关注情况有：① 沮丧，极度悲伤，抑郁。② 出现反复的“冲动行为”“古怪行为”，或暴躁不安。③ 经常明知故犯的小过错，以及违规行为。④ 情绪剧变，战斗绩效明显降低。⑤ 睡眠质量差，连续多日失眠。要做到及时、快速、准确，明确属于战斗应激反应，还是重度心理障碍。

3. 心理损伤的矫治处理

据报告，在第二次世界大战期间的一个战斗师中，战斗应激反应伴发精神症状的发生率是 28.5%，可见心理损伤是导致战场失能的重要原因。心理损伤的矫治处理分为战场处理与后送处理两种情况。

（1）战场处理：遵循战场心理损伤处理原则，采用团体心理训练方法，心理剧疗法，支持性疗法等方法，缓解官兵的焦虑、恐惧情绪，尤其是团体心理抗应激反应训练，以提升士气、凝聚力和团队精神为主题。在战前及战斗间隙适时开展，以便于加强自身的铁血意志，强化有我必胜，能打仗、打胜仗的意志品质，从而提高战场环境的应对能力。

（2）后送处理：对疑似或可以诊断为“战时反应性精神病”及其他“严重心理障碍”的官兵，要及时后送。在难以明确诊断的情况下，依据情绪和行为异常表现，如出现怪异行为、自我意识不清，情绪极度低落等情况，也应通过报告机制及时后送处理。后送接受单位一般为具有收治精神心理疾病能力的师以上部队救治机构，或后方心理治疗机构。

（三）战时心理卫生保障的原则

1. 心理预防和救治相结合原则

充分的心理准备是减少战场环境下发生心理疾患的重要环节，及时的现场心理救援是减少心理损伤减员的重要任务。加大战前对官兵心理储备能力与心理调节技能的训练力度，采取多种形式实施心理损伤的防护教育，以提高对残酷战场环境的预判感知程度，进一步提高参战者的心理耐受阈值。提升现场心理救援能力水平，准确评估诊断，及时现场矫治，以及后送治疗。

2. 思想教育与心理疏导相结合原则

思想教育与心理疏导实质上是不同学科的同一效能工作。两者不能分割，是实际工作的统一体系。既不能片面地将心理问题归结为思想问题，也不能否认思想问题促进心理状态发展。两者结合展开工作，提升官兵心理储备能力，提高官兵的战斗意识和战斗能力。

3.“就近、及时、期待”战时治疗原则

“就近”是指心理救援在一线的直接救治，如在原分队进行救治，不脱离原建制部队；“及时”就是在伤员刚刚出现异常症状或表现时就开始进行治疗；“期待”就是期望就地恢复，使心理损伤者尽快回到部队继续战斗，从而保证部队有完整的战斗力。

4. 心理治疗与药物治疗相结合原则

治疗急性应激反应出现的各类症状，以心理矫治为主。当心理损伤程度较重，难以采用心理矫治方法解决问题时，应适当用药治疗，在症状缓解的基础上实施心理治疗。如出现精神症状，如幻觉妄想、自我意识不清等，应及时后送治疗。

二、战时心理卫生保障组织体制

战时心理卫生保障是现代战争卫勤保障的组成部分。按照我军卫勤机构现有心理卫生人员配置与机构建设，以及战略心理救援力量的任务要求，我军已基本形成战时心理卫生保障组织体系。

（一）心理卫生保障组织体系

心理卫生保障是部队卫勤机构医疗救护的组成部分。目前，我军陆军构建了战区总医院心理服务保障中心—体系医院心理科—部队医疗机构卫生连—建制连队政治工作军官—建制连队战斗班心理骨干的五级心理服务体系，空军建立了军医大学军事心理服务中心—战区空军心理督导师团队—部队专（兼）职心理医师—基层心理观察员的三级督导帮带机制，各军种均形成了以战术地域力量、战役一线力量、战略后方力量为救治阶梯的战时心理卫生保障组织体系。做到一体联动、职能清晰、常态运转、任务牵引，充分发挥心理服务保障超前、及时和有效作用，带动实战化心理服务保障的高效推进。

（二）心理卫生保障力量职责

1. 战术地域力量

由师以下部队卫勤分队 1～2 名专（兼）职心理医师、连队政治工作军官和班排心理骨干共同组成，执行前线心理卫生保障任务。在战场应激源比较突出的部队，由战略、战役心理卫生保障力量予以加强支援。

主要职责是：深入一线实施官兵的心理准备教育，现场处置急性应激反应人员，鼓励官兵重返一线，保持战斗精神。重点问题人员，及时报告作战指挥员和上级卫生部门领导。

2. 战役一线力量

由战区军种卫勤机构抽组心理医师、精神科医师、心理咨询师组成，执行后送心理疾病的诊疗任务。其中心理医师主要负责心理疾病的诊疗处置，精神科医师主要负责精神疾病的诊断处置，心理咨询师主要负责团体心理行为训练及心理测量评估应用与分析。按三个模块展开工作，即：心理损伤评估分类、心理损伤团体咨询、心理损伤咨询治疗。

主要职责是：对部队实施心理健康教育、现场处置具有心理应激反应、心理危机，以及各类需要心理救治的人群，对重症心理损伤人员，及时后送医疗机构治疗；负责观察心理损伤发生动态，收集相关信息，及时向上级机关汇报，同时提出建设性建议和干预对策；帮带部队兼职心理医师能力提升。

3. 战略后方力量

由军医大学军事心理学系或战区总医院心理科专家团队组成，执行不能重返一线的严重心理疾病患者，以及战后 PTSD 患者的诊疗康复任务。

（三）心理卫生保障工作机制

1. 部队执行作战任务前

① 组织部队全体官兵进行心理健康教育和心理行为训练，进一步提高官兵心理素质，使其能胜任复杂条件下战斗任务。② 开展官兵心理状态问卷调查和心理测评，掌握官兵心理状况，分析存在的问题。进一步修订完善战时心理卫生保障预案。③ 组织心理服务巡诊、咨询活动，实施一对一或个性化的心理疏导。④ 建立健全全体官兵心理数据库，

完成心理应激干预、心理强化训练的软硬件设施配套。⑤ 心理专家指导部队心理服务人员开展常见心理问题识别、疏导方法利用、信息统计和处理等，提升部队心理服务人员业务能力。⑥ 部队心理服务人员加强与心理专家交流，分析战时可能发生的心理问题，拟采取的应对措施和办法，明确支援配合的途径和手段。

2. 部队执行作战任务过程中

① 连队政治工作军官和班排心理骨干伴随保障，及时开展短平快的心理鼓动、心理支持和心理疏导教育，有针对性地进行心理调适，消除官兵不良心理反应。② 部队专（兼）职心理医师采取伴随保障与定点保障相结合的方法，突出心理训练的指导，不断增强官兵对作战环境、战斗困难和战斗极限的适应，增强其应变能力和耐挫性。③ 战役一线力量根据部队作战任务实际，适时深入前线，不断提供保障支持，及时摸清作战过程中官兵的心理状态及存在的倾向性问题，开具对症处理的“处方”。④ 战略后方力量及时开展专家网上会诊及疑难病例诊治活动。⑤ 总结心理卫生保障经验，调整完善工作流程、工作内容和工作重点，主动解决存在的短板、问题。

3. 部队执行作战任务结束后，重点抓好官兵的心理状态评估和心理恢复重建

① 连队政治工作军官组织对本单位官兵心理状况摸底调查，及时分析汇总心理状态报告，初步确定存在的主要问题和建议上级解决的问题。组织本单位班排心理骨干及时开展心理放松、恢复活动。② 部队专（兼）职心理医师及时到一线巡诊，现场指导开展心理恢复活动，缓解官兵的紧张情绪，对于比较突出的心理案例指导开展相应工作。③ 及时统计、分析、研究官兵的心理状态数据，对部队官兵心理状况进行整体研判，及时向上级医院心理科报告，形成完善闭合的心理服务网络。

三、战时心理损伤评估时机与方法

战时对参战人员心理损伤评估，可以发现心理疾患隐情，提出处置办法，最大限度降低心理损伤减员率。

（一）战时心理损伤评估时机

1. 战前心理状况评估

通过战前对官兵日常训练的作业能力和情绪状态，观察日常生活饮食、睡眠状况，结合心理量表，测评评估官兵个性特点、焦虑抑郁情绪状况。有条件的情况下，可通过仪器设备记录官兵战前的肌电、HRV 生理参数，明确被检测人员心理特质、心理健康活动水平，建立心理数据库，为战时快速心理诊断提供参考依据。

2. 战中心理损伤评估

战中快速评估诊断，及时发现具有战斗应激反应的人员，以及出现的各种重度心理障碍人员。采用的方法主要是临床评估，依据出现的症状表现予以评估。但是，必须掌握战时心理评估的基本原则，对各种战斗应激反应的诊断原则就是“不贴标签”，不轻易给出临床心理诊断名称。

3. 战后心理损伤评估

战后数月仍然不断闪现战争场景，影响正常工作及生活的官兵，要依据症状表现及严重程度，考虑 PTSD 的心理诊断，要及时提出送院治疗的建议。

（二）战时心理损伤评估方法

采用观察法、临床法、量表法三种方法相结合，可以互为补充明确问题。① 观察法评估：就是观察官兵日常训练的战斗作业能力和情绪状态，观察生活饮食、睡眠状况，并做好观察记录。② 临床法评估：是按照临床诊断标准及凭借临床经验，区分心理正常和异常者。③ 量表法评估：是采用心理量表的评估。可采用的量表有：焦虑自评量表（SAS）、抑郁自评量表（SDS）、汉密顿焦虑他评量表、汉密顿抑郁他评量表、症状自评量表（SCL-90）和创伤后应激障碍评估表。

四、战斗应激反应的识别与处理

（一）战斗应激反应概念

“战斗应激反应”（combat stress reaction，CSR），是在战斗经历了突发事件，从而产生的躯体、行为和精神方面的反应。早期战斗应激反应有不同的称呼，从第一次世界大战开始至越南战争期间，先后称作“思乡病”“炮弹休克”“战斗疲劳或作战疲劳”“战斗应激”和“创伤后应激综合征”等不同称谓。

（二）战斗应激反应诱发因素

1. 对死亡的恐惧

对战场死亡的不同理解，可以引起不同程度的战斗应激反应。在现实变得极具威胁性，却没有任何解决处理的方法，等待支援也没有消息，无法获得支持的情况下，对威胁的主观感觉就会引起不同水平的应激、焦虑，以及无助感。

2. 对危险判断的夸大

地面部队作战的危险判断和战场环境的距离有关。飞行空战则处于近战或远程制导作战情景，通过敌我双方飞行性能比较，以及可能被空中打击的情况下，就会感到危险因素增大，战斗应激反应的发生率就增加。

3. 身体不适

脱水、冻伤、疲劳、饥饿，特别是持续不断的军事行动中睡眠缺乏，是造成战斗应激反应的重要因素。

4. 社会支持缺失

社会支持可以作为一个缓冲因素，能够减轻对死亡威胁的主观感受程度，增强应对威胁的能力。社会支持系统包括：团队的凝聚力和对领导的信任度，以及与战友之间的交流。

（三）战斗应激反应的识别

由于战斗应激反应的症状，往往因个体差异，所表现出的症状侧重点不同，因人、因事而异出现不同的表现，观察症状的持续时间、频率和强度，行为是否符合这个人的一贯风格，在休息一段时间后是否改善。主要从 4 个方面综合分析：① 躯体性症状；② 认知性症状；③ 行为性症状；④ 情感性症状。

战斗应激反应与战场疲劳或战场精神疾病不同。战斗应激反应者 85% 在 3 d 之内通过休息都会好转，并返回作战岗位。战场精神疾病不能缓解，症状只会逐渐加重。

（四）战斗应激反应的预防

1. 要充分利用社会支持系统

社会支持系统的资源，包括战友、家庭、部队凝聚力和领导力。有效的利用社会支持系统，能减轻官兵对威胁的恐惧强度，能提高处理危机的能力，还可以帮助官兵从创伤情境中迅速恢复过来，是减少发生战斗应激反应的重要因素。

2. 不贴疾病标签有利于恢复

在灾难面前的反应是人类基本生理心理功能。战场中的一些症状是一个人的正常反应，如果把创伤后反应看作疾病，反而会加重心理损伤。不贴疾病标签有利于健康的恢复。

3. 主张采取合理的发泄

发泄是遭受创伤，以及面对危险恐惧的一种自然反应。发泄不是疾病的症状，而是创伤恢复、愈合的必要过程。战场官兵的发泄行为，实际上是在战斗应激反应后，获得和重新恢复健康的信号。因此，主张在治疗和预防措施中采取发泄的方法。

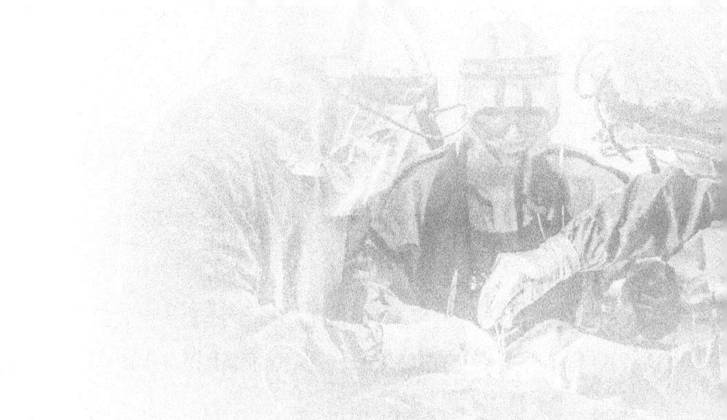

第二章 战创伤救治卫勤组织与实施

伤病员战创伤救治是信息化条件下作战卫勤保障的核心内容，直接决定着卫勤保障的质量和水平。做好战创伤救治的卫勤组织（medical service organization）和实施工作，对降低阵亡率、伤死率、伤残率，维护和再生部队战斗力具有重要意义。

第一节 概 述

战创伤救治工作，建立在卫勤组织、野战外科技术与装备的基础上，是勤务与技术、装备的结合。战时伤病员救治，应当以分级救治和时效救治的基本原则为指导，充分把握影响和制约战创伤救治组织管理的多种因素和条件，结合客观实际，因地制宜、减少环节、合理部署、连续继承，科学合理地进行组织体系的分级和救治技术的分工，最大限度地提高伤病员救治的效率和效果。

一、战创伤救治卫勤组织

战创伤救治卫勤组织，应当根据各类救治机构所处环境、保障能力和实际需求，因时因地制宜，灵活组织。以伤病员尽早得到确定性治疗为目的，在保持医疗后送连续性和继承性的基础上，尽量减少救治分级。

（一）针对不同的编制体制组织

各军兵种卫勤编制体制各有不同。在陆军，有连抢救组及营、团、师救护所编成，也有连抢救组及营、旅救护所编成。在海军，有舰船救护所、救护艇、卫生运输船、医院船编成。在空军，航空兵部队有甲、乙、丙级场站救护所编成；空降兵部队有连抢救组及营、旅救护所编成；地空导弹部队既有营、团、师救护所编成，也有营、旅救护所编成。

在火箭军，有导弹营救护所、导弹旅救护所、基地救护所编成。

从总体设计和部署角度出发，为使伤病员尽早得到确定性专科治疗，应当采取最佳捷径、最少环节的部署，如果后送距离比较近、战场环境条件允许，不必增加救治与后送环节。只有在伤病员后送距离远、战场环境不稳定时，才需要增加救治阶梯。

（二）针对不同的作战样式和态势组织

（1）在海上作战时，由于交战海域范围相对比较小，舰船机动性比较强，同时，伤病员救治工作依托在舰船上，救治与后送可以同时进行。因此，可以采取三级救治阶梯设置，单舰及救护艇为一级阶梯，陆上野战医院或基地医院为二级阶梯，救护艇、卫生运输船和码头伤病员转运站担负伤病员后送转移任务，具备现场急救和早期救治（紧急救治）能力。

（2）在登陆抢滩建立登陆场时段，由于保障区域纵深浅、范围小，不易展开多个救治阶梯。第一梯队登后，可以不设救治阶梯，团以前救治力量统一组织急救，只设伤员集中点。待登陆场扩大和部队展开地域扩大以后，可以适时开设团救护所，增加早期救治（紧急救治）一级救治阶梯。

（3）在我方控制权占有绝对优势，战役战术后方比较稳定，后送距离比较近时，可以将紧急救治力量前伸，减少一级阶梯设置。如在边境防御作战中，我方战术后方比较稳定，可以考虑减少或合并救治阶梯，或者将早期救治（紧急救治）或早期救治（外科复苏）机构靠前配置。在战役后方比较稳定时，野战医院可以尽量靠战役后方前部配置。

（4）如果战术或战役后方容易遭到敌人袭扰和敌火力威胁，可以拉开救治机构之间的距离，或增加一级救治阶梯设置。

（三）针对不同的自然地理条件组织

（1）高原山地作战时交通运输困难，作战地域距后方保障基地比较远，伤病员到达专科治疗机构的后送线长，可以在伤病员后送途中增加 1~2 个层级的救治阶梯，或尽量将野战医院靠前配置。如在西藏、新疆地区边境作战中，应当在伤病员后送途中适当设置检伤急救站和氧气补充供应站，必要时，增加一级救治阶梯，但不宜增加同一功能的救治阶梯。

（2）山地丛林作战时战地森林密布、道路狭窄，伤病员后送十分困难，若伤病员后送距离远，也需要在伤病员后送途中的适当位置设置检伤急救站，由于早期救治（外科复苏）机构难以在就近地域展开，可在适当位置增加早期救治（紧急救治）阶梯。

（3）小型岛屿作战时往往是四面环海，纵深有限，伤病员后送距离有限，从总体考虑，岛上只设一个早期救治（外科复苏）机构即可，其他救治机构力量均前往一线联合开展现场急救和早期救治（紧急救治）工作，经过现场急救或早期救治（紧急救治），直接送往早期救治（外科复苏）机构。

（4）城市作战时可以充分利用城市医院多的条件，简化救治阶梯部署，将现场急救和早期救治（紧急救治）一并开展，直接后送专科治疗医院。

（四）针对不同的运输工具条件组织

运输工具的种类、数量和后送速度也影响着伤病员的分级部署。如果营配备了装甲救护车，装甲救护车可以在战场上机动开展伤病员现场急救活动，则可以将连抢救组和营救护所联合编组，配属在装甲救护车中开展工作，统一组织现场急救，可以减少连一级急救阶梯。在使用救护直升机后送伤病员时，伤病员救治与后送不受救治阶梯的限制，只要伤情需要，可以越级后送至就近专科治疗机构。如果直升机可以抵达战现场或者从营救护所接运伤病员，则团救护所在条件许可的情况下前伸，与营救护所共同实施伤病员紧急救治，减少一级救治阶梯。如果战区配置了卫生列车，可以在战役后方伤病员集中通过的火车站地域，集中部署轻伤医院、精神病医院、传染病医院、战俘医院、综合医院等医院群。

二、战创伤救治工作实施

战创伤救治工作实施，即战创伤救治技术的组织与运用，应遵循战创伤救治的基本规律，贯彻技术服从勤务的思想，密切结合战场实际，坚持以伤病员为中心、突出急救、加快后送、灵活处置、不断提高救治质量和效率的原则。

（一）灵活运用技术力量

1. 适度调整技术范围

在预先规定的各级战创伤救治技术范围的基础上，根据战场环境和战斗情况、本级救治能力和保障急需，经上级卫生部门批准，可以适度扩大和缩小本级救治技术范围。如在预先训练的基础上，卫生军士、连兼职卫生战士可以进行钳夹或结扎周围血管止血、环甲膜穿刺、气胸封闭、输液等技术操作。

2. 重点加强急救力量

对主要方向、重点部队，或部队遭到袭击时，应当及时加强救治力量。重点对第一梯队部队和主攻方向部队的连、营救护力量进行充实、加强，力争达到建制连有 1 名军医或卫生军士，提高一线救治能力。

3. 救治机构和救治技术适度前伸

根据战场环境稳定情况、变化情况和救治需求情况，在条件允许时，救治机构和救治技术能够前伸的尽量前伸。医院抽组的专科手术队可以充当前沿外科手术队（forward surgical team，FST）前伸加强到师（旅、团）救护所，在战术地域开展损伤控制性手术。

（二）优化救治机构编组

根据作战行动、战场环境和保障需求特点，灵活确定救治机构的编组形式。部队进攻或防御作战时，连、营卫生人员统一组织，分成若干个搜寻急救小组开展工作，设立伤病员集中点。空降兵旅以下卫生人员在伞降以后，由于部队分散，可以统一混合编组，分成小组随队保障，根据保障任务的变化调整编组。野战医院在临时担负轻伤医院或者战俘医院、传染病医院、中转分类医院、精神病医院任务时，应当根据任务的转换加强专科力量，在基本编组的基础上，根据任务特点，重新编组。战时保障要求增加功能编组医院和基地医院执行专科治疗任务，在保障环境相对稳定时，可以保持平时的分科式编组。根据战时接受批量伤病员的需要，应当增设伤病员分类组。由于战略、战役后方可能受到袭击，后方医院和基地医院担负有紧急支援保障和现场急救任务，因此必须增设院外急救组和支援保障分队。疗养院在战时担负康复治疗和功能重建任务，应在平时疗养科室编组设立心理指导与功能恢复及重建组室。

（三）完善工作协调机制

1. 建立工作协调机制

按照明确分工、及时沟通、密切协同、联合保障的原则，预先明确伤病员救治协同、后送协同关系。充分利用信息技术和传输手段，及时做好救治信息、后送信息、药材消耗信息的提前通报和预报工作。实时监控伤病员伤情变化和流动过程，及时协调处理变化中出现的问题。特别是由于气象、战况原因对伤病员后送方向及到达地点调整时，必须协调有关医疗机构及时到机场、码头接运伤病员。应当进一步加强伤病员信息、救治措施信息、后送信息的提前通报，尽早提醒下一级救治机构和药材保障机构做好准备。进一步简化伤病员医疗后送和药材物资保障的申请（请领）、计划、报批、派出（供应）程序和过程，加强横向协调和提前协调，准确、及时地实施保障。进一步加强卫勤与作战、后勤机关的协调，特别是在伤病员后送工作中与交通运输部门的协调。

2. 加强技术信息的管理

在规范战创伤分类基本概念标准的基础上，改进伤票内容和规范伤病员信息编码。逐步推行使用电子伤票和军医个人数字助理（personal digital assistant，PDA，又称掌上电脑），采集伤病员信息和传输救治信息，提高救治效率。

三、战创伤救治卫勤组织与实施的要求

各级卫勤领导应当熟练掌握战时救治机构的组织工作程序和方法，积极组织和开展平时各类创伤的急救工作。全军卫生人员都应当掌握战创伤救治技术，熟练掌握本职救治范围，能够指导部队官兵开展群众性自救互救。营、连卫生人员应能够协助营连军政首长组织现场急救。战时，在军委和战区卫勤指挥机构下设战创伤救治技术顾问组，加强对战创伤救治工作的检查、指导、咨询和监督。

战创伤救治工作服从和服务于军事斗争和作战行动的需要，按照军民联合、联勤保障、建制保障与区域保障相结合、定点保障与机动保障相结合的方式组织实施，遵循分级救治、时效救治、整体治疗、精准高效的基本原则。

四、伤病员救治内容与要求

（一）伤病员分类工作

伤病员分类工作应当按照迅速、准确、有序的原则组织实施。伤病员收容分类时，应当首先把需要紧急抢救的危重和重伤员直接分出来，然后把伤员、普通病员、传染性伤病员、受沾染并需洗消的伤员分出来，将其送往不同的组室进行救治。伤病员救治分类时，应当首先判定伤病员的伤势状况并诊断，而后提出救治措施及处置顺序。对伤病员伤势的判断，应当在把握伤病员整体情况基础上，进行综合判定。伤病员救治的先后顺序，应当根据需要救治伤病员的数量、伤病员伤情严重程度、卫生资源状况和救治环境与条件统筹安排。伤病员后送分类时，应以伤病员尽快到达确定性治疗机构为目的，根据伤病员各类救治措施的最佳实施时机、后送工具及后送环境的特点，区分伤病员后送次序、后送地点、后送工具和后送时的体位，尽早实施专科指向性后送。

（二）伤病员后送工作

伤病员后送工作应当遵循前接与后转相结合、逐级后送与越级后送相结合、专用运力与其他运力相结合，安全、及时、准确的原则，综合运用陆地、海上、空中运输工具。各级救治机构应当做好伤病员后送前的各项准备工作和伤病员交接工作。伤病员后送途中，卫生人员应当对伤病员进行连续性医疗监护和巡视，实施继承性治疗措施，密切观察伤病情变化，必要时采取急救措施或者申请送往就近救治机构。

（三）伤病员休克、感染治疗

救治机构应当积极防治休克，从营救护所（站）或相当救治机构开始实施补液扩容等抗休克措施，条件允许时应尽早实施输血。开放性损伤伤员应当从现场急救开始使用预防性抗感染药物，师（旅、团）救护所以及相当救治机构开始进行软组织清创、注射破伤风类毒素或抗毒血清等操作。传染性细菌感染伤员应当隔离治疗。

（四）伤病员留治

救治机构应当分级留治伤病员，营救护所（站）及以下救治机构、舰船（艇）救护所原则上不留治伤病员，师（旅、团）救护所通常留治 3～5 d 内可治愈归队的伤病员，野战医院通常留治 14 d 内可治愈归队的伤病员，医院船适当留治伤病员。

（五）特勤伤病员救治

救治机构应当对特勤伤病员实施现场急救或早期救治，伤病情稳定后，及时后送至设有特勤科的医院治疗。预后战斗功能可能受到影响的特勤伤病员，应当送往军兵种特色医学中心或指定医疗机构治疗。

（六）伤病员康复治疗

后方医院主要负责对伤病员实施大、中型功能恢复性手术。康复（特勤）疗养中心主要负责对伤病员实施一般功能恢复性治疗和伤病延续性矫治，制订个性化康复治疗计划，采取综合性治疗措施，开展康复训练和锻炼，促进伤残人员生理功能恢复和心理康复。

五、战创伤救治优先顺序

战创伤计分法是通过对伤病员呼吸次数、收缩期血压、神志昏迷状况 3 项生理指标的客观检查与观察，采取评分与计算积分，对伤病员基础生命状态进行评价的一种方法。简易战创伤评分结果可以作为判断伤病员伤势和确定救治先后顺序的参考。简易战创伤评分法通常从团级救治机构开始使用，其计算方法详见简易战创伤评分对照表（表 1–3–1）。伤病员伤势严重程度的判定，应当在把握伤病员损伤程度、损伤范围、活动能力等整体状况基础上，参考简易战创伤评分结果进行综合判定。

应当根据伤员伤势严重程度和需要救治的紧急程度，区分为紧急处置、优先处置和常规处置，由各医疗组（室）的医护人员实施，其中：① 有危及生命的损伤，不能耐受任何延迟，需立即进行复苏和手术的伤员，一般为危重和重伤员，需要紧急处置。② 伤情虽不立即危及生命，但延迟处理可能发生严重的并发症，需要在 3 h 内给予手术，或者同时需要复苏的伤员，一般为重度和中度伤员，需要优先处置。③ 伤情比较稳定，不需要复苏，延迟手术不会影响生命和转归的伤员，一般为轻伤员，可采取常规处置。

第二节 战创伤分级救治

分级救治（echelon treatment）是在战场的特殊环境条件下战创伤救治的基本组织形式与工作方法。由于战场上的伤病员往往是突然、大批、集中地发生，伤病员负伤现场环境复杂，救治场所不稳定，卫生资源有限，医疗设施不完备，不可能在战场上对伤病员进行完善的处理，也不可能对群体伤病员同时进行处理，必须将伤病员进行分类处理，逐步转移到后方比较稳定的地域进行完善的处理。因此产生了分级救治的组织形式和工作方法。

战创伤救治总原则：① 战创伤救治工作应在部队后勤部门领导下，统一组织、统一指挥、统一规定和统一行动，以减少伤病员的致残和死亡，提高治愈率。② 贯彻救死扶伤、以人为本的理念，充分发挥军民融合、联勤保障的整体效能，以伤病员救治为中心，以部队一线保障为重点，以现代军事物流体系为支撑，坚持分级救治、时效救治、治送结合、防治一体，实施多域精确卫勤保障，最大限度减少伤亡，维护和提升部队战斗力。

③为使大批伤病员都能得到有效的救治，从前线到后方，设立各级救治组织，前接后送、密切配合，共同完成战创伤救治任务。为了充分发挥分级救治的作用，必须做好伤病员分类工作。④对伤病员要做到快抢、快救和快送。要特别重视火线抢救，因为这是救治工作的第一步，不但直接关系到伤病员生命，而且能为后续各级治疗奠定基础。要优先救治危重伤病员，及时防治休克、急性呼吸衰竭等并发症。后送伤病员要做到迅速和确保安全；还要尽可能使专科治疗单位接近前线。⑤普及战创伤急救的知识和技能，以便战时开展现场的群众性自救互救和军民结合的战创伤救治工作。

一、分级救治的概念

分级救治是指在成批伤病员发生和救治环境不稳定时，将伤病员救治活动分工、分阶段、连续实施的组织形式与工作方法。

1. 分工救治

在救治技术组织上，按照分段救治、逐级完善的思路，对各级救治机构进行不同能级的职能分工，将救治分为现场急救、早期救治、专科治疗和康复治疗4个基本救治环节，在各级救治机构之间和伤病员医疗与后送过程中分工组织实施。

Ⅰ级救治（现场急救）：包括初级急救和高级急救，初级急救以自救互救为主，通常由普通官兵和连抢救组人员完成，高级急救通常由卫生军士和营救护所（站）军医完成。

Ⅱ级救治（早期救治）：包括紧急救治和外科复苏，未经加强的旅救护所及相当级别救治机构实施紧急救治，经加强专科手术力量的旅救护所及相当级别救治机构、野战医疗队等实施外科复苏。

Ⅲ级救治（专科治疗）：包括部分专科救治和确定性专科治疗，部分专科救治在野战医院实施，确定性专科治疗在后方医院实施。

Ⅳ级救治（康复治疗）：通常在后方医院和康复（特勤）疗养中心实施。

2. 连续继承

在医疗后送工作中，前一级救治机构的救治工作为后一级救治工作争取时间和做好准备，后一级救治机构的救治措施是前一级救治机构救治措施的继承和完善，伤病员必须在不间断的医疗监护和继承性救治措施的维护下进行后送，最终达到确定性治疗和恢复战斗力的目的。

二、分级救治的梯次配置

战时伤病员分级救治的医疗组织体系是从前方到后方，采取建制性与区域性保障相结合的原则，建立以“部队队属卫勤力量为基础、基地卫勤力量为骨干、机动卫勤力量为支援、卫生动员力量为补充”的力量体系，救治体系呈梯次配置。各级救治单位按规定的救治范围，对伤病员实施分级救治。

在分级治疗中既要坚持分级治疗，又要避免分级过多使伤病员得不到及时救治。特别是重伤病员，在战争条件和运输工具允许的情况下，可打破分级治疗的界限，越级后送到有专科治疗的医院，以争取最好的救治时机。

三、时效救治

在战创伤救治过程中，救治措施与救治时间和救治效果之间存在着密切的联系和客观的规律。在伤后一定的时机采取救治措施，救治效果明显；失去了救治时机，救治效果明显下降，甚至无法挽救生命。伤病员的生命和救治效果在很大程度上取决于救治的时机，这就是战创伤救治的时效规律（time-effect rule of treatment）。在战场上，由于战创伤救治工作是按照分级、分工组织实施的，因此在各个救治环节上、在个体救治和群体救治的把握上，必须遵循战创伤救治的时效规律。

（一）战创伤救治的时效规律

1. 被击中者的自然存活时间是有限的，不同伤情自然存活时间不同

在战场上，被击中者在没有获得任何救治措施的情况下，将会因失血性休克、呼吸衰竭或多器官功能衰竭而死亡。被击中者除因被击中重要器官立即死亡外，大部分被击中者伤后均有一段存活时间，存活时间长短不同，往往具有一定的不确定性。不同伤类自然存活时间不同，不同伤势自然存活时间也不同，重伤自然存活时间较中等伤和轻伤存活时间要短。

2. 负伤后不同的时间内采取救治措施将会产生不同的救治效果与预后效果

被击中者负伤后，在自然存活的时间内采取救治措施可以延长或挽救伤病员生命，采取救治措施的时机决定着救治的效果和预后效果。被击中者死亡率的增长量与伤后时间或救治后时间的延长量呈正性直线相关。在负伤后不同的时间内采取救治措施将会产生不同的救治效果与预后效果，伤后采取救治措施越早，恢复率越高，残疾和感染率越低，得到处置的时间越晚，预后效果越差。

3. 救治时机中存在最佳黄金时间段

从统计学角度对被击中者死亡时间与救治时机之间的规律进行研究的结果表明，在伤病员伤情发展变化过程中存在着几个关键的转折点，采取救治措施的时机也存在着最佳的救治时间段，把它称作最佳黄金时间段。伤后 10 min、3 h、6 h 和 12 h 是战创伤救治的重要黄金时间段。越南战争中美军重伤病员死亡率与开始接受确定性治疗时间的关系见图 2–2–1。

4. 战时分时段采取救治措施可以挽救伤病员生命

战时，由于战场环境的制约，不可能在战场上实施确定性的专科治疗，只有采取分级救治的方法组织实施。分级救治是将伤病员救治的整个过程从时间、距离上分开，由若干救治机构分工分时段组织实施医疗后送，共同完成伤病员的救治任务。战创伤救治经验表明：在战时，由不同的救治机构在不同的地点分时段采取不同的救治措施，进行连续性的医疗后送，最终可以挽救伤病员生命。以头部复杂性骨折为例：分时段采取救治措施如图 2–2–2。

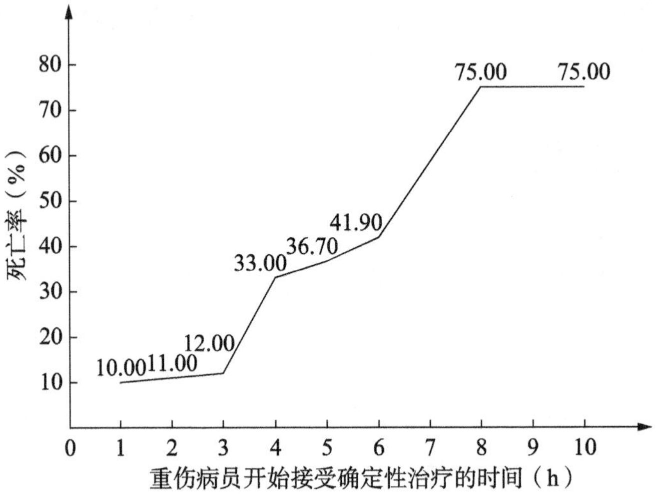

图 2-2-1　越南战争中美军重伤病员死亡率与开始接受确定性治疗时间的关系

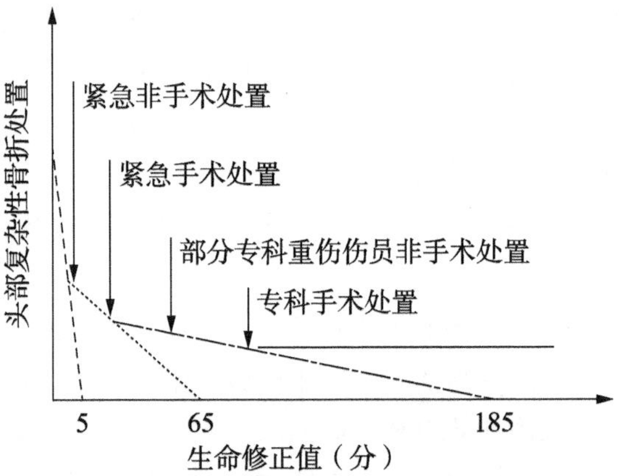

图 2-2-2　头部复杂性骨折分时段采取救治措施

（二）时效救治

时效救治就是按照战创伤救治的时效原理，在最佳救治时机采取最适宜的救治措施，以达到最佳救治效果的救治原则和工作方式。时效救治的基本内涵就是把战创伤救治的时效原理应用在实际的救治工作中，正确处理救治措施与时间、效果之间的关系，按照时效规律开展战创伤救治。为达到最佳救治效果，战创伤救治技术措施力争在人员负伤后尽早实施。初级急救（或自救互救）宜在伤后 10 min 内实施，高级急救宜在伤后 1 h 内实施，早期救治宜在伤后 3 h 内实施，部分专科救治宜在伤后 6 h 内实施。在战创伤救治的实际工作中，应当把医学技术放在伤病员伤情变化的有限时间、空间内加以运用。

1. 坚持救治措施的及时性

在伤病员救治工作中，医疗救治技术措施的实施越早越好，必须在措施有效时间内完成。在特殊环境条件下不能在最早时间实现，也必须尽最大的努力在最佳黄金时间段完成。在救治技术的组织工作中，必须把医疗后送的全过程与时间要素结合起来，在救治力量的阶梯部署、医疗救治力量的调配以及后送工具的运用方面，充分考虑伤病员得到救治的时机和效果，力求从组织上保证在最佳救治时机实现合理的救治。

2. 坚持救治措施的适宜性

在不同的地点和不同的时间段要有选择地采取不同的救治措施，这些救治技术措施是与特定地点和特定时间段相适宜的技术措施。在现场急救和伤后 10～15 min 以内，其急救目的是延续伤病员生命，只能采取通气、止血、包扎、固定、搬运、基础生命支持等措施。根据师以前救治阶梯所处的战场位置和伤病员通过的时间范围，不得开展各种专科治疗措施，只能进行紧急救命、清创手术和抗休克处理，力求延续伤病员生命，尽快后送。

3. 坚持群体救治的高效性

如果在野战医院不合时宜地开展神经吻合、断指再植、大型手术以及完善的专科治疗，往往会占用大量的时间而影响许多排队等待手术的伤病员，而使等待手术的伤病员丧失了最佳救治时机。因此，必须正确处理即时措施与系列措施之间、局部效果和整体效果之间的关系，以求实现整体救治的最高效率。

（三）时效救治的基本要求

按照时效救治的原则开展战创伤救治工作，应当努力做好以下 4 个方面的工作。

1. 争夺第一时间

努力争取在被击中者负伤后 10 min 的第一时间内采取急救措施。及时了解伤病员发生的时间、地点、数量、伤情及救治需求等信息，争取第一时间到达伤病员负伤现场，快速搜寻和及时发现伤病员，迅速接近伤病员。积极开展自救互救和高级急救，在第一时间采取准确、有效的急救措施。尽快后送伤病员至后方救治机构。

2. 缩短后送时间

尽量减少伤病员救治与后送的阶梯，采取越级后送的方式缩短伤病员中间救治与后送的时间，使伤病员尽早到达确定性救治机构。合理选择伤病员后送工具，充分发挥空运后送快速、安全、舒适的优势，快速后送伤病员。周密计划和严格控制伤病员后送过程，避免在后送过程中不必要的多次检伤、清创和重复性处置；正确把握伤病员后送的时机和顺序、伤病员后送的方向、伤病员后送前的医学准备，以及伤病员后送途中的监护等各项工作。

3. 优化救治时间

按照本级的救治范围开展救治工作，在没有条件的情况下，不随意扩大和超越本级救治范围，前一级救治机构为下一级救治机构提供救治时机和条件。分级救治中，在有限的时间范围内，充分利用医疗与后送两种手段，使不同伤势的伤病员分别得到妥善治疗。合理配置救治力量，采取流水作业和巡回手术的方法，开展群体手术治疗。力求在有限时间内完成多台手术，达到伤病员救治技术效益与时间效益的统一。

4. 把握黄金时间

在卫勤力量部署上，现场急救力量不足时，应当超常加强；伤病员后送距离太远时，救治机构应当靠前配置。在救治措施的运用上，及时进行止血和通气，提前防治感染，尽早开展抗休克治疗。在救治与后送的关系上，只要后送条件允许，伤病员可以越级后送，使伤病员可以在特定的救治时机到达相适应的救治机构，尽早到达确定性救治机构，努力实现在最佳救治时机完成相应的救治措施。

（四）未来战创伤分级救治体系发展趋势

在未来高技术局部战争中采用何种分级救治体系是我军卫生部门研究的热点。事实上，医疗后送体制不是一成不变的，应根据不同的作战类型、作战样式和作战地理环境条件，因地制宜，灵活设置。其总的发展趋势是朝着优化医疗后送流程，加快后送速度，提高救治和康复质量的方向发展。主要表现在以下几个方面：

1. 优化战伤救治组织流程

师以前救治阶梯可实施越级后送，师以后阶梯实行指定性后送，确保尽早对危重伤病员给予确定性专科治疗，提高专科治疗效果，加快伤病员治愈归队。

2. 发展高新技术后送装备

快速的后送运输工具用于伤病员后送，可为缩短救治阶梯提供物质保障，提高伤病员的救治时效。

3. 提高医疗救护人员素质

掌握高新救治技术的高素质医疗救护人员是优化阶梯、提高救治质量的关键。

4. 合理配置使用救治机构

针对人员编组、装备使用、物资配备，建立有效的医疗后送工作信息流程，增强医疗后送机构的自我适应能力，提高伤病员医疗后送保障的效益。

第三节 伤病员分类

伤病员分类可使有限的卫勤力量优先投入到最需要救治的伤病员身上，较好地解决轻重伤病员之间、个体伤病员与群体伤病员之间、对周围有危害的伤病员（传染、沾染、染毒伤病员）与普通伤病员之间的救治矛盾，以便把握好救治的轻重缓急、措施的适宜到位、后送的先后次序和适应证。分类可区分伤病员的轻重缓急，确定救治和后送的先后次序，根据伤类、伤情，确定伤病员救治措施，确定伤病员后送体位和工具等。以保证危重伤病员优先得到救治，传染性伤病员得到隔离，轻伤病员得到留治，一般伤病员得到相应的救治并及时归队，沾染、染毒和污染的伤病员得到洗消，需要后送的伤病员得以安全及时地后送。

一、分类的意义、形式和要求

（一）分类的意义

既往战争的实践证明，当成批伤病员到达救治机构之后，若不首先对他们进行分类，则无法实施有效的救治。通过分类，可使有限的卫勤力量优先投入到最需要救治的伤病员身上。伤病员分类是医疗后送工作管理的一项重要措施，组织好伤病员的分类可避免医疗后送工作的混乱现象，建立正常的工作秩序。通过分类，保证危重伤病员优先得到救治；传染性伤病员得到及时隔离治疗；有放射性沾染、化学染毒和生物战剂污染的伤病员得到洗消；需要后送的伤病员得以安全及时地后送。总之，通过实施正确的分类，使救治机构在伤病员众多的情况下，每个伤病员都能得到必需的救治措施，从而发挥卫勤人力、物力的最大效益。

（二）分类的基本形式

伤病员的分类主要有急救分类、收容分类、救治分类和后送分类 4 种。分类的基本形式与方法必须与救治机构的组织与工作相适应。

1. 急救分类

伤病员急救分类，应当根据伤病员生命体征和伤情等，初步判断伤员的伤势程度，确定伤病员处置与后送优先顺序，由营（连）及相当单位的军医、卫生军士或者其他卫生人员在现场实施。团级与以后各级救治机构编组专门的分类组织和人员，战役后方根据情况还可开设专门的分类医院等。伤病员的分类工作是在医疗救治与后送线上多次进行的，在每个救治机构救治、收容、后送都要实施。

2. 收容分类

伤病员收容分类，应当重点区分出需要手术、抗休克、重症救护、隔离、洗消、直接后送等伤病员，佩戴伤病员分类牌，送往相应组（室）进行处置，通常由各级救治机构的分类后送组在分类场实施，必要时也可以在后送途中进行。收容分类一般不需要打开绷带，主要通过简明扼要地询问伤病员本人或护送人员，了解负伤情况，查阅伤标和伤票，观察伤病员的表情、姿势和受伤部位的状况，触摸伤病员皮肤、脉搏，检查伤部；探测伤病员服装体表有无放射性沾染及沾染程度等方法，按照救治机构的编组和分科情况，把收容的伤病员做必要区分，使之及时进入不同的组室。一般可把伤员、普通病员及传染病患者、受沾染并需要洗消的伤病员分开，为贯彻优先抢救危重伤病员的原则，收容分类时尽最大可能把需要紧急抢救的危重伤病员和休克伤病员直接分出来，使其快速进入病室。

3. 救治分类

救治分类即明确应为伤病员实行何种救治措施及实施顺序。通常由救治机构的救治组负责实施。方法是利用卫生人员的技术、救治机构的设备和各种检查手段，查明伤病员的伤部、伤类、伤型、可能的并发症，判断伤势和预后，纠正收容分类的错误并做出诊断和救治顺序与措施。目的是根据本级救治机构的救治范围，区分和确定伤病员哪些需要立即做手术，做何种手术，哪些需要采取抗休克或其他急救治疗措施等。救治分类在救治过程中，是循环往复进行的，上一次的分类，经过处置后，根据处置效果再进行分类，再确定下一次处置项目，直到救治活动结束。

4. 后送分类

伤病员后送分类，应当根据伤病员伤情、后送工具和后送环境，明确伤病员后送顺序、后送工具、后送体位、后送时间和地点，以及是否需卫生人员陪同，由分类后送组会同各医疗组（室）实施，条件允许时，应尽早实施专科指向性后送。后送分类人员要掌握本级和后一级救治机构的救治范围，了解后一级救治机构的配置位置和战况动态，预测后送的安全性。

急救分类是在伤病员发生的战现场进行的，收容分类、救治分类、后送分类是在救治机构组织实施的。分类在战时医疗与后送过程中是紧密联系，互相渗透的，有时是合并进行的。如收容分类有时可分出直接后送者和需要立即进行急救处理者，救治分类包含纠正收容分类的错误或确定可以后送的伤病员。总之，分类工作贯穿医疗与后送工作全过程，是伤病员在医疗后送线上经常进行的，具有多阶梯性、连续性的反复进行的工作。

（三）分类的基本要求

对伤病员分类必须做到迅速、及时、准确。分类是保证救治和后送工作有序进行的一种手段，所以要求分类本身也必须迅速及时，不能因分类而耽误救治时间。分类工作是在野战环境下应对批量伤员进行的，为争取时间常常采取一些简单的方法进行，但力求准确。否则，不仅会造成救治工作的混乱，失去了分类意义，还会因重复分类而延误救治时间。为达到迅速准确地分类这一基本要求，必须采取以下有效措施。

1. 建立组织，加强领导

各级救治机构都要指定专人从事分类工作，一般由经验丰富的军医或卫生军士负责，师（旅、团）救护所及以后各级救治机构要有专门的分类组织，负责组织实施伤病员的分类工作。根据救治机构的规模和分类需要，可设立分类哨、分类组、分类医院等。卫勤领导要重视分类工作，加强分类工作的组织，当大批伤员到达救治机构时，都要亲临现场组织指挥，并适时调整分类力量。

2. 加强训练，掌握标准

分类人员除学习野战外科和野战内科知识，熟悉战时伤病员主要症状、体征和检查方法外，还要学习有关分类知识，战时救治机构编组、伤员救治后送原则及本级救治范围，并通过演练和分类实践，正确掌握分类标准，增强熟练程度，提高分类工作效率。分类工作人员应具有必要的战创伤救治经验和卫勤组织管理知识以及收集战场信息的能力。

3. 服从救治需要，突出分类重点

即根据救治机构的任务、救治范围和内部编组，采用简单、有效、易行的方法，首先把有生命危险和严重机能障碍的伤病员分出来，及时进行救治；对复合伤和多处伤，必须全面考虑伤员受伤程度，确定其主要伤害，并根据主要伤害进行处置。

4. 正确使用标志，避免重复遗漏

正确使用分类标志可将分类结果准确地传递到各级救治机构和后续各组（室），避免分类重复和遗漏。

二、伤病员分类的医学依据

伤病员分类以医学诊断为基础。对于战伤，我军通常采用伤部、伤类、伤型、伤情、伤势 5 项结合的诊断方法，既可明确诊断，也能表明损伤的严重程度。例如，“左上胸部贯通伤合并开放性气胸”“面部和双手Ⅱ、Ⅲ度凝固汽油烧伤合并呼吸道烧伤”等；在早期救治机构经过详细的检伤后还可增加，如枪伤“入口 0.50 cm × 0.50 cm，第三肋锁骨中线部骨折；出口 3 cm × 3 cm，肩胛骨折”、烧伤“面部 2.00%，左手 1.50%，右手 2.00%”等，尽可能用数字表达，以求确切。

（一）伤部（负伤部位）

伤部是按照解剖生理的关系划分的负伤部位。区分伤部，便于战伤的诊断和组织救治。我军现行的划分方法是按照颅脑、颌面、颈、胸（背）、腹（腰）、骨盆（会阴）、脊柱、上肢、下肢、内脏 10 个部位进行区分。以上多个部位受伤称为多发伤，在一个部位多处受伤称为多处伤。

根据我军既往作战资料和中东战争、越南战争统计资料，下肢伤在伤部分析中所占比例最大，其次是上肢伤、头颈部伤。值得重视的是现代高技术战争中多部位伤、多处伤、复合伤呈明显增多趋势。

（二）伤类

伤类是指按致伤武器及致伤因素区分的战伤种类。按致伤武器分，有常规武器伤、核武器伤、化学武器伤、生物武器伤四大类；按致伤因素分，可分为弹片伤、地雷伤、枪弹伤、刃器伤、烧伤、挤压伤、冲击伤、毒剂伤、核放射伤、冷伤（冻伤）等。多种因素致伤称为复合伤。由于武器类型的增多和性能的发展，现代战争中伤类变化的趋势是炸伤（弹片伤、地雷伤）、烧伤、复合伤增多，枪伤相对减少。燃料空气炸弹以及反坦克导弹引起的复合伤和烧伤综合征值得重视。

新型武器（如第三代燃料空气炸弹、钢珠弹）和新概念武器（如激光武器、微波武器、粒子束武器、次声武器）的出现，使致伤原因和致伤物种类更加复杂。要求加强军事医学和个人防护装备的研究，寻求有效防治对策。

（三）伤型

伤型是指武器或杀伤因素作用于机体的类型。我军伤票中提出的类型包括：① 贯通伤，指伤道既有入口又有出口的创伤。② 非贯通伤（盲管伤），指伤道只有入口没有出口的创伤。③ 切线伤，指弹丸、弹片等投射物沿体表切线方向擦过所致的沟槽状创伤。

④ 闭合伤，指体表无开放性伤口的创伤。⑤ 其他。伤型的确定对于全面诊断和救治有很大的帮助。

（四）伤情

伤情是指战创伤特征及由战创伤直接引起的伤后并发症的情况。我军现行伤票列入的伤情分为：大出血、窒息、休克、昏迷、骨折、气胸、截瘫、抽搐和其他。不同的伤情，所需要的处置亦各不相同。正确把握伤情对于进行针对性救治和提高救治效果有重要意义。战后统计分析伤情分布情况，也有助于救治技术的研究与改进。

（五）伤势

伤势是根据所需治疗时间和愈合后能否归队区分的战创伤轻重程度。通常根据机体组织损伤状况，对伤病员生命及战斗、生活能力影响程度，治疗后有否残疾及其程度综合判定。伤势分为轻伤、中度伤、重伤、危重伤 4 类。

1. 轻伤

轻伤主要是局部软组织伤，20% 以下的Ⅱ度烧伤，5% 以下的Ⅲ度烧伤，1 ~ 2 Gy 辐射剂量的放射性损伤等。暂时失去作战能力，或仍能坚持战斗，无生命危险，一般在 30 d 内可治愈归队。

2. 中度伤

中度伤指广泛软组织伤、上肢开放性骨折、机械性呼吸道阻塞、肢体挤压伤、创伤性截肢、一般的腹腔器官伤等。因伤丧失作战能力和生活能力，一般无生命危险，但治愈时间较长（2 个月内）；愈后可能留有功能障碍，影响归队服役。

3. 重伤

重伤指有生命危险或严重并发症；治愈时间需要 2 个月以上；治愈后可能有严重残疾，不能归队者。

4. 危重伤

危重伤指严重危及生命的战创伤，包括严重窒息、呼吸心跳停止、昏迷、严重休克、大出血等。预后较差，生活完全不能自理。

根据既往作战统计分析，常规武器条件下作战，轻伤占伤员总数的 30% ~ 40%，中度伤占 30% ~ 35%，重伤占 20% ~ 25%，危重伤占 5% ~ 10%。救治时区分伤病员伤势，可为掌握救治重点，决定是否留治，安排后送次序、体位和选择后送工具提供直接依据。战后统计分析伤势规律，可用于卫勤预测。未来高技术战争，由于武器命中精度和杀伤威力提高，重伤及危重伤比例将会增加。

三、伤病员分类标志

分类标志可显示伤病员分类结果，用于传递分类信息，避免分类本身及救治、后送各工作环节中的重复、遗漏，在近代战争中已广为各国军队所采用。我军现行的分类标志包括伤标及分类牌两类，各种分类标志之间主要靠颜色或形状的不同而相互区别。每种分类标志，分别表示一种分类结果。

（一）伤标

伤标是表示几种特殊伤病情况，为全军通用的分类标志。目的是引起各级救治、后送人员的注意，给予这些伤病员以优先的救治、后送，或采取相应的防护措施。我军现行的伤标分 5 种（图 2–3–1），是以特定颜色的布条或塑料条制作的，规格为 15 cm × 35 cm。红色表示出血（伤员扎有止血带时，止血带或伤标上须注明扎带时间），白色表示骨折，黑色表示传染病，蓝色表示放射损伤，黄色表示毒剂中毒。伤标从连抢救组开始使用，挂在伤病员胸前左上方衣兜位置，随伤病员后送，直至最终救治机构。各级救治机构，可根据伤病情的变化而做及时的补挂、更换或取消，但不得无故去掉。

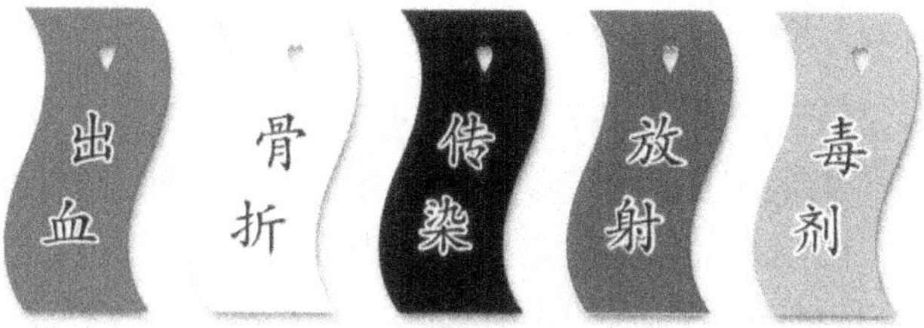

图 2–3–1　我军伤标

（二）分类牌

分类牌是战时在救治机构内部使用的，表示伤病员分类结果的标志（图 2–3–2）。其种类、样式由救治机构根据本级救治范围，内部科、组、室的编设和实际需要自行制作。要求醒目适用，容易辨认，能在夜色中触知和方便佩挂。通常依不同颜色、形状、孔洞和文字注记表示伤病员收容的去向、救治措施、后送次序和处置的急缓等。一般在分类场根据收容分类的结果，将分类牌挂置在伤病员胸前，待各科、室、组完成分类牌指示的处置后，取下或根据需要另换分类牌，伤病员离开救治机构及时回收。使用分类牌可避免分类重复和遗漏，减少不必要的询问，便于工作人员迅速识别和及时处置各类伤病员，避免工作秩序混乱，提高救治效率。

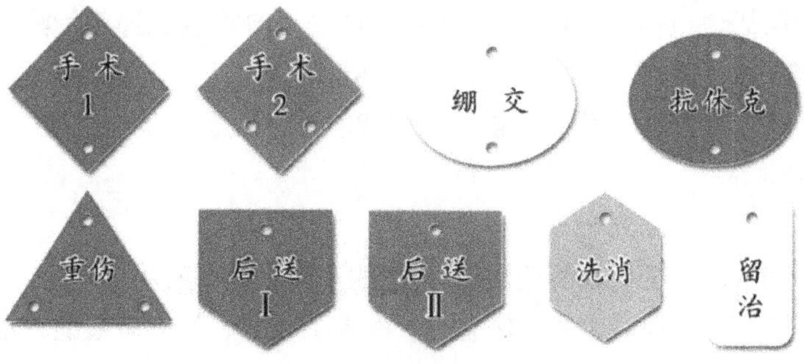

图 2–3–2　伤病员分类牌

四、战现场检伤分类

由于大量伤员的救治需求与可利用的医疗资源之间存在着潜在的不平衡，故伤员战现场检伤分类显得尤为重要。根据伤员伤势严重程度及所需护理的不同，将伤员进行检伤分类。伤员分类的目的是尽最大努力抢救最多数量的伤员。战现场伤员分类特征不仅在于伤员伤势的紧迫性和严重性，而且在于可获得的医疗资源多少，这直接影响伤员生存的可能性。

由经验较为丰富的卫生人员在战现场（伤病区）将伤员按受伤程度进行分类以确定他们需要哪一级救治机构救护；掌握不同损伤可能造成的后果（如软组织损伤、多发骨折、挤压伤等）；采用颜色伤标标记。

（一）国际检伤分类

目前，国际上检伤分类渐趋一致，多分为 4 个等级（表 2-3-1）。卫生人员按照伤者的伤情不同，将伤者分为危重伤、重伤、轻伤、死亡 4 类，而相应粘贴红、黄、绿、黑 4 种不同颜色的标签。T1 用红色代表伤员需要立即治疗，T2 用黄色代表伤员可延后治疗，T3 用绿色代表伤员轻伤可期待治疗，T4 用黑色（大多数国家和地区用黑色，英国使用白色）代表死亡标识。

表 2-3-1　检伤分类的等级

类别	颜色	等级	处理	字母	数字
Ⅰ	红	危重伤	第一优先	I（immediate）	T1
Ⅱ	黄	重伤	第二优先	D（delay）	T2
Ⅲ	绿	轻伤	第三优先	M（minor）	T3
0	黑	死亡	最后处理	D（dead）	T4

（二）我军的检伤分类

我军与国际上检伤分类基本一致（图 2-3-3）。我军战伤伤情评估和诊断方法的专家共识中，推荐使用战地检伤分类评分法（FTS）或简单分类及快速救治法（START）评估，确定伤员伤情轻重和后送的优先顺序。综合 MARCH 顺序法和 START 法评估结果，给伤员佩戴红、黄、蓝、黑四种颜色的标识，分别代表紧急处置、优先处置、常规处置和期待处置（图 2-3-4）。

1. Ⅰ类（第一优先，红色标识）

表示紧急、非常严重的创伤（危重伤），但如及时救治即有生存机会。伤员需立即采取生命救助措施（如保持呼吸道通畅、建立有效的人工呼吸、建立有效的人工循环）。此类创伤包括：气道梗阻、各类休克、昏迷（神志不清）、严重头部伤、大出血、颈椎伤、上颌和面

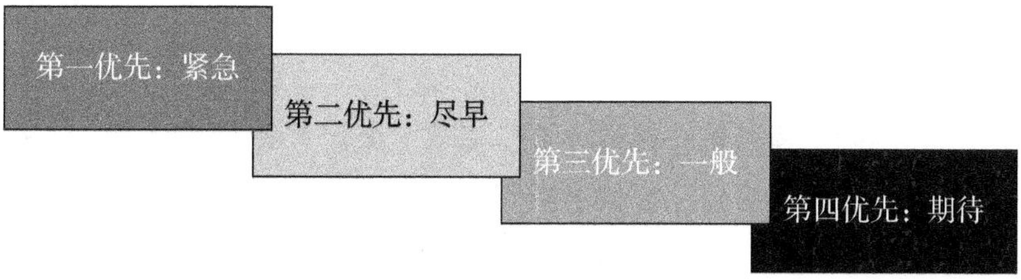
第一优先：紧急
第二优先：尽早
第三优先：一般
第四优先：期待

图 2-3-3　我军检伤分类法

部伤、导致远端动脉搏动消失的骨折、外露性胸腔或腹腔创伤、股骨骨折、超过 50% Ⅱ ~ Ⅲ度皮肤烧伤、窒息性气胸、腹部或骨盆压伤、严重挤压伤和严重烟雾吸入（窒息）等。

2. Ⅱ类（第二优先或其次优先，黄色标识）

表示可延缓、等待或生存渺茫，伤员不需立即采取生命支持的干预措施，治疗可以延缓或推迟；有重大创伤但可暂缓等候而不危及生命或导致肢体残缺；或伤员由于伤势严重、病情复杂或事发地点医疗资源紧缺，生存的希望不大。此类创伤包括：严重烧伤（30% 以下）、无昏迷或休克的头颅和软组织伤、椎骨受伤（颈椎除外）、多发骨折、须用止血带止血的血管损伤、开放性骨折、长骨闭合性骨折、非窒息性胸腔创伤等。

3. Ⅲ类（第三优先或延期处理，绿色标识）

表示轻伤，可自行走动及没有严重创伤，其损伤可延迟处置，大部分在现场处理而不需后送医院治疗，伤员对医学治疗要求很少甚至不需要。此类创伤包括：不造成休克的软组织创伤、小于 20% 的Ⅱ度烧伤并不涉及机体或外生殖器、不造成远侧动脉搏动消失的肌肉和骨骼损伤、轻微出血。

4. 0 类（第四优先或最后处理，黑色标识）

致命伤，表示已死亡者，或无可救治的、无生存希望的、无呼吸及脉搏的创伤伤员。按规定程序对死者进行处理。

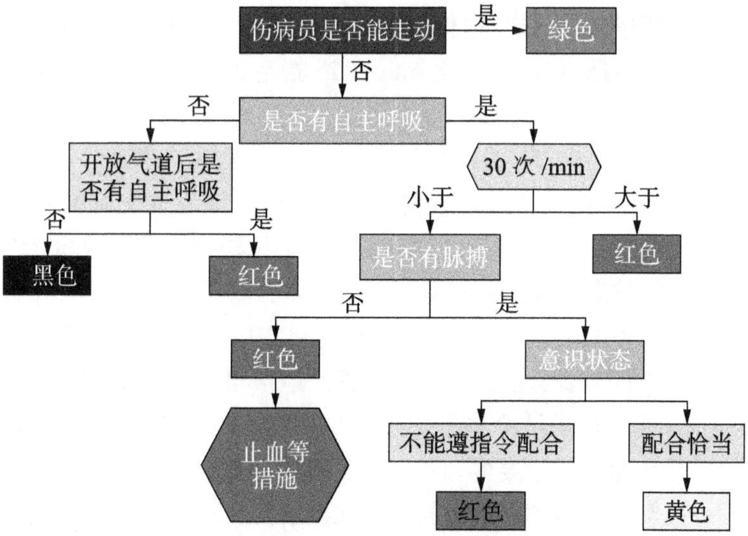

图 2-3-4　检伤分类流程图

（三）检伤分类方法

战现场伤情评估的首要前提是环境安全，要求在无敌人火力威胁或在有效掩体保护的情况下进行。战现场伤情评估要突出快速准确，即在尽量短的时间内确认威胁生命的伤情并进行快速处理。

1. MARCH 顺序法

MARCH 顺序法用于评估威胁生命的伤情。平时的创伤救治中，一般推荐使用 ABCDE 的顺序对伤员进行现场的伤情评估，而从阿富汗和伊拉克战争中美军的经验可见，战时伤情评估顺序需要改变以适应战时需求，建议使用 MARCH 的顺序进行评估伤情。其中，“M（massivehemorrhage）”是指有无致命性大出血，“A（airway）”是指是否存在气道阻塞，“R（respiration）”是指有无张力性气胸、开放性气胸等，“C（circulation）”是指有无失血性休克等，而“H（hypothermia）”是指是否存在低体温。这一检查顺序的理由是，伊拉克和阿富汗战争的数据分析显示，大出血、气道阻塞和张力性气胸等是阵亡伤员中可预防性死亡（preventabledeath）的重要原因，而大出血是首要原因，占 80% 以上，急性气道阻塞或呼吸功能障碍占比约 10%～15%，第三位是张力性气胸占比 5%。因而美军推荐将检查是否存在大出血放在伤情评估首位。与 ABCDE 的另一个不同是 MARCH 增加了低体温检查，这是因为低体温是构成严重创伤患者“死亡三角”中非常重要的独立因素之一，对战伤伤员预后有至关重要的影响。“死亡三角”是指严重创伤患者在伤后出现代谢性酸中毒、低体温、凝血功能障碍三种病理状态，主要是由机体大量失血、复苏时大量输血输液等导致的全身生理内环境紊乱引起。一旦出现“死亡三角”，提示伤员处于生理的极限状态，死亡的风险极高。

2. START 法

START 法广泛应用在灾害救援中评估批量伤员，美国、英国、澳大利亚及部分北约国家的军队战时也使用此方法进行检伤分类。该评估方法可概括为“30–2–can–do”法则。其中“30”是指呼吸频率是否超过 30 次 /min，“2”指毛细血管充盈时间是否大于 2 s，而“can–do”指伤员是否可听从命令行走。

3. FTS 法

Eastridge 等推荐采用 FTS 法进行战现场伤情评估，认为该法简单易行。评估指标包括桡动脉搏动和格拉斯昏迷指数 – 运动评分两项。如果桡动脉搏动减弱 / 消失或运动评分小于 6，给予 0 分；而如果脉搏正常或运动评分正常，给予 1 分。两项指标评分相加总分可为 0、1 和 2 分。对比分析显示，FTS 是一个简单实用的方法，在战场环境下可为一线急救人员提供一种简单的分类方法，并且可以很好地预测死亡率和住院时间。

需要注意的是，在进行伤员检伤分类时，要记住保护自己和其他救护人员的安全并防止伤员受到进一步伤害是非常重要的。负责伤员检伤分类的人员应时刻记住，伤员检伤分类不是最终的治疗过程，需要不断地重新评估来判断伤员的情况是否出现恶化或改善。

第四节 伤病员后送

伤病员后送是将伤病员从负伤（患病）地点向救治机构以及在救治机构之间的转送活动，是医疗后送的组成部分。伤病员后送又分为前接与后转两种形式。信息化条件下作战，使伤病员快速、安全、有效地从负伤地点流向各级救治机构，不仅直接关系着救治工作的效率，还对部队作战和救治机构的机动产生重要影响。其主要工作内容有：制订后送计划，规定后送程序和要求；作战中根据掌握的情况，及时派出运力，后送伤病员。伤病员后送以专用运力为主，专用运力与其他运力相结合；战术后方区以前接为主，战役后方区前接与后转相结合；以逐级后送为主，逐级后送与越级后送相结合。

一、医疗后送体系

战时伤病员医疗后送（medical evacuation）或称医疗转运，是战创伤救治工作的重要组成部分。迅速安全地组织伤病员后送，最大限度地发挥各级救治机构的人力、物力和医疗技术的作用，有利于伤病员及时得到妥善的救治，以降低死亡率、减少残疾率、提高治愈率和归队率，以维护部队的战斗力；也有利于医疗救治机构的机动。由于战时情况变化急剧，后送道路条件差，运输力量不足，以及敌军的袭扰等，在迅速安全后送方面存在许多困难。因此，做好战时伤病员的医疗后送工作是十分重要的。

我军实行的医疗后送体系原则是军民结合、送治结合、分级救治。医疗后送体系应按照战创伤救治的技术体系进行组织分级，建立现场急救、早期救治、专科治疗和康复治疗4级医疗后送体系。团以前的救治根据战场环境，统一组织实施现场急救任务，适当扩大现场急救范围，组织专科指向性后送。

未来信息化条件下作战，以岸为界区分陆地医疗后送、海上医疗后送和空运医疗后送，联勤系统主要组织各军种伤病员的陆地医疗后送，海军主要组织伤病员的海上医疗后送，空军主要组织实施伤病员的空运后送。

（一）陆地伤病员医疗后送体系

信息化条件下作战，陆地伤病员医疗后送按照联勤系统确立的医疗后送体系组织实施。分别在战术后方区、战役后方区和战略后方区设置相应救治机构。

战术后方区以陆军、空军、火箭军作战部队建制的卫勤力量为主，组成连抢救组和营、师（旅、团）救护所（含相当级别），实施建制性保障。战术后方可得到战役后方的野战医疗所的加强，通常应由师（旅、团）卫勤领导掌握使用，可作为预备力量，也可以加强给师（旅、团）救护所、场站救护所，加强的力量执行所在救治阶梯的救治范围。陆军战术后方区以作战部队建制的卫勤力量为主，按建制系统实施卫勤保障。空军战术后方区以各级场站医院（卫生队）为主，组成场站（旅、团）救护所，按建制系统实施卫勤保障，场站（旅、团）救护所之后的陆地医疗后送，纳入联勤力量保障体系。火箭军以营救护所、旅救护所为主组成两级救治阶梯，按照建制系统实施卫勤保障，旅救护所之后的陆地医疗后送，纳入联勤力量保障体系。

战役后方区主要由战区内的中心医院、总医院或地方动员力量等编成，实行区域性保障，凡在保障区域内的部队的伤病员，不论其建制、军兵种，都统一进行收容、治疗与后送。战役后方还要负责批量伤病员的后送任务，为此编设伤病员汽车后送队、卫生列车医疗队等专门的伤病员后送组织。

战略后方区开设战略后方医院，由战略后方区的军地综合性医院、疗养院编成，实行区域性保障。

（二）海上伤病员医疗后送体系

未来信息化条件下作战，海军负责组织海上伤病员的医疗后送。海上医疗后送通常建立由舰艇（救护艇）救护所—医院船—岛岸救治机构构成的医疗救治后送体系。舰艇救护所负责本舰船伤病员的现场急救和紧急救治，编队（舰群）救护所是从海上编队和实施独立作战任务的舰群中选择一艘舰船，在原建制卫勤力量基础上得到加强的舰艇救护所，完成本舰船伤病员的救治并接收本编队或舰群内其他舰船的伤病员，实施现场急救和紧急救治。编队（舰群）救护所是编队或舰群的中心救护所，其救治技术并没有超出现场急救和紧急救治的范围，所以与单舰救护所之间并不构成救治阶梯。救护艇的主要任务是负责海上伤病员的搜寻与捞救，对伤病员实施紧急救治，运输后送伤病员。医院船实施早期救治和部分专科治疗。对岸救治机构由各岸勤部（处）、支队、水警区、海军基地及岸防部队、联勤卫勤力量组成的码头救护所实施早期救治或指定性后送。当伤病员由舰艇（救护艇）经卫生运输船直接后送至码头救护所时，码头救护所对伤病员实施早期救治；当伤病员经医院船或医院船将伤病员转送至卫生运输船，后送至码头救护所时，码头救护所对伤病员实施分类并进行指定性后送，伤病员直接或后转战役后方医院；当上级加强的野战医疗所直接在码头展开时，对海上后送的伤病员实施早期救治和部分专科治疗。

为完成海上伤病员的后送任务，还应编设卫生运输船医疗队。卫生运输船医疗队主要任务是：接收、分类伤病员；组织伤病员乘载或换乘；护理伤病员，观察伤病情况，并实施紧急救治；组织协调伤病员途中生活保障；办理交接手续，移交伤病员。

（三）航空兵部队伤病员医疗后送体系

我军的航空兵分为空军航空兵、海军航空兵和陆军航空兵，虽然担负的任务有所不同，但其作战环境和功能基本相同，都是从空中对敌实施打击。未来信息化条件下作战，航空兵部队通常建立现场救护组—场站救护所—后方医院的医疗后送体系。现场救护组负责现场急救（初级急救）；各级场站（甲级、乙级、丙级）救护所分别实施高级急救和早期救治任务，各级场站救护所之间不构成医疗后送阶梯关系；后方医院补充早期救治并实施专科治疗。随着海上大型作战平台的发展，我军舰载航空兵正式入役，舰载航空兵的医疗后送将纳入海上医疗后送体系。

二、伤病员后送的组织

我军的连、营伤病员的后送由连、营首长分工负责，团及以上部队在后勤首长统一领导下，纳入后勤保障计划组织实施。我军医疗后送系统中各级都有负责伤病员后送的组织。连抢救组，除负责伤病员的抢救、集中外，必要时组织伤病员后转；营救护所编有一个运输组，师（旅、团）救护所编有分类后送组，负责伤病员后送工作。在战役后方区编设有伤病员汽车后送队、卫生列车医疗队、空运后送医疗队等专门的伤病员后送组织。战役、战略卫勤还设有伤病员空运后送机构、海上后送机构。

三、伤病员后送的形式

（一）伤病员后送的基本形式

我军对伤病员后送的基本形式是前接后送。前接是上一级救治机构根据所属部（分）队的减员数量，适时地派出运输工具，把伤病员接回来。其优点是机动性大，可以根据下属单位的减员情况合理地分配运力，能充分发挥运输工具的作用。但是由于战时情况变化急剧，作战区救治机构又不配属专用的通信工具，需要通过各种方式加强上下级之间的联系，防止因情况不明而使前接中断。后送是指下一级救治机构使用自己的运力，将伤病员向上一级救治机构输送。

我军采取的分级救治是医疗与后送互相结合的有机体，不是全部就地治疗，也不是全部后送，是救治上的分级分工，前后继承，保持救治工作的连续性，技术上由简单到复杂互相衔接，保证救治措施逐步完善。分级救治使战时条件与伤病员救治要求的矛盾得到了统一，因此，成为现代各国军队医疗后送的基本形式。

（二）伤病员陆上后送的形式

1. *后送形式*

主要包括：一是利用卫生车辆在战术后方区战现场和各级救治机构之间后送伤病员；二是利用卫生列车在战役后方区和战略后方区转运后送伤病员。根据战时伤病减员预计和陆上后送任务预计，制订陆上后送组织计划，规定伤病员后送程序和要求，周密安排运力，务必在本级后勤首长领导下，将伤病员后送纳入运输保障和后勤保障计划内实施。战役后方要合理配置后送队，及时派出卫生汽车和卫生列车医疗队。

2. *组织形式*

战时伤病员的陆上后送采取统一指挥、联合组织、接力后送的方式组织实施。战略交通运输指挥部负责战略后方地域和战役后方向战略地域卫生列车伤病员后送的组织指挥；战役交通运输指挥部统一组织指挥战区内卫生列车伤病员后送工作。战术区伤病员后送由各级运输部门和卫生部门共同负责。

3. 后送工具

伤病员陆上后送工具分专用和通用两类，这里只介绍专用陆上后送工具。① 军用担架：军用担架是军队搬运卧姿伤病员的制式工具，分通用担架和特种担架。军用担架主要用于短距离的伤病员后送，或配合不同运输工具作为伤病员运送载体。② 救护车：救护车是运送伤病员并能在途中实施急救处置的专用车辆。根据车上卫生装备的配备情况，部分车型也称野战急救车。救护车主要有普通救护车和装甲救护车。③ 伤员运输车。④ 卫生列车：卫生列车是后送伤病员并能在运行途中施行救治和确定生活保障的专用铁道列车，具有载运量大、速度快、行驶平稳的特点，能在短时间内转运大批伤病员。战时主要用于战役、战略后方伤病员后送。

（三）伤病员海上后送的形式

1. 后送的工具及形式

海上后送工具主要是后送舰船，可以是专门建造用于伤病员医疗后送，如卫生救护艇、卫生运输船、救护冲锋舟等，亦可以是临时兼用后送伤病员的船舶，如回程空船。伤病员海上后送船舶包括：一是战斗返航舰艇，将伤病员带回。这种方法用于单舰活动，舰艇在海上执行护航、巡逻、警戒任务时，发生的伤病员数量不多，无条件前接或后转时。二是返航空船，如补给船、运输船、拖船等在战时参加对海上编队的补给工作，完成一次补给后，返航时必须将海上编队的伤病员带回。三是使用卫生船舶，利用医院船、卫生运输船、卫生救护艇，直接参加伤病员的医疗后送工作。四是近海区作战时，可动员使用渔民船只或海上交通运输船只及海警部队的船舶，参加伤病员海上后送工作。

2. 组织形式

海上伤病员后送的指挥工作在联合战役指挥部的统一领导下，由海上作战集团统一指挥。登陆编队救护指挥中心负责登陆海区内的救护艇、救生艇和救护冲锋舟的组织指挥；海上保障编队救护指挥中心负责作战舰群后方的医院船、卫生运输船的组织指挥。海上伤病员的后送必须在作战部门的统一指挥下行动。因此，不管是登陆编队后方指挥所还是海上编队后方指挥所，以及医院船的指挥组，都必须以法规制度的形式明确与作战、气象、通信、海上航行管制部门的关系，保证伤病员海上后送的安全顺畅。

（四）伤病员空运后送的形式

1. 后送的工具及形式

空运后送工具主要是指专门用于伤病员空运后送的救护直升机和卫生运输飞机，它是开展伤病员空运后送工作的首要条件。救护直升机运载伤病员数量比较少，飞行速度比较慢，飞行距离比较短，飞行高度比较低，可以在野外和海上救护平台起降，一般不具备密封条件，主要在战术区域和海上 200 km 范围内后送伤病员。卫生运输飞机运载伤病员数量比较多，飞行速度比较快，飞行距离比较远，飞行高度比较高，只能在具有正规跑道的机场起降，一般均具备密封条件，后送距离在 800～1 000 km，主要在战役后方区和战略后方区后送伤病员。

2. 组织形式

战时伤病员的空运后送采取统一指挥、联合组织、接力后送的方式组织实施。成立由作战部门、运输部门、卫生部门参加的组织指挥机构，负责伤病员空运后送的组织指挥与协调。其中，空中作战集团负责大陆区战役后方伤病员的空运后送的组织指挥；海上作战集团负责海区伤病员的空运后送组织指挥；陆地作战集团负责集团军直升机大队在战术地域空运后送的组织指挥。

（五）伤员后送无人机的应用

伤员后送无人机具有体积小、轻便、机动性强等优点，可以突破战争环境、灾害环境、复杂地形地貌、医疗资源不足等局限，实现精准的伤员转运。这种转运方式可避免救援人员伤亡，减少转运耗时，提高医疗后送工作的灵活性、快速性和高效性。英国国防卫生部认为，伤员后送无人机对沿海及城市拥堵环境中的伤员后送具有重要意义，并在紧急医疗后送、搜救、人道主义援助和救灾等领域具有广泛的应用价值。

1. 伤员后送无人机的应用场景

（1）城市区域的伤员疏散：瑞典的一项测试表明，在空间有限、人口稠密的地区，无人机比标准救护车具有更快的反应速度和更短的到达时间。

（2）沿海地区的伤员转运：当沿海作战舰艇发生伤员且岸上不能提供所需医疗时，需要海上救治平台提供更高一级医疗服务，直到滩头救援点建立。无人机体积小，可以搭载于驱护舰艇及小型近海巡逻艇上，将作战舰艇的伤员转运至海上救治平台。

（3）武装部队的伴随保障：随着技术的发展，无人机在战场上的用途趋向细化，如在旅团救护所附近部署一组无人机，可实现伤员向更高级救治机构的快速转运。在部队中心位置配备小型无人机，可在伤员发生时调度使用，以减少伤员后送耗时，提高伤员的生存质量。这种应用模式也适用于小型化、特殊任务部队（如特种部队）及执行短期训练任务的独立行动部队。

（4）反介入与区域封锁：未来的冲突中，各方实施反介入和区域封锁的能力增强，派遣常规医疗救援平台的风险增加。无人机由于运行成本低、人员伤亡风险小，使药物、血液制品、医疗设备的应急供应成为可能，从而增强一级的伤员救治能力。在人员无法进入的核、化、生武器袭击环境中，无人机具有较大的应用空间。

（5）搜寻与救援：无人机具有良好的适装性，可用于伤员搜救行动。一项研究将无人机与传统的山地救援方法比较，发现采用无人机搜救可显著减少伤情识别和伤员恢复所需的时间。

2. 伤员后送无人机的发展趋势

伤员后送无人机具有广阔的应用前景，在复杂的沿海和城市环境中尤其适用。目前已获得的相关设计与研制成果，多处于概念和测试阶段，未来的将注重更多技术融合与安全性研究。

（1）可穿戴技术：采用无人机进行伤员后送的一个关键问题是可能缺少对转运伤员的实时监控。在无人机上安装监控设备，或将监控设备与可穿戴技术结合等方式可使问题得到解决。采用可穿戴技术的无人机可实时监测伤员的生命体征和地理位置，并及时将信息传输至更高一级救治机构，以确保后一级救治机构有足够的时间做好伤员接收准备。

（2）生命支持技术：伤员后送无人机通过功能扩展，可对伤员进行智能化的伤情评估或获取远程医疗支持，协助途中给药、注射等操作，有助于稳定伤情，为后续治疗赢得时间。该类技术整合尤其适用于长时间、远距离的伤员转运。

（3）3D 打印技术：载人飞行器无法到达的部队，如长远航舰艇和长期驻扎在偏远地区执行短期训练任务的小股部队，可应用 3D 打印设施生产无人机部件，用于无人机的扩展部署。

（4）风险控制研究：伤员后送无人机一般应用于高风险环境，同时专业医疗人员的伴随保障缺失，因此伤员尤其是重伤员面临的风险较大。部署无人机时，要考虑由于敌方电磁干扰、攻击或碰撞导致的机械故障，更要考虑人员安全，对伤员风险的评估与控制不仅是技术问题，也是不能回避的伦理问题。

四、伤病员后送的原则与要求

（一）后送的原则

医疗后送是战时对伤病员进行分级救治和后送的活动，后送的目的是使伤病员尽快地获得完善的救治。我军的医疗后送及救治系统将重点放置在“黄金时间”的原则上，即从受伤点起在第一个小时内提供救治、挽救生命。伤病员后送的基本方式有前接与后转。我军后送原则为逐级前接为主，前接与后转相结合，专用运力与回程空车相结合，个别情况采取越级前接或越级后转。要求采取措施，保证安全后送；加强调控，力求迅速后送。同时还必须遵守以下原则。

1. 先复后固的原则

是指遇有心跳呼吸骤停又有骨折者，应首先用人工呼吸和胸外按压等技术使心、肺、脑复苏，直到心跳呼吸恢复后，再进行骨折固定的原则。

2. 先止后包的原则

是指遇到大出血又有创口者，首先立即用指压、止血带或药物等方法止血，然后再消毒创口进行包扎的原则。

3. 先重后轻的原则

是指遇到垂危的和较轻的伤病员时，优先抢救危重者，后抢救较轻的伤病员。

4. 先救后送的原则

过去遇到伤病员，多数是先送后救，这样常耽误了抢救时机，致使不该死亡者丧失了生命。现在是先救后送。在送伤病员到医院途中，不要停顿抢救措施，继续观察伤病情变化，少颠簸，注意保暖，平安到达目的地。

5. 急救与呼救并重的原则

在遇到成批伤病员时，又有多人在现场的情况下，要较快地争取到急救外援。

6. 搬运与医护一致的原则

搬运和医护人员应在任务要求一致、协调步调一致、完成任务一致的情况下进行工作，运送危重伤病员时尤其如此。

过去急救是“抬起来就跑”的办法，目前国际范围内已基本上被“暂等并稳定伤情”这一方法所代替，并已经表明可以有效地降低战争与和平时期急救中的死亡率和致残率。在“暂等并稳定伤情”时，并不是把伤病员搁置不管，而是急救人员要对马上转送的伤病员行通畅气道、心肺脑复苏、控制大出血、固定骨折等急救处理。

目前，各先进国家都加强了院外急救和运送工作，如美国目前伤病员的运送，从接到呼救信号到送往医院只需 37 min 左右，大大减少了死亡率，充分说明时间就是生命。对于战创伤伤员来说，最危险的阶段莫过于创伤发生后的“白金 10 分钟”和“黄金 1 小时”内。根据大量急救实践，急救者越早接近伤病员，受伤后急救时间越缩短，伤病员的存活率就越高。

美军战时伤病员医疗后送的阶梯是三区五级，即：作战地带—师级卫勤支援（1~2 级）和军级卫勤支援（3 级），后勤地带—医院船或欧洲基地（4 级）及美国本土（5 级）。美军有一整套完整的关于医疗转运的方案，其中涵盖了军队医疗救援的编制、救援决策、现场分诊、空中及地面转运平台的构建等多个方面，其核心是流程化的医疗转运。除了医疗转运，美军的方案中尚有伤病员转运（casualty evacuation）这一概念，用来指未进入医疗转运流程的大批伤病员的转运。

美军根据伊拉克和阿富汗战争的经验和教训，制订了战术后送的 8 条原则：① 优先后送休克伤病员；② 胸部贯通伤的伤病员，如果不能通过穿刺排气减压降低呼吸性窘迫，应立即后送；③ 面部钝器伤或贯通伤伴随气道问题的伤病员应尽快建立气道后送；④ 头部钝器伤或贯通伤伴随颅骨贯通伤和有意识的伤病员应立即后送；⑤ 头部钝器伤或贯通伤伴随大面积脑损伤和意识丧失的伤病员可能无论后送与否都不能存活；⑥ 胸部或腹部贯通伤伤病员，伤后 15 min 评估没有休克的，可能会由于慢性体内损伤出血引发休克；⑦ 软组织损伤如没有伴随出血或气道损伤不会致命；⑧ 肢体出血应用止血带或止血敷料可以止血，如果应用止血带超过 4 h，截肢的概率就会增加。

美军标准的战术后送将伤病员分为 4 类。① 紧急外科手术伤病员：2 h 内需要救生、截肢或视力损伤处理的伤病员；② 优先后送伤病员：4 h 内救治可以存活伤病员；③ 普通伤病员：24 h 内救治可以存活伤病员；④ 轻伤伤病员：在受伤地点可以接受伤口处理并且不影响继续作战的伤病员。美军规定必须在伤病员伤后 15 ~ 30 min 内做出是否需要后送的决定。

（二）后送的要求

为使伤病员尽快地获得完善的救治，伤病员后送工作必须遵循安全和迅速两个基本要求：① 采取措施，保证安全后送；② 加强调控，力求迅速后送。为做到安全和迅速后送，还必须注意以下几点：

1. 严格掌握后送指征

在后送前对伤病员进行全身与局部检查，确定能否后送。不适宜后送的不应勉强，应暂时留治观察。掌握好后送指征应做到“五不送、四把关、一交代”。①“五不送”：术后留治期限不满的不送，伤病情不稳定的不送，休克未恢复的不送，病情危重、在后送途中有危险的不送，轻伤病员在规定期限内可治愈的不送。②“四把关”：经治军医确定后送对象时把关（凡是后送途中有危险的坚决不后送），主治军医对确定后送的伤病员检查把关，伤病员上车前负责组织后送的军医复查把关，单位首长重点把关。③“一交代”：对护送人员详细交代伤病情和途中注意事项。

2. 选择合适的运输工具和后送体位

根据伤情确定伤病员后送的运输工具，力争后送途中不加重伤情。使用回程空车时，如未采取减震措施，不宜后送危重伤病员，可用于中度伤、轻伤病员的后送。飞机适用于危重伤病员的后送。后送时伤病员的体位是否合适，对伤情有一定的影响。一般重伤、中度伤应取平卧位；胸部伤呼吸困难的应取半卧位，脊柱伤应将身体两侧垫好，防止在后送途中转动；颅脑伤应使头侧向一方，以防舌根后缩引起窒息。

3. 加强途中护理，防止意外损伤

团以上救治机构在组织危重伤病员后送时，都应指派卫生人员护送，加强途中护理，及时采取急救措施。在组织车队后送时，不可能每辆车都指派护送人员，可根据具体情况中途停车巡视。乘载危重伤病员的车辆应在车队中部。相距较远的两个医疗救治机构之间，应展开伤病员转运机构，临时安排伤病员休息、进食，进行检伤处理。气候、道路、车速也会给伤病员造成意外伤害。为此，冬天要注意防寒保暖，夏天要注意防暑、降温、防雨，道路崎岖不平要减慢车速，通常规定车速为 20 km/h。

4. 不因伤病员等待车辆而耽误时间

运输工具不足和通信联络不畅，是造成等待车辆的主要因素。为此，卫生部门战前必须根据减员预计的数量，多方筹组运输工具，做到人力运输与车辆运输相结合，以保证最低的需要量。战中要加强通信联络，了解情况，适时组织前接、后送。师、旅、团级部队卫勤机构都应指定专人参加各级后勤指挥所，这样既可了解减员情况，又可了解回程空车使用时机，适时地组织前接后送。组织空运时，临时降落场应按规定设标志，加强地面指挥，否则直升机不易发现目标，因而耽误时间。

5. 不因车辆等待伤病员而耽误时间

在使用回程空车时尤其注意这个问题。为此，要加强伤病员的后送分类，准备好医疗后送文书并放在伤病员身上，固定在醒目位置，每个卫生人员都应熟悉本救护所的分类标志及安置伤病员的位置。如骨折伤员应安置在救护车的下层或卡车的前方，以减少颠簸；需继续输液的伤病员，应安置在卡车的中央，便于途中护理；空运时伤病员头部应朝向驾驶舱。这样，车辆一到就能有秩序地组织上下车。救治机构应靠近道路展开，便于车辆出入。要修筑上下车台，便于伤病员上下车。

6. 注意防空和袭扰

运输伤病员的车辆在夜间闭灯行驶，白天需加伪装，疏散前进。为防敌特和小股敌人袭扰，应加强武装护送。火线上采用担架运输时，担架员应辨别敌枪炮声，适时地进行隐蔽。

五、医疗后送文书使用

医疗后送文书是战时救治机构记载和传递伤病员伤病情况及救治经过，并随伤病员后送而携带的制式文字和电子文件资料。医疗后送文书对保持伤病员救治的连续性和继承性以及顺利完成医疗后送任务具有重要作用。医疗后送文书也是战后总结卫勤保障经验教训和进行军事医学研究的重要资料。

我军现行医疗后送文书由军委机关统一格式，统一制作，统一颁布执行，包括伤票、野战病历、后送文件袋和战时伤病员登记簿等。伤员伤标从现场急救开始使用，随伤员后送，伤员得到确定性治疗后摘除。伤员分类牌只在救治机构内部使用。伤票通常从营救护所（站）及相当级别救治机构开始填写，伤病员到达师（旅、团）救护所或者相当救治机构后，应当完善相应的伤票内容。伤票存根供伤票填写机构统计使用。在救治机构留治的伤病员应当填写野战病历，当天通过本救治机构的伤病员只在伤票中补充填写救治信息，不填写野战病历。营救护所（站）以上救治机构使用战时伤病员登记簿，填写接收、留治和战斗间隙接（巡）诊伤病员信息。

伤病员的纸质伤票、野战病历应当放入伤病员医疗后送文件袋中，由伤病员终结治疗机构统一归档，纳入伤病员病案管理，列入移交，不得销毁。条件允许时，应当尽可能使用电子信息系统和设备采集、储存、传输和处理伤病员信息，伤员伤票和野战病历电子文件填写完整的，可以不填写纸质医疗后送文书。在部队救治机构治疗终结的伤病员伤票、野战病历及其电子文件，战后统一上交本单位上级队属医院存档管理，列入移交，不得销毁。

（一）伤票

伤票随伤病员一起后送，各级救治机构应认真填写伤病员的救治处置情况，每个伤病员最后收治的救治机构应收集妥善保存。无伤票要补填伤票。使用伤票要求各救治机构卫生人员，认真地组织学习填写伤票须知，以便正确应用（附伤票式样，图 2-4-1）。

1. 确保每名伤员均有伤票。当伤员后送时，伤票放入“医疗文书袋”中随伤员带走。填写机构保留复写存根，供伤票填写机构统计使用。

2. 伤票采用填充和选择相结合的填写方法：① 划“__”处用填充方法填写，如到达时间填写“12 月 10 日 11 时 40 分”。② 未划“__”处，使用选择方法，将是的一项用“○”划出，没有就不划“○”。如伤部中，颅脑伤伤员于“1. 头部”一栏划“○”。③ 在处置的抗感染中的“__”要求填写药名和剂量，如庆大霉素剂量 4 万单位；在处置的抗休克中，也必须填清楚药名和剂量。④ 在各模块的“其他”一栏中，填写选项未包括的内容，如紧急手术中，“其他”一栏可填写“腹腔穿刺术”。

3. 反面由各中转医疗救治机构填写，如无特殊处置，则只填机构和到达及后送日期。由最后治疗机构在伤员治疗终结后收集伤票并按规定上交。

（二）后送袋

后送袋属医疗后送文书之一，袋上可记载伤病员简要情况（附后送袋式样，图 2–4–2）。后送袋的用途主要存放伤票、野战病历和党、团组织及供给介绍信等，以保证医疗后送文书等文件的完整无损，伤病员后送时放入伤病员的左上衣袋内，危重伤员也可由护送人员保存携带。后送袋如有破损需要更换时，破旧后送袋不能丢弃，应放入新后送袋内。

（三）野战病历

在救治机构留治的伤病员应当填写野战病历，当天通过本救治机构的伤病员只在伤票中补充填写救治信息，不填写野战病历。内容项目比平时医院用的病历简单，要求填写认真，字迹清楚。伤病员后送时装订在一起放入后送袋内（附野战病历式样，图 2–4–3）。

（四）战时伤病员登记簿

营救护所（站）以上救治机构使用战时伤病员登记簿，填写接收、留治和战斗间隙接（巡）诊伤病员信息，是战时各救治机构伤病员救治情况统计分析的重要基础资料。各救治机构对留治和通过的伤病员的情况，必须逐项认真填写，战中卫勤日报和战后综合统计应以此作为依据。救治机构要指定专人填写，并妥善保存，以备查询（附战时伤病员登记簿式样，图 2–4–4）。

（五）电子伤票信息系统

电子伤票信息系统由电子伤票卡、卫生信息手持机、北斗战救数据收发器、伤票读写器和电子伤票信息管理系统等软硬件组成，为我军新研的二代后勤装备。主要用于对战现场伤员伤病情信息采集、存储、处理和传输战创伤评分、伤情分类、统计分析、数据上报等。

在战现场，伤员可利用自身佩戴的电子伤票卡发出呼救信息，营连抢救组军医在收到呼救信息即组织搜索救治。当发现伤员后，军医立即检伤急救，并使用卫生信息手持机将检伤急救情况按伤票信息项选择填写，形成电子伤票写入伤票卡内保存。军医利用随身携带的北斗战救数据收发器，将电子伤票信息发送给上级救护所。

营连抢救组从火线传输的伤情信息，由后勤通联装置所接受，并自动流转进入师（旅、团）救护所医疗救治信息管理系统（含电子伤票信息管理功能）。这种由火线采集和远程传送的伤员信息，可使救治机构提前做好伤员到达，尤其是大批量伤员到达的救护准备工作。当伤员到达分类场时，军医使用卫生信息手持机，识读电子伤票卡伤员在火线形成的信息，并填写分类处置意见。同时，以无线方式从分类场转发至本级救护所医疗救治信息管理系统。

在师（旅、团）救护所，伤病员信息与军人保障卡系统进行数据转接。当伤病员需后送或治愈归队时，将伤病员相关信息导入军人保障卡（医疗信息区），为下一步救治提供信息。以后各级救治机构，均采用军人保障卡系统装置完成对伤病员身份的确认。并将本级治疗小结或终结资料补充录入军人保障卡系统。军人保障卡替代了伤病员医疗后送文件袋的功能。

紧急处置　　　　伤　票　　　　放射沾染

ID号________________

姓名________ 性别：男、女　出生日期________

部别：________________

职务：________ 军衔________

负伤地点：________________

血型______型　药敏________

负伤时间：____年____月____日____时____分

到达时间：____月____日____时____分

1.战　伤
2.非战伤

1.自　救
2.互　救
3.卫　救
4.未处置

分类

一、伤部：1.头部　2.面部　3.颈部　4.胸(背)部　5.腹(腰)部及骨盆(会阴)　6.脊柱脊髓　7.上肢　8.下肢　9.多发伤　10.其他________

二、伤类：1.炸伤　2.枪弹伤　3.刃器伤　4.挤压伤　5.冲击伤　6.撞击伤　7.烧伤　8.冻伤　9.毒剂伤　10.电离辐射伤　11.生物武器伤　12.激光损伤　13.微波损伤　14.复合伤　15.其他________

三、伤型：1.贯通伤　2.穿透伤　3.盲管伤　4.切线伤　5.皮肤及软组织伤(擦、挫、撕裂、撕脱伤)　6.骨折　7.断肢和断指(趾)　8.其他____

四、并发症：1.大出血　2.窒息　3.休克　4.抽搐　5.气胸　6.截瘫　7.气性坏疽　8.其他________

五、伤势：1.轻　2.中　3.重　4.危重

隔离　　　　染毒

处置：

一、抗感染

1.破伤风抗毒素________毫升

2.破伤风抗毒血清________单位

3.药名________剂量________
________剂量________
________剂量________
________剂量________

1.更换绷带
2.石膏托制动
3.夹板制动
4.固定器固定
5.加压包扎
6.洗　　消
7.服抗辐射药
8.服解毒药
9.复　　温

二、抗休克

1.输血（血型______型）________毫升

2.输液　名称________，________毫升

3.止痛　药名______剂量______时间______

4.吸氧　5.抗休克　6.其他________

三、紧急手术

1.气管切开　2.血管结扎　3.开放性气胸　4.血气胸闭式引流　5.导尿　6.膀胱穿刺　7.深筋膜切开　8.清创　9其他______

后送：

一、时间____月____日____时____分，送往________

二、方式　1.步行　2.担架　3.汽车　4.救护车　5.列车　6.直升机　7.运输飞机　8.救护艇　9.卫生运输船　10.医院船　11.回程空车（船）　12.其他______

三、体位　1.坐　2.半卧　3.卧　4.左侧卧　5.右侧卧

填写单位________ 军医________ ____年____月____日

图 2-4-1a

紧急处置　　　　伤票存根　　　　放射沾染

ID号________________

姓名________ 性别：男、女　出生日期________

部别：________________

职务：________ 军衔________

负伤地点：________________

血型______型　药敏________

负伤时间：____年____月____日____时____分

到达时间：____月____日____时____分

1.战　伤
2.非战伤

1.自　救
2.互　救
3.卫　救
4.未处置

分类

一、伤部：1.头部　2.面部　3.颈部　4.胸(背)部　5.腹(腰)部及骨盆(会阴)　6.脊柱脊髓　7.上肢　8.下肢　9.多发伤　10.其他________

二、伤类：1.炸伤　2.枪弹伤　3.刃器伤　4.挤压伤　5.冲击伤　6.撞击伤　7.烧伤　8.冻伤　9.毒剂伤　10.电离辐射伤　11.生物武器伤　12.激光损伤　13.微波损伤　14.复合伤　15.其他________

三、伤型：1.贯通伤　2.穿透伤　3.盲管伤　4.切线伤　5.皮肤及软组织伤(擦、挫、撕裂、撕脱伤)　6.骨折　7.断肢和断指(趾)　8.其他____

四、并发症：1.大出血　2.窒息　3.休克　4.抽搐　5.气胸　6.截瘫　7.气性坏疽　8.其他________

五、伤势：1.轻　2.中　3.重　4.危重

隔离　　　　染毒

处置：

一、抗感染

1.破伤风抗毒素________毫升

2.破伤风抗毒血清________单位

3.药名________剂量________
________剂量________
________剂量________
________剂量________

1.更换绷带
2.石膏托制动
3.夹板制动
4.固定器固定
5.加压包扎
6.洗　　消
7.服抗辐射药
8.服解毒药
9.复　　温

二、抗休克

1.输血（血型______型）________毫升

2.输液　名称________，________毫升

3.止痛　药名______剂量______时间______

4.吸氧　5.抗休克　6.其他________

三、紧急手术

1.气管切开　2.血管结扎　3.开放性气胸　4.血气胸闭式引流　5.导尿　6.膀胱穿刺　7.深筋膜切开　8.清创　9其他______

后送：

一、时间____月____日____时____分，送往________

二、方式　1.步行　2.担架　3.汽车　4.救护车　5.列车　6.直升机　7.运输飞机　8.救护艇　9.卫生运输船　10.医院船　11.回程空车（船）　12.其他______

三、体位　1.坐　2.半卧　3.卧　4.左侧卧　5.右侧卧

填写单位________ 军医________ ____年____月____日

图 2-4-1b

（伤票背面）

团以上各中转医疗救护单位处置记录

到达单位	到达时间	主要医疗处置	后送时间
	月 日 时		月 日 时
	月 日 时		月 日 时
	月 日 时		月 日 时

最后诊断：

治疗结果______转归______单位______

图 2-4-1c

图 2-4-1　伤票式样（a 伤票首页；b 伤票存根；c 伤票背面）

后　送　袋

姓　名：________部职别：

诊　断：________送往何处

后送方式：

特别注意事项：

正　　面

从________________________来

到达日期________年______月______日

送　　往

离开日期________年______月______日

填写单位________

从________________________来

到达日期________年______月______日

送　　往

离开日期________年______月______日

填写单位

反　　面

图 2-4-2　后送袋式样

野战病历首页

伤票号

填写单位：　　　　　　　　　　　　　　　　　　　住院号

姓　名________男、女　年龄_____籍贯__________省__________县　　血型________型

部职别____级别________________民族_________

入伍年月______________________是否党（团）员____________伤病史来源：自述　他人述

入院日期__________年_____月_____日_____时　　抢救方法：自救　互救　卫救　未包扎

主诉(包括负伤时间、地点等)

现病史（包括负伤时体位等）：

（折叠线）

查体：

伤部—（写出部位并图标）

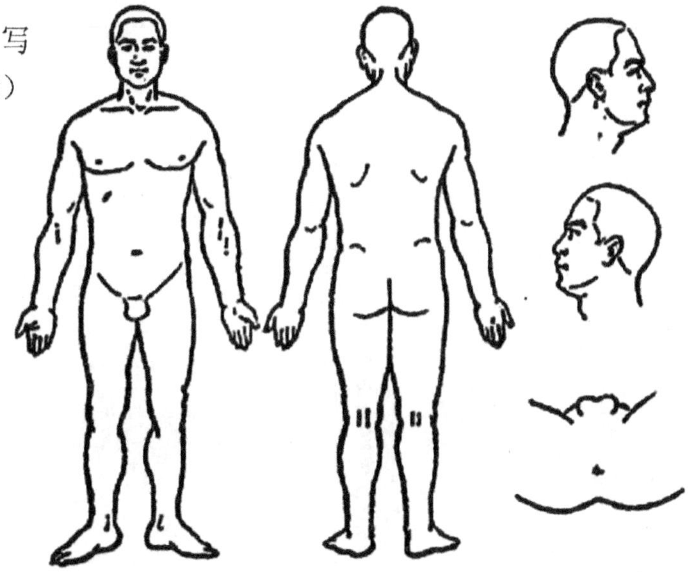

贯通　盲管　大出血　窒息　休克（轻、中、重）昏迷　截瘫　骨折　（折叠线）

内脏伤（　　　　　　）　软组织伤　闭合伤

炸伤（何种武器：　　　）枪伤　刃器伤　挤压伤　冲击伤　冻伤（面积分度：　　　）

烧伤（面积分度：　　　）　毒气伤（何种毒剂：　　　　　）　复合伤

核武器伤（　　　　　）

轻　中　重

前线抢救摘要：

图 2-4-3a

住院号________

月　日　　伤（病）情补充记录

诊断：

（折叠线）

月、日	伤（病）情变化及其处置记录

（折叠线）

体温、脉搏记录

住院号

伤病后日数							
月　日							
时　间							
脉搏（次/分）	体温（摄氏）						
150	41						
130	40						
110	39						
90	38						
70	37						
50	36						
呼吸　次/分							
大便次数							
小便次数							

图 2-4-3b

手 术 麻 醉 记 录

住院号______

姓　名__________男、女年龄______部职别______________级 别______民族______
入院日期_____年_____月____日____时　手术时间____月___日____时。

术前诊断__________________	休克	轻　中　重 术前　术中　术后 失血　中毒　混合
手术名称__________________		

麻前用药及有关处理__________________

手术麻醉总时间
_____时_____分
__________________手术种类：大、中、小

麻醉方法__________________

麻醉药名及用量　　　　　　　　　　　　　　（折叠线）

麻醉时记录：

时　间 （时、分）	
血　压 （毫米汞柱）	
脉　搏 （次/分）	
呼　吸 （次/分）	
术中输血 输液及用药	

麻醉并发症（术中、术后）及意外：

（折叠线）

手术中所见：

术中处理：

术后诊断：

术者：　　　　　　麻醉者：　　　　　　洗手护士：

手 术 麻 醉 记 录（存根）

住院号______

姓　名__________男、女年龄______部职别______________级 别______民族______
入院日期_____年_____月____日____时　手术时间____月___日____时。

术前诊断__________________	休克	轻　中　重 术前　术中　术后 失血　中毒　混合
手术名称__________________		

麻前用药及有关处理__________________

手术麻醉总时间
_____时_____分
__________________手术种类：大、中、小

麻醉方法__________________

麻醉药名及用量　　　　　　　　　　　　　　（折叠线）

麻醉时记录：

时　间 （时、分）	
血　压 （毫米汞柱）	
脉　搏 （次/分）	
呼　吸 （次/分）	
术中输血 输液及用药	

麻醉并发症（术中、术后）及意外：

（折叠线）

手术中所见：

术中处理：

术后诊断：

术者：　　　　　　麻醉者：　　　　　　洗手护士：

图 2-4-3c

图 2-4-3　野战病历式样（a 野战病历首页；b 病情记录；c 手术麻醉记录）

战　时　伤　病　员　登　记　簿

使用单位＿＿＿＿＿＿＿＿

填 写 人＿＿＿＿＿＿＿＿

编　　号＿＿＿＿＿＿＿＿

二〇　　年　月　日——二〇　　年　月　日

战时伤病员登记簿

来队日期（年、月、日）	姓　名	性别	年龄	部职别	伤部	伤类	医疗处置						后送日期（年、月、日）
							更换绷带	抗感染	输液、血	手术	留治	其他	

图 2-4-4　战时伤病员登记簿式样

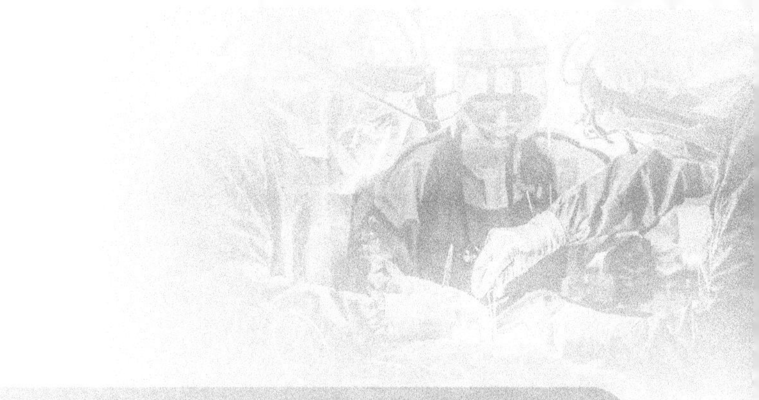

第三章 常用战现场急救技术

在“白金10分钟”“黄金1小时”内快速有效地实施战现场急救，对降低作战人员伤死率和伤残率，维护和巩固战斗力具有重要意义。战现场急救是指在战斗现场对负伤人员实施搜寻、急救、搬运、集中隐蔽和快速后送的一系列救治活动，包括作战人员之间的自救互救以及卫生人员救护，是战时负伤人员救治工作的起点和战术战伤救治的首要环节，对负伤人员后续救治效果起到重要作用。为满足现代战创伤救治时效要求，战现场急救的实质内涵将发生相应变化，应遵循“超前加强，前伸配置，突出急救，加快后送”的原则，适度扩展战现场急救环节的救治范围和技术内容，做到在最佳救治时机采取最正确有效的急救措施，最大限度地提高救治效率。战场环境特殊复杂，任务十分艰巨繁重，战现场急救必须遵循以下基本原则：

1. 官兵自救互救的原则

尤其在负伤人员大批发生和卫勤力量不足时，这一原则显得更为突出。要确保快速高效，应广泛调动作战官兵和负伤人员的积极性，正确运用战现场急救技术，做好群众性自救互救工作。

2. 实施先抢后救的原则

在火线上首先要将负伤人员脱离火线危险区，再实施正确的抢救措施。应严格把握负伤人员的伤情和战场交火态势，创造最佳救治时机。

3. 掌握先重后轻的原则

一般可将负伤人员的伤势分为轻、中、重三类，以此区分抢救的先后顺序和轻重缓急，实施有针对性的急救。应优先对危及生命的伤情进行急救，同时，要加强中度负伤人员的救护，对存活机会非常小的致命性损伤人员，应根据急救能力酌情处理。

4. 坚持先救后送的原则

战现场急救是战创伤救治的首要环节，负伤人员能否得到及时地、有效地救治事关负伤人员后期能否获得最佳治疗效果。实施火线抢救不可能完成全部救治任务，要根据实际情况迅速组织后送工作，并在后送中要兼顾救治工作，确保战创伤救治质量。

5. 灵活运用战术的原则

灵活运用个人军事战术，可避免不必要的再伤亡，更多、更快、更好地救治负伤人员，减少阵亡率，提高战现场急救质量，为后续救治奠定基础。

6. 树立正确的现场急救观念

救治人员应牢固树立“四个观念”，即敌情观念、爱伤观念、无菌观念、时效观念。做到“三快”，即发现快、抢救快、后送快，负伤人员越早得到救治，生命就越可能得到挽救。

第一节 战现场伤员搜寻与接近

伤员搜寻与接近是战现场急救的前提。在复杂的战场环境，卫生人员要加强个人防护，综合运用战术动作等军事技能，快速安全地搜寻并接近负伤人员，提高“白金 10 分钟”伤员救治效率，为后续治疗奠定基础。

一、搜寻负伤人员

观察与搜寻负伤人员是卫生人员现场急救的关键环节，利用有利时机，充分利用地形地物，既能快速观察和搜寻负伤人员，使负伤人员得到及时救护，又能有效地保护自己，从而救治更多的负伤人员。

（一）观察负伤人员方法

1. 昼间

通常采取扫描式观察、不间断观察、瞄准式观察和间断性观察。所谓扫描式观察，是指卫生人员对自己跟随的战斗部（分）队的战斗地域，在各个重要战斗时节，由左至右或由右至左，由近及远地进行反复观察。适用于地形开阔，遮蔽物较少的作战地区，尤其是在防御战斗等观察位置相对固定或卫生人员数量较少时采用。所谓不间断观察，是指部（分）队在整个战斗过程中，卫生人员可采用分组或轮流跟进观察。适用于地域较窄，遮蔽物较多的作战地区，尤其是在进攻战斗等观察位置不易固定、卫生人员较多的情况下进行。观察搜寻及时，接近负伤人员距离较短，易于抓住良好的急救时机，但观察范围小，施救者必须尽量跟随战斗部队前进。所谓瞄准式观察（重点观察），是指战斗过程中，在敌炮（炸）弹爆炸地域、火力封锁和拦阻区、爆炸性障碍区、战斗最激烈的地域实施的重点观察。特别是对那些不正常倒下（不是按正常卧到要领卧倒）的和长时间卧倒不起的战斗人员进行的重点观察。所谓间断性观察，是指卫生人员所处观察位置受敌火力威胁较大时，采取趁敌火力中断、减弱之时实施观察的一种方法。它的特点是把自身防护和对负伤人员的观察紧密结合起来，达到既保存自己，又及时搜寻负伤人员的目的。适用于在战斗最激烈的阶段，不便连续观察的情况下采用。

2. 夜间

有简易观察和利用夜视器材观察等手段。简易观察是指利用人体自身感觉器官或就便器材对负伤人员进行的观察和潜听。通常采取跟、听、问的方法，或利用月光、枪（弹）发射（爆炸）的火光、照明弹、探照灯等光线进行观察。利用夜视器材观察，通常是利用我军目前装备的红外瞄准镜、红外观察镜、红外驾驶仪、微光夜视眼镜、微光夜间驾驶仪和微光夜间瞄准具等夜视器材进行观察。

（二）搜寻负伤人员方法

阵地寻找负伤人员，可利用敌人的炮火间隙，我方突破或占领敌人阵地，敌人被全歼或溃退，敌人炮火被我军压制等时机，或利用夜间、晨雾、阴雨等时机，寻找搜寻负伤人员。战时搜寻负伤人员的方法，可概括为跟、看、问、听、找五个字。

1. 跟

战斗分队在战斗行动中，卫生人员应紧紧地跟随着战斗分队行动，密切观察和搜寻战斗队行动队形、行动体态，实行“贴身”跟进保障，一旦搜寻到受伤人员要及时准确地进行抢救。

2. 看

在战斗队形后方，注意观察战斗人员的动态，如有不自然地倒下，枪支离手，久停不动等异常动作者可能是负伤；经常环顾四周，利用战前规定负伤后的联络信号，搜寻负伤人员；注意爆破区、敌人封锁区和突破口的情况；夜间可视度不良时，可利用照明弹、探照灯、炮火、月光等进行观察。

3. 问

询问指挥员、轻伤员以及通信、运输人员等，了解前面的战况、负伤人员数量和负伤人员停留的具体地点等。

4. 听

细听音响联络信号，负伤人员的呻吟声、呼叫声或爬动声响。

5. 找

按照连队出击方向、作战地域，采取不同的队形搜索、寻找负伤人员；到炮火或空袭激烈的地方，或连队冲锋轴线周围的隐蔽处寻找负伤人员；注意地面血迹、雪地上的痕迹、丢失的武器装备等可疑征象去寻找负伤人员；战斗结束后，应立即建议连首长组织人力，在本连战斗地域严密寻找，以防遗漏负伤人员。

二、接近负伤人员

接近负伤人员通常是指卫生人员、担架员或运送车辆等在火线上发现负伤人员后，对负伤人员实施靠近行动以及采取的抢救、保护措施。接近负伤人员时要看好道路，选好临时隐蔽地，利用地形地物、敌炮火间隙、射击死角，英勇、果敢、机智、灵活地采取不同方法接近负伤人员。

（一）接近负伤人员方法

在接近负伤人员时，应根据敌情、地形的不同形态和遮蔽程度，充分利用敌火力死角，选择便于运动、便于观察、便于隐蔽的“之”字形路线，安全、快速地接近负伤人员，通常有以下方法：

1. 压制敌火法

压制敌人火力不仅是作战行动，而且是掩护战现场急救的重要手段，即在我方火力压制敌人火力的情况下，快速接近负伤人员。

2. 转移视线法

即在其他方向上发起佯攻，或以火力吸引敌火力，避免敌人发现我方救护负伤人员的行动企图。

3. 烟幕迷惑法

是指在接近负伤人员必经之路被敌火封锁时，施放烟幕，降低能见度，影响敌观察、瞄准，掩护我方救护行动。

4. 巧妙伪装法

夜间可利用先进的伪装衣使敌夜视器材观察受限；昼间以防敌可见光观察进行伪装。根据战场地貌特征、背景颜色、天气状况等恰当伪装，使其与自然背景融为一体。

5. 突然行动法

在实施接近负伤人员过程中，采取“时隐时显、时起时伏、时跃时滚”的前进方式，或行进路线不定的“之”字形运动，使敌人捕捉不到或瞄准不了目标。

6. 逐次接近法

当我纵深阵地较远时，接近负伤人员的路线可根据通行难易程度、敌火威胁程度、利用地形等情况划分成若干段，在有利于运动、停留的地形逐次分段接近，并随地形调整体力，变换运动姿势等。

（二）接近负伤人员时战术动作

接近前，应根据敌情、我情、伤情、地形等，选择好接近路线。运动中，要不间断地观察敌情、伤情的变化情况。根据敌情、地形采取不同运动姿势接近或后送负伤人员，注意观察负伤人员的提示，减少接近难度。接近负伤人员时的具体动作应根据地形、敌情等情况灵活运用。

1. 匍匐前进

匍匐前进是指掩蔽物高在 100 cm 以下，敌人火力威胁较大时的一种方法，通常是在卧倒的基础上进行。当掩蔽物高约 60 cm 时，侧身匍匐前进；当掩蔽物高约 40 cm 时，用低姿匍匐前进。

（1）低姿匍匐前进：卧倒后两眼目视前方，胸腹部紧贴地面，一臂向前伸出，对侧腿尽力前曲，利用屈膝脚的内侧之蹬力和手臂的扒力，使身体前移，两腿及两臂交替屈伸前进，前进时不能离地。携带卫生背囊时，卸下背囊移至身体一侧，按低姿匍匐动作要领推拉背囊前移（图 3–1–1）。单人携担架时，担架合拢，置于身体一侧，一手抓握担架前端，按低姿匍匐动作要领前移（图 3–1–2）。

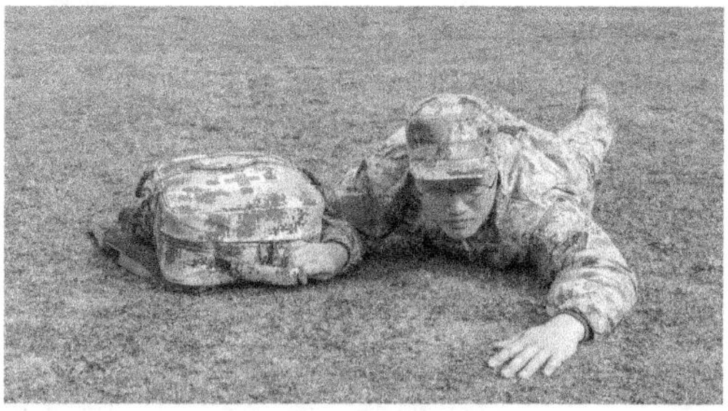

图 3–1–1 单人携卫生员背囊低姿匍匐前进

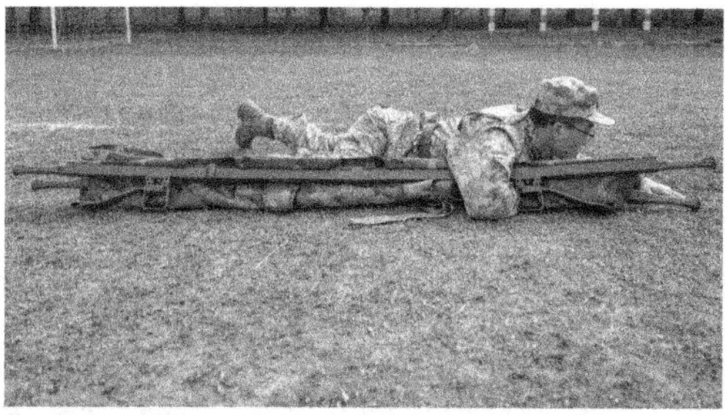

图 3–1–2 单人携担架低姿匍匐前进

（2）低姿侧身匍匐前进：侧卧时，两眼目视前方，以左前臂支撑上身，同侧腿弯曲，右腿曲回，利用前臂的扒力和右侧脚跟的蹬力使身体前进，再重复上述动作继续前进。携卫生员背囊时，要用右手扶托背囊，按侧身匍匐动作要领前进（图 3–1–3）。单人携担架时，担架合拢，置于身体一侧，右手虎口向下握担架前端握把，按侧身匍匐动作要领前进（图 3–1–4）。

2. 跃进

跃进是在敌火力下迅速通过开阔地时采用的运动方法。跃进时要做到“三快”，即跃起快、运动快、卧倒快。跃进前，应先观察前方地形、敌情，选择好前进路线、暂停位置和跃进时机。跃进时，迅速突然地跃起前进。当敌情威胁较大时，跃起前应先左（右）移动或滚动，以迷惑敌人。跃进中，两眼要目视前方，屈身快跑。当跃进至暂停位置或遭敌火猛烈射击时，应迅速隐蔽或卧倒。

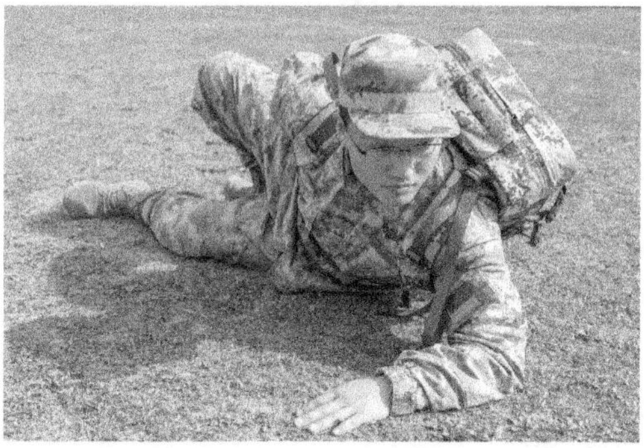

图 3–1–3 单人携卫生员背囊低姿侧身匍匐前进

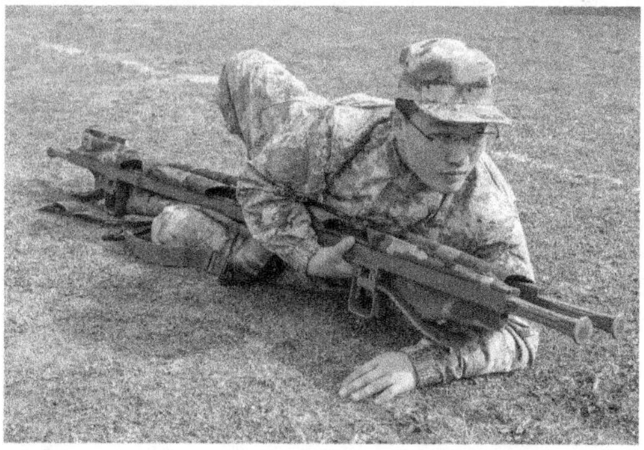

图 3–1–4 单人携担架低姿侧身匍匐前进

3. 滚进

滚进是在卧倒时，为避开敌人观察、射击而左右滚动，或当负伤人员位于身体一侧时接近负伤人员而采用的左右滚动的一种方法。携卫生员背囊滚进：双手夹握背囊两侧，将背囊抱于胸前，两臂夹紧，两脚膝关节处交叉并拢，全身用力向运动方向滚进（图 3–1–5）。携担架滚进时，左手握担架前端支架处，右手握担架中部，双前臂尽量里合，担架呈左肩右斜状态，担架下端也可夹于两腿之间，全身用力，向所需方向滚动（图 3–1–6）。

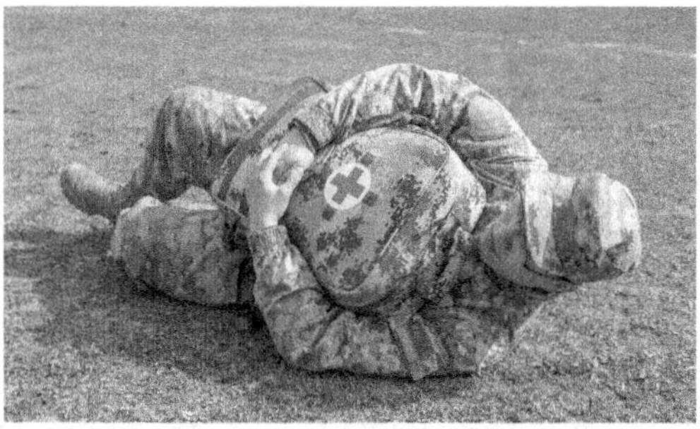

图 3-1-5　携卫生员背囊滚进

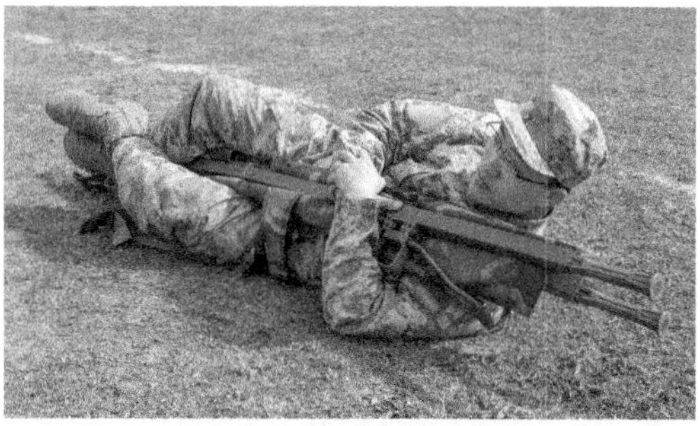

图 3-1-6　携担架滚进

总之，接近负伤人员时，应充分利用地形地物，以达到防敌观察、隐蔽行动企图、防敌火力袭击、减少接近过程中伤亡的目的。

第二节　战伤评估

在战场上，对伤员伤情进行扎实、系统的评估是实施战创伤救治的基础。如在评估阶段能及时识别出危及生命的创伤，可立即采取相应急救措施。

一、战场环境评估

战时医疗环境评估与平时医疗环境评估不同，战时医疗环境评估的重点是分析当前敌我态势，使卫生人员可以安全有效地提供救治。在交战期间，需通过观察战场及确定火力覆盖区域来进行战场形势评估。对暴露在敌人火力之下的伤员，应毫不犹豫地实施转移，并安全靠近伤员将其撤回。

应尽可能明确伤员的数量以及所需要的额外帮助，明确伤员数量对于估计所需的额外资源和装备数量至关重要。新伤员随时都可能产生，而这些新增伤员会增加救治工作量并加大对医疗资源的需求。在救治过程中应减少自身职业暴露的风险，应假定所有体液都有导致感染的风险，因此必须使用防护手套。

二、初次评估

初次评估的目的在于区分出处置伤员的先后次序以及找出是否存在致命伤。除非伤员出现气道梗阻或发生心脏骤停，否则不要中断初次评估。对于重伤员，必须根据伤员的整体评估结果确定合理的治疗顺序。

按照ABCDE顺序进行快速的初次评估，确定危及生命的损伤。

A. 维持气道通畅并保护颈椎；B. 呼吸与通气；C. 循环与控制出血；D. 神经系统功能评估；E. 显露受伤部位。

可以通过自我确认、询问伤员姓名等问答的方式来快速评估创伤伤员的A、B、C、D。如伤员能适当回应，表明主气道未受损，呼吸受损不严重，且意识水平没有严重下降。如不能回应这些问题则表明A、B或C有异常，需要紧急评估和处置。

（一）维持气道通畅并保护颈椎

初次评估创伤伤员时，应首先评估气道以确定是否通畅。气道阻塞的快速评估应包括检查是否存在可能导致气道阻塞的异物，以及是否存在面部、下颌或气管软骨骨折。应在保护颈椎的同时采取措施保证气道通畅。建议通过抬举下颏或下颌的手法维持气道通畅。

如果伤员能进行语言交流，则气道不太可能有直接危险，但为谨慎起见，应重复评估气道的开放性。此外，因头部严重创伤而出现意识改变的伤员或格拉斯哥昏迷评分（GCS）为8分或更低的伤员通常需要建立确定性气道。

在评估和管理伤员气道的同时，应特别注意防止颈椎过度移动，不要通过过度伸展、过度弯曲或旋转伤员头颈部来建立和维持气道通畅。若发现伤员有脊柱损伤的可能，应采用适当的固定装置对伤员脊椎进行持续的保护。脊椎损伤的专科评估和诊断，包括影像学检查在内，都应推迟进行。

应尽一切努力迅速识别气道损伤或可能发生的进行性气道损伤，并保证建立确定性气道。必须经常性地对气道开放性进行重新评估，以便发现和治疗那些逐渐失去维持气道能力的伤员。

（二）呼吸与通气

充分的气体交换才能最大程度地吸入氧气和清除二氧化碳。单纯气道开放不能确保充分通气，充分通气需要肺、胸壁和膈肌都有良好的生理功能。因此必须对肺、胸壁和膈肌进行快速检查和评估。

如果伤员呼吸停止，需迅速进行辅助通气。应暴露伤员颈部和胸部，以充分评估颈静脉扩张、气管位置和胸廓移动度等。通过视诊和触诊可诊断出可能危及通气的胸壁损伤。虽然通过听诊可检查肺内是否有气体流动，胸部叩诊也可发现异常，但在嘈杂的救治环境中，这种方法难以实施并且诊断结果也不可靠。

可在短期内严重损害通气功能的损伤有张力性气胸、连枷胸伴肺部挫伤、大量胸腔积血和开放性气胸等。这些损伤应在初次评估阶段排除或诊断，一旦确认需立即采取相应的急救措施，并关注通气措施是否有效。

（三）循环与控制出血

出血是导致创伤后休克死亡的主要原因，因此发现和阻止出血是这类伤员评估和管理的关键步骤，一旦伤员的气道安全打开呼吸稳定后就应立即控制出血。失血的迹象包括伤员伤口活动性出血、衣服沾血或伤员周围有血渍等。控制外部大出血的方法依据现场形势而定，现场急救可采用止血带，紧急救治可采用包括绷带包扎和止血钳止血。上肢和下肢出血时可以抬高伤肢，无效时可对动脉直接加压进行止血。

快速和准确评估创伤伤员的血流动力学状态至关重要。对伤员意识水平、皮肤颜色和脉搏进行评估对诊断失血很有帮助，如果伤员皮肤出现苍白、湿冷，考虑可能出现休克，应积极和持续进行容量复苏；如果存在紫绀，在可能的情况下，应考虑插入双腔通气管并重新检查氧气情况。用手触摸颈动脉和桡动脉搏动，如果颈动脉搏动消失，视情况进行心肺复苏、面罩装置给氧或除颤。

在战现场实施心肺复苏应在现有人力资源、医疗器材和伤员数量的基础上，综合衡量所担负的任务、敌情、地形、技术人员力量、装备以及时间而定。只有在上述各因素许可，且伤员数量较少、时间充足、所需装备齐全，才能为在检伤分类中定位为期待处置的伤员提供心肺复苏。

（四）神经系统功能评估

初次评估结束时进行快速神经系统评估，可确定伤员意识水平、瞳孔大小和反应、定位体征和脊髓损伤水平。

神经系统障碍评估可用于预测伤员预后，特别是最佳运动反应。意识水平降低表示脑氧合作用和（或）灌注减少，或直接由脑损伤引起。意识水平改变提示需要立即重新评估伤员的氧合作用、通气和灌注状态。低血糖、麻醉剂和其他药物也可以改变伤员的意识水平，如果排除了这些因素，除非证明另有原因，意识水平的变化应认为是源于创伤性中枢神经系统改变。原发性脑损伤由大脑结构损伤引起，初步处置的主要目标是通过维持充足的氧合作用和血液灌注预防继发性脑损伤。

（五）显露受伤部位

伤员应该除去所有衣物，通常是剪开伤员衣物，以便进行彻底的检查和评估。除去伤员衣物并完成评估后，应用温暖的毯子或外部加热装置覆盖伤员，以防伤员在受伤地点出现低体温。低体温是战创伤伤员潜在的致死性并发症，应采取积极措施防止体温下降并将体温恢复至正常。应提高复苏区域内的温度，减少体温下降。静脉输注液体尽量在输注前加温，并应保存在温暖（即室温）的环境中。

三、再次评估

初次评估（ABCDE）完成后，在复苏同时并证实维持正常的生命功能后，再进行再次评估。再次评估是对伤员进行全面评估，即进行全面的伤病史和体格检查，包括对所有生命体征的重新评估，身体的每个部位都应彻底检查。初次评估时遗漏损伤或未能确定损伤显著性的可能性非常大，特别是无应答或不稳定的伤员。

再次评估期间应进行完整的神经系统检查，包括反复 GCS 评分测定。如果检查结果认为有必要，还应进行X线检查，这类检查可在适当的时间内插入到再次评估中。此时还可完成一些特殊检查，例如特定的放射影像学和实验室检查等。彻底的伤员评估需反复进行体格检查。

（一）伤病史

完整的医学评估都应包括伤病史，但伤病史通常不能从伤员处获取，必须咨询其战友来获取信息以加深对伤员生理状态的理解。“AmPLE”伤病史检查法即是针对此目的的有效记录。（A：过敏症；m：目前使用的药物；P：既往疾病；L：最后进食情况；E：与损伤有关的事件及环境）

伤病史对伤员状况影响极大，并且一些损伤可以根据伤病史来进行预测。损伤通常分为两大类：钝性损伤和穿透性创伤。卫生员可以提供有关此类有价值信息，并且应向军医报告相关数据。伤病史中有重要意义的其他类型损伤包括热损伤和危险环境造成的损伤。

（二）体格检查

再次评估时，体格检查遵循头部与颌面部、颈椎和颈部、胸（背）部、腹部、骨盆部及会阴部、肌肉骨骼系统和神经系统的顺序进行。

1. 头部与颌面部

再次评估从头部评估开始，期间应鉴别所有相关的神经损伤和其他显著损伤。应检查整个头皮和头部撕裂伤、挫伤和骨折的证据。这些区域更细致的检查包括：检查头部、面部、头皮、双耳、双眼、鼻和口腔是否有体液渗出、擦伤、撕裂伤及挫伤；检查双眼及眼睑是否有膨出或肿胀、结节、排出物，以及眼睑、巩膜和结膜的颜色；检查双侧瞳孔是否等大以及是否都能产生对光反射；检查眼球前房是否有异物和出血；检查眼部周围和耳后是否有变色和擦伤等，这些特征都可能与头部创伤有关。

检查双眼和鼻子周围是否有肿胀、渗液和分泌物结痂。触摸面部、头皮、双眼、双耳和鼻，评估是否有压痛、感觉改变以及变形和不稳定。压痛和骨反常活动经常标志着严重损伤的存在，也会导致上呼吸道阻塞。查看口腔内是否有脱落的牙齿或异物，以免阻塞气道。还应查看伤员口腔内部和周围是否有撕裂伤、肿胀或出血。应注意口腔内部和舌部的苍白或紫绀等任何颜色变化：苍白表明有失血或血液灌注不足，紫绀表明缺氧。

2. 颈椎和颈部

如考虑颌面部或头部创伤的伤员存在不稳定性颈椎损伤（如骨折、韧带损伤），应进行颈部制动，直到完成对颈椎所有方面的充分检查后排除颈椎损伤。无神经功能方面的损伤不能排除颈椎损伤时，应假设存在这种损伤，直至通过颈椎X线检查结果进行确认。对于穿戴任何类型的防护性头盔的伤员，必须对潜在的不稳定性颈椎损伤进行保护，而且取下头盔时必须格外小心。颈部检查完毕后，戴上颈托。

颈部检查包括视诊、触诊和听诊。颈椎压痛、皮下气肿、气管偏移和喉部骨折都可通过详细检查发现。吸气时胸骨上窝处凹陷、肿胀和擦伤都表明需要考虑其他的气道辅助通气措施。气管偏离中线位置则应考虑气胸发生的可能。应对颈动脉进行触诊，听诊检查是否存在血管杂音。应留意这些血管钝性损伤的证据，如果存在，就应高度怀疑颈动脉损伤。颈动脉闭塞或离断可在损伤过程的后期发生且没有任何先兆体征或症状。

3. 胸（背）部

胸（背）部视诊，无论是前胸还是后背，都可发现诸如开放性气胸或大面积连枷胸等伤情。对胸壁的完整评估需要对整个胸廓进行触诊，包括锁骨、肋骨和胸骨。如果胸骨骨折或存在肋软骨—胸廓分离，压迫胸骨会引起疼痛。对于视诊发现胸壁的挫伤和血肿，军医应警惕潜在损伤的可能性。

重要的胸部损伤可以表现为疼痛、呼吸困难和缺氧，评估方法包括胸部听诊和胸部X线检查。对于气胸，可在胸前壁高位进行听诊；对于胸腔积血，则在后胸壁基底处听诊。虽然难以在嘈杂的环境中准确听诊，但对于明确病情仍可能有帮助。心音遥远和脉压下降可能表示心脏填塞。此外，颈静脉扩张可提示存在心脏填塞和张力性气胸。呼吸音减弱、叩诊音过强和休克则可能是张力性气胸仅有的表现，提示需要立即穿刺减压。

胸部X线检查可确认是否存在血胸或单纯气胸，但肋骨骨折可能显示不清。纵隔增宽或其他放射影像征可能提示主动脉破裂。

4. 腹部

必须积极识别和治疗腹部损伤。重要的是发现是否存在需要外科手术的损伤，而非具体诊断。腹部初次评估结果正常并不能完全排除严重腹腔损伤。因为腹部检查结果会随时间而变化，所以对于钝性腹部创伤的处理，应由同一评估者对腹部进行仔细观察和反复评估，必要时让外科军医尽早参与。

如果伤员存在不明原因的低血压、神经系统损伤或腹部检查结果模糊不清等情况，应对伤员进行诊断性腹腔灌洗、腹部超声检查，有外科军医参与时可进行诊断性剖腹探查。骨盆或胸廓下部骨折时，由于腹部触诊可引起这些部位疼痛，所以也可能妨碍腹部检查的准确性。

5. 骨盆部及会阴部

骨盆部检查主要是视诊和触诊。视诊观察是否有擦伤、挫伤、开放性骨折、异常肿胀，其他的异常症状包括小便失禁和因脊柱创伤造成的阴茎持续异常勃起。在进一步评估伤员时，因为触诊可能加重出血，故触诊只需进行一次。任何骨盆稳定性异常或触诊疼痛都提示有骨盆骨折的可能，而明显的损伤、出血或畸形更是需要立即后送的指征，因为骨盆骨折可导致严重内出血，使伤员情况迅速恶化。会阴检查包括挫伤、血肿、撕裂和尿道出血，部分伤员可在放置导尿管之前进行直肠检查。

6. 肌肉骨骼系统

检查四肢部位时，可询问伤员是否有压痛或疼痛，触诊四肢是否有压痛、不稳定和捻发音，评估四肢的脉搏、运动功能和感觉功能。即使在体格检查和X线检查没有明显骨折时，也可能存在严重的四肢损伤。怀疑骨折时应先进行固定，直至影像学检查确诊。伤员完整的肌肉骨骼检查必须包括腰背部检查，如果不检查伤员腰背部，就可能错过严重损伤。

7. 神经系统

神经系统的检查包括四肢运动和感觉功能评估，还包括伤员意识水平以及瞳孔大小和反应的再次评估。GCS 评分便于检测早期神经状况变化趋势。

对于头部损伤的伤员，应经常监测伤员意识水平和神经学检查的变化，因为这些发现有助于反映颅内损伤是否恶化。如果头部损伤的伤员出现神经系统症状恶化，则必须重新评估大脑的氧合作用和灌注情况以及通气是否充分（即 ABCDE）。必要时进行颅内外科手术或采取降低颅内压的措施。军医应决定是否需要排除硬膜外和硬膜下血肿等伤情，以及压缩性颅骨骨折是否需要手术治疗。

任何感觉丧失、麻痹或肌无力的证据都表明脊柱或周围神经系统存在严重损伤，因此保护脊髓在任何时刻都很重要，直至完全排除脊柱损伤。如果检测到脊柱损伤，必须尽早后送至神经外科或骨科军医进行专科治疗。

必须不断地对战创伤伤员进行反复评估，以确保不会遗漏新的症状，并查看先前注意到的症状是否存在恶化。在处理了最初危及生命的伤害后，其他同样危及生命的问题和不太严重的伤害就会变得明显，那些可能显著影响伤员最终预后的潜在医学问题也会变得突出，因此保持高度怀疑的态度有助于早期诊断和处理。

第三节　战伤止血术

战伤止血术（control bleeding for combat casualty）是控制创伤外出血的现场急救基本技术，是防治战伤休克，避免伤员早期死亡和后期并发症的重要措施。大出血是造成负伤人员早期死亡的主要原因之一，条件允许时应优先对大出血进行止血。外军将控制致命性外出血列为急救技术之首。

战现场止血通常采用制式器械（材）止血法、指压止血法、创面加压止血法和就便器材止血法。准确判断出血性质、种类，是进行有效止血的第一步。动脉出血：血色鲜红，速度快，呈间歇喷射状；静脉出血：血色暗红，速度较慢，呈持续涌出、缓流状；毛细血管出血：血色多为鲜红，自伤口呈片状渗出或缓慢流出。可采用问、摸、看的方法对出血部位进行判断。凡脉搏快而弱，呼吸浅促，意识不清，皮肤凉湿，衣服浸湿范围大且有黏度，多表示负伤人员伤势严重或有较大出血。

一、制式器械（材）止血法

止血器械（材）能有效控制四肢较大的动脉血管出血，在加压包扎止血无效时使用，对于挽救负伤人员生命具有不可替代的作用。止血器械（材）主要有旋压式止血带、橡皮止血带、卡式止血带、止血钳等。

（一）旋压式止血带止血

旋压式止血带由自粘带、绞棒、固定带和扣带环构成，通过转动绞棒可收紧或放松止血带，调整止血力度。具有止血效果确切、不易损伤皮肤、操作简单快捷等优点，便于自救互救。

【适用范围】

四肢大出血。

【操作方法】

止血带置于伤口上方 5 ~ 10 cm，环绕肢体一周将自粘带插入扣带环内；拉紧自粘带，反向粘紧，转动绞棒，直至出血停止；将绞棒卡入固定夹内，多余自粘带继续缠绕后，用固定带封闭；记录止血时间（图 3–3–1）。

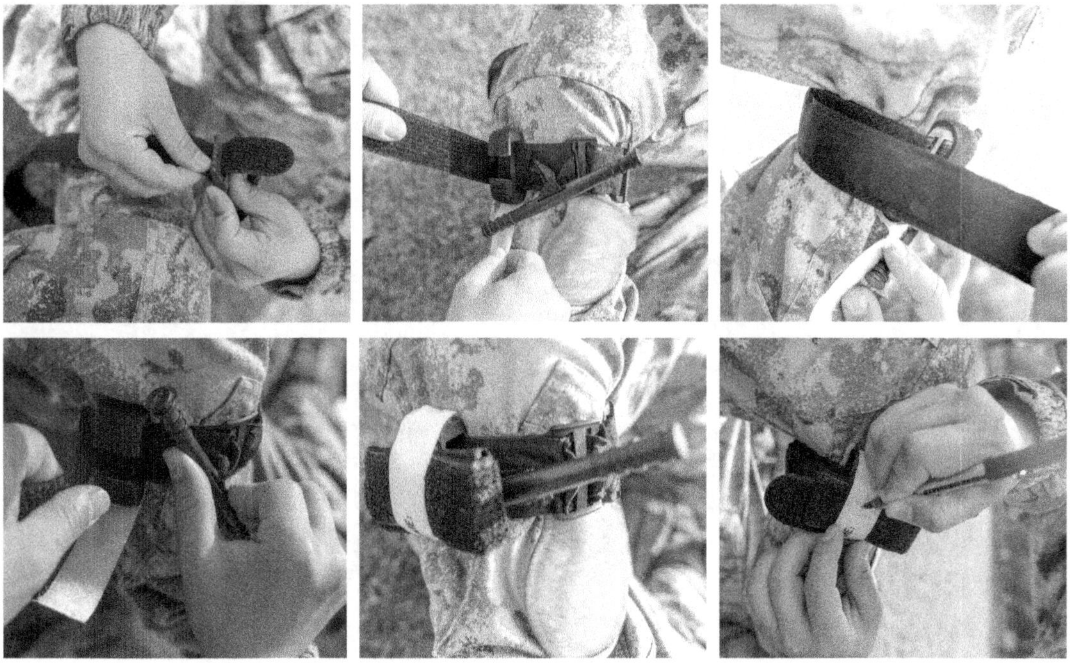

图 3–3–1　旋压式止血带止血法

（二）橡皮止血带止血

橡皮止血带弹性大、止血效果好，但操作较复杂、易损伤皮肤。

【适用范围】

四肢大出血。

【操作方法】

出血伤口上方 5 ~ 10 cm 处以衣物或三角巾等做衬垫；一手夹持止血带头端 10 cm 处，另一手拉紧尾端，平行绕肢体两周压住头端；尾端从止血带下牵出成环，将头端插入环内拉紧，记录止血时间（图 3–3–2）。

动作要领概括为“长头压短头，平行两圈绕，用力要均匀，反手勾成环”。

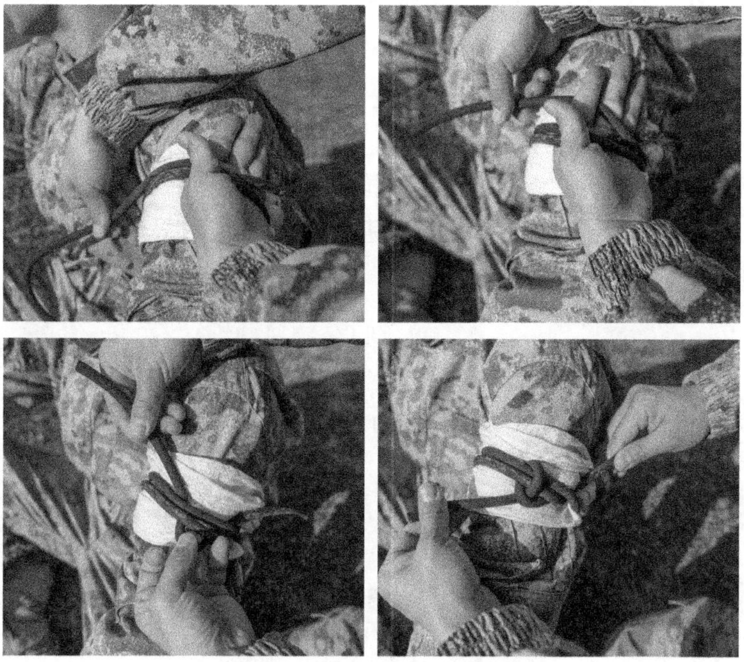

图 3–3–2　橡皮止血带止血法

（三）卡式止血带止血

卡式止血带由自动锁卡、锁紧开关和涤纶织带组成，操作简便，松紧度可调。

【适用范围】

四肢大出血。

【操作方法】

出血伤口上方 5 ~ 10 cm 处以衣物或三角巾等做衬垫；止血带绕肢体一周，将自动锁卡插入锁紧开关内；一手按住锁紧开关，另一手拉紧涤纶带，直至出血停止，记录止血时间（图 3–3–3）。

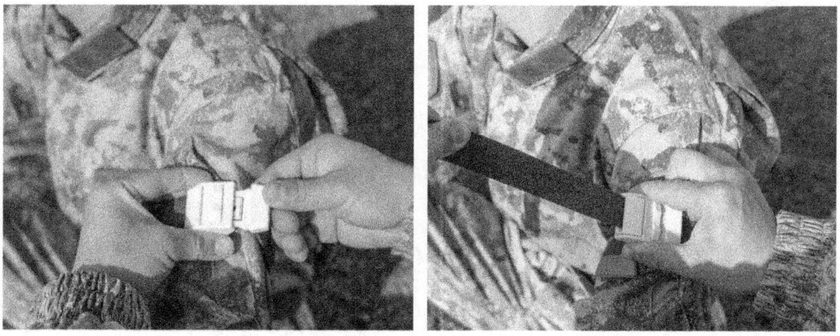

图 3–3–3　卡式止血带止血法

（四）充气式止血带

充气式止血带是现场急救和骨科手术时的标准止血带。其特点是压迫面积较广，压力均匀，可根据连接的压力表随时测定、显示及调节压力，操作简便，安全性较高。

充气式止血带分为电动充气式和手动充气式两种（图 3–3–4），其中电动式充气止血带主要用于手术室，由于其必须使用电源，连接管容易漏气，携带不便，不便于转运伤员，不推荐现场急救、转运或者进行检查的抢救伤员使用；手动式充气止血带，可以通过手动进行充气，且有压力显示装置，便于携带，且可监测压力，可用于现场急救及伤员转运、检查过程。

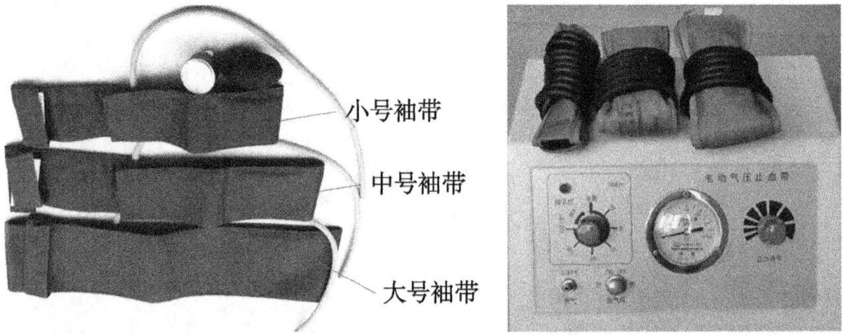

图 3–3–4　气压止血带

（五）四肢止血带操作注意事项

（1）四肢动脉出血止血带使用无绝对禁忌证。

（2）对于无活动性出血的肢体伤口，尽量不使用止血带。

（3）首选压迫止血，直接压迫肢体止血失败时，考虑使用止血带。

（4）止血带要扎在伤口上方。

（5）止血带不宜直接扎在皮肤上，应用衣服、三角巾、毛巾等做衬垫。

（6）扎止血带要松紧适度，以出血基本停止为宜。

（7）充分暴露止血带使用部位，观察肢体末端血液循环。

（8）在明显部位挂红色伤标，并注明止血时间。

（9）尽可能缩短止血带使用时间，最长不超过 2 h。但如果无法获得彻底止血的救治或者无替代止血办法，则在得到正规救援前不解除止血带。

（10）以下情况禁止松开止血带：预计无法对松开止血带造成的出血进行有效止血；使用止血带时间已经超过 6 h；伤员休克；肢体离断。

（11）注意观察伤员血压、血氧饱和度、呼吸频率、局部皮温及出血等情况；观察伤员有无躁动不安、面色苍白、出汗、脉搏细速以及疼痛等异常。

（12）针对上述及其他表现的异常情况，须检查止血带的止血效果及并发症，查找原因并给予恰当镇痛、补液、抗休克等积极处置。

（六）交界部位止血带 -SAM（SJT）

由于旋压式止血带的广泛应用，美军在伊拉克和阿富汗战争中由四肢出血造成的死亡所占比例明显降低，而由躯干部位或交界部位出血造成的死亡比例不断增大。阿富汗和伊拉克战争中的战斗死亡综合研究报告称，17.5%（976 人中的 171 人）的潜在可存活的院前死亡是由交界部位出血引起的。

交界部位出血被定义为发生在肢体与躯干交界处的可压迫性出血，其特殊解剖位置限制了四肢止血带的有效使用，包括腹股沟、腋窝等。交界部位出血是一种外部可压迫性、可以控制的出血。美军 TCCC 指南对交界部位出血控制的建议如下："只要出血部位适合，立即使用交界部位止血带。一旦交界部位止血带准备好，不要延迟使用。如果没有交界部位止血带，或者当交界部位止血带未准备好使用时，应使用直接加压的 QuikClot 战斗纱布。"

【适用范围】

交界部位止血带 -SAM（SJT）是美军战伤救护中交界部位止血带的一种（图 3-3-5），主要是利用充气加压的方式止血，用于一般止血带无效的交界部位伤口止血，亦可用于骨盆骨折的简易固定。近期美军研究数据表明，交界部位出血占战伤可预防死亡的 20%，迅速、有效的止血措施有助于伤员存活。

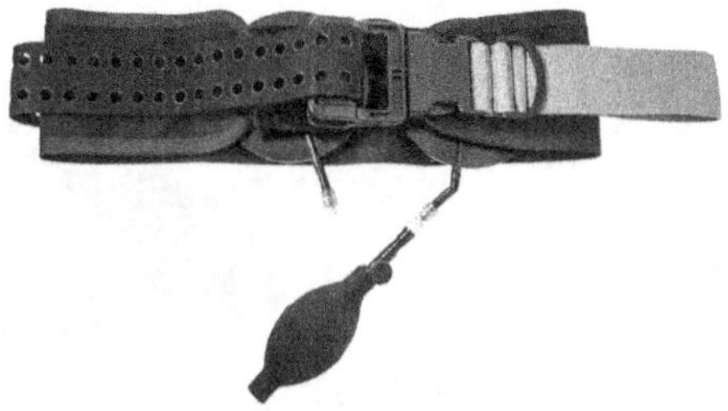

图 3-3-5　交界部位止血带 -SAM（SJT）

【主要特点】

（1）指征广泛：可用于骨盆固定、腹股沟出血、腋窝出血。

（2）操作时间少于 25 s。

（3）重量轻（488 g），携带方便。

（4）使用方便，只需 3~5 步。

【SJT 的组成】

（1）骨盆带

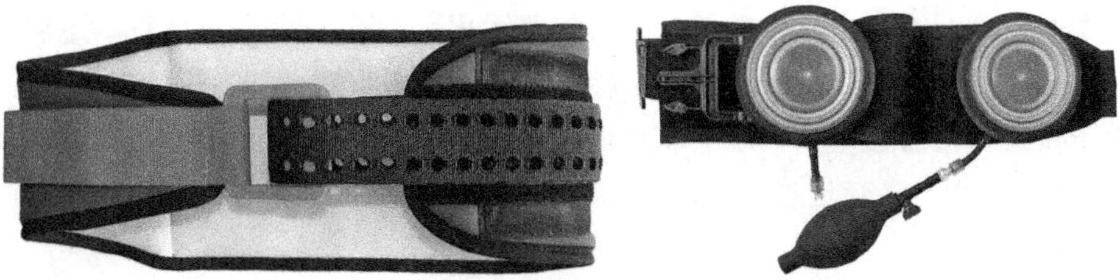

图 3-3-6　骨盆带

（2）充气气囊

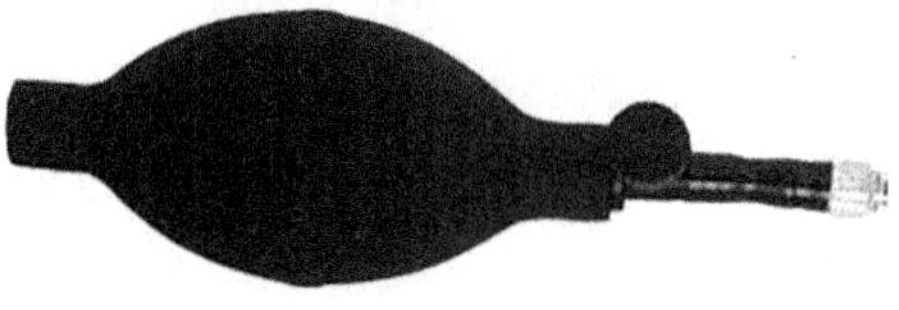

图 3-3-7　充气气囊

（3）目标区域压迫装置（Target Compression Device，TCD）

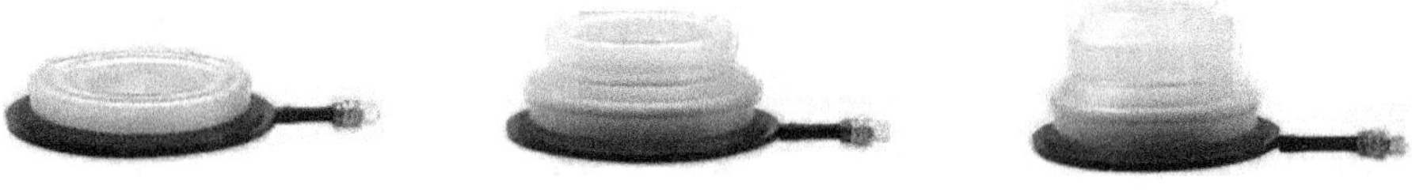

图 3-3-8　目标区域压迫装置

（4）附加带及 TCD 扩展装置

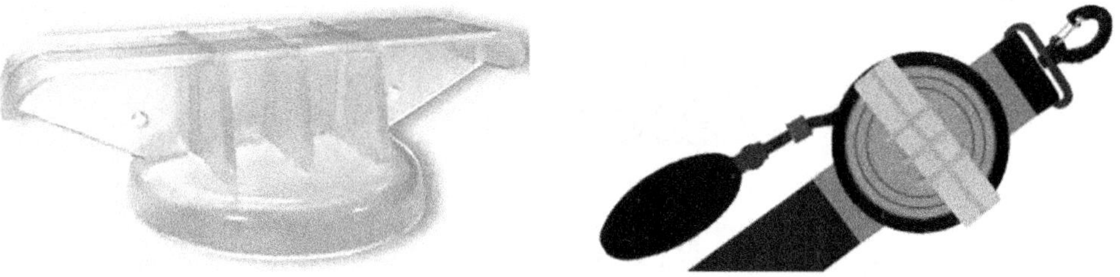

图 3-3-9　附加带及 TCD 扩展装置

【操作方法】

1. 骨盆固定

① 去除伤员口袋及骨盆区域的物体，将骨盆带塞入臀部下方，不要压住 TCD。② 插入卡扣。③ 向两侧拉棕色带子，直到听到卡扣入位的声音。将一侧多余带子拉紧后粘在魔术贴上，此时会听到“咔嗒”的声音。为防使用时间过长，需注意观察伤员皮肤情况。去除 SJT 时，只需解开卡扣。

2. 腹股沟区止血

① 将骨盆带置于伤员臀部下方，使 TCD 能够覆盖目标压迫区域。如果目标区域有伤口，可先使用消毒纱布或止血敷料。如果需两侧止血，添加另一个 TCD。② 将 TCD 置于目标区域，并连接卡扣。③ 向两侧拉棕色带子，直到听到卡扣入位的声音。将一侧多余的带子拉紧后粘在尼龙魔术贴上，此时会听到“咔嗒”的声音。④ 利用气囊向 TCD 中打气，直到出血停止。转送过程中，要观察出血控制情况，必要时调整 SJT。去除止血带时，只需解开卡扣。

3. 腋窝区域止血

① 将 SJT 放置于两臂下，越高越好。将止血带上的 D 形环放置在伤处一侧，并和同

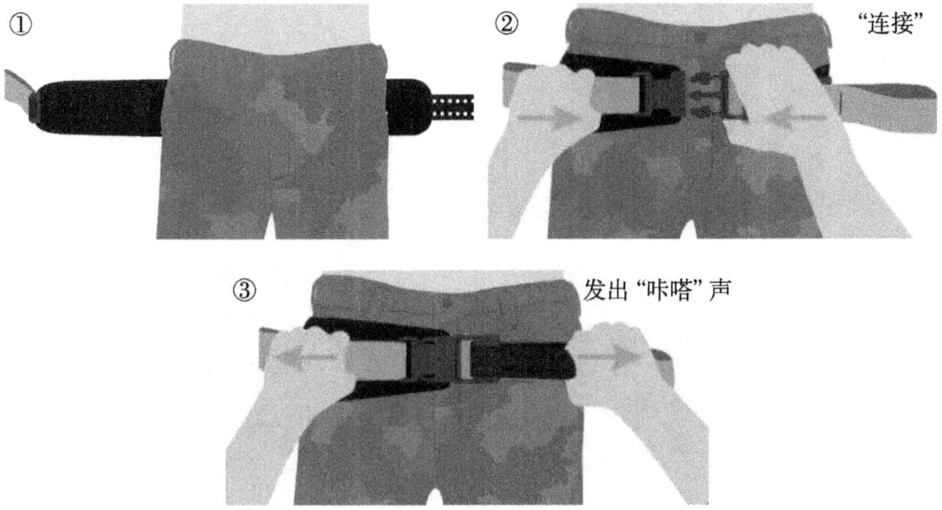

图 3-3-10　骨盆固定

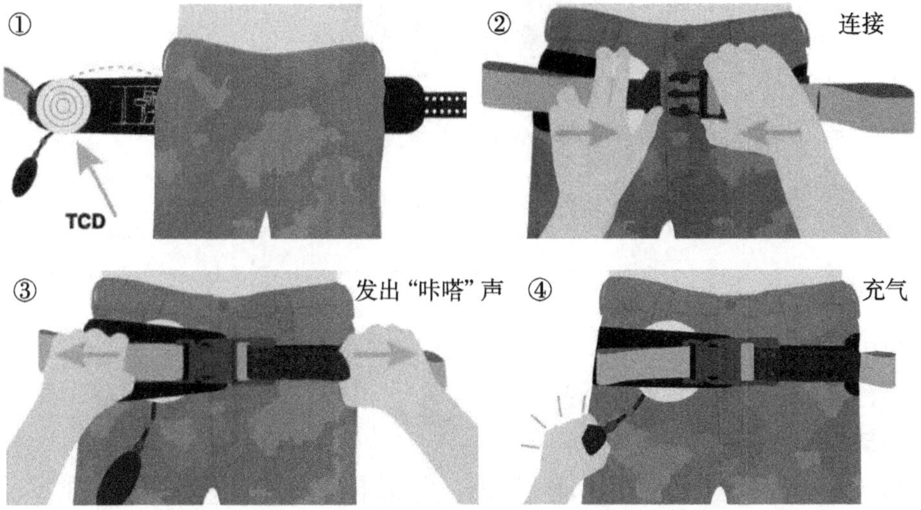

图 3-3-11　腹股沟区止血

侧颈部边缘成一线。连接卡扣，向两侧拉棕色带子，直到听到卡扣入位的声音。② 安装 TCD 扩展装置，并放在附加带的棕色尼龙魔术扣处。③ 胸前，将附加带的大夹子挂在 D 形环上。④ 背后，将附加带的小夹子挂在患者正中线位置的骨盆带线绳上。⑤ 利用棕色带拉紧附加带。利用气囊向 TCD 中打气，直到出血停止。转送过程中，要观察出血控制情况，必要时调整 SJT。去除止血带时，只需解开卡扣。

【注意事项】

（1）SJT 可使用长达 4 h。

（2）在抵达最终的救治机构前，不要去除 SJT。

（3）TCD 的膨胀情况可能因海拔不同而出现变化。

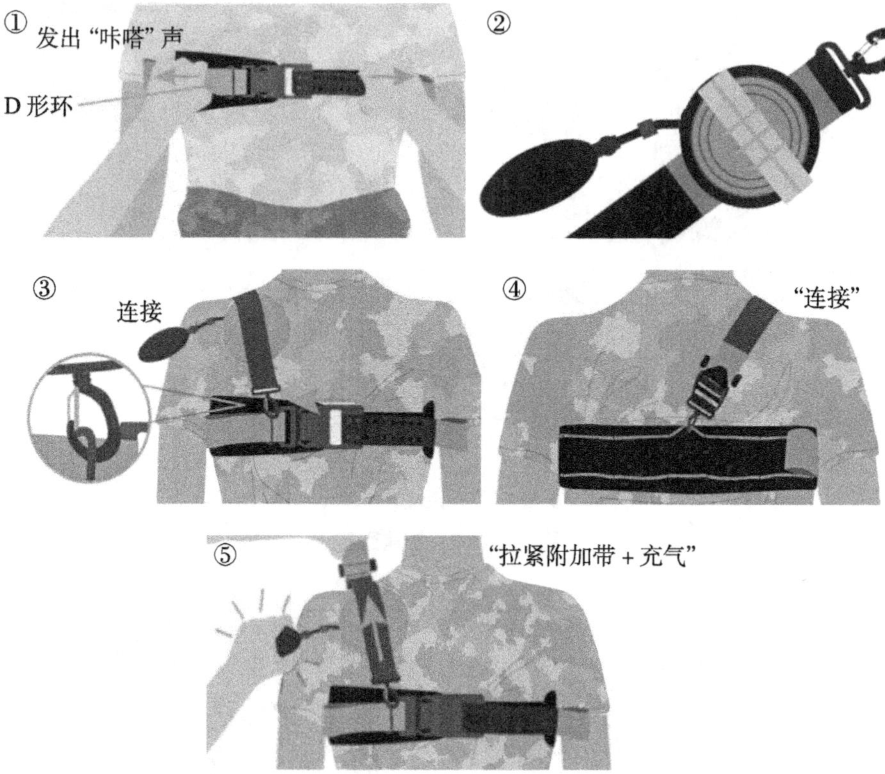

图 3-3-12 腋窝区域止血

（七）钳夹止血

【适用范围】

全身外出血的所有动、静脉血管。

【操作方法】

手持止血钳位于负伤人员出血部位同侧，止血钳打开，直接夹住出血的血管，出血停止后，将止血钳留在伤口内，再用急救包包扎。使用此方法损伤组织少，但使用前最好先指压止血，再用止血钳止血。

【注意事项】

（1）必须在直视下准确操作，防止损伤伴行血管、神经或其他重要组织。

（2）做好有效固定，避免搬运途中松脱或撕裂大血管。

二、创面加压止血法

创面加压止血法是最常用且损伤较小的止血方法，为止血的首选方法。一般体表和四肢静脉、小动脉和毛细血管出血均可用此法止血。伤口内有碎骨片或伤口部位骨折、关节脱位者禁用。

（一）急救止血绷带止血

急救止血绷带由自粘弹性绷带、固定钩、敷料垫构成。敷料表面添加壳聚糖、海藻酸钙纤维等，具有促进凝血、抗感染等功效，且不粘连伤口。

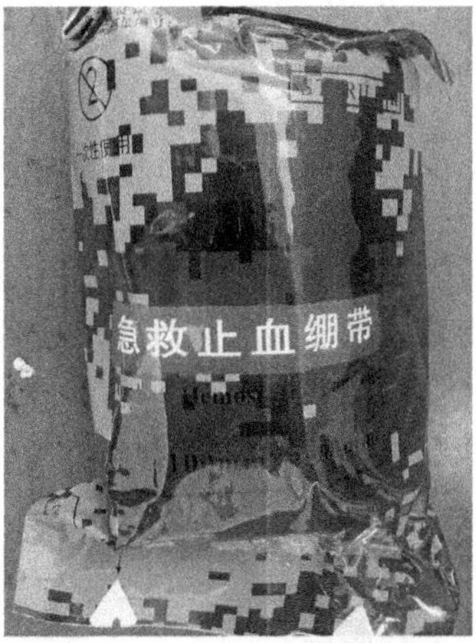

图 3-3-13　急救止血绷带

【适用范围】

适用于缓慢流出或渗出状出血。

【操作方法】

1. 头部止血

敷料覆于伤处；将绷带经耳前、下颌缠绕至头顶部 1 周，将绷带于耳前绕过，呈水平方向缠绕，由颞部、枕后、眉弓缠绕 1 周，最后将固定钩挂于绷带上。

2. 肩部止血

敷料覆于伤处；将绷带经腋下缠绕 2 周。绷带经后背从对侧腋下经过，再经胸前回至伤肩处，在伤肩处行“8”字缠绕，最后将固定钩挂于绷带上。

3. 胸部止血

敷料覆于伤处；绷带缠绕胸部 1 周，绷带从背侧绕至健侧肩上，再经伤口继续缠绕，最后将固定钩挂于绷带上。

4. 肘部止血

将伤肢处于屈曲功能位，敷料覆于伤处；绷带经肘部缠绕 2 周，上行至上臂缠绕 1 周后经肘前下行至前臂，在前臂缠绕 1 周，如此做“8”字缠绕 1 周后继续呈“8”字缠绕；最后将固定钩挂于绷带上。

5. 前臂止血

敷料覆于伤处；用力拉紧止血绷带环形缠绕，将敷料完全覆盖；固定钩固定。

6. 肢体残端止血

敷料覆于伤处；止血绷带卷经残端上方缠绕 1 周，经残端面开始行交叉包扎法，直至残端面被绷带包扎完整，固定钩固定。

【注意事项】

（1）急救止血绷带包扎力度以控制出血而不影响伤部血液循环为宜。

（2）止血敷料的面积应大于伤口，以保证创面的完整覆盖，防止创面污染。

（3）额前缠绕的绷带应位于眉上。

（4）断端肢体需用无菌或清洁纱布包裹好，不能丢弃。

（5）包扎时伤肢处于屈曲功能位。

（二）三角巾加压包扎止血

【适用范围】

适用于缓慢流出或渗出状出血。

【操作方法】

敷料覆于伤处；三角巾折成比敷料略宽的条带压在敷料上；用力拉紧条带缠绕伤肢两周后打结（图 3-3-14）。

【注意事项】

（1）伤口内有异物或骨折时不宜使用。

（2）若出血量大，可在敷料上加垫绷带卷等以提高加压效果。

（3）若条带很快被血液浸透，应尽快使用止血带。

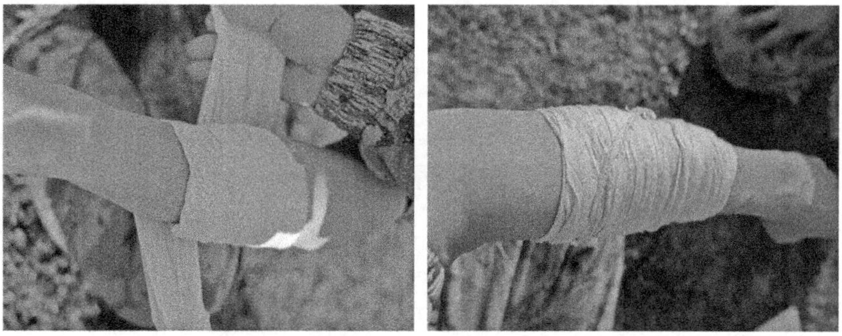

图 3-3-14　三角巾加压包扎止血法

（三）止血海绵止血

止血海绵具有可溶解性、胶凝特性，与创面接触能吸收创面的渗出液，加速止血。主要止血途径：激活部分血液凝血因子的活动；引导血小板附着，产生释放反应和聚集；当海绵接触液体（血液）时会膨胀并对伤口内部和出血部位施加压力，对渗血伤口的黏着和损伤血管的机械压迫起到填塞作用。

【适用范围】

皮肤及组织严重出血。

【操作方法】

用无菌方纱擦拭伤口处血迹；将止血海绵覆盖于伤口，并按住至出血停止。

【注意事项】

包扎伤口，保持局部压力；将止血海绵清理干净。

（四）壳聚糖止血粉止血（CELOX 管状）

壳聚糖是甲壳质脱乙酰基的初级衍生物，是一种多聚糖物质。该材料对人体无毒，生物相容性好，可以生物降解，并有止血作用。

【适用范围】

主要用于皮肤及组织严重出血以及刀伤、弹道伤、爆炸伤引起的大动脉出血。

【操作方法】

打开包装，将推送杆插入针筒内，拔开针筒顶端的蓝帽；将针筒头部缓慢插入伤口深处，推送药物的同时撤离伤口，压迫伤口直至出血停止。

【注意事项】

包扎伤口，保持局部压力；将止血粉清理干净。

（五）填塞止血法（压缩曲线绷带）

【适用范围】

较小伤口或鼻腔、口腔等出血。

【操作方法】

用手指、镊子或直（弯）钳夹压缩曲线绷带（图 3-3-15）放入伤口内压紧，拉紧弹性自粘绷带绕肢体螺旋形缠绕加压包扎；将固定钩固定于绷带上。此法对较小伤口可迅速达到止血目的。

【注意事项】

颅脑、胸部、腹部开放性损伤禁用。

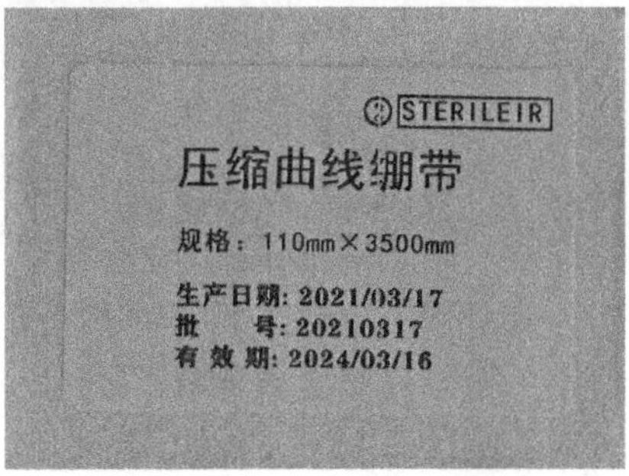

图 3-3-15　压缩曲线绷带

三、就便器材止血法（绞棒止血法）

使用就便器材止血，可根据实际情况就地取材，如布条、毛巾、三角巾等，将其折叠成条带状，即可当作止血器材使用，以绞棒止血法为例。

无制式止血带的情况下，可用三角巾、绷带、手帕、纱布条等就便器材，折叠成带状，缠绕在加垫的伤口近心端，并在动脉走行的背侧打结，然后用小木棒、笔杆、枪通条等插入绞紧，直至不出血为止。

【适用范围】

四肢大出血。

【操作方法】

将三角巾折叠成带状，在伤口上方 5 ~ 10 cm 处环绕肢体两周，打一活结；将绞棒插入活结下方偏外侧，提起、绞紧，至出血停止；使用活结环固定绞棒，记录止血时间（图 3–3–16）。

动作要领概括为“一绕、二提、三绞、四固定”。

【注意事项】

首先将绞棒上提而后绞动；松紧适宜，以不出血为度。

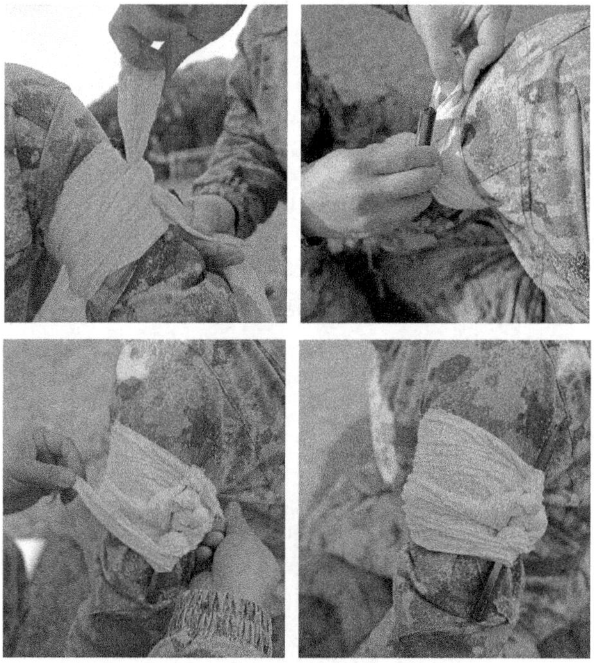

图 3–3–16　绞棒止血法止血

四、指压止血法

用于头、颈及四肢动脉出血的临时止血。全身动脉血管主要有颈总动脉、颞浅动脉、面动脉、锁骨下动脉、腋动脉、肱动脉、桡（尺）动脉、股动脉、胫前动脉、胫后动脉等（图 3–3–17）。

方法是根据动脉走行位置，在伤口的近心端，用手指将动脉压向深部的骨骼上，阻断血液的流通而达到止血的目的。此法是最简单快捷的临时止血措施，条件允许时应迅速用制式器材止血。

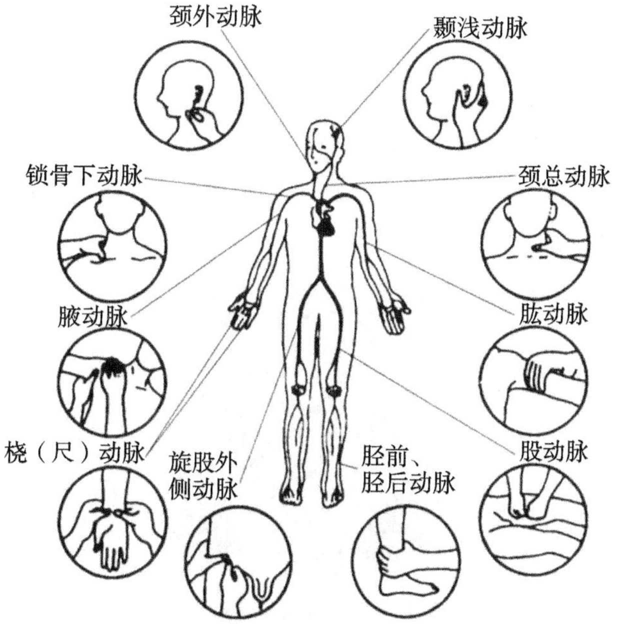

图 3-3-17　人体主要动脉行走路线及指压止血压迫点

（一）颈动脉指压止血

【适用范围】

头面、颈部出血。

【操作方法】

将伤员头部摆正；拇指由气管正中部位（男性喉结下方一横指）旁移 2～3 cm，将伤侧颈动脉压向颈椎（图 3-3-18）。

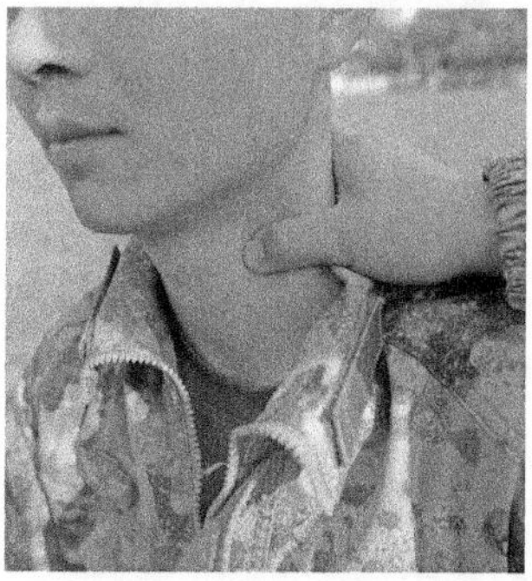

图 3-3-18　颈动脉指压止血

【注意事项】

严禁同时压迫双侧颈动脉；按压时不可高于环状软骨，要避开气管。

（二）面动脉指压止血

【适用范围】

眼以下的面部出血。

【操作方法】

一手扶住伤员头部，另一手在下颌角前约 2 cm 处，用拇指将面动脉压在下颌骨上，其余四指托住下颌（图 3–3–19）。如需两侧同时压迫，则负伤人员取仰卧位，双手拇指按压，其余手指托住下颌。

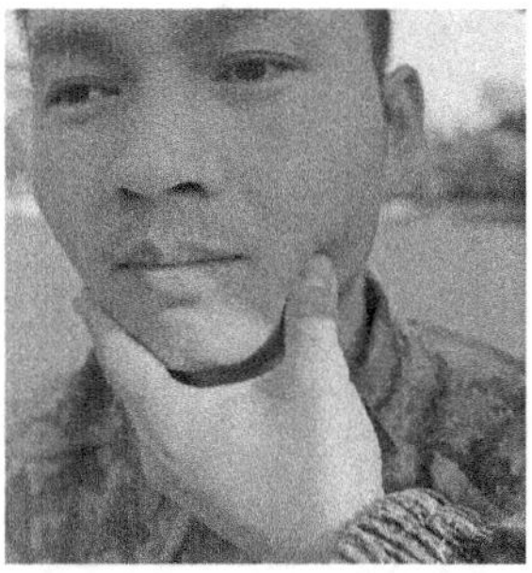

图 3–3–19　面动脉指压止血

（三）颞浅动脉指压止血

【适用范围】

同侧额部、颞部出血。

【操作方法】

一手扶住伤员头部，另一手的食指或拇指，在耳前下颌关节上方处加压（图 3–3–20）。

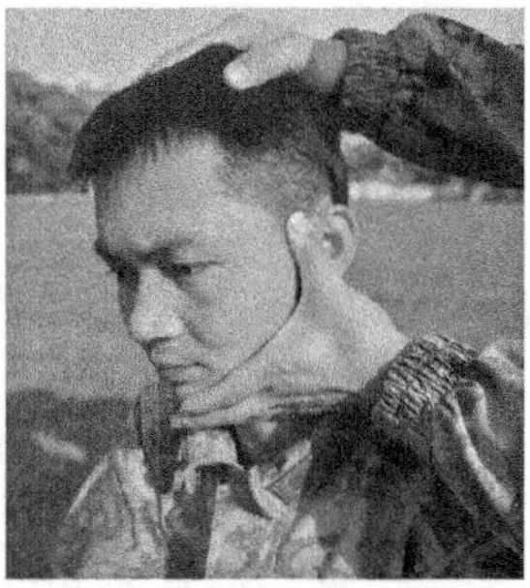

图 3–3–20　颞浅动脉指压止血

（四）锁骨下动脉指压止血

【适用范围】

同侧肩部和上肢出血。

【操作方法】

一手拇指在锁骨上窝、胸锁乳突肌下端后缘，将锁骨下动脉向内下方压于第一肋骨上，其余四指扶于同侧颈项部（图 3-3-21）。

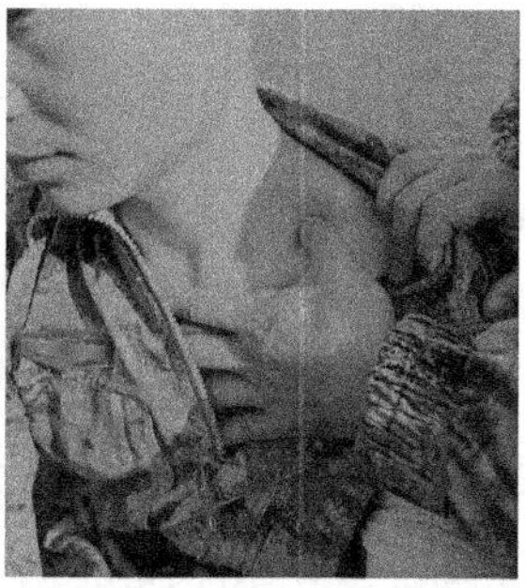

图 3-3-21 锁骨下动脉指压止血

（五）肱动脉指压止血

【适用范围】

同侧上臂下 1/3、前臂和手部出血。

【操作方法】

将负伤人员上臂托起、外展，与肩同高；拇指按压肱二头肌内侧沟中点，将肱动脉压向肱骨（图 3-3-22）。

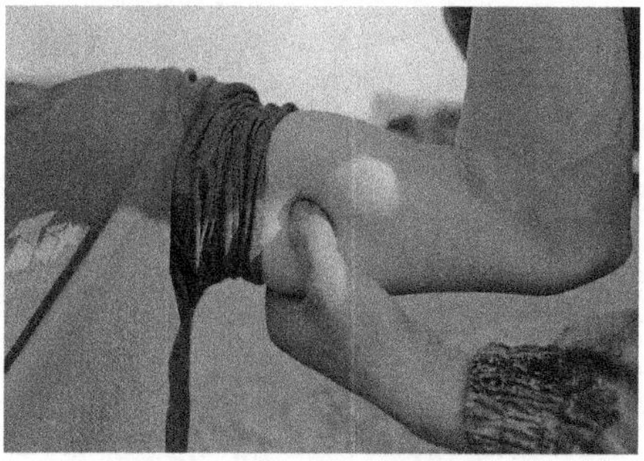

图 3-3-22 肱动脉指压止血

（六）桡（尺）动脉指压止血

【适用范围】

手部出血。

【操作方法】

用两手拇指将负伤人员桡（尺）动脉压向桡（尺）骨，其余手指托住手背部。自救时用健侧手的拇指、食指将桡（尺）动脉压在腕部桡（尺）骨上（图 3-3-23）。

（七）指（趾）动脉指压止血

【适用范围】

手指（足趾）出血。

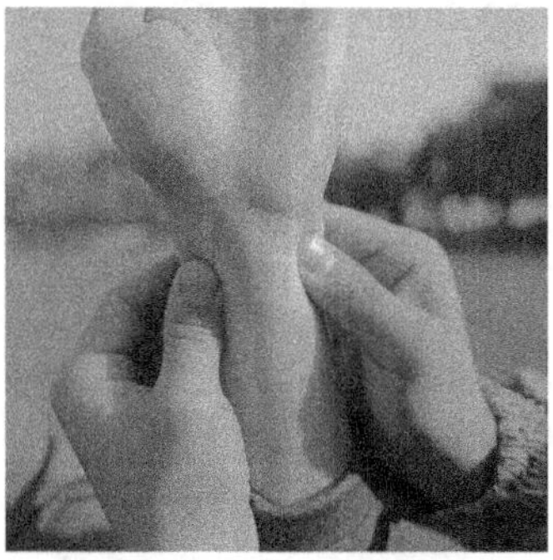

图 3-3-23　桡（尺）动脉指压止血

【操作方法】

一手托住出血上肢（足），另一手拇指、食指捏住负伤人员出血手指（足趾）两侧；自救时，用健侧拇、食指捏住出血指（趾）根的两侧（图 3-3-24）。

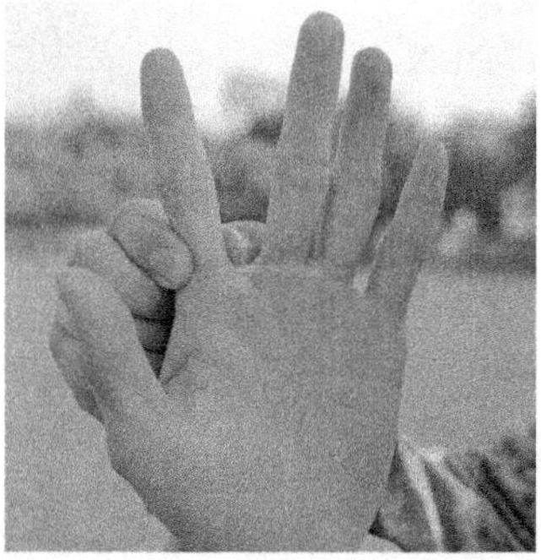

图 3-3-24　指（趾）动脉指压止血

（八）股动脉指压止血

【适用范围】

下肢出血。

【操作方法】

双手拇指重叠，按压腹股沟中点稍下方，将股动脉压向耻骨（图 3-3-25）。

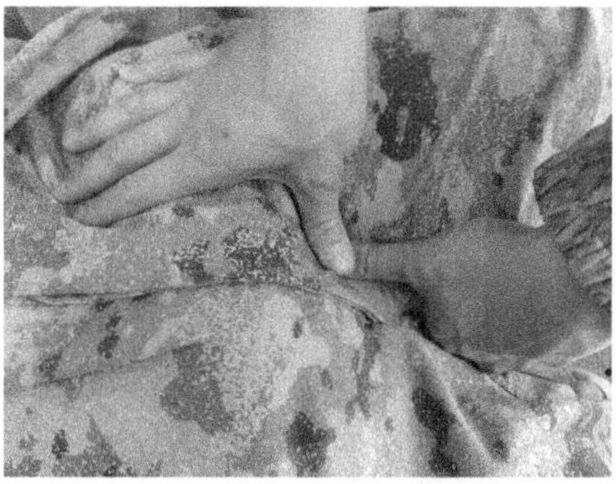

图 3-3-25　股动脉指压止血

（九）足部指压止血

【适用范围】

足背部出血。

【操作方法】

用两手拇指将胫前动脉（足背中部近脚踝处）和胫后动脉（足跟内侧与内踝之间）用力压在跟骨上，或用一手的拇指、食指分别放在胫前、胫后动脉上，用力压在跟骨上（图3-3-26）。

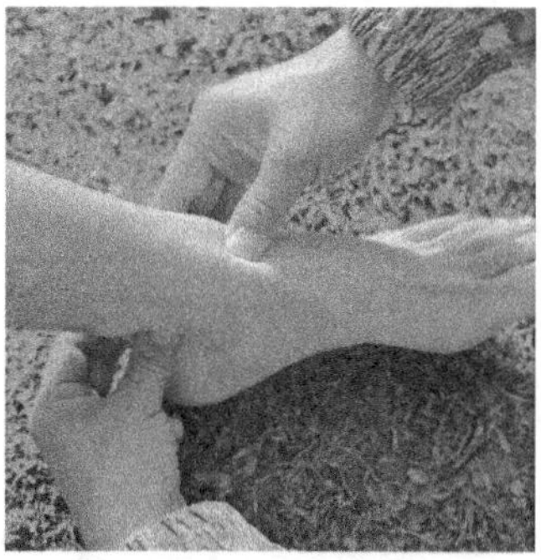

图 3-3-26　足部指压止血

五、控制不可压迫性出血的新技术新方法

难以控制的创伤性大出血是全球战时可预防性死亡的主要原因。不可压迫性出血占战时潜在可存活性死亡的 90%。对于需要大量输血的伤员或出现严重凝血病的伤员，不可压迫性出血的死亡率更高，将近 50%。基于低体温和酸中毒等因素导致的凝血异常影响着 25% 的出血伤员，这类创伤诱导的凝血异常又被称为消耗性凝血病。对于不可压迫性出血的伤员，及时复苏对生存至关重要。

不可压迫出血性损伤可以根据其解剖位置进行分类。其中，不可压迫性躯干出血（NCTH）是指胸内或腹腔内主要器官或脉管系统创伤后的高级别损伤。不可压迫性交界部位出血（NCJH）是指出现在四肢与躯干（包括腹股沟韧带上方的腹股沟、臀大肌区、腋窝和颈底部）相交界的部位的高级别损伤。不可压迫性肢体出血（NCEH）是指继发于穿透性损伤的上肢或下肢血管的高级别损伤。当伤员 30% 以上的血容量丧失，收缩压低于 90 mmHg 时，这类损伤被视为高级别或三级出血。研究表明，不可压迫性躯干出血是最大的创伤出血源（67.3%），其次是交界部位出血（19.2%）和四肢出血（13.5%）。从历史上救治经验来看，NCTH 是最难控制的。

目前，几种急救止血技术和药剂正处于不同的发展阶段，按其作用机制大致可以分为机械或化学性止血。机械止血剂 / 技术包括止血带、血管内主动脉阻断技术和生物工程制剂，它们通过直接压力、吸收或压迫作用实现止血。化学止血机制包括生物工程制剂，通过为止血成分提供或增强促凝血、黏膜粘附或抗纤维蛋白溶解特性来实现止血。实际上，机械和化学止血机制经常相互结合使用。

主动脉的复苏性主动脉球囊阻断术（REBOA）和自膨胀止血聚合物泡沫技术（ResQFoam）通过机械性原理实现了NCTH的止血，而XSTAT、氨甲环酸（TXA）和QuikClot战斗纱布（QCG）通过化学性机制实现了NCEH和NCJH的止血。这些产品都分别代表了一种治疗不可压迫性出血的新方法，已经被美军战术战伤救治委员会（CoTCCC）批准使用。

（一）复苏性主动脉球囊阻断术

持续性腹盆腔出血的最终治疗方法是血管内或手术治疗。在创伤性出血的情况下，当对伤员做了各种努力止血，但仍继续失血时，可以进行复苏性开胸主动脉阻断（RTACC）以提供暂时止血。尽管这项技术具有侵入性，但它仍被常规用于创伤NCTH伤员的止血，然而开胸手术本身也有一系列显著的并发症。因此，需要一种微创的主动脉闭塞技术来治疗NCTH。

复苏性主动脉球囊阻断术（REBOA）是一种用于NCTH伤员的紧急血管内主动脉阻断技术，可在战现场和到达医院之前进行，以最大限度地减少失血。它作为一种临时措施来减少不可压迫的腹部和盆腔出血，为确定性治疗手术和（或）血管内治疗留出时间。目前，REBOA和RTACC是创伤医学中常使用的两种主要主动脉阻断技术。与RTACC相比，REBOA更容易、更快、侵入性更小。REBOA技术包括经股总动脉（CFA）通路，将血管内球囊定位在主动脉内的预定位置，并使球囊膨胀导致主动脉闭塞。

通过阻断下行胸或腹主动脉，导致下游出血减少，同时增加心脏后负荷，以支持和维持重要的心肌和脑灌注。此外，可以在更加精细的血压监测下进行部分球囊闭塞或球囊的间歇充气和放气，以降低下游缺血的风险。手术完成后，监测下游器官和肢体缺血是必要的。REBOA技术将主动脉分为三个功能区。Ⅰ区位于左锁骨下动脉至腹腔干之间，Ⅱ区位于腹腔干至下肾动脉之间，Ⅲ区位于肾下主动脉和髂分叉之间。对于腹内出血、腹主动脉瘤破裂或其他消化道出血的伤员，Ⅰ区闭塞是最佳选择。当没有腹部出血时，第Ⅲ区的闭塞可用于控制盆腔出血。REBOA技术的禁忌症包括心包压塞和主动脉夹层等，另外在颈部/胸部穿透伤和心脏/主动脉钝性损伤的情况下，使用复苏性开胸术更为有利。REBOA虽然可以救命，但也会导致严重并发症，包括意外缺血、假性动脉瘤、脊髓损伤、下肢截肢和血栓形成，但这些并发症必须与失血死亡风险进行权衡。在军事环境中，REBOA已被美军COTCCC批准用于严重受伤而其他治疗手段可能无效的士兵。经过培训的野战内科医生和多学科团队能够通过遵循高级复苏救治（ARC）指南来使用REBOA。与传统的出血控制方法（如开胸和主动脉阻断）相比，REBOA实现了更好的血流动力学稳定性并降低了死亡率。

（二）生物工程止血剂

这些生物工程材料的适用性和实用性取决于损伤类型和出血部位。虽然止血带广泛用于肢体损伤，但如果最初未能有效止血，可以同时使用生物工程止血剂。通常来说，止血剂更适合用于狭长较深的伤口结构，如枪伤或穿透伤导致的不可压迫性出血。其他止血剂分为两大类：被动止血剂和生物活性止血剂。被动因子不与凝血级联发生化学反应，而是通过提供覆盖伤口部位的支架，同时通过吸收和压迫机制起作用，从而促进淤滞。这些材料的吸收特性通过快速吸收血液中的水分，将凝血因子集中在损伤部位，从而达到止血效果。相反，生物活性止血剂激活凝血级联反应，并在激活时提供止血刺激成分。生物活性止血剂可进一步分为黏膜粘附剂和促凝剂。黏膜粘附剂主要含有带正电荷的多糖脱乙酰壳多糖（壳聚糖），与血液和受伤组织反应，形成一种能有效封闭伤口的粘附物质。促凝剂可以激活凝血级联反应（因子Ⅻ）或在损伤部位提供凝血因子。根据美军 CoTCCC 建议，如果满足以下 3 个标准，这些局部止血剂可以用来代替肢体和交界部位止血带：① 伤员没有休克；② 可以密切监测伤口的出血情况；③ 止血带没有被用来控制截肢后的出血。

（三）自膨胀聚氨酯泡沫（ResQFoam）

ResQFoam是一种创新的自膨胀聚氨酯泡沫，可作为NCTH的被动外用剂。ResQFoam是通过混合和经皮注射两种液体前体合成的：多元醇相和异氰酸酯相，通过其专门的输送装置。当通过定制的套管针注射到腹腔中时，ResQFoam 迅速膨胀到大约 35 倍。所得材料产生局部填塞效果，从而降低腹腔内出血率，同时提供伤口部位覆盖和内部压迫。鉴于复杂的给药程序，ResQFoam 只能在经过大量培训的专业人员在现场使用。如果注射到主动脉或胃肠道等非预期目标，注射不当可能会导致严重并发症甚至死亡，且到达确定性治疗机构后去除泡沫需要剖腹手术。

（四）填塞止血装置（RevMedx XSTAT）

XSTAT 是一种生物活性生物工程制剂，采用化学止血机制，由植物来源的纤维素海绵颗粒包裹壳聚糖组成，在类似注射器的装置中压缩。通过分别包含壳聚糖、纤维素和膨胀海绵，它结合了促凝、吸收和填塞的特性。一旦压迫的纤维素海绵被输送到伤口部位，海绵在 20 s 内轴向膨胀。这些可注射的海绵也通过让血小板沉积在海绵表面来诱导凝血。海绵是不可生物降解的，必须在到达确定性治疗机构后取出。然而，海绵可以通过嵌入的不透射线的标记物进行追踪，因此通过 X 线可以很容易地定位体内的任何残留物。目前该设备有两种尺寸，市场上销售的是 XSTAT12 和 XSTAT30。XSTAT 旨在战场或院前环境中用于四肢的低速和高速枪伤（深部或狭窄入口）。禁止在胸部、腹部、腹膜后间隙、腹股沟韧带上方的骶骨间隙和锁骨上方的软组织使用。

（五）氨甲环酸（TXA）

TXA 是赖氨酸的合成类似物，常被用作抗纤维蛋白溶解药物。TXA 以多种方式影响凝血级联反应，最终是通过阻止纤溶酶原激活来发挥作用。TXA 竞争性抑制纤溶酶原对纤溶酶的激活，非竞争性抑制纤溶酶在高浓度时分解纤维蛋白凝块。TXA 的另一个作用机制包括阻断 α2- 抗纤溶酶与纤溶酶的结合，从而停止纤溶酶的激活。因此，TXA 是一种生物活性生物工程制剂，通过稳定形成的凝块和阻碍纤维蛋白溶解，在凝血过程中发挥其化学止血机制。TXA 可以局部或静脉给药。TXA 的静脉给药首次被引入临床实践，作为出血性疾病管理的一种手段。一项研究表明，静脉注射 TXA 导致创伤环境中死亡率降低 17.4%～23.9%。

美军 CoTCCC 建议，在创伤性损伤后的 3 h 窗口期内，对任何有导致生命体征异常的显著出血的伤员或任何有显著出血风险的伤员，如骨盆骨折或腹腔内出血，给予 1 g TXA 的负荷剂量，然后在 8 h 内输注 1 g。Picetti 等人进行的一项系统综述确定，血液中最低浓度为 5 mg/L 的 TXA 具有抗纤维蛋白溶解作用。相反，在 3 h 后给药的 TXA 被证明是不太有效和潜在有害的，因为 TXA 的疗效与其给药时间直接相关。最近的数据显示，局部 TXA 在减少外科出血方面与静脉给药一样有效。此外，局部给药的全身吸收较少，因此将氨甲环酸直接应用于出血部位可潜在地减少出血，且不良反应最小。虽然局部 TXA 使用在临床上很常见，如骨科和心胸外科，但它在创伤和战斗环境中的使用迄今为止依然受到限制。Baylis 等人进行的一项临床前研究使用了由负载凝血酶 /TXA 的碳酸钙微粒制成的伤口敷料，并发现它是实现止血的有效手段。与用缺乏 TXA 敷料治疗的动物相比，在该研究中用敷料治疗的所有动物存活并保持较低的血清乳酸盐和较高的血红蛋白浓度。这项初步研究证明了局部 TXA 敷料在战现场出血控制方面的前景。然而，仍需要对给药方案和不良反应风险进行进一步研究。

（六）QuikClot 战斗纱布（QCG）

QCG 是一种嵌入高岭土的无纺外科纱布，用于外部伤口治疗。高岭土直接激活因子Ⅻ，导致凝血级联的迅速激活。因此，QCG 是一种使用化学止血机制的生物活性生物工程制剂。QCG 在伤口处最多停留 24 h，直到可以提供进一步的医疗救护。美军 CoTCCC 建议战伤止血可使用 QCG，将它放在伤口上或伤口内，然后直接按压至少 3 min。在此期间，可以在合适部位使用交界部位止血带。2015 年，美军 CoTCCC 批准了可供所有军人使用QCG，还推荐QCG作为第一线止血剂，用于不能通过止血带控制的危及生命的出血。

（七）StatBond 止血技术

近期美军开发了一项不需压迫的伤口 StatBond 止血技术，具有操作简单、可前线使用、负担轻等特点，可放置于普通士兵的口袋，用于自救互救。

StatBond 是基于 Hybrid Plastics 公司的专有类硅配方的黏液止血剂而研发的，使用后，可渗透到伤口深处，并能立即抑制液体流失或使血液快速凝固。StatBond 可用于腹股沟、躯干、腋下、颈部和内脏部位的止血，以往这些部位一般很难采用压迫法有效止血，而火线采用的加压敷料也难以有效止血，缺少针对此类出血的战场急救手段。除了治疗创伤性出血外，StatBond 还可以用于治疗肺穿刺、眼外伤、烧伤和预防感染。StatBond 可密封受损组织，防止进一步体液流失，减轻伤部组织缺氧，有利于预后和组织再生。

StatBond 是由美军国防卫生局小企业创新研究（SBIR）计划资助的项目研发的，也是突破性的将基础科学研究成果应用到火线，英国皇家化学会的 *Dalton Transactions* 杂志于

2017 年发表了 StatBond 的初步研究结果。对于民用，它将以注射器的形式包装，军事上将采用耐用、便携、可挤压的包装形式。这项技术在 2022 年供专业医护人员使用，并有可能在 2025 年配发给普通士兵。

（八）新兴纳米技术

近年来，纳米技术已被用于进一步开发下一代止血剂。Behnke 等人是最早使用纳米技术作为止血剂进行临床前实验的学者之一。他们设计了一种能建立纳米纤维屏障的自组装肽，以实现内部伤口的止血。研究人员使用了多种哺乳动物器官模型进行实验，包括大脑、脊髓、股动脉、肝脏和皮肤。在实验中发现，纳米纤维屏障能够在不到 15 s 的时间内实现对所有实验模型中内部出血的完全止血。他们认为纳米纤维屏障无毒且无免疫原性。最近，Meddahi-Pelle 等发现通过纳米桥接的过程可以实现出血控制和组织修复。纳米桥接的概念始于纳米粒子溶液（包括二氧化硅和氧化铁纳米粒子）的液滴散布在组织的伤口表面。一旦施加溶液后，在伤口边缘手动施压，并开始启动粘合过程。这项研究的结果显示实现伤口闭合，并在 1 min 后诱导止血。尽管已经证明了它具有强粘附和暂时止血等功能，但是还没有关于这种潜在疗法的安全性和生物相容性的数据公布。

（九）总结与展望

不可压迫性出血仍然是院前发病率和死亡率的主要原因。近年来，国内外已经开发了几种止血剂和技术来解决这个问题。理想的止血剂或止血技术应该是安全、有效、易于给药、生物相容和抑菌的。目前没有一种止血产品符合理想止血剂或止血装置的所有标准。然而，包括纳米技术在内的新兴技术已经证明了创造更理想的暂时性止血剂的希望曙光。它们已经证明了控制院前出血的有效性，并可作为提高伤员生存率的重要手段。

第四节　战伤通气术

战伤通气术（airway management for combat casualty）是防止和解除伤员呼吸困难，保证呼吸道通畅的现场急救基本技术，是挽救伤员生命的重要措施。气道受损是继出血之后战场上潜在存活性死亡的第二大原因。负伤人员如果在 4～6 min 内呼吸道阻塞不能解除，将会导致不可逆脑损伤。在战现场环境中，颌面损伤、颅脑损伤、各种烧伤、胸部爆震伤、气管外压迫、气管内异物等是导致气道阻塞的主要原因。

在战现场发现有负伤人员时，应当首先通过看、听、检等方法来判断负伤人员是否发生了呼吸道阻塞。即：一看头面颈部有无战创伤伤口；二听有无呼吸音或有无异常呼吸声音，如有鼾声，则可能由舌后坠所致；有喘鸣音，可能由喉头、上呼吸道阻塞所致；有漱口声，则判断可能由咽部分泌物存留所致；有喝哧声，则判定可能由气管下部或支气管阻塞所致；三检有无面唇发绀、呼吸困难、痛苦表情、躁动不安、脉搏快弱、意识不清等表现。

通气的目的是指保证良好通气和氧和，根据实施的难易程度和具体需求，通气技术分为无创气道通气、声门上气道通气和外科气道通气 3 个等级。

一、无创气道通气法

无创气道通气法是指操作者不使用任何气道工具来保证负伤人员气道开放，包括徒手开放气道和复苏体位。

（一）击背法

【适用范围】

气道内异物阻塞，多为血凝块、碎组织等异物阻塞。

【操作方法】

施救者一手置于负伤人员的胸骨部，起支托作用；另一手掌猛击负伤人员的两肩胛之间的脊柱，连击数次（一般 4 ~ 5 次），直至异物清除（图 3-4-1）。

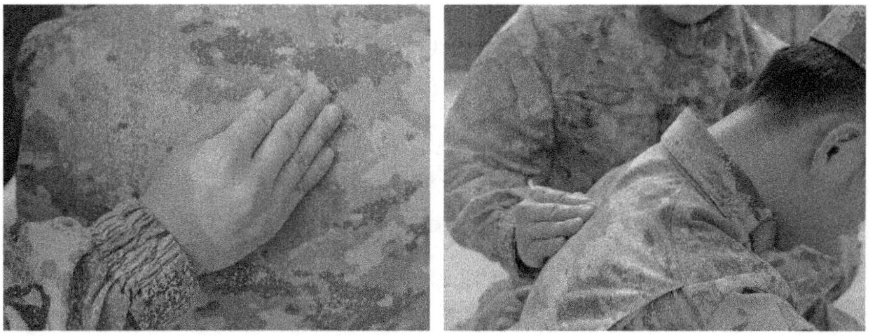

图 3-4-1　击背法

【注意事项】

（1）当伤员清醒时，采用坐立前倾位作为控制创伤性气道的体位，有助于利用重力和保护性咳嗽反射地清除气道内的血液和组织。

（2）昏迷负伤人员，则取俯卧位或半俯卧位。

（3）击背时，施救者的另一只手放在负伤人员的胸骨部，起支托作用。

（二）手指掏出法

【适用范围】

口咽异物造成的气道阻塞。

【操作方法】

将负伤人员头偏向一侧，打开口腔；用食指从上口角贴颊部伸入负伤人员口咽，掏出异物（图 3-4-2）。

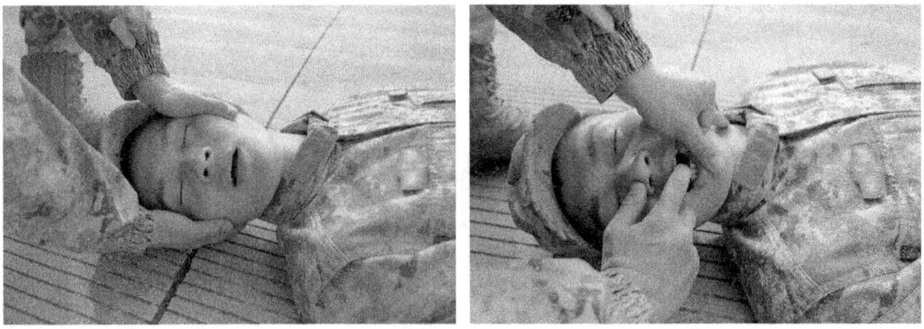

图 3-4-2 手指掏出法

（三）腹部冲击法

腹部冲击法也称海姆立克法。通过推压上腹部，造成人工咳嗽，以排出异物。

【适用范围】

气管内异物造成的气道阻塞，使用手指掏出法无效时。

【操作方法】

1. 自救

负伤人员取前倾立位，以拳头、枪托、椅背、扶手栏杆等物体抵住上腹部，连续向内向上冲击挤压（图 3-4-3）。

2. 互救

两臂从后向前环抱负伤人员，成弓步，使其臀部倚靠在施救者大腿上，上体前倾，施救者一手握拳置于脐上，另一手抓握拳头；连续快速向内向上冲击挤压上腹部，使异物排出（图 3-4-4）。

【注意事项】

负伤人员胸腹部严重损伤时禁用此法。

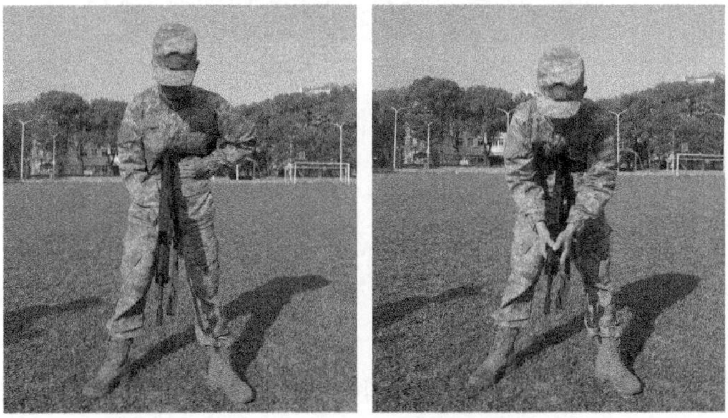

图 3-4-3 腹部冲击法（自救）

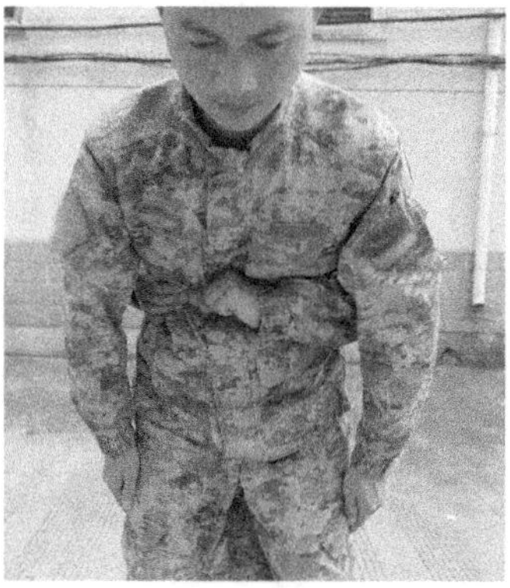 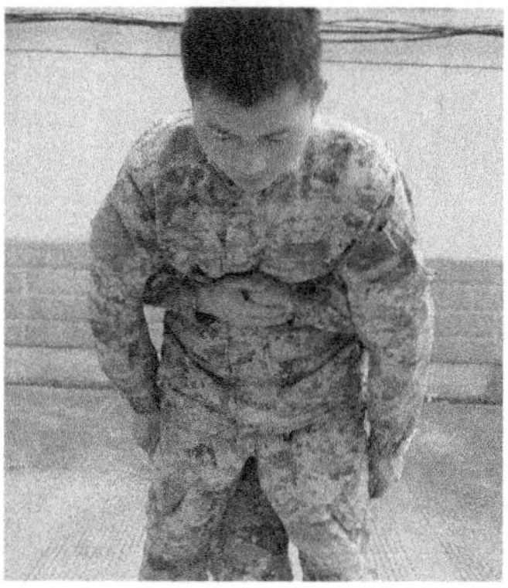

图 3-4-4　腹部冲击法（互救）

（四）托下颌角法

【适用范围】

舌根后坠的昏迷伤员伴头、颈部创伤。

【操作方法】

施救者将两手放置在负伤人员头部两侧；托住负伤人员下颌角，用力向上托下颌；如负伤人员紧闭双唇，可用拇指、食指把口唇分开（图 3-4-5）。

【注意事项】

下颌部负伤人员禁用此法。

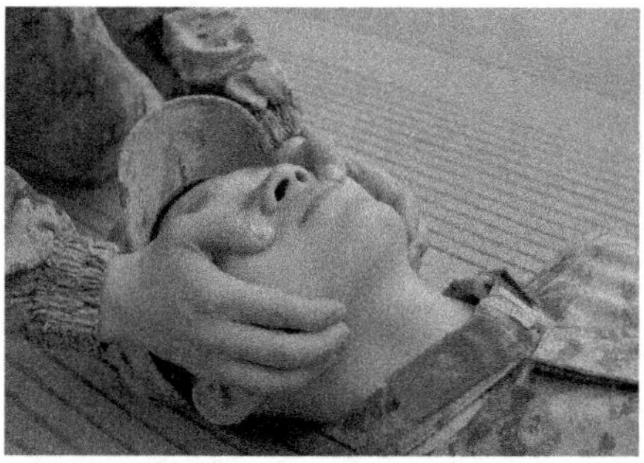

图 3-4-5　托下颌角法

（五）仰面提颏法

【适用范围】

舌根后坠的昏迷伤员。

【操作方法】

负伤人员仰卧，手掌外缘下压负伤人员额头；另一手抬起下颏，使其头部后仰，打开口腔（图 3-4-6）。

【注意事项】

有面部伤或下颌骨折的负伤人员禁用此法。

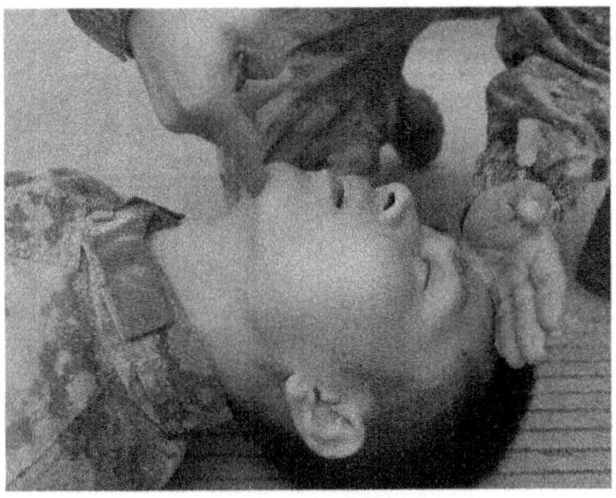

图 3-4-6　仰面提颏法

（六）恢复体位

【适用范围】

施救者不能留在身边或等待后送的无意识负伤人员。

【操作方法】

动作要领概括为“一抬、二靠、三拉、四校”（图 3-4-7）。

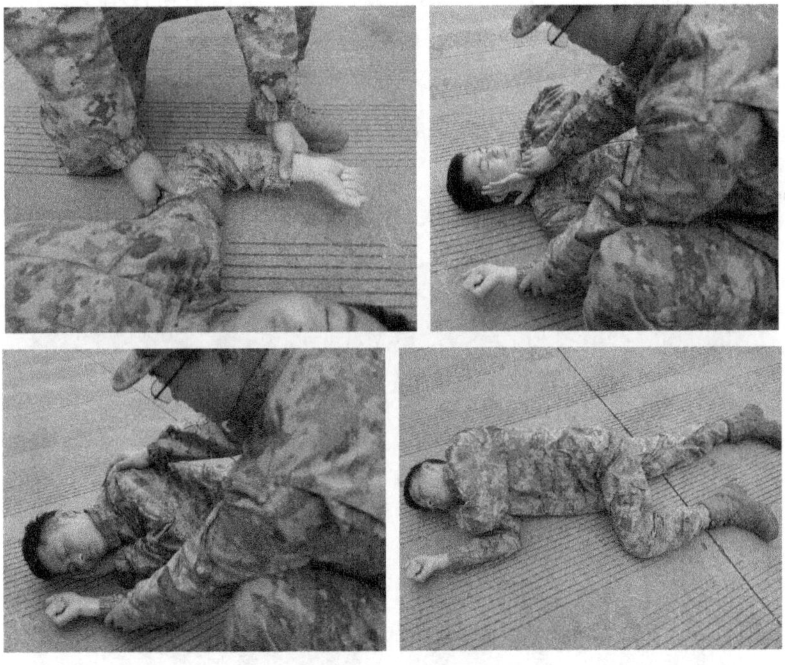

图 3-4-7　恢复体位

一抬。负伤人员仰卧，施救者跪在负伤人员一侧，将其近侧上臂外展与身体成直角，屈肘，抬起前臂，手掌朝前，与颅顶同高。

二靠。将负伤人员远侧手臂拉过胸前，使其手背贴近颈部。

三拉。施救者将手置于负伤人员对侧腘窝处，使膝关节屈曲，轻拉膝关节外侧，使其侧卧。

四校。校正负伤人员上方大腿，使髋关节和膝关节屈曲成直角，调整头部使其后仰。

【注意事项】

如负伤人员有开放性气胸，尽量使伤侧在下。

二、声门上气道通气法

声门上气道通气法包括口咽通气管、鼻咽通气管、喉罩和喉咽通气管等。

（一）口咽通气管通气法

口咽通气管是一种由弹性橡胶式塑料制成的硬质人工气道，白色，为弧形扁管，具有方便吸痰、改善通气等功能。

【适用范围】

无意识、无咳嗽反射、无呕吐反射的负伤人员。

【操作方法】

评估负伤人员意识与呼吸情况，清理口腔分泌物；负伤人员取平卧位，头后仰；测量口咽通气管的长度为负伤人员口角至下颌角的距离；一手拇指与食指交叉用力分开负伤人员上下唇齿，另一手将口咽通气管弓背朝下置入口腔，遇阻力时旋转180°成正位，顺势向下推送至通气管边缘紧贴负伤人员门齿；检查是否有气体从导管内流出；口咽通气管放置成功后，以双“Y”型胶带交叉固定，以免脱出（图3-4-8）。

【注意事项】

及时清除口腔分泌物，防止发生误吸；门齿有折断或脱落危险的伤员禁用。

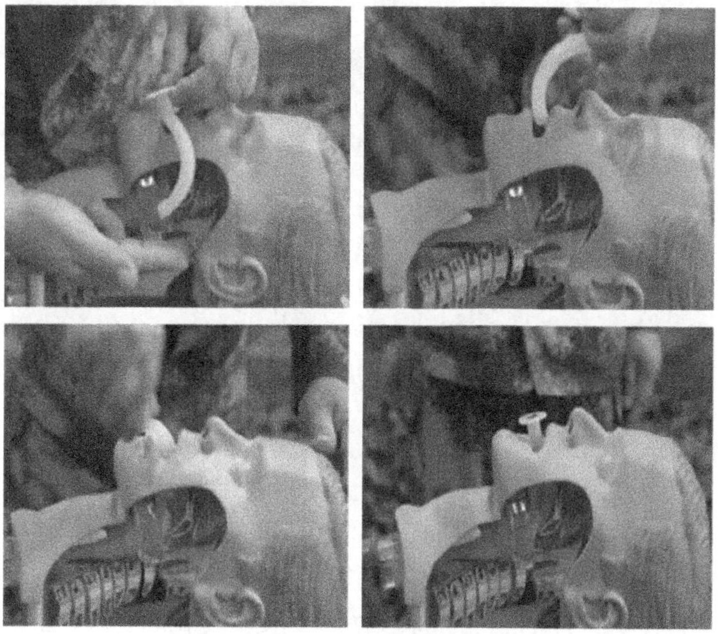

图3-4-8　口咽通气管通气法

（二）鼻咽通气管通气法

鼻咽通气管由硅胶制成，质地柔软、操作简单、不需要借助特殊器械，并能在数秒内迅速获得有效通气。

【适用范围】

对昏迷伤员维持气道通畅。

【操作方法】

负伤人员取平卧位，头后仰；清除负伤人员鼻腔分泌物；测量鼻咽通气管插入长度，一般以鼻尖至耳垂的距离为宜；润滑管道；鼻咽通气管弯曲朝下，从一侧鼻孔插入，沿鼻中隔向内推送至测量的插入长度为止；检查管口是否有气流（图 3–4–9）。

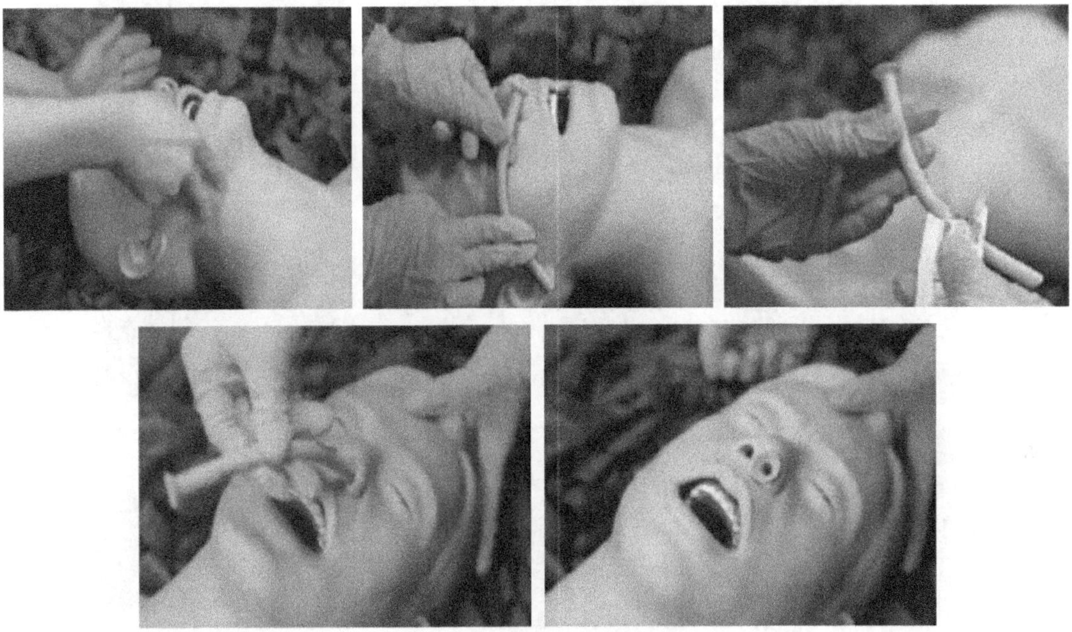

图 3–4–9　鼻咽通气管通气法

【注意事项】

（1）及时清除鼻腔分泌物，防止发生误吸。

（2）置管过程中如遇阻力，则应更换另一侧鼻孔重新插入。

（3）如果有血液从负伤人员鼻腔流出，禁用鼻咽通气管。

（三）喉罩通气法

喉罩是一种带套囊的喉周封闭气道工具，有较好的通气效果并且能够防止食物反流，喉罩的通气效果与气管插管相似。

【适用范围】

颈椎损伤及有呕吐症状的负伤人员。

【操作方法】

根据负伤人员体重选择适宜的喉罩，体重 50 ~ 70 kg 选择 4 号。喉罩气囊充气，检查外观及充气囊是否破损或异常。负伤人员取平卧位，头部轻度后仰，清理呼吸道；一手持喉罩充气囊，另一手用 20 mL 注射器缓慢抽气，使前端形成一个倒立的扁平勺状。润滑剂涂抹喉罩背侧及充气囊底部；一手持笔状握住喉罩柄，另一手打开口腔，使其张口度达到最大，将喉罩通气口方向朝向下颌插入口腔，直至喉罩尖端遇到阻力不再推送，门齿刻度应位于喉罩柄的标识线上，即放置到位。用 20 mL 注射器充气，充气量 =（气囊型号 -1）× 10，气囊充分充气至足够密封，并以双“Y”型胶带固定；使用简易呼吸器与喉罩通气管连接，辅助通气，肺部听诊呼吸音（图 3-4-10）。

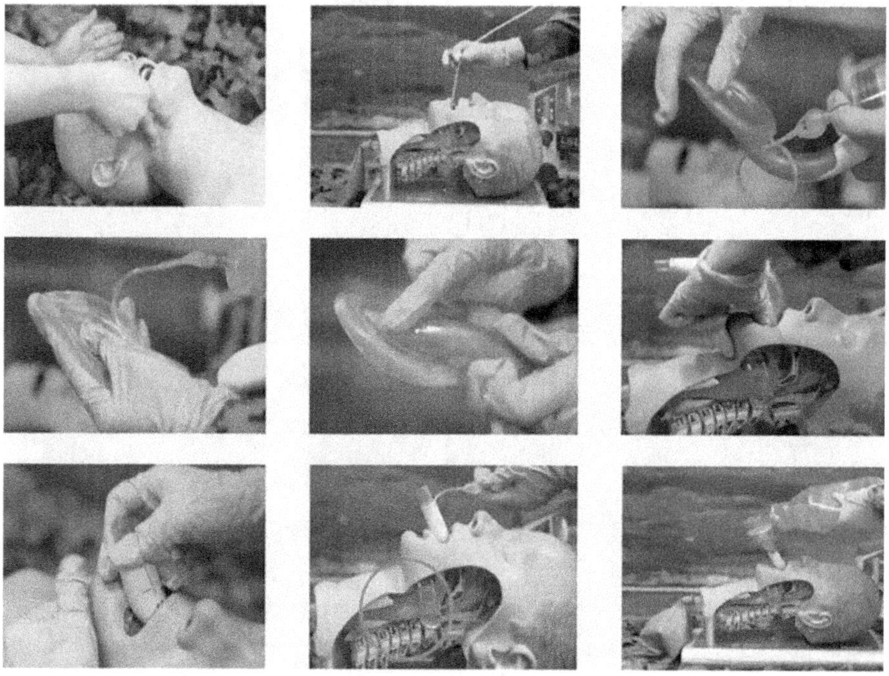

图 3-4-10　喉罩通气法

【注意事项】

若喉罩插入后有气道梗阻，应立即拔出后重新置管。喉罩前端避免折叠，以免造成窒息。

（四）喉通气管通气法

喉通气管有两个气囊，上气囊能够封闭喉周，下气囊能够封闭食管，从而能够防止食物的反流和误吸。并且在喉通气管的背面有一个可以放置胃管的管道，以便进行胃肠减压。

【适用范围】

颈椎损伤及有呕吐症状的负伤人员。

【操作方法】

根据负伤人员体重选择适宜的喉通气导管，体重 50 ~ 70 kg 选择 4 号，检查喉通气导管的外观及气囊是否有破裂、漏气或异常；负伤人员取平卧位，打开气道，清理呼吸道；将润滑剂均匀涂抹在喉通气导管气囊表面；一手握住喉通气导管，另一手打开口腔使其张口度达到最大，沿舌正中将喉通气导管插入口腔，当遇有阻力不能推进时即放置到位，门齿对齐喉通气导管的黑色标识线；气囊充气 60 mL；使用简易呼吸器与喉通气导管连接，辅助通气，肺部听诊呼吸音，用双“Y”型胶布交叉固定（图 3-4-11）。

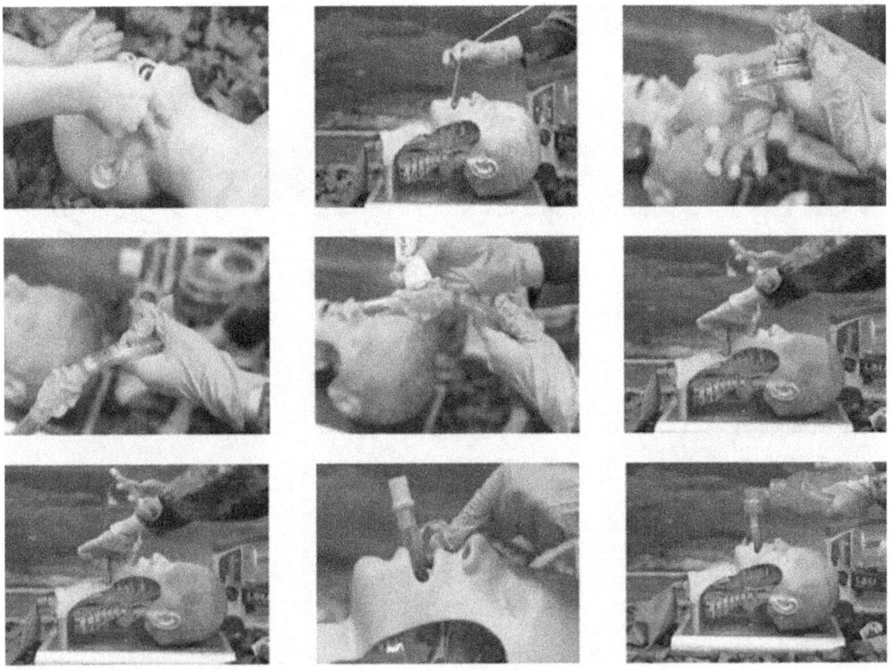

图 3-4-11 喉通气管通气法

【注意事项】

若喉通气导管插入后有气道梗阻，应拔出后重新置管。不适宜长期使用，尽早更换气管导管。

三、外科气道通气法

若舌后坠、异物阻塞气道时间过久，可用托颈法、提颏法等，也可用通气管，如鼻咽通气管、口咽通气管，上述方法不能解除时，应快速建立外科气道。战现场环境下建立外科气道包括环甲膜穿刺术、环甲膜（气管）切开术及气管插管术。

（一）环甲膜穿刺术

【适用范围】

喉头水肿引起的阻塞，尤其是声门区阻塞，严重呼吸困难，来不及建立人工气道的负伤人员。

【操作方法】

施救者将负伤人员仰卧，头向后，充分挺出颈部。施救者站在负伤人员右侧，左（右）手拇指及食指固定负伤人员环状软骨；右（左）手持注射针头或较粗管腔针头 1～3 根刺入环甲膜，空气即可经针头出入，解除窒息。以上措施只能起到暂时缓解作用，应尽快用手术刀片行环甲膜切开术（图 3-4-12）。

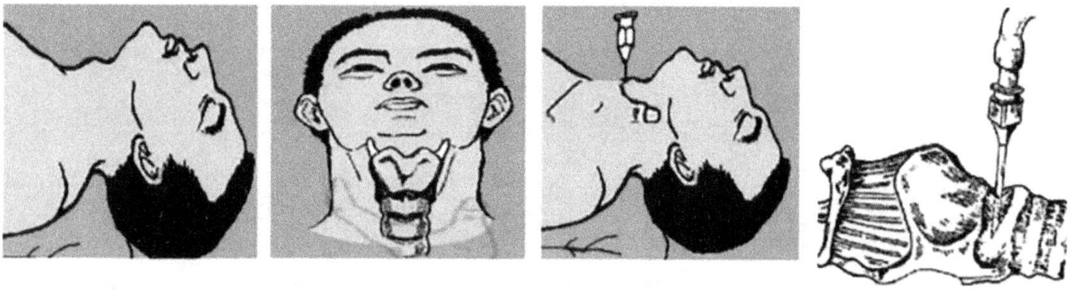

图 3-4-12　环甲膜穿刺术

【注意事项】

（1）穿刺时有突破感后停止穿刺，避免损伤喉后壁黏膜。

（2）必须回抽有空气，确定针尖在喉腔内。

（3）如穿刺点皮肤出血，延长压迫时间。

（4）如发生皮下气肿或少量出血予以对症治疗。

（二）环甲膜切开术

【适用范围】

喉梗阻或气管阻塞。

【操作方法】

用尖刀片或其他锐利刀片横形切开甲状软骨和环状软骨间皮肤，长约 3 cm；露出环甲膜，切开环甲膜长约 1 cm；用刀柄或止血钳撑开切口，用导管吸净气道内血液及分泌物，使气道通畅后放入气管导管或橡胶管；固定好气管导管或橡胶管（图 3-4-13）。

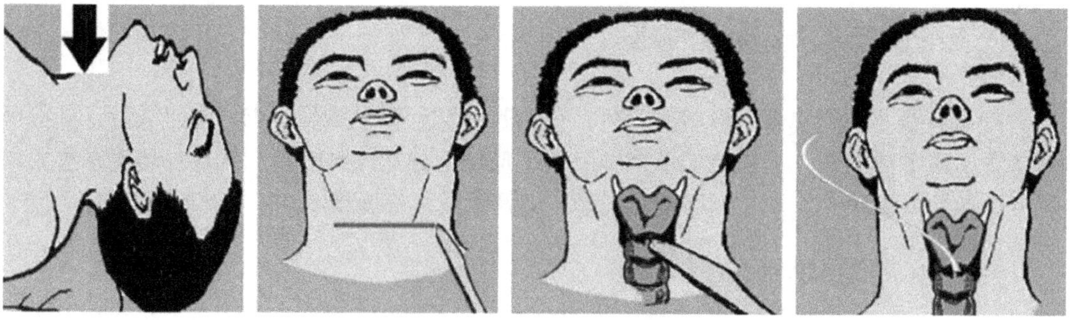

图 3-4-13　环甲膜切开术

【注意事项】

怀疑有颈椎损伤时，不要过度拉伸负伤人员颈部。

（三）气管插管

【适用范围】

呼吸功能不全或呼吸衰竭等。

【操作方法】

选择合适型号的导管，检查气囊是否漏气，在导管内放入导丝并塑形，检查喉镜性能；负伤人员取仰卧位，打开气道，清理呼吸道；救治人员用拇指和食指打开负伤人员口腔，将镜片沿负伤人员口腔向左推开舌体，暴露负伤人员的口、悬雍垂、咽和会厌，挑起会厌，暴露声门；一手握住气管导管，使导管通过声门，尖端距门齿距离约 21 ~ 23 cm；气囊充气 5 ~ 10 mL，听诊双肺呼吸音是否对称；撤出喉镜，放置牙垫，用双“Y”型胶布交叉固定；观察通气效果（图 3–4–14）。

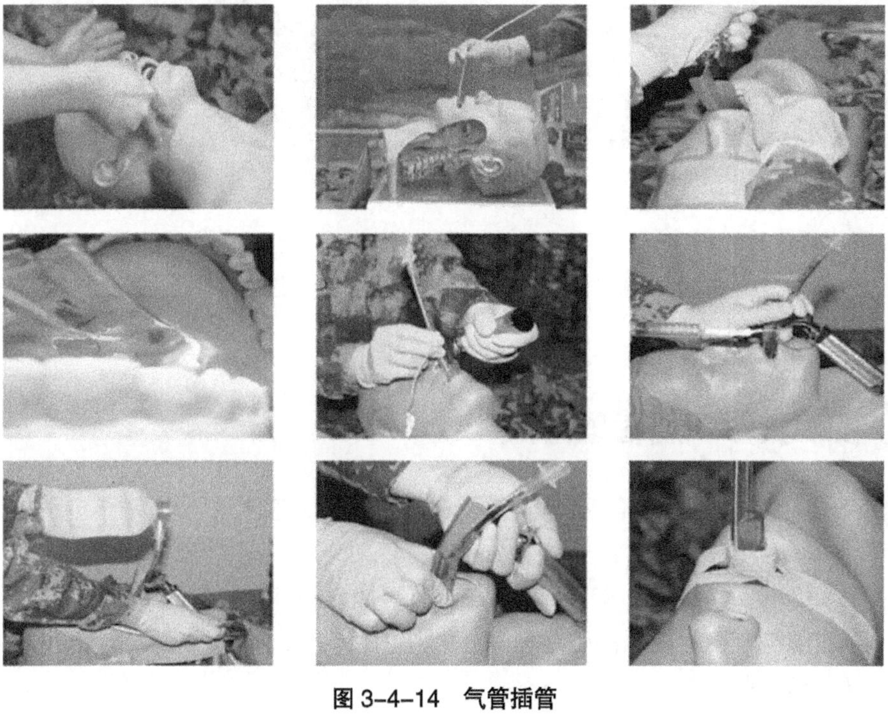

图 3–4–14 气管插管

【注意事项】

（1）待声门开启时再插入导管，避免导管与声门相顶，以保护声门、后部黏膜，减少喉头水肿的发生。

（2）检查负伤人员有无义齿和已松动的牙齿，将其去除或摘掉，以免在插管时损伤或致其脱落、滑入气道，引起窒息而危及生命。

（3）防止气囊滑脱。防止插管意外，尤其是在挑起会厌时，由于迷走神经反射，有可能造成伤员的呼吸、心跳骤停，特别是生命垂危或原有严重缺氧、心功能不全的伤员更容易发生。

（四）简易呼吸器

【适用范围】

心肺复苏及需要人工呼吸急救负伤人员，尤其适用于窒息、呼吸困难的负伤人员。

【操作方法】

评估负伤人员呼吸、颈动脉搏动，检查呼吸器性能；松解负伤人员衣领、摆复苏体位（背部垫木板或平卧地上），开放气道；E–C 手法固定面罩，挤压球囊，频率为 10～20 次 / min；观察通气效果（图 3–4–15）。

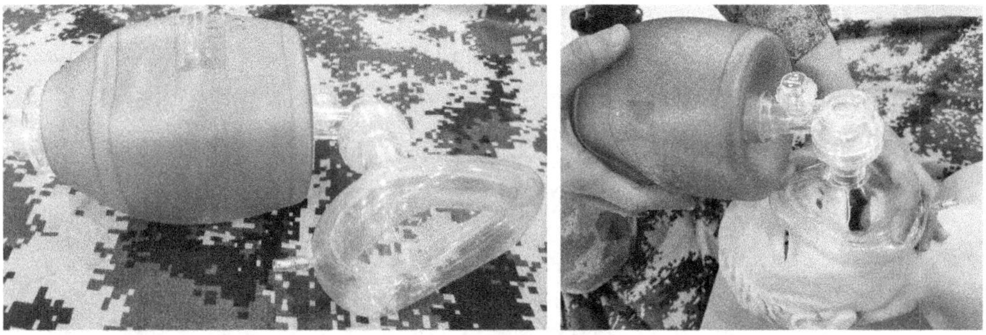

图 3–4–15　简易呼吸器操作

【注意事项】

保证气道充分开放；面罩紧贴面部，避免漏气；通气过程中要注意观察负伤人员的意识和面色。

四、美军气道管理方法

美军 TCCC 指南推荐的气道管理方法见表 3–4–1，紧急气道管理指征包括：

1. 面部或颈部解剖受损

包括：面部大面积创伤；烧伤或吸入性损伤伴有声音嘶哑或喘鸣；颈部大面积创伤；颈部肿块 / 血肿扩大；急性咽部感染（咽后脓肿、扁桃体周围脓肿、会厌炎）；异物吸入；过敏反应（气道肿胀）。

2. 氧合或通气不足

包括：胸壁和肺创伤（钝性或穿透性），如连枷胸，肺挫伤（由爆炸、钝挫伤或挤压伤造成）；烧伤，体表面积超过 40%；创伤性脑损伤，意识水平降低（GCS≤8）；创伤性脑损伤，疑似脑疝需要过度通气（目标 $EtCO_2$ 在 30~35 之间）；程序化镇静或外科手术；疾病、感染或损伤所致呼吸衰竭；化学或毒性吸入性损伤；由感染、过量复苏、药物或其他原因引起的急性呼吸窘迫综合征（ARDS）；原发性肺部感染（肺炎）；大面积肺栓塞；TRALI（输血相关急性肺损伤）或 TACO（输血相关循环超负荷）。

表 3-4-1　TCCC 指南推荐的气道管理方法

设备 / 技术	优点	缺点	药物维持（0/+/++）	技能要求
仰额提颏法	简单	需要动手维持	0	非医务人员
恢复体位	容易，在战术上可行	可能会限制伤员评估或持续管理	0	非医务人员
坐位 / 前倾	简单	可能发生气道丧失	0	非医务人员
鼻咽管（NPA）	简单	鼻出血的风险	0	非医务人员
口咽管（OPA）	简单	有意识的伤员不能忍受	+	非医务人员
声门上气道（SGA）	简单	有意识的伤员不能忍受	++	医务人员
口腔气管导管（ETT）气道	训练有素的施救者熟悉；效果明确；不需要手术切口	技术维持具有挑战性，需要神经肌肉阻滞（快速序列插管）才能获得最终成功，可能需要吸引器才能看到声带，需要镇静（延时现场救护可能受限）	++	医务人员
环甲膜切开术（Cric）	效果明确；比 OPA、SGA 或 ETT 更能耐受。一旦到位可能只需要较少的镇静来维持	侵入性操作，失败率高	+	医务人员

第五节　战伤包扎术

战伤包扎术（wound dressing for combat casualty）是用包扎材料覆盖和包裹战伤体表伤口的现场急救基本技术，也是伤口处理的基本方法。通常使用制式敷料和绷带或临时包扎材料。目的是保护伤口、减少污染、预防感染、止血和镇痛。

一、概述

（一）处置原则

1.“四个观念”

即：无菌观念、时效观念、敌情观念、爱伤观念。

2.“四要”

即：要快（发现、暴露、检查、包扎伤口要快）、要准（包扎部位要准确）、要轻（动作要轻，不要碰压伤口，以免增加伤口出血和疼痛）、要牢（包扎牢固，松紧适宜，打结要避开伤口和不宜打结的部位）。

3.“四不”

即：不摸（不用手和脏物触摸伤口）、不取（不轻易取出伤口内异物）、不复（不得随意复位和将外露的骨折端复位）、不送（不送回脱出体外的内脏、眼球或颅脑组织）。

（二）包扎器材

我军常用包扎器材有三角巾急救包、急救创伤绷带、烧（炸）伤敷料包、自粘绷带、绷带、就便器材等。

（三）应用形式

根据伤情不同可将三角巾折叠成所需形状，如折叠成一般式，多应用于颅顶部、胸部等规则部位包扎；如折叠成条带式，多应用于头、下颌、眼、耳、膝、肘、小腿及手部较小伤口的包扎，也可作为悬吊带；如折叠成燕尾状则为燕尾式，多用于肩、臀、腹股沟部等部位包扎；如用两条三角巾折叠成蝴蝶式，多用于双肩、双胸、双臀、双背部伤口的包扎（图 3–5–1）。

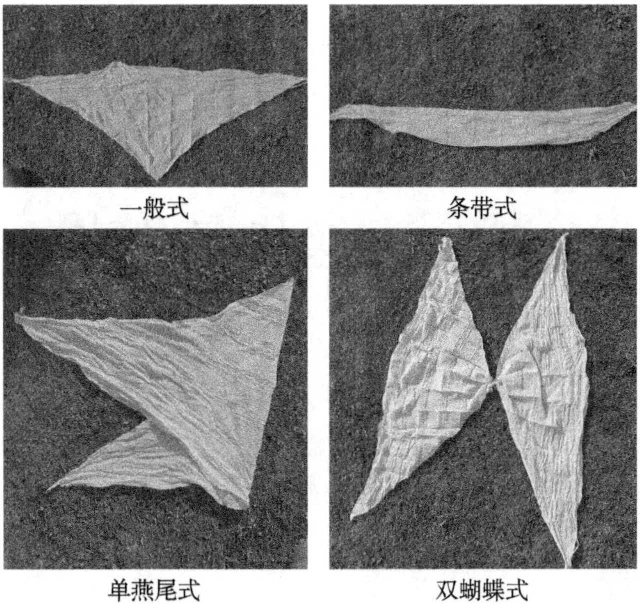

图 3–5–1　折叠形状

二、三角巾包扎法

三角巾急救包内含三角巾和大小两块敷料（图 3–5–2），应用范围广泛，包扎方法多样。三角巾展开时为等腰三角形，顶角和一底角各有一条系带。根据受伤部位不同，可折叠成条带式、燕尾式和蝴蝶式，用于全身多个部位伤口包扎。包扎面积大，效果确切。

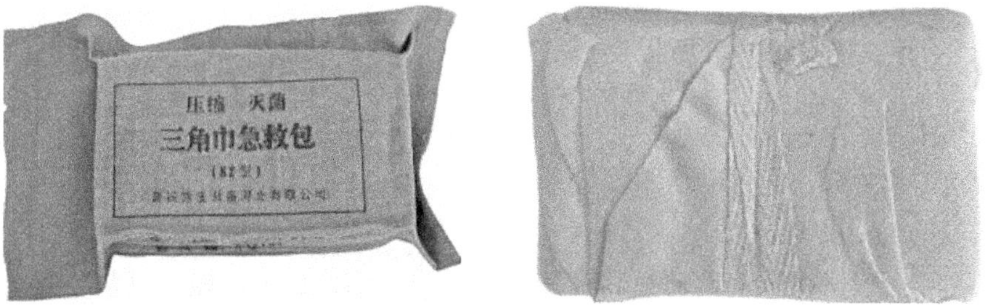

图 3-5-2 82 型三角巾急救包

（一）三角巾帽式包扎

【适用范围】

颅顶部创伤。

【操作方法】

敷料覆于伤处；将三角巾底边反折 1 ~ 2 横指宽，置于眉弓上缘，顶角垂于枕后；拉紧底边，经双侧耳上于枕后交叉，压住顶角；将顶角一并绕至额部打结（图 3-5-3）。

动作要领概括为“底边平眉枕交叉、顶角后拉底边压、拉到额前把结扎”。

【注意事项】

用力拉紧顶角以固定敷料、加压止血；额前打结位置不宜过高，防止滑脱。

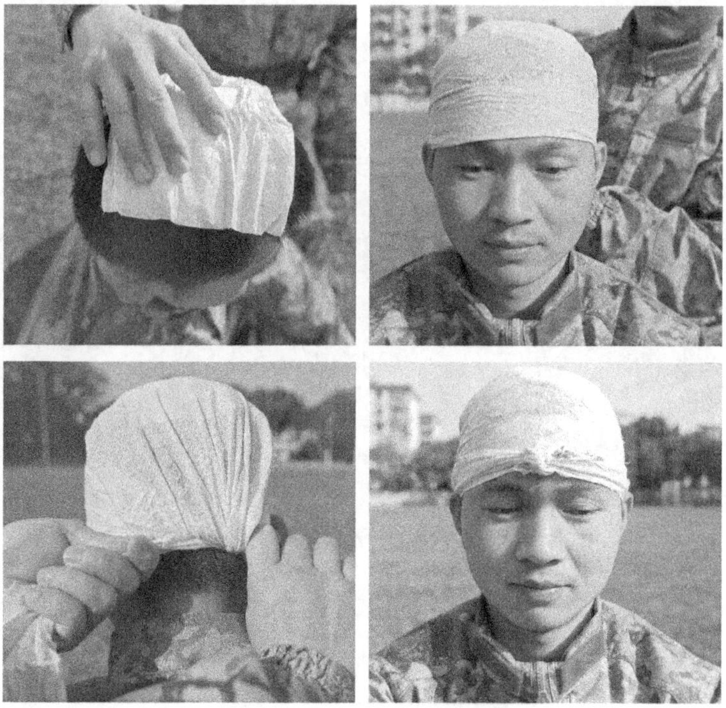

图 3-5-3 三角巾帽式包扎

（二）三角巾风帽式包扎

【适用范围】

颅顶部、头面部、下颌创伤及四肢残端。

【操作方法】

敷料覆于伤处；将三角巾顶角和底边中央各打一结，形似风帽，然后将顶角结放于前额，底边结置于枕外隆凸下方，两手拉紧底边及底角，在下颌部交叉反折而后两底角拉向枕后，底边结上方打结固定（图 3–5–4）。

【注意事项】

顶角和底边中央打结要适中，不宜过大，避免面颊敷料外漏；底边应在下颌部反折，避免兜住气管影响呼吸。

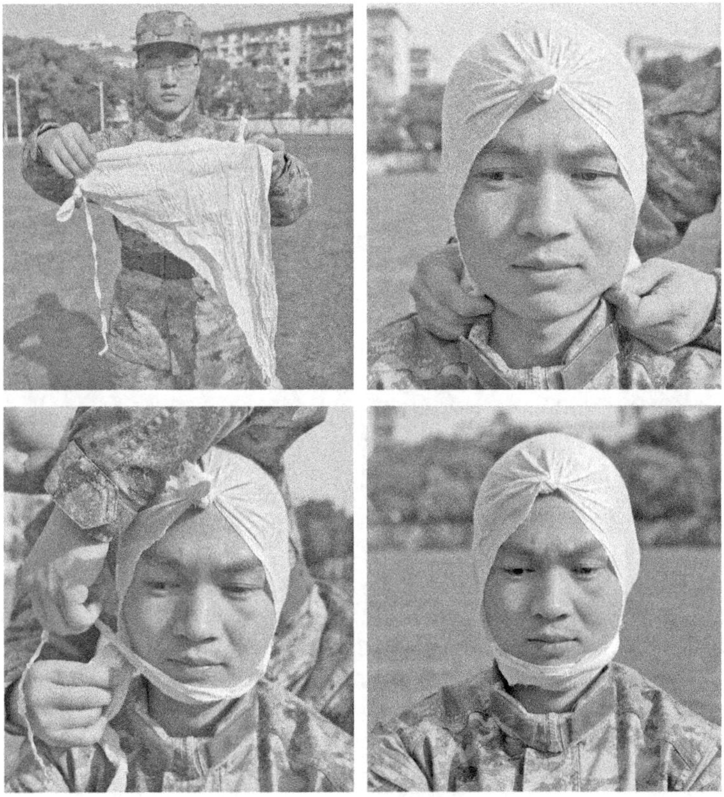

图 3–5–4　三角巾风帽式包扎

（三）三角巾面具式包扎

【适用范围】

头面部创伤。

【操作方法】

敷料覆于伤处；将三角巾顶角打一结，套住下颌和罩住头面部，拉紧两底角交叉绕至前额打结，包扎完成后，根据需要在眼、鼻、口部位，小心剪洞开窗，使眼鼻口外露（图3–5–5）。

【注意事项】

剪洞时注意剪刀平放，防止剪伤面部。

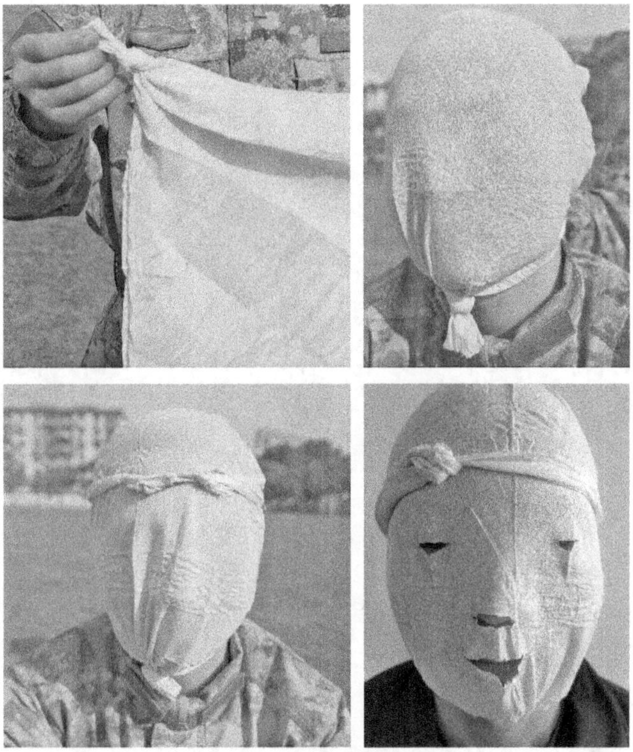

图 3–5–5　三角巾面具式包扎

（四）三角巾单侧面部包扎

【适用范围】

单侧面部及单眼创伤。

【操作方法】

敷料覆于伤处；沿三角巾底边中央至顶角连线对折成双层小三角巾或剪开，一手将顶角压在负伤人员健侧眉上，另一手将底边的一半经耳上绕到头后，用底角与顶角打结，然后将底边的另一半反折向下包盖面部，并绕下颏用底角与顶角在耳上打结（图 3–5–6）。

【注意事项】

健侧耳前打结要牢固，防止滑脱。

（五）三角巾眼部保护性包扎

【适用范围】

眼部创伤。

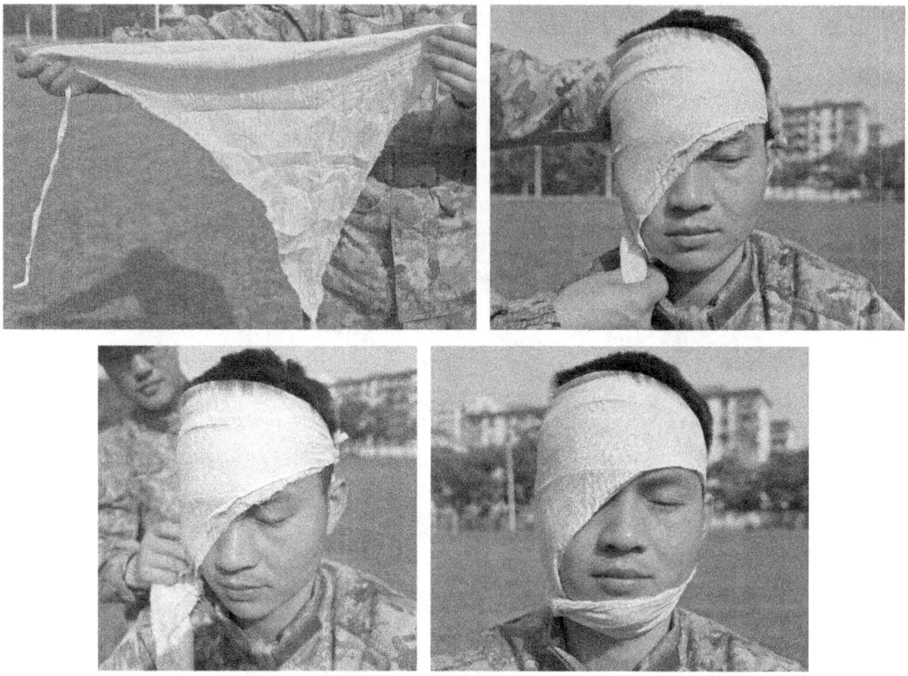

图 3-5-6　三角巾单侧面部包扎

【操作方法】

敷料覆于伤眼；三角巾折成约四横指宽条带，取上 1/3 处斜放于伤眼；下端条带从伤侧耳下绕至对侧耳上，在前额正中压住上端条带；上端条带反折覆盖另一眼，经健侧耳下至枕后，两端相遇打结（图 3-5-7）。

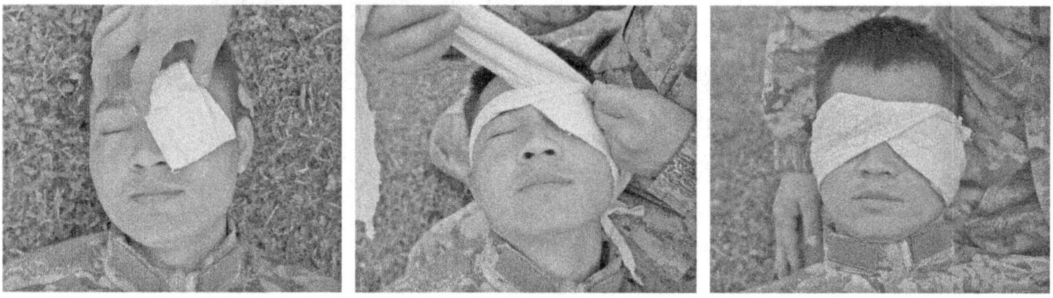

图 3-5-7　三角巾眼部保护性包扎

【注意事项】

交叉反折部位在眉弓上，防止勒在眼球上造成继发损伤。

（六）三角巾耳部包扎

【适用范围】

耳部创伤。

【操作方法】

1. 单耳包扎

敷料覆于伤处；将三角巾折成五指宽的条带状，条带上 1/3 处斜放于伤耳上，短端放于额前，长端经枕后绕至对侧耳上在额前与短端交叉，而后两端避开伤口相遇打结（图 3–5–8）。

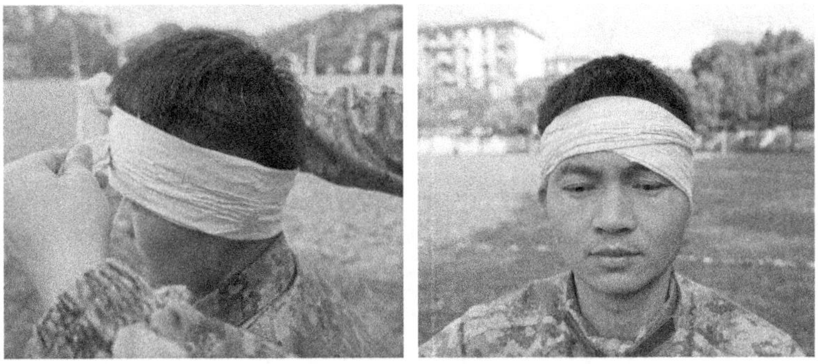

图 3–5–8 单耳包扎

2. 双耳包扎

敷料覆于伤处；将三角巾条带中部放于枕后，两角斜向前上绕行，将两耳包住，在前额交叉，以相反方向环绕头部，两角相遇打结（图 3–5–9）。

【注意事项】

长端应压住短端防止条带松脱，打结应避开伤口，防止加重伤情。

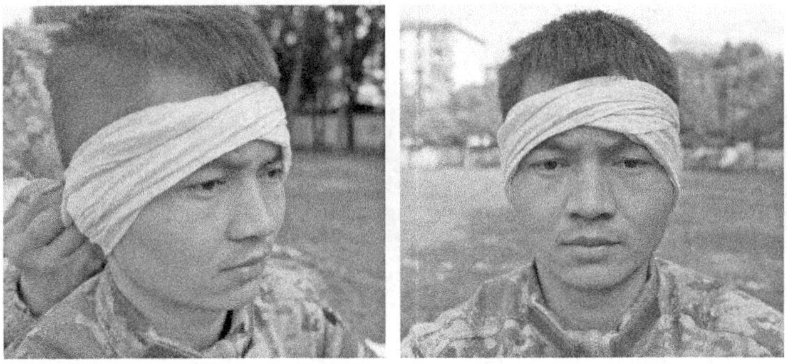

图 3–5–9 双耳包扎

（七）三角巾下颌部包扎

【适用范围】

下颌部创伤。

【操作方法】

敷料覆于伤处；将三角巾叠成四横指宽的条带状，取 1/3 处抵住下颌部，长端经耳前绕过头顶至对侧耳前上方，与另一端交叉，然后分别绕至前额及枕后，于对侧打结固定（图 3–5–10）。

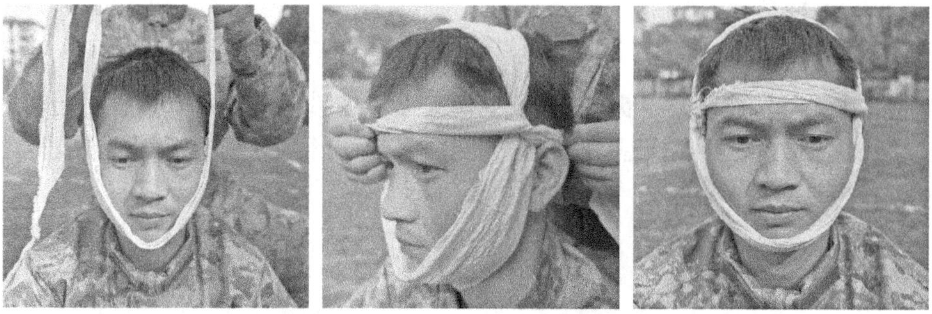

图 3-5-10　三角巾下颌部包扎

【注意事项】

长端越过头顶部，交叉点不能过高，以防止条带滑脱。

（八）三角巾胸（背）部一般包扎

【适用范围】

胸（背）部创伤。

【操作方法】

敷料覆于伤处；三角巾底边内折 1～2 cm，压住敷料，顶角朝上对准伤侧锁骨中线；拉紧两底角相遇打结；顶角系带越过伤侧肩部，与底边一并打结（图 3-5-11）。

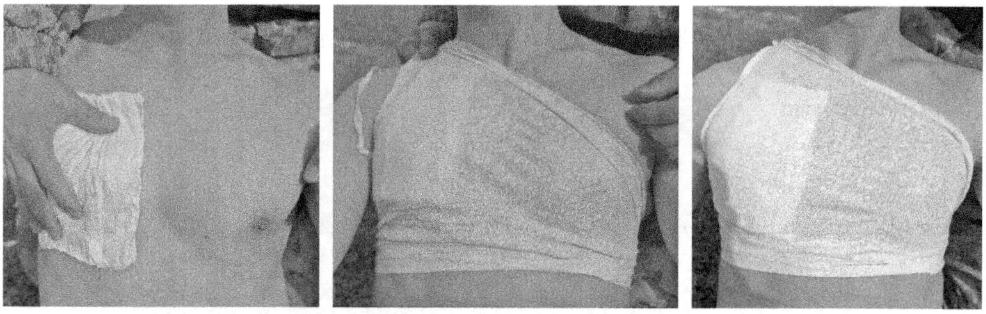

图 3-5-11　三角巾胸（背）部一般包扎

【注意事项】

包扎注意无菌观念，松紧要适宜。

（九）三角巾气胸封闭式包扎

【适用范围】

开放性气胸。

【操作方法】

将三角巾急救包包装皮内面贴紧伤口，敷料覆盖后，三角巾底边双层压迫敷料，顶角从伤侧越过肩上折向背部，拉紧两底角相遇打结；顶角系带越过伤侧肩部，与底边一并打结（图 3-5-12）。

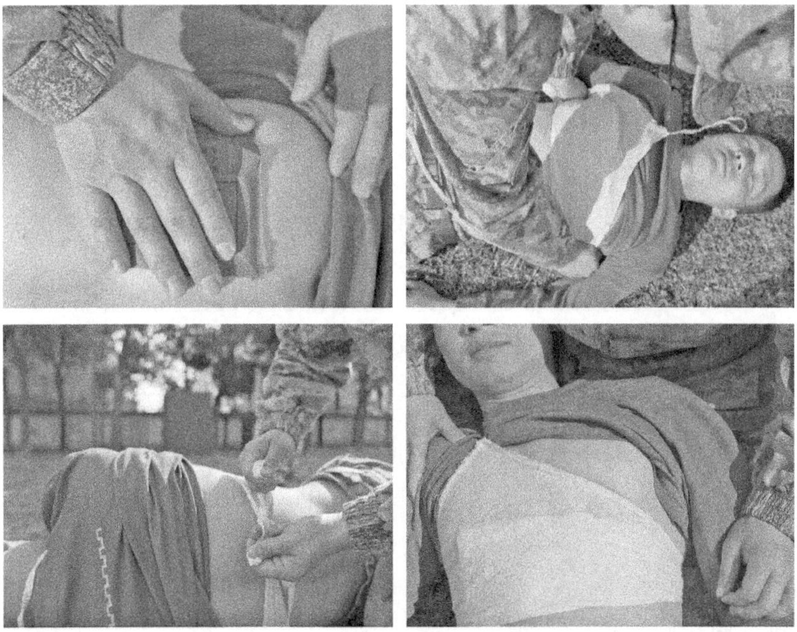

图 3-5-12　三角巾气胸封闭式包扎

（十）三角巾胸（背）部燕尾式包扎

【适用范围】

双侧胸（背）部创伤。

【操作方法】

1. 三角巾侧胸燕尾式包扎

敷料覆于伤处；将三角巾折成燕尾式放于伤侧，两底角在季肋部打结，然后拉紧两燕尾角，于对侧上部打结（图 3-5-13）。

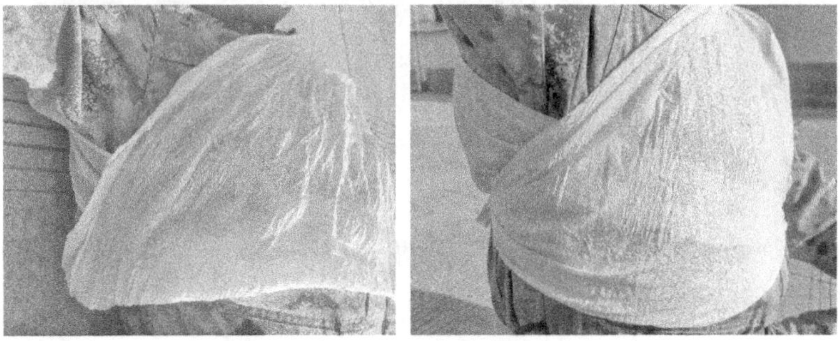

图 3-5-13　三角巾侧胸燕尾式包扎

2. 三角巾双胸（背）部燕尾式包扎

敷料覆于伤处；将三角巾折成燕尾式，置于胸（背）部伤口处，拉紧两燕尾底角于背后（胸前）打结，然后将两燕尾角分别放于两肩上并拉向背后（胸前），与前结余头打结固定（图 3-5-14）。

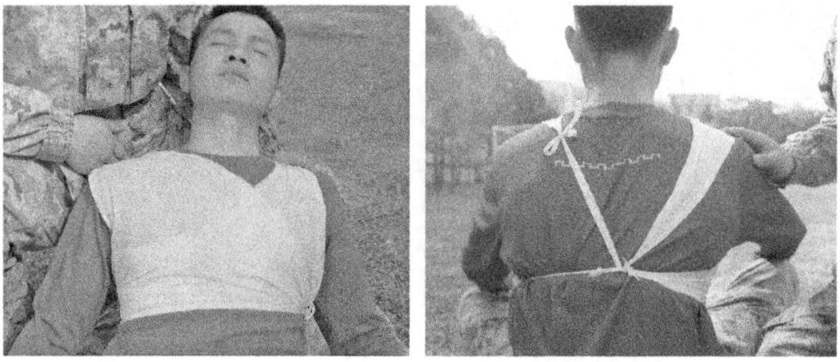

图 3-5-14　三角巾双胸（背）部燕尾式包扎

【注意事项】

注意无菌观念，对侧打结松紧适宜，防止过紧压迫组织。

（十一）双三角巾胸（背）部包扎

【适用范围】

胸、背部大面积烧伤或其他创伤。

【操作方法】

敷料覆于伤处；将一条三角巾放于胸前，顶角置于腋中线季肋下，取一底角围腹与顶角打结，再用另一条三角巾放于背部，按上一条三角巾放于前胸的包扎打结方法，包绕打结，然后分别拉紧两条三角巾的另一底角，绕肩与其相对应的底边打纽扣结（图3-5-15）。

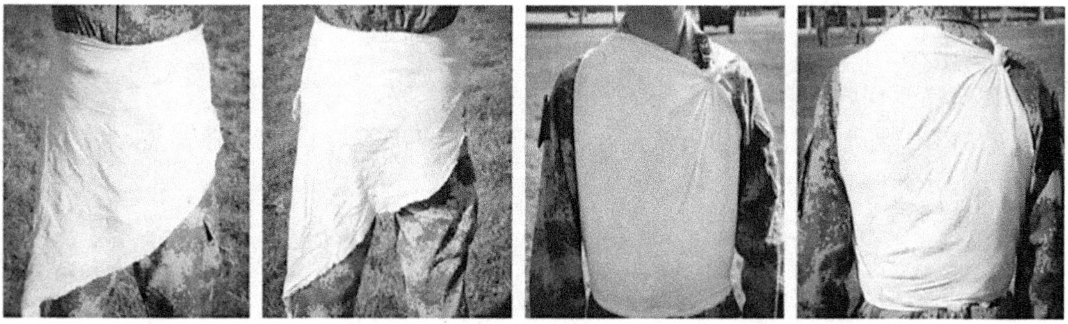

图 3-5-15　双三角巾胸（背）部包扎

【注意事项】

三角巾的一底角包绕肩部后应与另一三角巾的底边打纽扣结；打结位置选择相对位置，避免造成负伤人员不适。

（十二）三角巾腹部一般式包扎

【适用范围】

腹部创伤。

【操作方法】

敷料覆于伤处；将三角巾顶角朝下，底边横放于上腹部（季肋下），两底角拉紧于腰部打结，而后把顶角经会阴拉至臀部上方，与腰部余结头打结（图 3-5-16）。包扎肠脱出时，应先放用生理盐水浸湿的无菌敷料，而后用碗或外腰带围成圈保护肠管，再用三角巾行兜式或燕尾式包扎。

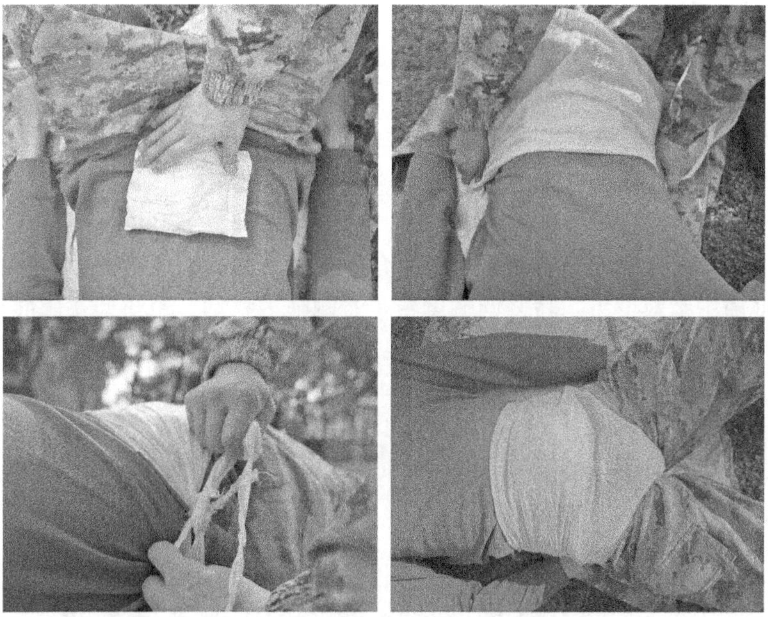

图 3-5-16　三角巾腹部一般式包扎

【注意事项】

顶角系带应从一侧腹股沟通过拉至腰部打结。

（十三）三角巾腹（腰）部燕尾式包扎

【适用范围】

侧腹（腰）部创伤。

【操作方法】

敷料覆于伤处；将三角巾折成燕尾式，平铺于敷料上方；前角压后角，前角大于后角；两燕尾底角在腰背相遇打结；拉紧两燕尾角在大腿根部打结（图 3-5-17）。

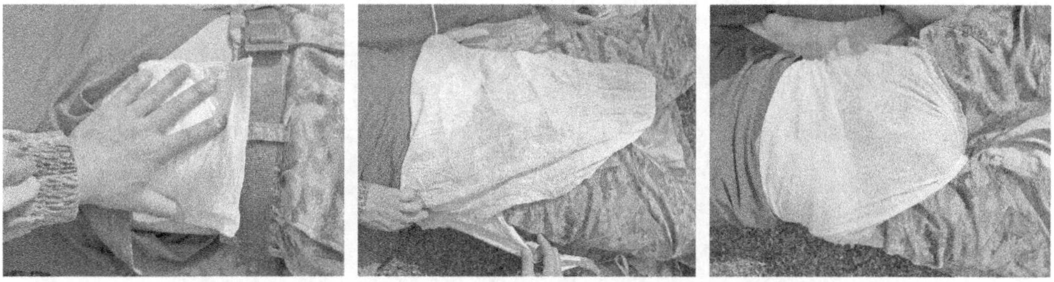

图 3-5-17　三角巾腹（腰）部燕尾式包扎

【注意事项】

燕尾夹角在90°左右，切勿过大，向前的角要稍大于后角，保证腹部包扎后三角巾绷紧。

（十四）三角巾肩部燕尾式包扎

1. 三角巾单肩燕尾式包扎

【适用范围】

肩部创伤。

【操作方法】

敷料覆于伤处；三角巾折成燕尾式，后角压前角，后角大于前角；燕尾夹角对准负伤人员颈部，平铺于敷料上方；拉紧两燕尾角于对侧腋下打结，再将两燕尾底角环绕上臂上1/3处相遇打结（图3–5–18）。

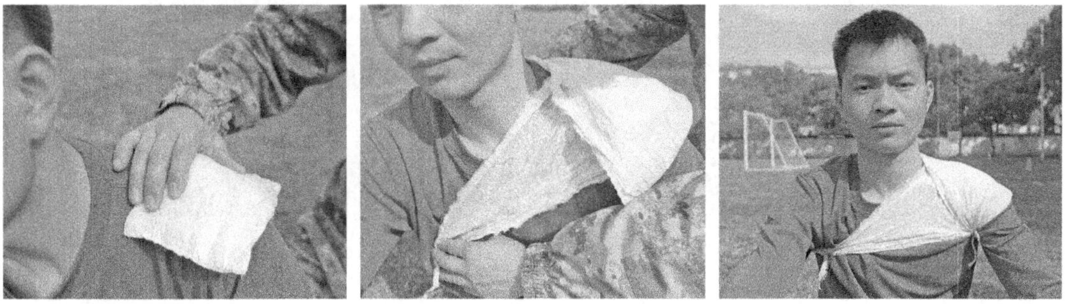

图3–5–18　三角巾单肩燕尾式包扎

【注意事项】

大角压小角，三角肌下缘拉紧打结，包扎时要注意无菌观念。

2. 三角巾双肩燕尾式包扎

【适用范围】

双肩部创伤。

【操作方法】

敷料覆于伤处；将三角巾折成燕尾式，夹角约为130°对准颈后部，拉紧两燕尾角分别包绕肩部经腋下和同侧两底角打结（图3–5–19）。

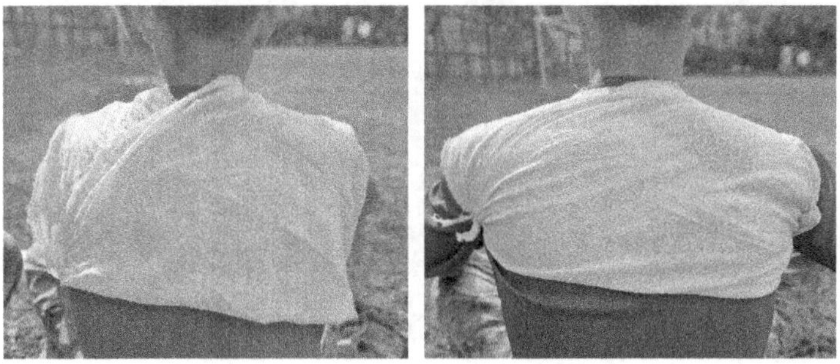

图3–5–19　三角巾双肩燕尾式包扎

（十五）三角巾腋窝包扎

【适用范围】

腋下、肩峰及侧胸上部创伤。

【操作方法】

敷料覆于伤处；将三角巾一腰边距顶角 1/3 处放于腋下，一底角绕胸前与顶角打结，然后把另一腰边和底边拉向锁骨上窝，再将另一底角绕肩及上臂 1/3 处绕腋窝拉向锁骨上窝打纽扣结（图 3–5–20）。

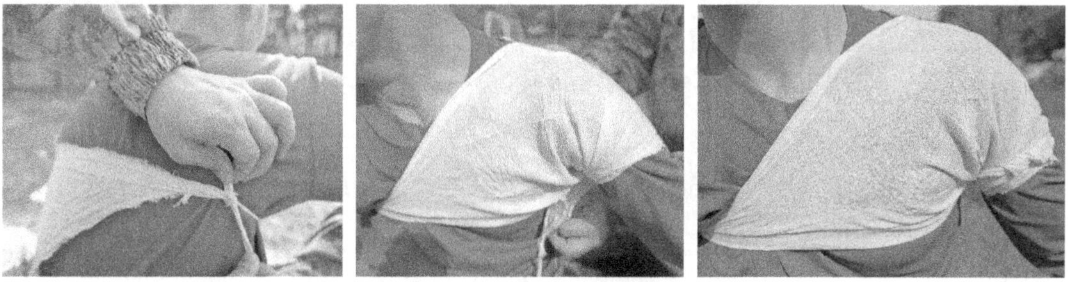

图 3–5–20　三角巾腋窝包扎

【注意事项】

在锁骨上窝打结；包扎松紧适度，既要保证腋窝敷料固定牢固，又不影响同侧上肢的活动度。

（十六）三角巾手（足）包扎

【适用范围】

手和足及其指（趾）创伤。

【操作方法】

1. 三角巾手（足）部一般式包扎

敷料覆于伤处；将三角巾底边向上横置于腕部（踝部），手掌向下（足底朝下），放于三角巾中央，再将顶角折回盖在手背（足背）上，然后将两底角交叉压住顶角，一并于腕部（踝部）缠绕 1 周打结，或打结后，再将顶角折回打在结内（图 3–5–21）。

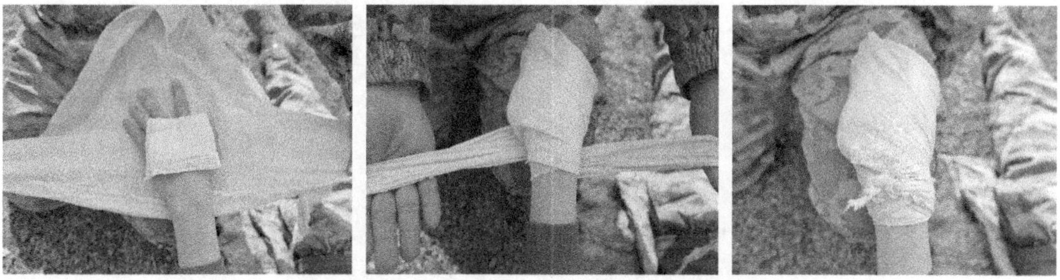

图 3–5–21　三角巾手（足）部一般式包扎

2. 三角巾手（足）部“8”字包扎

敷料覆于伤处；将三角巾折成条带状横放于手掌面（足跖面）或手背面（足背）处，在手背或足背（手掌或足跖）行“8”字形交叉，绕腕（踝）打结（图 3-5-22）。

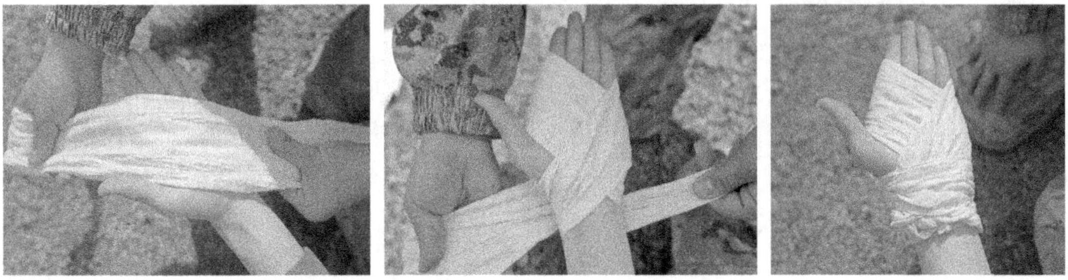

图 3-5-22　三角巾手（足）部“8”字包扎

【注意事项】

注意在四肢伤包扎时要根据受伤部位、面积、伤情等合理选择适当的包扎方法以到达最佳的效果。

（十七）三角巾臀部（腹股沟）燕尾式包扎

【适用范围】

臀部（腹股沟）创伤。

【操作方法】

敷料覆于伤处；将三角巾折成燕尾式，夹角朝上，平铺于敷料上，大角压伤部，大角压小角；两燕尾底角在大腿根部打结，拉紧两燕尾角至对侧髂前上棘打结（图 3-5-23）。

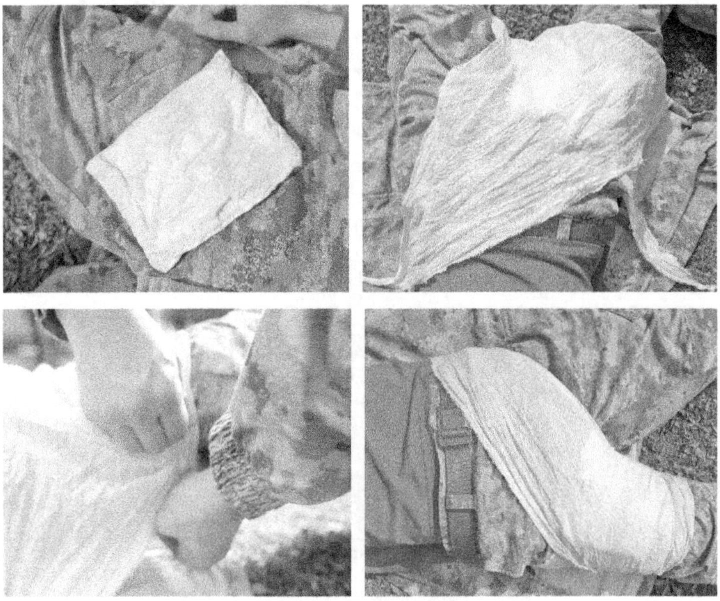

图 3-5-23　三角巾腹股沟燕尾式包扎

【注意事项】

顶角要接近臀裂下方，三角巾斜放以便于反折后至对侧腰部打结。

（十八）三角巾双臀蝴蝶式包扎

【适用范围】

双侧臀部创伤。

【操作方法】

敷料覆于伤处；把两条三角巾的顶角相连打结，连接处放于腰部正中，然后将两三角巾的一底角围腰打结，再取另两底角分别绕过大腿内侧与同侧三角巾底边打纽扣结（图 3-5-24）。

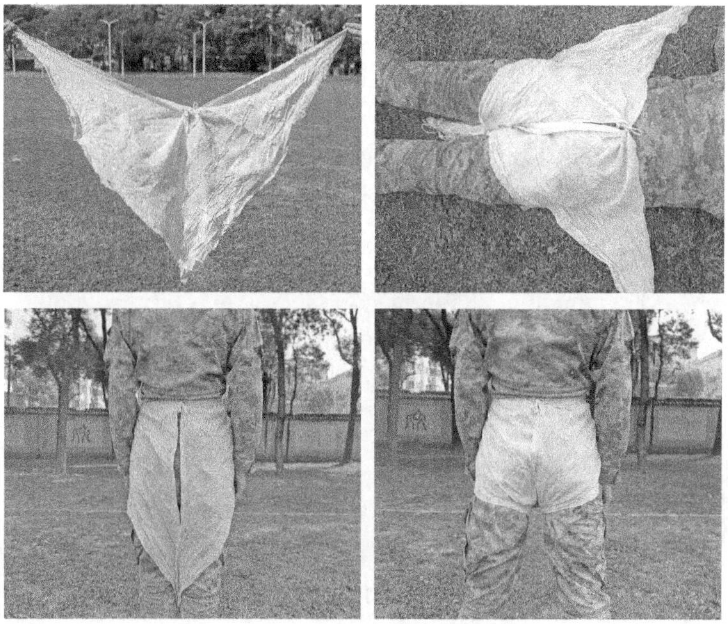

图 3-5-24 三角巾双臀蝴蝶式包扎

【注意事项】

注意无菌观念；纽扣打结位置应拉紧，防止臀部过松达不到效果。

（十九）三角巾四肢部包扎

【适用范围】

四肢及关节部创伤。

【操作方法】

敷料覆于伤处；三角巾折成比敷料略宽的条带，自救时咬住条带一端，拉紧条带绕肢体一周后，再压住上下缘，两端相遇打结（图 3-5-25）。

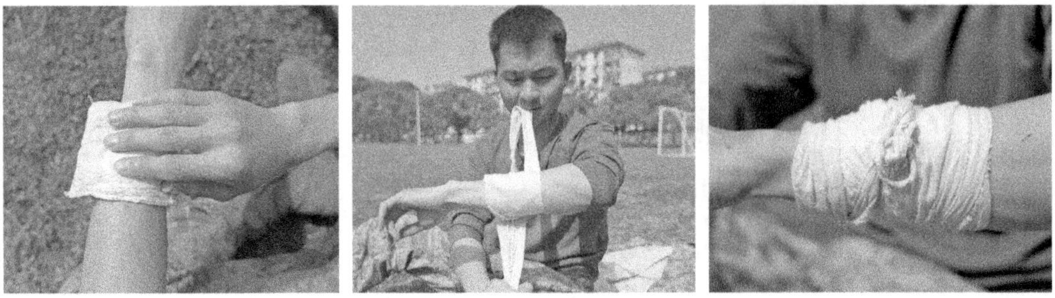

图 3-5-25　三角巾四肢部包扎

（二十）三角巾上肢烧伤包扎

【适用范围】

上肢烧伤创面保护性包扎。

【操作方法】

敷料覆于伤处；取三角巾一底角距底角末端 15 cm 处打一结，置于伤侧肢体的中指上，拉紧底边与顶角包绕烧伤上肢，顶角系带在适当位置打结固定，底角绕颈后至胸前与另一底角健侧打结悬吊伤肢（图 3-5-26）。

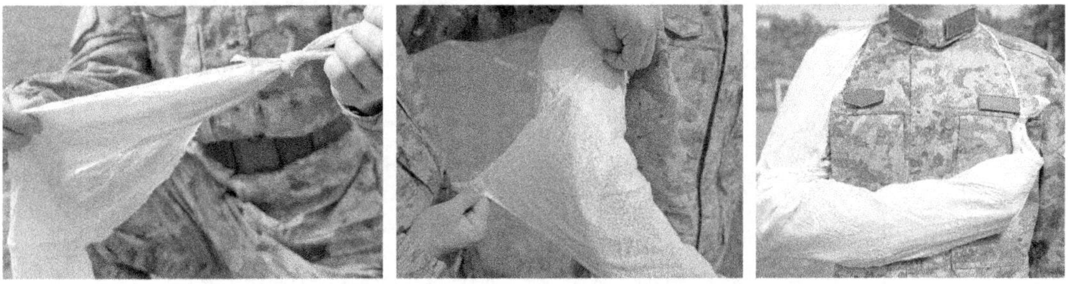

图 3-5-26　三角巾上肢烧伤包扎

【注意事项】

注意保护好伤处，在急救时密切观察负伤人员是否有并发症，如有休克等症状应及时处理。

（二十一）三角巾肢体残端风帽式包扎

【适用范围】

上肢或下肢及手（足）部创伤。

【操作方法】

同头面部风帽式包扎法（图 3-5-27）。

【注意事项】

在四肢伤包扎时要根据受伤部位、面积、伤情等，合理选择适当的包扎方法以到达最佳的效果；肢体残端止血带位置根据情况适当降低。如肢体离断应用无菌敷料包扎，减少污染，置于塑料袋内，用干燥冷藏法保存，随负伤人员一同后送。

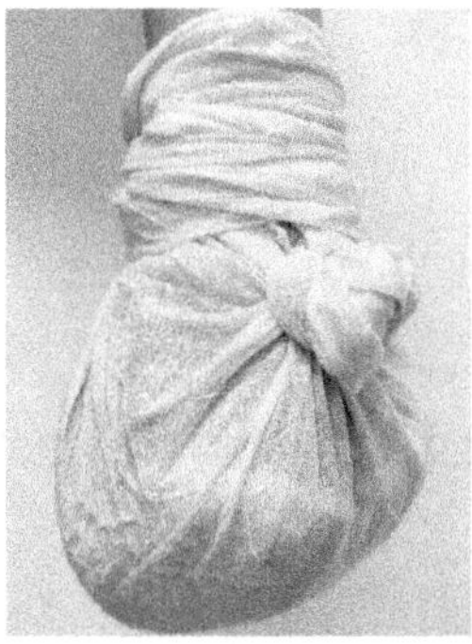

图 3-5-27　三角巾肢体残端风帽式包扎

（二十二）三角巾悬臂带

1. 大悬臂带

将前臂屈曲，用三角巾悬吊于胸前，叫悬臂带，用于前臂损伤和骨折。方法是将三角巾放于健侧胸部，底边和躯干平行，上端越过肩部，顶角对着伤臂的肘部，伤臂弯成直角放在三角巾中部，下端绕过伤臂反折越过伤侧肩部，两端在颈后或侧方打结。再将顶角折回，用别针固定（图 3-5-28A）。

2. 小悬臂带

将三角巾折叠成带状吊起前臂的前部（不要托肘部），适用于肩关节损伤、锁骨和肱骨骨折（图 3-5-28B）。

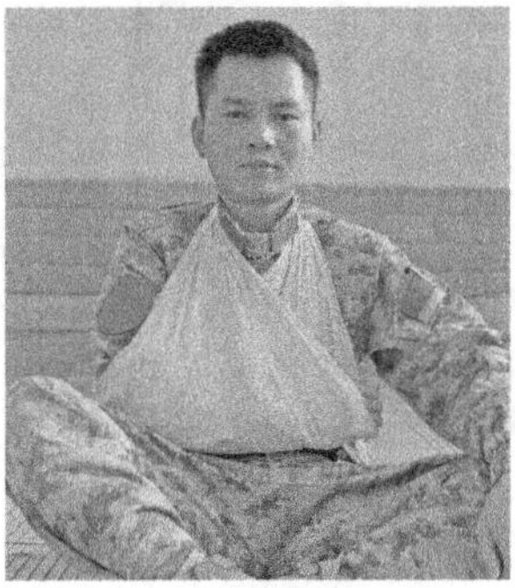

A. 大悬臂带

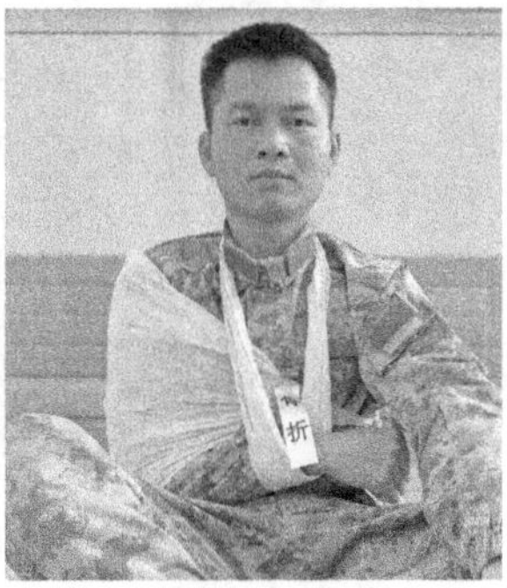

B. 小悬臂带

图 3-5-28　三角巾悬臂带

三、急救创伤绷带包扎法

急救创伤绷带，也称急救包扎包（图 3-5-29），由头端套环、加压环、固定钩、敷料垫、弹力绷带等构成。分为大、中、小三种型号，适用于头、躯干、四肢等部位伤口包扎。具有适体性好、操作简捷等优点，自救时可单手完成操作。

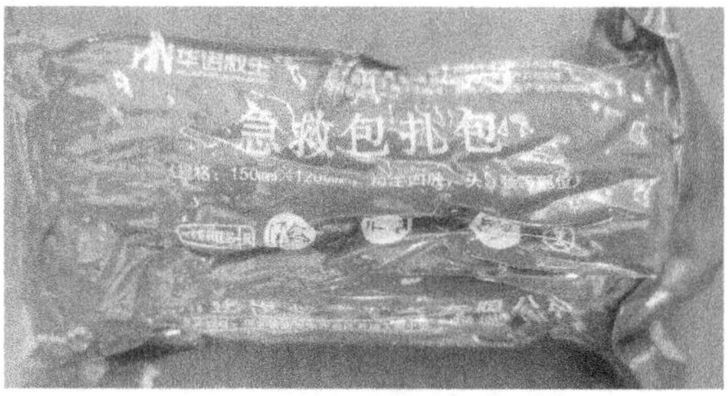

图 3-5-29　急救创伤绷带（急救包扎包）

（一）急救创伤绷带头部包扎

【适用范围】

颅顶部及颌面部创伤。

【操作方法】

敷料覆于伤处；绷带经下颌环绕头部 1 周，卡入加压环后反折；拉紧绷带继续缠绕 1 周后，经眉上横向缠绕；固定钩固定（图 3-5-30）。

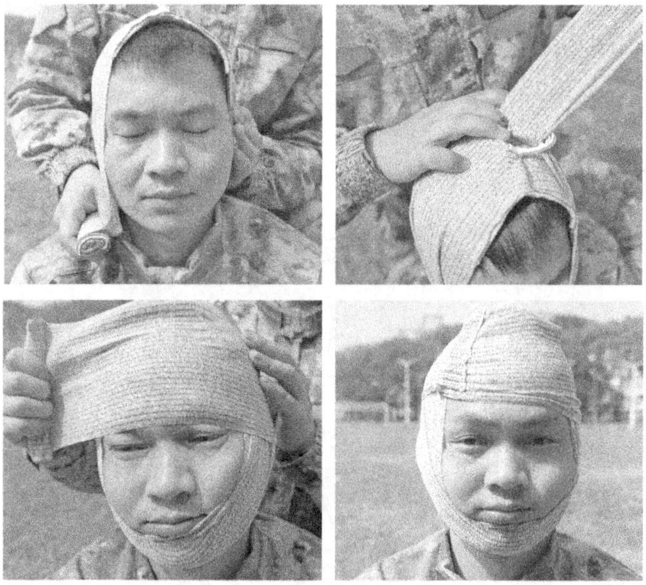

图 3-5-30　急救创伤绷带头部包扎

【注意事项】

缠绕时应避免压迫气管及遮盖负伤人员眼和口。

（二）急救创伤绷带环形包扎

【适用范围】

胸、腹和四肢部创伤。

【操作方法】

1. 自救

主要用于四肢伤自救。将伤肢套入绷带头端环内；拉紧绷带缠绕伤肢，使敷料完全覆盖伤处；固定钩固定（图 3-5-31）。

2. 互救

以小腿为例：敷料覆于伤处；将绷带缠绕伤口 1 周，卡入加压环后反折，拉紧绷带继续缠绕数周；固定钩固定（图 3-5-32）。

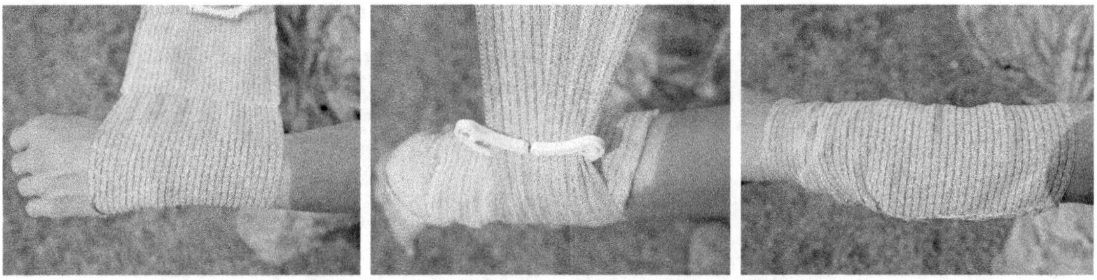

图 3-5-31　急救创伤绷带环形包扎（自救）

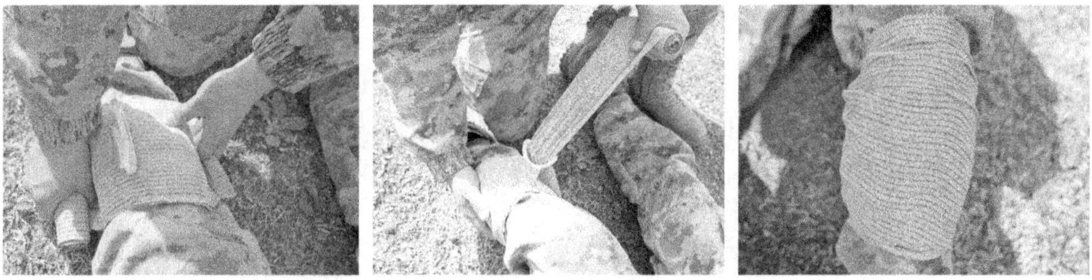

图 3-5-32　急救创伤绷带环形包扎（互救）

（三）急救创伤绷带“8”字包扎

【适用范围】

肩、臀、腹股沟部创伤。

【操作方法】

以肩部为例：敷料覆于伤处；绷带经腋下环绕肩部 1 周，卡入加压环后反折；拉紧绷带继续缠绕 1 周后，经对侧腋下返回，行“8”字缠绕；固定钩固定（图 3-5-33）。

（四）急救创伤绷带气胸（密封贴）包扎

【适用范围】

开放性气胸。

【操作方法】

用纱布擦拭血迹，取下密封贴贴膜；贴于伤口处，协助负伤人员取患侧卧位。打开绷带，敷料面朝向伤口，加压环朝上；将绷带反折从加压环中卡入，反向拉紧绷带，继续缠绕肢体伤口数周；固定钩固定（图 3-5-34）。

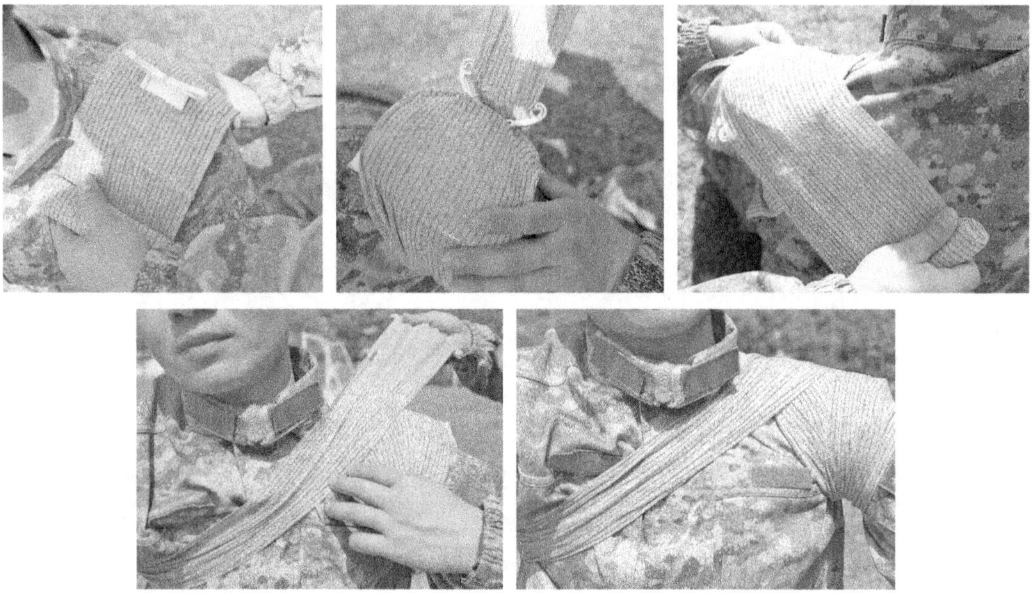

图 3-5-33　急救创伤绷带“8”字包扎

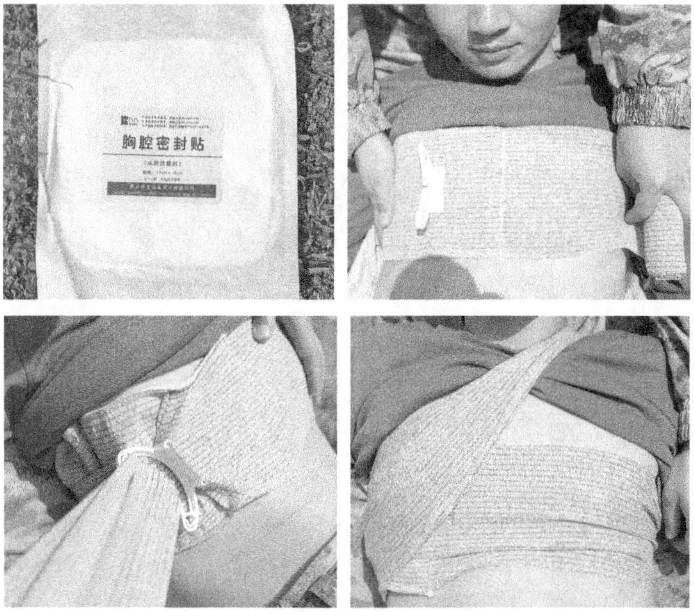

图 3-5-34　急救创伤绷带气胸（密封贴）包扎

【注意事项】

伤口封闭包扎要迅速，封闭一定要紧密防止漏气。搬运过程中注意体位（伤侧朝下）防止进一步加重伤情。

（五）急救创伤绷带肢体残端包扎

【适用范围】

上肢或下肢及手（足）创伤。

【操作方法】

敷料覆于伤处；加压环朝上，将绷带反折从加压环中卡入，反向拉紧绷带，继续缠绕肢体伤口数周，固定钩固定。

四、绷带包扎法

用绷带包扎时要掌握好“三点一走行”，即绷带的起点、止血点、着力点（多在伤处）和走行方向的顺序，以达到既牢固又不能太紧的目的。包扎伤臂或伤腿时，要尽量设法暴露手指尖或脚趾尖，以便观察血液循环。

【适用范围】

适用于头颈部、四肢部位伤口的包扎。

【操作方法】

1. 环形包扎法

将绷带在伤口处环形缠绕数周，直至伤口包住（图 3-5-35）。

2. 蛇形包扎法

用绷带斜形缠绕，第 2 周压第 1 周，缠绕数周，直至伤口包住（图 3-5-36）。

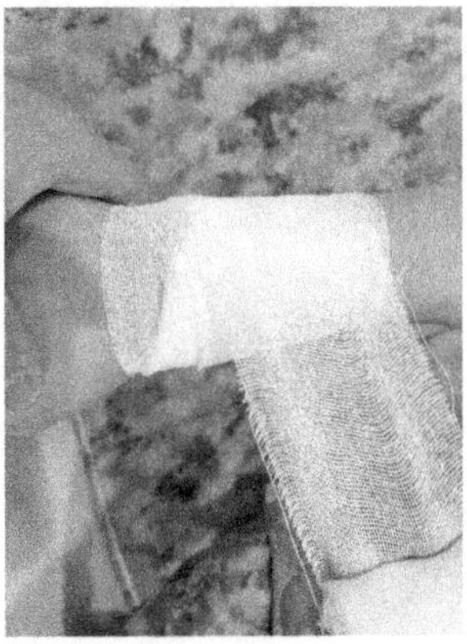

图 3-5-35　环形包扎法

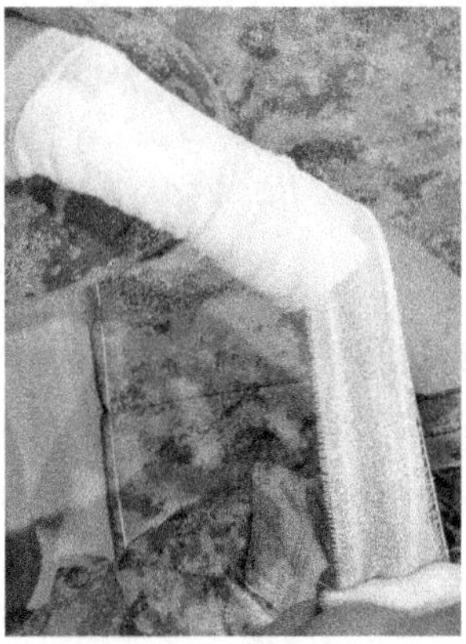

图 3-5-36　蛇形包扎法

3. 螺旋形包扎法

将绷带呈螺旋状缠绕，第 2 周压第 1 周的 1/3 或 1/2，缠绕数周，直至伤口包住（图 3-5-37）。

4. 螺旋折转包扎法

同螺旋包扎法。但每周必须反折，在反折时，以左手拇指压住绷带上的折转点，右手将绷带反折向下，缠绕数周，直至伤口包住（图 3-5-38）。

5. “8”字形包扎法

用绷带斜形缠绕，向上、向下相互交叉做“8”字形包扎，依次缠绕，每周在正面与前周交叉，并叠盖前周 1/3 或 1/2（图 3–5–39）。

6. 回返包扎法

在包扎部位先作环形固定，然后从中线开始，做一系列的前后、左右来回返折包扎，每次回到出发点，直至全部被包完为止（图 3–5–40）。

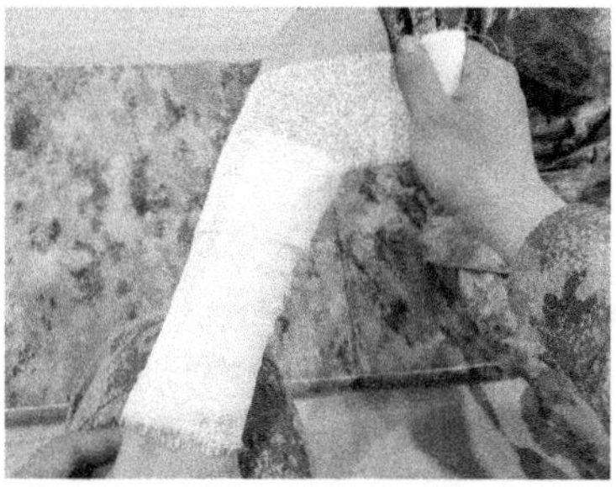

图 3–5–37　螺旋形包扎法

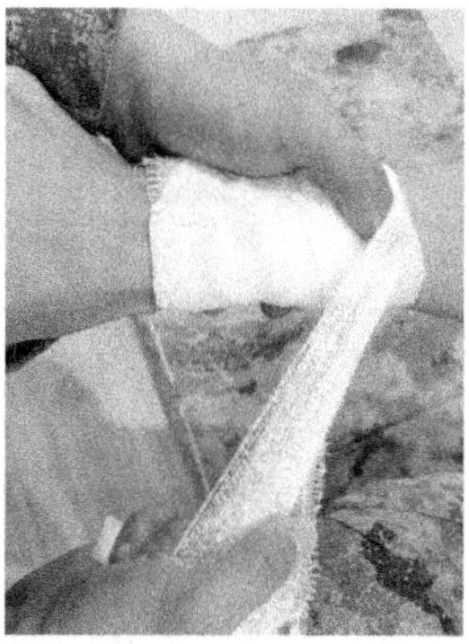

图 3–5–38　螺旋折转包扎法

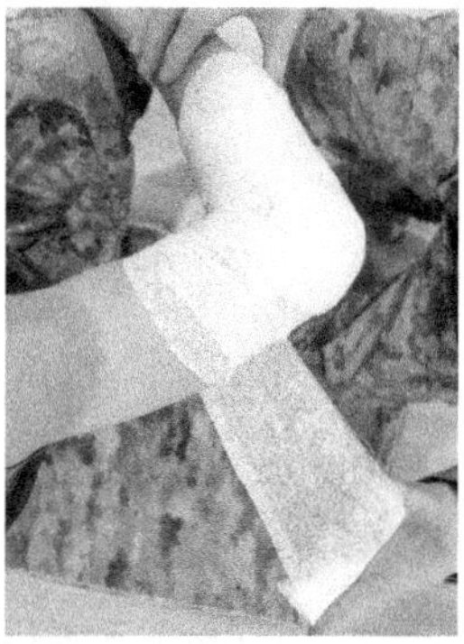

图 3–5–39　“8”字形包扎法

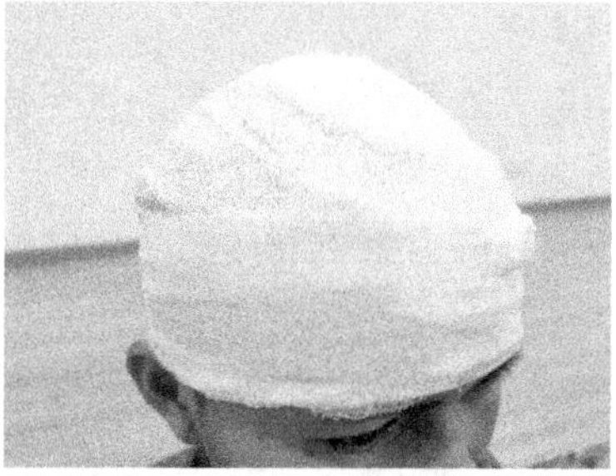

图 3–5–40　回返包扎法

【特殊部位】

1. 头部帽式包扎法

用绷带自前额沿耳上至枕外隆凸绕头 2 周固定；然后在前额中央开始将绷带反折到枕后，每次反折绷带均压住上次反折绷带的 1/2，连续重复，直至头顶全部遮盖为止。必要时伤部重复 1～2 周，最后环形包扎 2 周固定即可（图 3–5–41）。

2. 单眼包扎法

用绷带在耳上绕头部 2 周，从对侧额部斜下盖住伤眼，再经耳下绕至枕后，回到对侧额部，环形绕头 1 周，依次反复 3～4 次，做同样包扎。每周在伤侧耳上逐渐上叠，在对侧顶部逐渐下行，直到将伤眼包没为止，最后再在耳上环绕头部 2 周固定即可（图 3–5–42）。

3. 胸部包扎法

用绷带在胸部由左向右环行缠绕 2 周固定，自左肋下斜上过胸前到右肩部，沿背部斜下回到原处，绕胸 1 周，再自背后斜上到左肩，经胸前斜下回到原处，如此重复进行，直至将全胸部完全包好为止（图 3–5–43）。

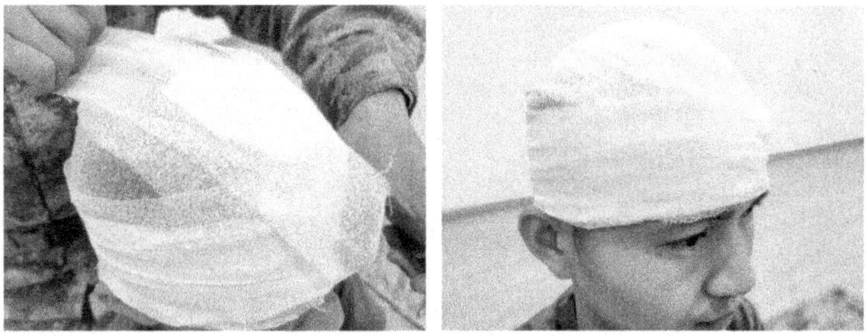

图 3–5–41　头部帽式包扎法

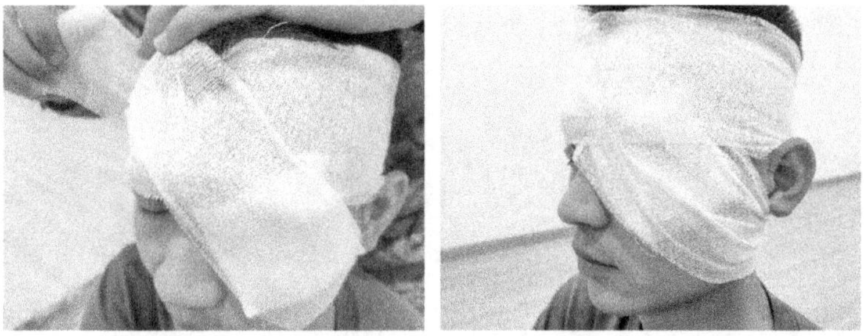

图 3–5–42　单眼包扎法

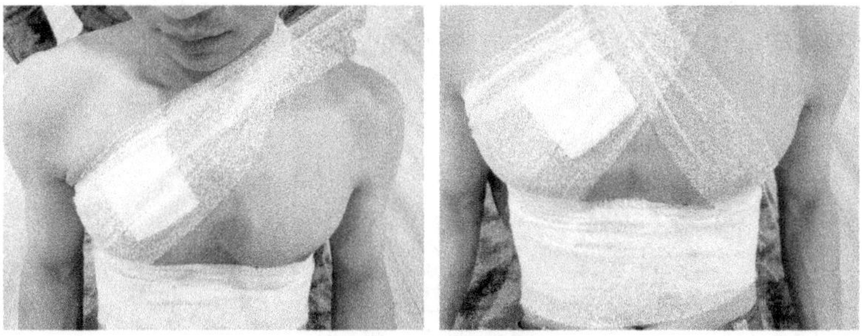

图 3–5–43　胸部包扎法

4. 肘（膝）部包扎法

用绷带于肘（膝）关节处环绕 2 周固定，然后 1 周向上，1 周向下的“8”字形包扎，每周在肘（膝）窝部交叉，并压盖前周 1/2，最后在上臂（小腿）环绕 2 周固定即可（图 3–5–44）。

5. 足跟部包扎法

用绷带环形绕足跟及足背 2 周，自踝关节前方斜行向上，绕过跟腱部，压住跟部 1/3，然后在踝前与前周交叉，绕至足底并叠盖前周 1/3 或 1/2，依次反复做“8”字形包扎，逐渐向踝部与足背前上移动，每周均在踝前交叉，直至完全包没足跟为止，最后在踝部做环形固定即可（图 3–5–45）。

【注意事项】

（1）绷带包扎时松紧适宜，过紧影响血液循环，过松容易脱落。

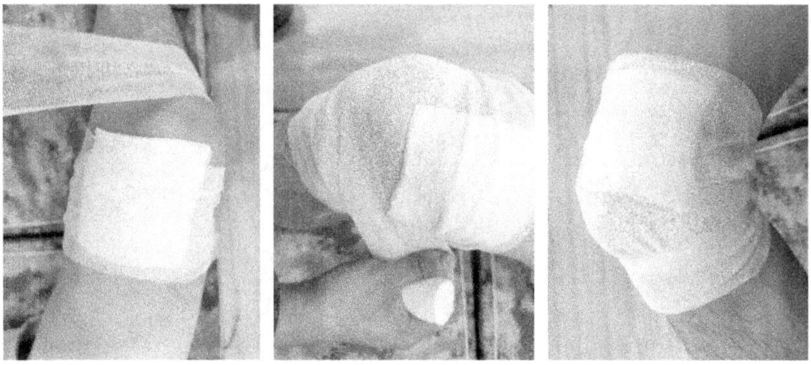

图 3-5-44 肘（膝）部包扎法

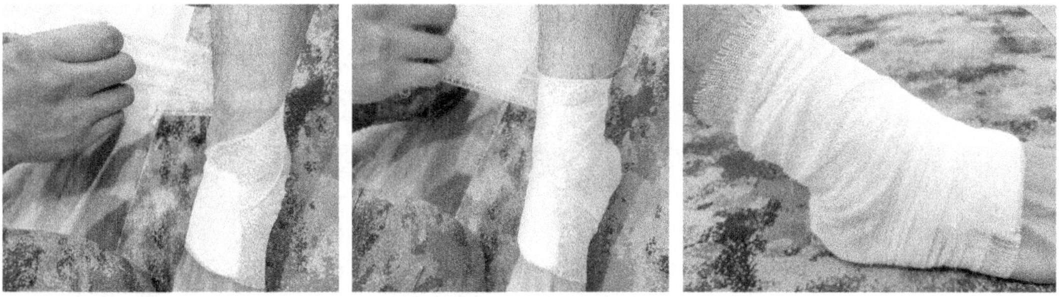

图 3-5-45 足跟部包扎法

（2）在始末两端应先缠绕 2 周后，再由伤口远端缠绕至近端。

（3）最后用别针和胶布固定绷带。

五、多头带包扎法

多头带也叫多尾带，常用的有四头带、丁字带、腹带、胸带等。多头带用于不规则部位的包扎，如下颌、鼻、肘、膝、会阴、肛门、乳房、胸腹部等处。

1. 四头带

是多头带中最方便的一种，制作简单，用一长方形布，剪开两端，大小按需要定。四头带用于下颌、额、眼、枕、肘、膝、足跟等部位的包扎（图 3-5-46）。

2. 腹带

用于腹部包扎。伤病员平卧，松开腰带，将衣、裤解开并暴露腹部，腹带放于腰部，下缘应在髋上。将腹带右边最上边带子拉平覆盖腹部，拉至对侧中线，将该带子剩余部分反折压在左边最上边带下，注意松紧度适宜。将左边最上面带子拉平覆盖上边带子的 1/2～2/3，并将该带子剩余部分反折。依次包扎各条带子，最后一对带子在无伤口侧打成活结。下腹部伤口应由下向上包扎。一次性腹带由布、松紧带及尼龙搭扣制成，使用方便，可用于各种腹部伤口（图 3-5-47）。

3. 胸带

用于胸部包扎，其构造比腹带多两条肩带（图 3-5-48）。操作方法：平卧，脱去上

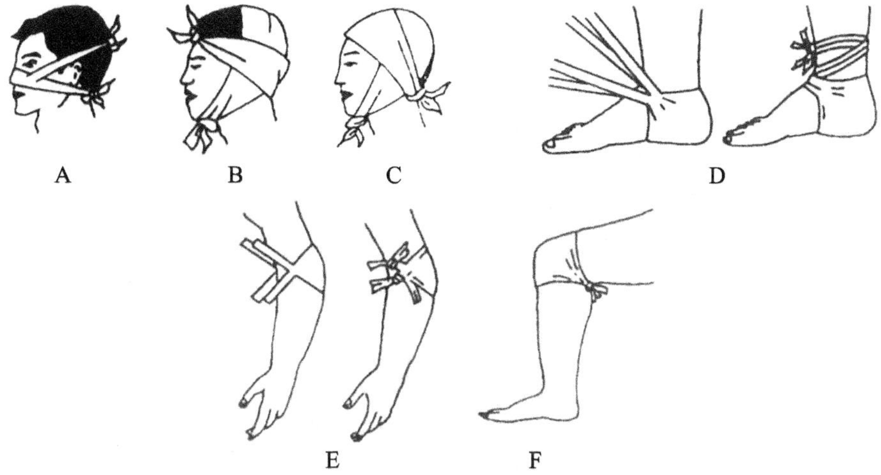

图 3-5-46　四头带包扎法

A. 鼻部；B. 头枕部；C. 头顶部；D. 足跟部；E. 肘部；F. 膝关节

衣，将胸带平放于背下；将肩带从背后越过肩部，平放于胸前；从上向下包扎每对带子（同腹带包扎）并压住肩带；最后一对带子在无伤口侧打活结。一次性胸带形同背心，方便适用。

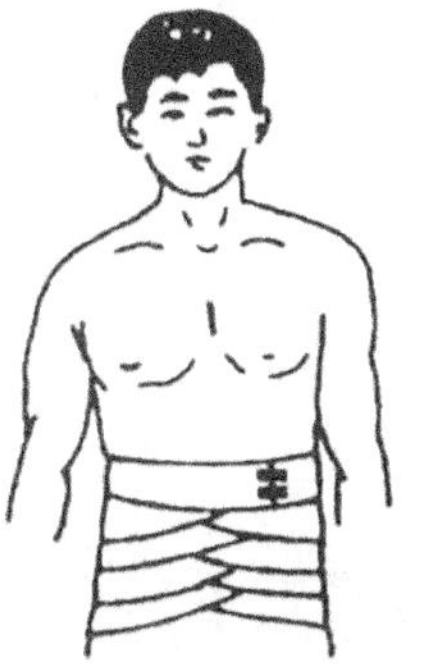

图 3-5-47　腹带包扎法

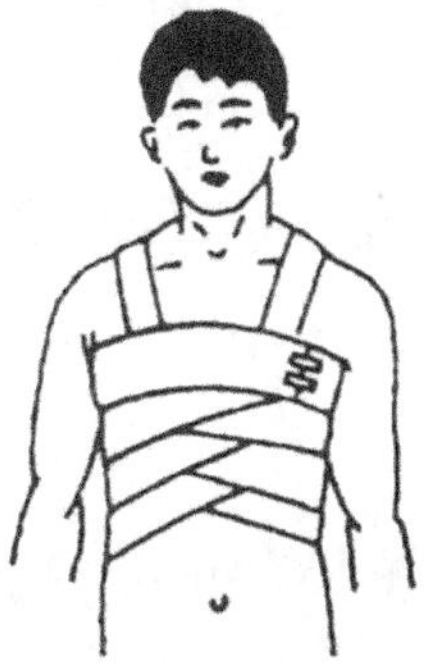

图 3-5-48　胸带包扎法

4. 丁字带

有单丁字带和双丁字带两种，单丁字带用于女性，双丁字带用于男性。丁字带用于肛门、会阴部伤口包扎或术后阴囊肿胀等（图 3-5-49）。

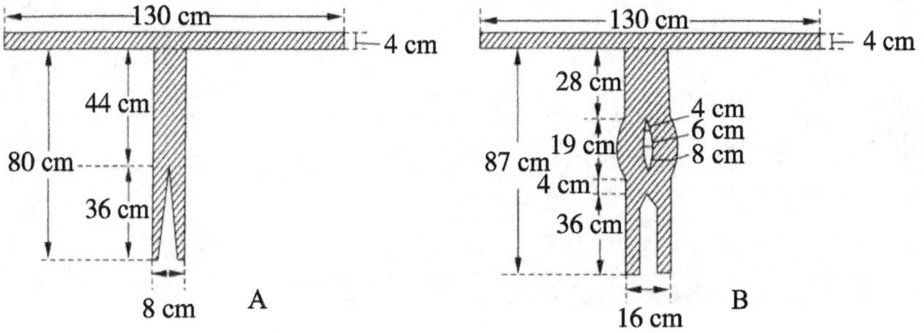

图 3-5-49　丁字带包扎法

A. 女用；B. 男用

六、眼战伤包扎包包扎

【适用范围】

眼炸伤、眼球及内容物脱出保护包扎。

【操作方法】

取出眼战伤包扎包并打开，清洁伤眼周围血迹，滴眼药水，将敷料敷于伤眼，固定带固定眼罩（图 3-5-50）。

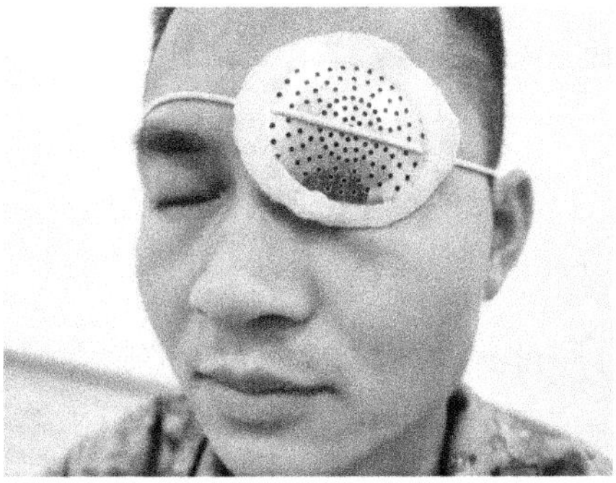

图 3-5-50　眼战伤包扎包包扎法

七、烧（炸）伤敷料包包扎

【适用范围】

1. 一般式

适用于头、肩、臀等烧伤部位的急救包扎。

2. 绷带式

适用于四肢等烧伤创面的急救包扎。

3. 方巾式

适用于躯干部位烧伤创面的急救包扎。

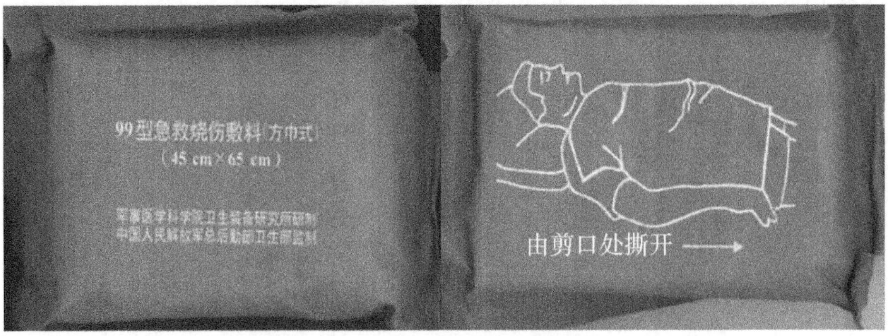

图 3-5-51　99 型急救烧伤敷料包

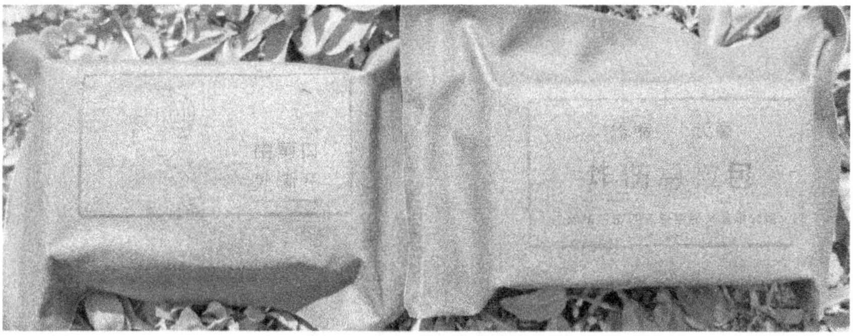

图 3-5-52　炸伤急救包

【操作方法】

打开外包装、揭去贴在白色胶布上的防粘纸，打开折叠的三角巾（绷带式、方巾式）将敷料垫贴附在烧伤创面上，缠绕包扎然后固定（图 3-5-51、图 3-5-52）。

【注意事项】

揭除急救烧伤敷料时，若创面上残留少许纤维，无须清除，此纤维无毒、无刺激，可被人体降解吸收。如外包装出现破损，勿用。

八、几种特殊伤的包扎法

1. 开放性颅脑损伤

颅脑伤有脑组织膨出时，不要随意还纳，用等渗盐水浸湿的大块无菌敷料覆盖后，再扣以无菌换药碗，以阻止脑组织进一步脱出，然后再进行包扎固定（图 3-5-53）。同时使伤病员取侧卧位，并清除其口腔内的分泌物、黏液或血块，保持呼吸道通畅。

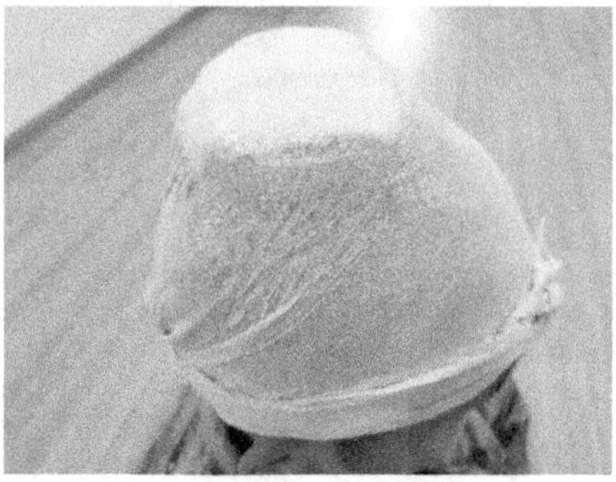

图 3-5-53　开放性颅脑损伤包扎法

2. 开放性气胸

胸部贯通伤、开放性气胸时，应立即以大块无菌敷料堵塞或胸腔密封贴封闭伤口，然后采用三角巾胸背部包扎法包扎或者急救创伤绷带包扎（图 3-5-54）。这样既帮助止血，更重要的是可将开放性气胸变成封闭性气胸，防止纵隔扑动和血流动力学的严重改变，危及生命。在转送医院的途中，伤病员最好取半卧位。

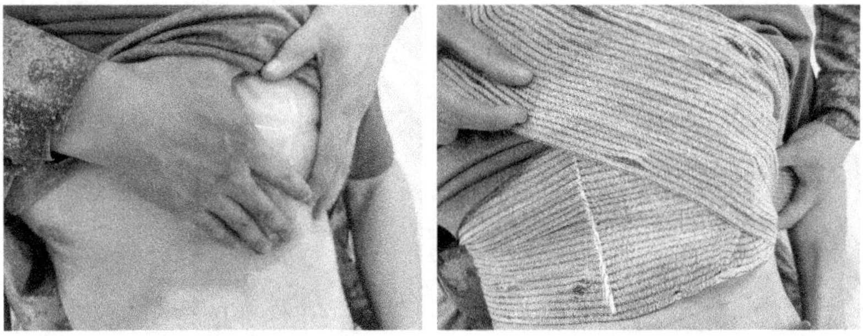

图 3-5-54　开放性气胸包扎

3. 腹部内脏脱出

腹部创伤有内脏脱出时，不要还纳，用等渗盐水浸湿的大块无菌敷料覆盖后，再扣以无菌换药碗或无菌的盛物盆等，以阻止肠管等内脏的进一步脱出，然后再进行包扎固定（图 3-5-55）。如果脱出的肠管已破裂，则直接用肠钳将穿孔破裂处钳夹后一起包裹在敷料内。注意一定要将直接覆盖在内脏上的敷料用等渗盐水浸透，以免粘连，造成肠黏膜或其他内脏损伤，发生肠梗阻或其他远期并发症。

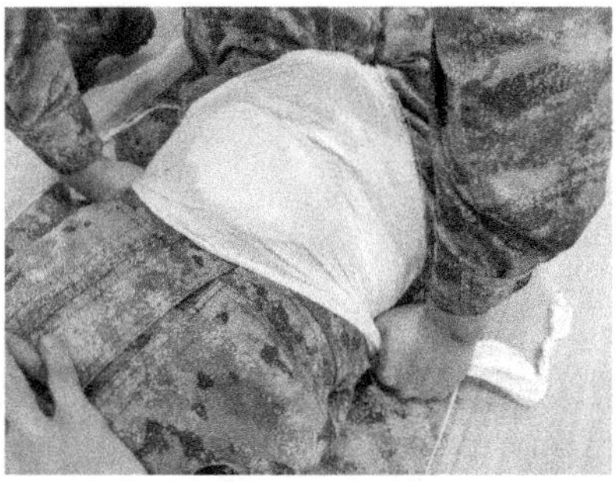

图 3-5-55　腹部内脏脱出包扎法

4. 异物插入眼球

严禁将异物从眼球拔出，最好用一只纸杯先固定异物，然后将无菌的敷料卷围住，再用绷带包扎（图 3-5-56）。

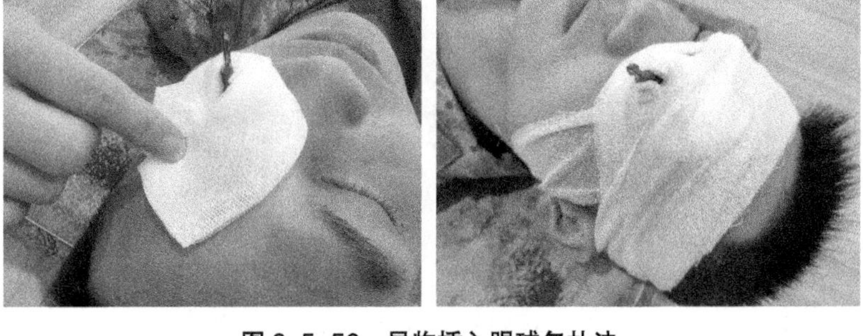

图 3-5-56　异物插入眼球包扎法

5. 异物插入体内的包扎法

刺入体内的刀或其他异物，不能立即拔除，以免引起大出血。应用大块敷料支撑异物，然后用绷带固定敷料以控制出血。在转运途中需小心保护，避免移动。

第六节 战伤固定术

战伤固定术（immobilization）是骨、关节战伤临时包扎制动的现场急救基本技术。战时骨、关节损伤多为开放伤，及时固定可避免骨折断端造成血管、神经继发损伤，并可减轻疼痛，预防休克发生，方便伤员后送。严重肢体挤压伤和大块软组织损伤时，通常也行临时固定。骨折固定的材料可采用合适的木制或金属夹板、可塑性或充气性塑料夹板。紧急时也可因地制宜，就地取材，如木棍、树枝、木板等做临时性固定或借助躯干、健肢固定。

骨折固定遵循的原则：① 固定骨折前，应注意伤员全身状况，如伴有创伤性休克（traumatic shock），要先或同时抗休克；如伤口有出血，应先止血、包扎，然后再固定。② 外露的骨折端暂不应送回伤口，畸形的伤部也不必复位。固定范围应超过骨折上下相邻的两个关节。③ 固定要牢靠，松紧适宜，固定材料不应直接接触皮肤，皮肤与夹板之间尤其骨突处应垫以棉垫或衣服、毛巾等物，以免局部受压引起坏死。四肢骨折时，应由上而下固定，固定时要露出指（趾），以使观察血液循环情况。④ 离体断肢应包好随伤员一起后送，以便再植。⑤ 伤员运送时，应注意外固定部位便于随时拆开，尤其对伴有伤口感染和肢体存在挤压者，以便迅速解除血液循环障碍。

一、卷式夹板固定法

（一）上臂骨折卷式夹板固定

【适用范围】

上臂骨折。

【操作方法】

伤臂屈肘 90°。夹板塑形后对折置于上臂两侧，一端置于腋下，另一端兜住肘关节后置于肩关节处，在腋窝和肘关节处加衬垫。用条带依次固定骨折上、下端，再用三角巾条带将前臂悬吊于胸前，在胸前醒目处挂白色伤标（图 3–6–1）。

用弹性绷带固定时，按照先从骨折的下部即远心端开始包扎，环形缠绕 2～3 圈，再将绷带自下而上缠绕至肩关节为止。取弹性绷带将前臂悬吊于胸前，在胸前醒目处挂白色伤标。

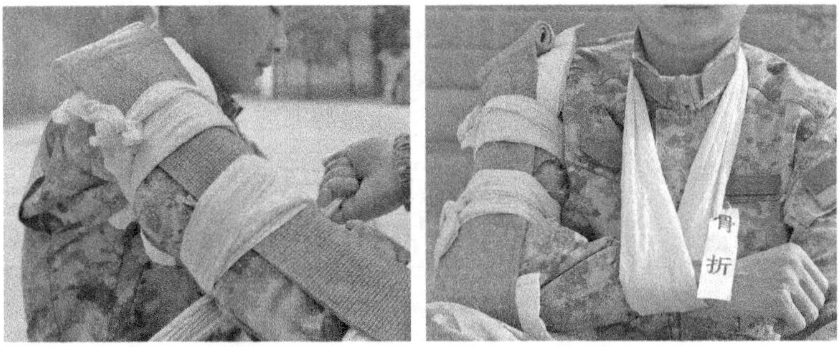

图 3-6-1　上臂骨折卷式夹板固定

（二）前臂骨折卷式夹板固定

【适用范围】

前臂骨折。

【操作方法】

伤臂屈肘 90°。夹板塑形后置于伤臂两侧，骨突出部位加衬垫，取条带分别固定骨折两端，三角巾包绕骨折两端关节将伤臂悬吊于胸前。在胸前醒目处挂白色伤标（图 3-6-2）。

动作要领："塑形过肘腕、关节加衬垫、固定上下端、屈肘吊胸前"。

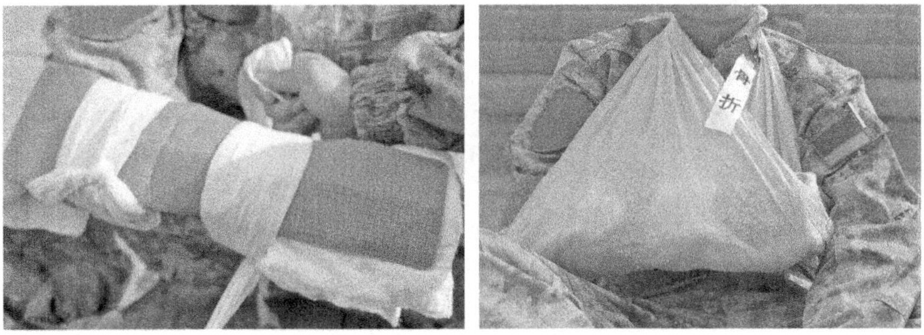

图 3-6-2　前臂骨折卷式夹板固定

（三）大腿骨折卷式夹板固定

【适用范围】

大腿骨折。

【操作方法】

夹板塑形后置于大腿内、外侧；内侧夹板上端至会阴部，下端跨过踝关节，多余部分沿足底反折；外侧夹板上端至髋关节（髂嵴），下端跨过踝关节；骨突出部位加衬垫；用条带依次固定骨折上、下端、髋关节和膝关节，"8" 字形固定踝关节，在胸前醒目处挂白色伤标（图 3-6-3）。

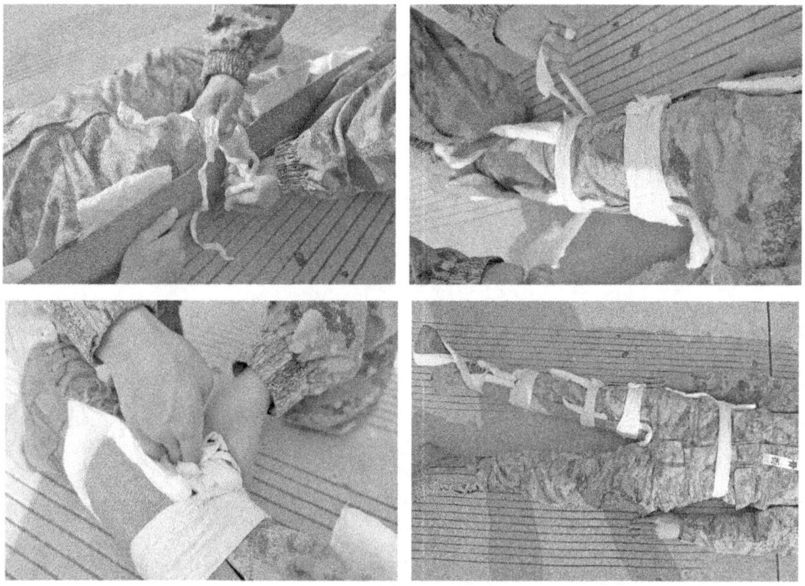

图 3-6-3　大腿骨折卷式夹板固定

（四）小腿骨折卷式夹板固定

【适用范围】

小腿骨折。

【操作方法】

夹板塑形后置于小腿内、外侧；上端超过膝关节至少 10 cm，下端跨过踝关节，多余部分沿足底反折，骨突出部位加衬垫；用条带依次固定骨折上、下端和膝关节，“8” 字形固定踝关节。在胸前醒目处挂白色伤标（图 3-6-4）。

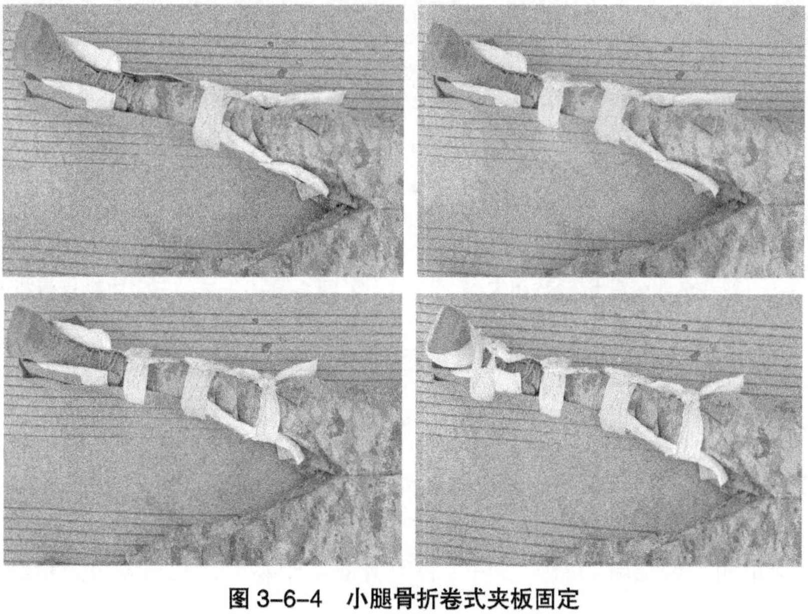

图 3-6-4　小腿骨折卷式夹板固定

用弹性绷带固定时，按照先从骨折的下部即远心端开始包扎，环形缠绕 2～3 圈，“8”字形固定踝关节，再将绷带自下而上缠绕至膝关节上端为止。在胸前醒目处挂白色伤标。

二、健肢固定法

（一）锁骨骨折健肢固定

1. 双三角巾锁骨骨折健肢固定

【适用范围】

锁骨骨折。

【操作方法】

在腋下加衬垫；将三角巾折成五指宽条带环绕肩部、腋部一周于腋后打结；同样方法固定对侧；再把左、右打结的三角巾两角拉紧在背后打结，使左、右肩关节后展，锁骨骨折则得到固定。在胸前醒目处挂白色伤标（图 3-6-5）。

2. 单条三角巾锁骨骨折健肢固定

【适用范围】

锁骨骨折。

【操作方法】

当条带紧缺时，也可用一条三角巾折成五指宽条带，斜放于肩背部；一角经腋前，一角经腋后，拉紧两角于背部打结，成横倒“8”字形。在胸前醒目处挂白色伤标（图 3-6-6）。

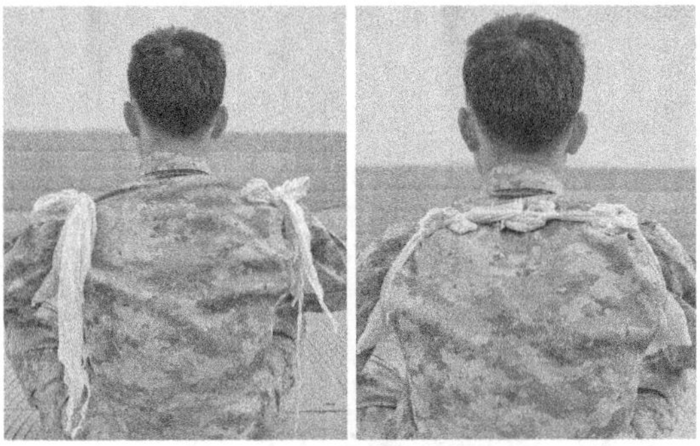

图 3-6-5　双三角锁骨骨折健肢固定

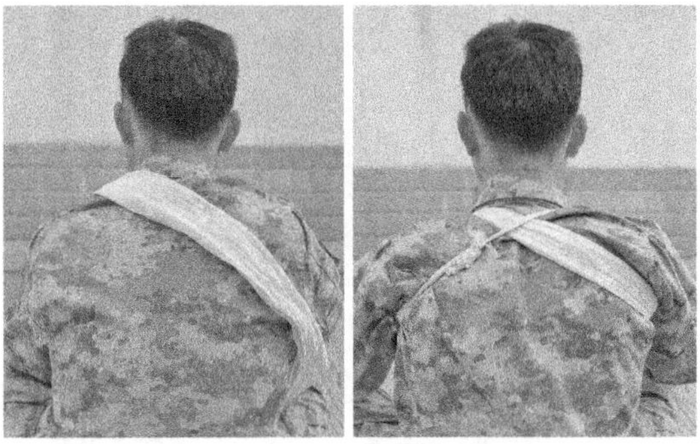

图 3-6-6　单条三角巾锁骨骨折健肢固定

（二）上臂骨折健肢固定

【适用范围】

上臂骨折。

【操作方法】

三角巾顶角朝上包绕肩、肘关节后，将上臂固定于躯干，用三角巾条带将前臂悬吊于胸前。在胸前醒目处挂白色伤标（图 3-6-7）。

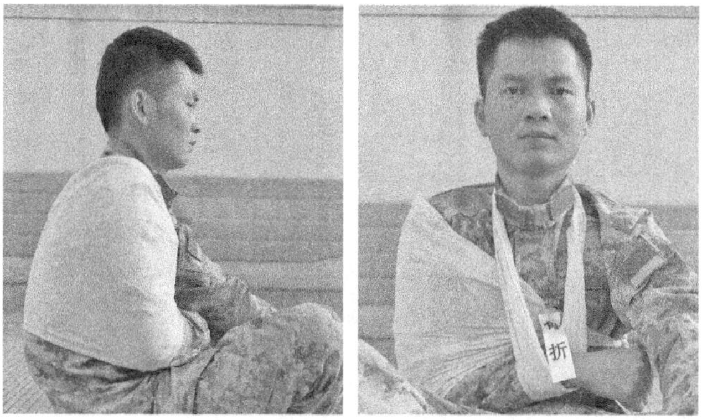

图 3-6-7　上臂骨折健肢固定

（三）前臂骨折健肢固定

【适用范围】

前臂骨折。

【操作方法】

用三角巾包绕骨折两端关节将伤臂悬吊于胸前，再取五指宽条带将前臂固定于躯干。在胸前醒目处挂白色伤标（图 3-6-8）。

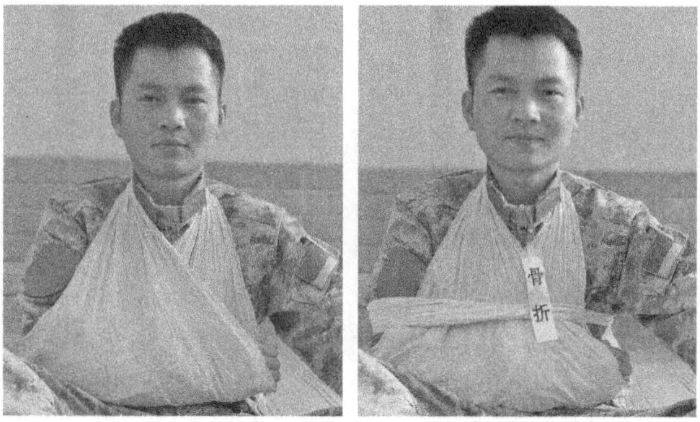

图 3-6-8　前臂骨折健肢固定

（四）大腿骨折健肢固定

【适用范围】

大腿骨折。

【操作方法】

使伤员两腿并拢，在会阴部、膝、踝关节和两腿间填充衬垫；以健肢替代夹板，用条带依次固定骨折上、下端、髋关节和膝关节，“8” 字形固定踝关节。在胸前醒目处挂白色伤标（图 3-6-9）。

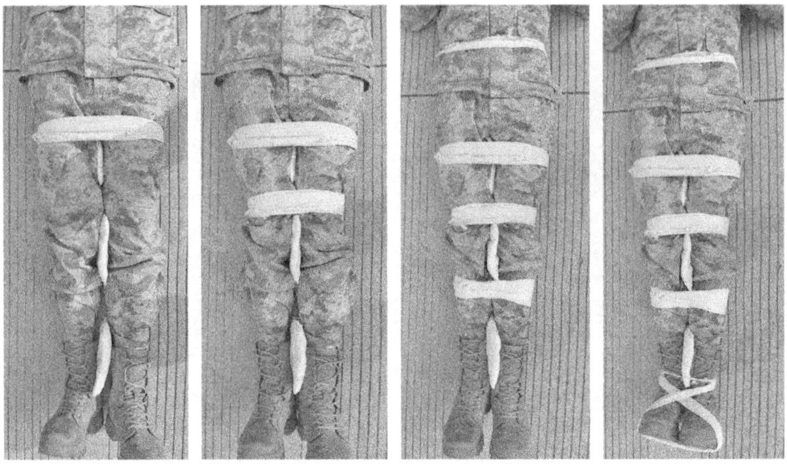

图 3-6-9　大腿骨折健肢固定

（五）小腿骨折健肢固定

【适用范围】

小腿骨折。

【操作方法】

使负伤人员两腿并拢，在膝、踝关节和两小腿间填充衬垫；以健肢替代夹板，用条带依次固定骨折上、下端和膝关节，“8”字形固定踝关节。在胸前醒目处挂白色伤标（图 3-6-10）。

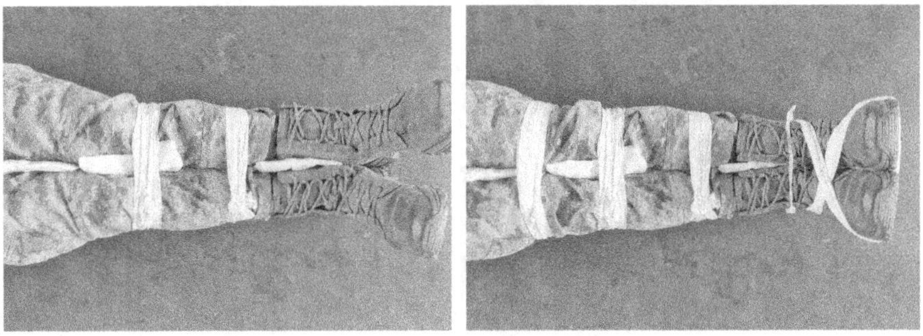

图 3-6-10　小腿骨折健肢固定

三、就便器材固定法

无制式固定器材时可就便取材，如迷彩服、树枝、木板等。

（一）前臂骨折衣襟简易固定

【适用范围】

前臂骨折。

【操作方法】

伤肢屈肘 90°，贴于胸前；伤侧衣襟向上反折，包绕伤肢，扣于对侧衣襟。也可将伤侧袖口纽扣扣于对侧衣襟（图 3-6-11）。

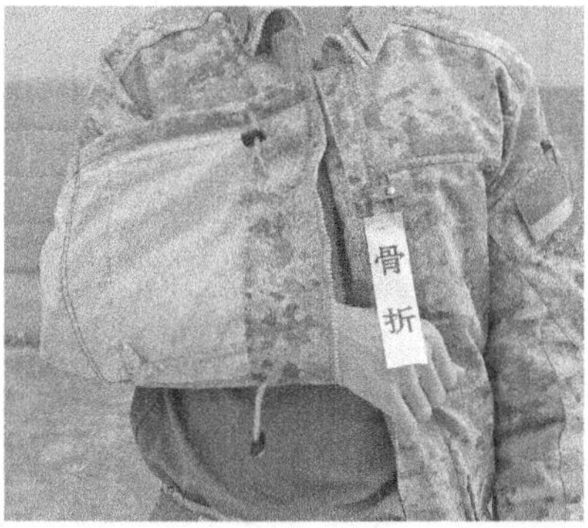

图 3-6-11 前臂骨折衣襟简易固定

（二）小腿骨折树枝固定

【适用范围】

小腿骨折。

【操作方法】

将树枝置于小腿外侧，上端超过膝关节至少 10 cm，下端跨过踝关节；骨突出部位加衬垫，用条带依次固定骨折上、下端和膝关节，“8” 字形固定踝关节，在胸前醒目处挂白色伤标。

四、特殊部位骨折固定法

（一）颈椎骨折固定

1. 脊柱板固定

施救者双手牵引负伤人员头部恢复颈椎轴线位，上颈托或自制颈套固定，保持负伤人员身体长轴一致位侧翻，放置脊柱固定板，将负伤人员平移至脊柱固定板上，将头部固定，双肩、盆骨、双下肢及足部用宽带固定在脊柱板上，以免运输途中颠簸、晃动。

2. 木板固定

施救者用一长、宽与负伤人员身高、肩宽相仿的木板做固定物，并作为搬运工具；动作要轻柔，并保持负伤人员身体长轴一致侧卧，放置木板，将负伤人员平移至木板上；头颈部、足踝部及腰后空虚处垫实，双肩、骨盆、双下肢及足部用宽带固定于木板上，避免运输途中颠簸、晃动；双手用绷带固定放于身体前方。

（二）胸腰椎骨折固定

3 人同时蹲于负伤人员一侧；一人托负伤人员肩胛部，一人托腰部和臀部，另一人托双下肢，动作一致地把负伤人员搬到硬质担架或木板上。负伤人员仰卧，脚、腰部垫一高约 10 cm 的垫子，以保持腰部的过伸性，并用担架上的绳带固定。若在木板上，可用三角巾或绷带将负伤人员捆缠数道，固定在木板上（图 3–6–12）。

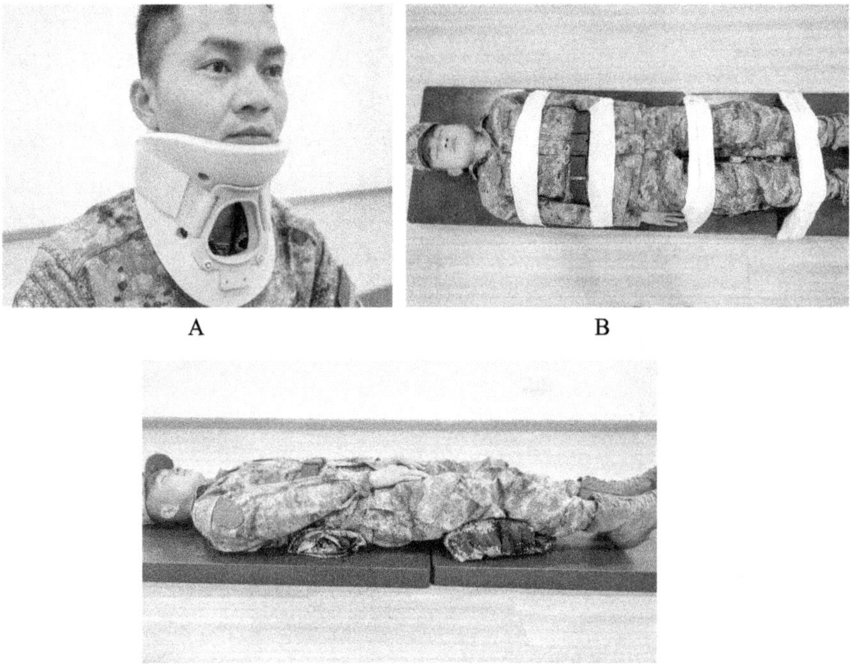

A　　B

C

图 3–6–12　脊柱伤固定后送法

A. 颈椎骨折用颈托固定；B. 胸腰椎骨折固定；C. 脊柱伤固定后送法

（三）肋骨骨折固定

施救者用长于胸廓周长 1/2（半周径）约 40～60 cm，宽 5 cm 的胶布数条，在骨折侧用汽油或乙醚涂擦去掉皮肤油脂，让负伤人员取坐位先于背后超过脊柱正中线 5 cm 处将胶布一端贴紧，并嘱负伤人员深吸气，在深吸气末时迅速将胶布拉紧，环绕侧胸拉向前胸贴紧，跨越胸前正中线不少于 5 cm。依此法自下而上粘贴，上下两块互叠 1/2 或 1/3，成叠瓦状。其粘贴范围须跨越骨折部上下各两根肋骨为宜。

（四）骨盆骨折固定

骨盆骨折分为不完全性骨折（如髂骨翼骨折、耻骨上支骨折）和骨盆环“完全性”骨折（指一处或多处骨盆环断裂，骨折移位，破坏了骨盆环形构造，失去负重功能）两类。施救者首先将负伤人员呈仰卧位，两膝下放置软垫，膝部屈曲以减轻盆骨骨折的疼痛，准备两条三角巾，折叠成宽带型，一条于腰骶部经髋前至小腹正中打结固定，另一条经小腹正中绕髋部于腰骶部正中打结固定即可（图 3-6-13）。

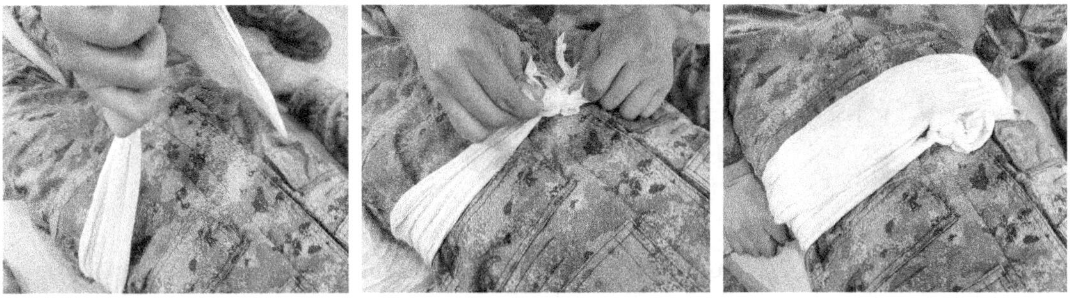

图 3-6-13　骨盆骨折三角巾包扎固定法

（五）充气夹板固定法

充气夹板包括股骨髋人字夹板、上肢及小腿通用夹板、肘及踝关节夹板三类。使用时将其包绕伤肢后充气 6.7 ~ 9.3 kPa，即可固定牢靠，且有牵引、止血作用，后送时可防震，减轻颠簸疼痛，亦不影响 X 线检查。如图 3-6-14 所示，A 为关节夹板，多用于肘、踝关节的固定；B 为通用夹板，多用于小腿、上臂与前臂部的骨折固定；C 为股骨夹板，多用于股骨骨折固定。施救者将充气夹板包裹伤部后，用尼龙搭扣对合，再通过充气阀门充气致囊内压力达 6.7 ~ 9.3 kPa 即可。

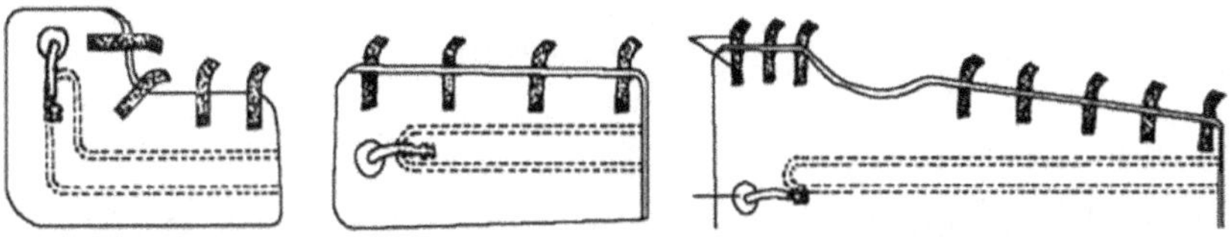

A　　B　　C

图 3-6-14　充气夹板（系列）示意图

第七节　战伤搬运术

战伤搬运术（combat casualty transport）是将负伤人员从受伤地转移至隐蔽地或伤员集中点的现场急救基本技术。主要是从敌火力、火焰、水中、废墟和其他危险环境下将伤员搬运到安全地点，防止发生再次损伤、及时实施救治或准备进一步后送。搬运方法主要分为徒手搬运法、担架搬运法、就便器材搬运法以及特殊伤员搬运法等。搬运时，应根据战场环境和伤情灵活地选择搬运方法。

一、徒手搬运法

根据地形、战场环境、敌火力情况等，通常划分为火线搬运法和脱离火线后搬运法。

（一）火线搬运法

1. 侧身匍匐搬运法

【适用范围】

在敌火力威胁较大、遮蔽物较低，短距离搬运负伤人员时采用。

【操作方法】

与负伤人员同向侧卧，伤肢在上，从身后抱起负伤人员腰部垫于大腿上；施救者一手经负伤人员腋下抱住对侧胸部或肩部；撑肘，目视前方；蹬足，匍匐前进（图 3-7-1）。

动作要领概括为："垫腰、抱肩、撑肘、蹬足"。

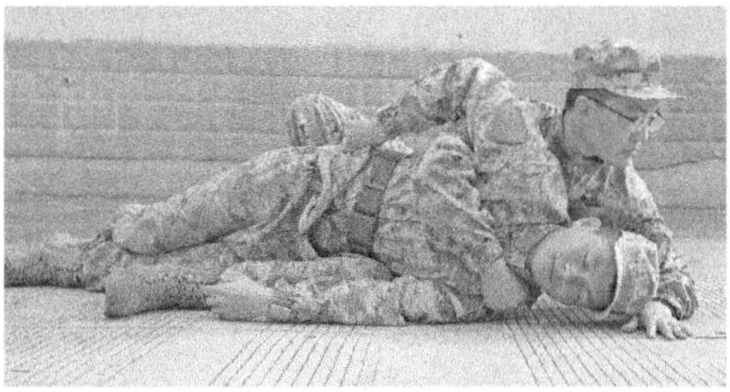

图 3-7-1　侧身匍匐搬运法

【注意事项】

背部、臀部损伤伤员慎用此法。

2. 拖拽搬运法

包括徒手拖拽法和拖拽带拖拽法。拖拽带由尼龙织带和两端锁扣构成，是负伤人员搬运的辅助工具，携带方便，操作简单。

【适用范围】

在敌火力威胁较小或遮蔽物较高，短距离快速隐蔽负伤人员时采用。此方法较其他单人搬运法速度更快，更节省体力。

【操作方法】

（1）徒手拖拽法：一手握枪，随时准备还击；另一手抓握负伤人员战术背心或衣物，拖动其向隐蔽处快速转移（图 3-7-2）。

（2）拖拽带拖拽法：将拖拽带锁扣固定于负伤人员战术背心、子弹带或腰带等部位；施救者手握或肩挎拖拽带拖动负伤人员（图 3-7-3）。

【注意事项】

拖拽装甲舱室内负伤人员时，应将拖拽带缠绕于伤员腋下或大腿根部拖拽出舱，若舱室较深，可选用两条拖拽带连接使用。

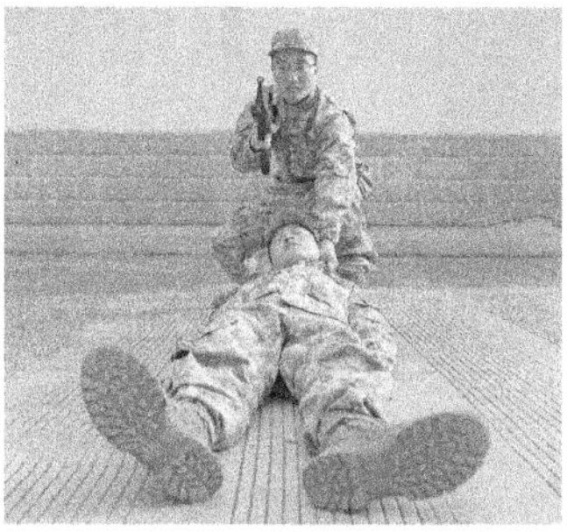

图 3-7-2　徒手拖拽法

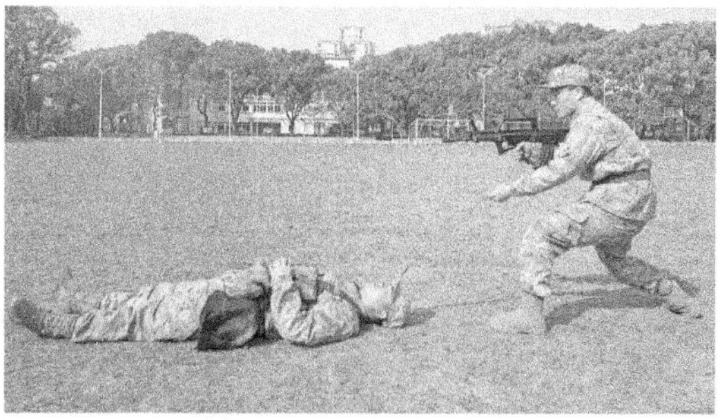

图 3-7-3　拖拽带拖拽法

3. 匍匐背驮搬运法

【适用范围】

在敌火力威胁较大、遮蔽物较低，短距离搬运负伤人员时采用。

【操作方法】

一手握住负伤人员对侧手，另一手协力抓握伤员臀部，两手协力将其驮于背上，施救者全身伏地，两腿分开，将伤员大腿置于中间，负伤人员两臂分别置于两肩（神志清楚的负伤人员应积极配合背驮，两手紧扒搬运者的两肩或交叉于胸前，以免滑落），目视前方匍匐前进。其动作要领概括为：同向侧卧紧贴身，拉紧上臂再抓臀，合力猛翻转上身（图 3-7-4）。

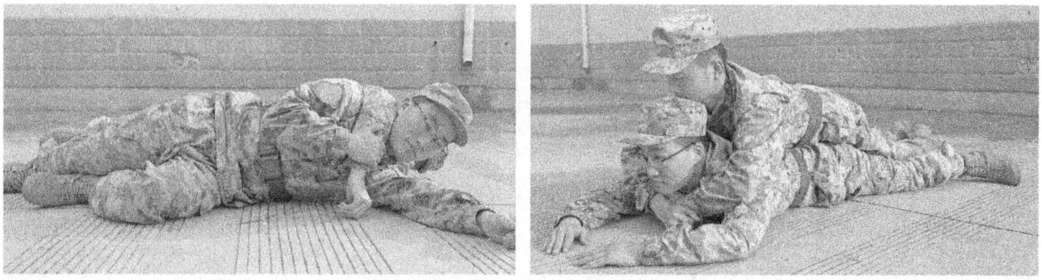

图 3-7-4　匍匐背驮搬运法

【注意事项】

四肢骨折负伤人员慎用。

4. 狗爬搬运法

【适用范围】

在敌火力威胁较大、遮蔽物较低，短距离搬运负伤人员时采用。

【操作方法】

骑跨在负伤人员身上，嘱咐其十指交锁，环扣在施救者颈后（如负伤人员不能配合，需将负伤人员双手手腕用三角巾条带绑在一起），爬行前进。其动作要领概括为：骑跨、环扣、爬行（图 3-7-5）。

【注意事项】

上肢骨折、背部、臀部损伤负伤人员慎用。

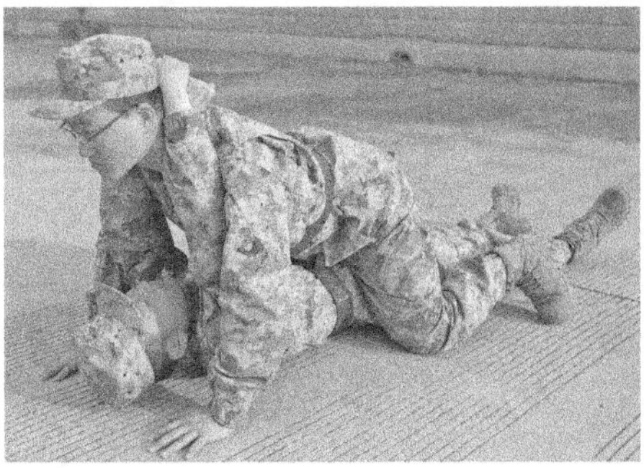

图 3-7-5　狗爬搬运法

5. 双人拖拉式搬运法

【适用范围】

在敌火力威胁较大、遮蔽物较低，短距离搬运负伤人员时采用。

【操作方法】

双人卧于伤员两侧，肩部与伤员头部平齐；伤员呈仰卧位，施救者分别卧于其分别将手臂插入伤员腋下，弯回小臂使负伤人员上体轻离地面；按低姿或者侧姿匍匐的动作要领协调前进。其动作要领概括为：齐卧、离地、蹬足（图 3-7-6）。

【注意事项】

背部、臀部损伤伤员慎用。

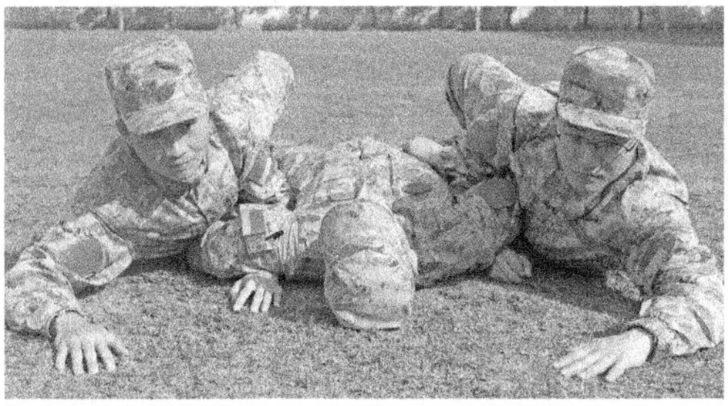

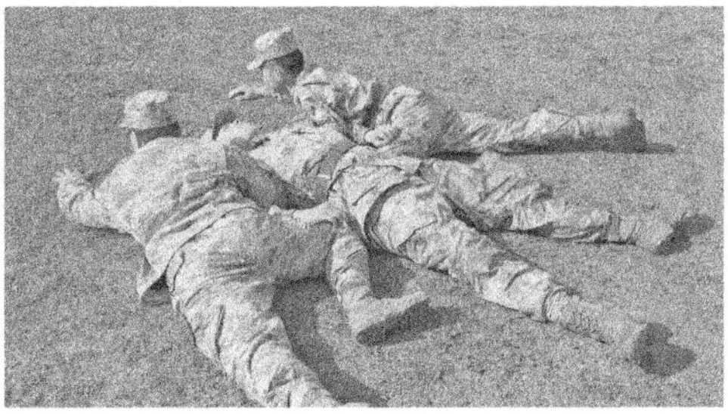

图 3-7-6　双人拖拉式搬运法

（二）脱离火线搬运法

1. 单人搬运法

单人搬运法通常用于轻伤员搬运。常用的方法有掮法、背法、抱法及腰带抱运法。

（1）掮法

【适用范围】

脱离敌火力直接威胁，搬运距离较远时采用。

【操作方法】

一手将负伤人员两臂合拢握住绕过颈后；施救者成弓步，上体向前屈曲，另一手抓握负伤人员膝部，两手协力，将负伤人员掮于双肩；掮起负伤人员后，观察敌情，快速前进（图 3-7-7）。

【注意事项】

胸、腹部损伤伤员慎用，脊柱损伤伤员禁用此法。

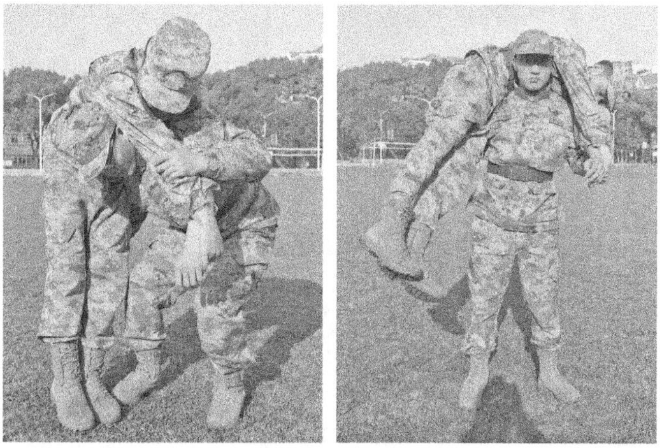

图 3–7–7　掮法

（2）背法

【适用范围】

脱离敌火力直接威胁，搬运距离较远时采用。

【操作方法】

屈身，将伤员扶起，使其伏于施救者背上，两手协力，将伤员迅速背起，伤员两臂应搭于施救者两肩或环绕其颈部；施救者两手向后抓住伤员两侧下肢，或交叉于伤员臀后，避免负伤人员滑落。抬头观察敌情，按屈身前进或直身前进要领行进（图 3–7–8）。

【注意事项】

胸、腹部损伤伤员慎用，脊柱损伤伤员禁用此法。

（3）抱法

【适用范围】

脱离敌火力直接威胁，搬运距离较远时采用。

【操作方法】

跪于负伤人员位一侧，伸出双手，弯腰，两手分别从负伤人员的腋下和膝关节处穿过，紧紧抱住伤员，依靠两臂和腰部的力量，收臂、挺腰，将其置于左大腿上，再全身用力使身体站立，如伤员可配合，嘱其抱住施救者颈部，以防身体下滑。抬头观察敌情，按屈身前进或直身前进要领行进（图 3–7–9）。

【注意事项】

胸背部损伤伤员慎用，脊柱损伤伤员禁用。

（4）腰带拖运法

【适用范围】

脱离敌火力直接威胁，搬运距离较远时采用。

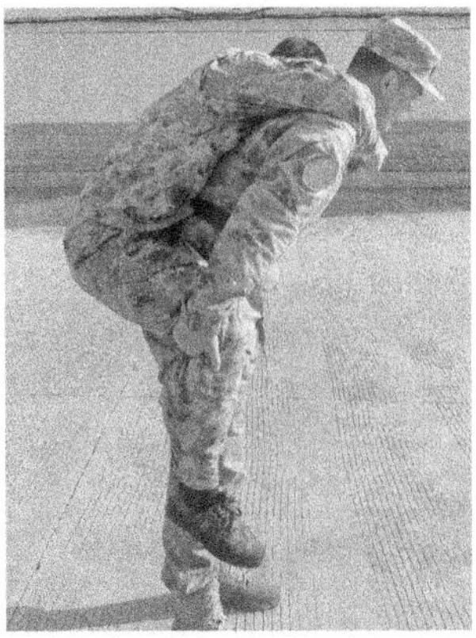

图 3-7-8　背法

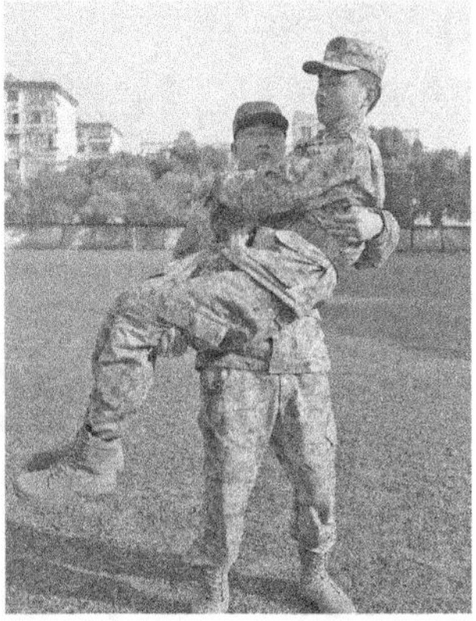

图 3-7-9　抱法

【操作方法】

将自身和伤员的腰带连结成一个环，套于伤员臀部，弯腰，并将腰带环斜套于自己的肩部，扶托伤员背部及膝关节大腿，将伤员抱起，抬头观察敌情，按屈身跑步前进或直身前进要领行进。

【注意事项】

胸背、臀部损伤伤员慎用，脊柱损伤伤员禁用。

2. 双人搬运法

双人搬运法通常用于头、胸、腹部的重伤员。常用的方法有椅托式搬运法和拉车式搬运法两种。

（1）椅托式搬运法

【适用范围】

已脱离敌火力直接威胁，搬运负伤人员距离较远时，需两名施救者协同完成。优点是速度快、省力。

【操作方法】

两名施救者位于伤员两侧，将其扶至坐姿；分别伸出左（右）手在伤员腘窝处互相抓握腕关节，其他两手在伤员背后交叉，成坐椅状。托起伤员后，迈开左、右腿，两人协调地按屈身跑步前进或直身前进要领向前行进（图 3-7-10）。

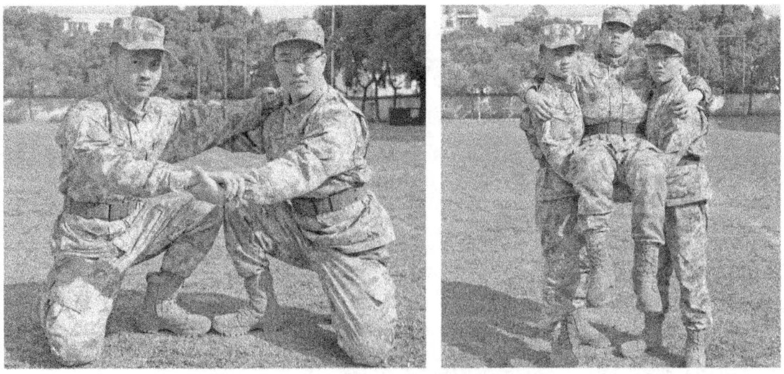

图 3-7-10　椅托式搬运法

【注意事项】

脊柱损伤伤员禁用。

（2）拉车式搬运法

【适用范围】

已脱离敌火力直接威胁，搬运负伤人员距离较远时，需两名施救者协同完成。优点是速度快、省力，搬运距离较远。

【操作方法】

伤员前后方各一名施救者；前者位于伤员两腿之间，双手穿过膝下抱住膝关节；后者双手从伤员腋下穿过，在胸前交叉抱紧；两人协力将伤员抬起，在前者引导下行进（图3-7-11）。

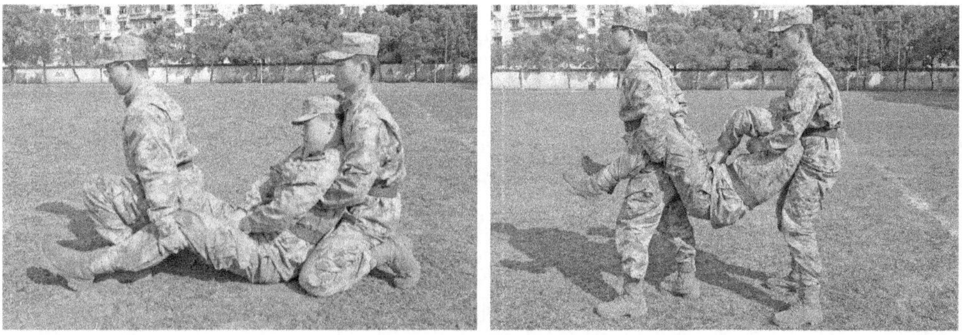

图 3-7-11　拉车式搬运法

【注意事项】

脊柱损伤伤员禁用。

（三）搬运基本要求

1. 合理分配搬运力量

火线抢救中完成搬运任务的主要力量是连抢救组和营救护所的担架运输小组，其人员编成应根据战斗情况，负伤人员数量，地形等定。卫生人员除熟练掌握火线搬运技术外，还应积极组织火线搬运人员进行相应训练，以提高搬运效率。战时必须灵活地根据负伤人员产生的时间、方向、地点，及时分配和调整搬运力量。

2. 严格掌握搬运原则

在火线搬运伤员时，应按一重、二轻、三烈士的程序实施。在保证不耽误任何负伤人员的救治，不留下一具烈士遗体的前提下，优先搬运重伤员、完全失去自救和自我防护能力的伤员。

3. 确保伤员搬运安全

首先根据受伤部位和伤情、伤势等灵活地决定搬运的体位、方法，保证搬运过程中伤情不再加重。在搬运过程中遇到敌人火力威胁，要及时隐蔽伤员，重点是要保护其头、胸等重要部位。

二、担架搬运法

担架是战现场搬运负伤人员最常用的方法。在敌人火力范围之外，地形比较隐蔽而安全的地带，只要条件许可，应尽量使用此法。

【适用范围】

中、重度伤员搬运。

【操作方法】

（1）按携带卫生背囊的方法将担架背于肩上，根据战场态势取屈身跑步前进、匍匐前进或滚进、跃进姿势接近负伤人员。

（2）将担架迅速展开，放在伤员伤侧，解除其装备，取出口袋中硬物。

（3）搬运者位于伤员健侧，一人托住伤员的头部和肩背部，另一人托住伤员腰臀部和膝下部。若负伤人员能合作，则嘱其双手抱住搬运者颈部，互相协作，将负伤人员同步轻放在担架上。

（4）根据负伤人员伤情取舒适体位，最好用被褥垫平担架，空隙处用衣物或软草等填实，以免在后送途中摇晃。担架上的扣带应固定好。

（5）根据地形和战场态势，取安全的前进姿势，前者两眼目视前方，注意观察周边情况，后者密切观察伤员伤情变化。屈身前进搬运负伤人员（图 3–7–12）；直身前进搬运负伤人员（图 3–7–13）；双人拖拉式搬运负伤人员（图 3–7–14）。

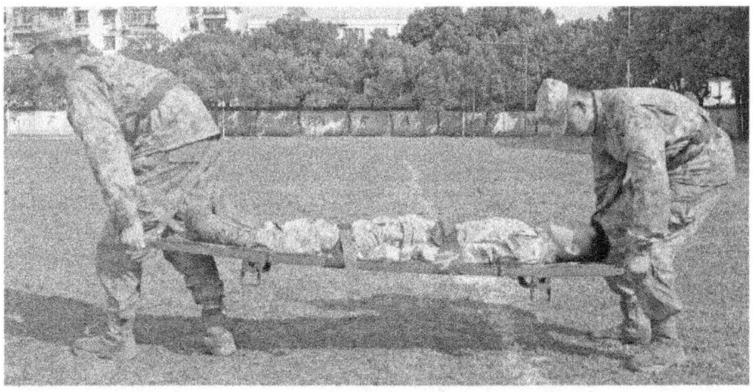

图 3–7–12　屈身前进搬运负伤人员

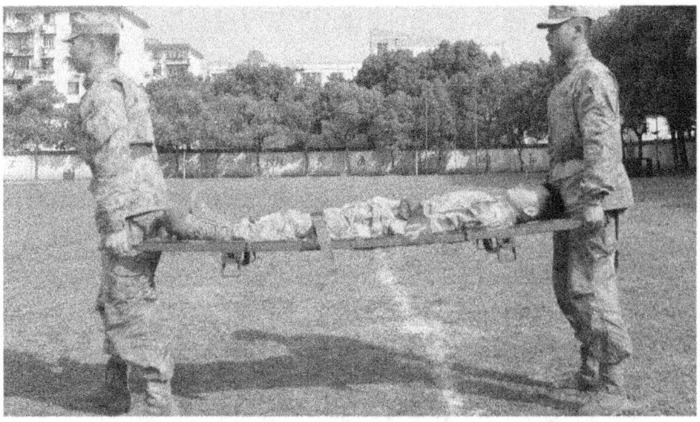

图 3–7–13　直身前进搬运负伤人员

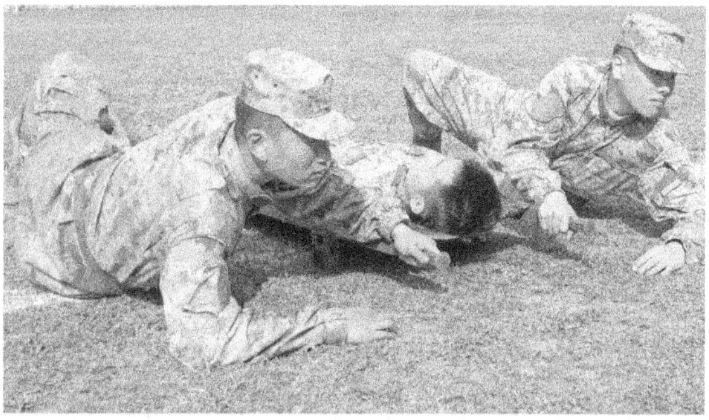

图 3-7-14 双人拖拉式搬运负伤人员

【注意事项】

（1）做好初步急救：在对伤员实施搬运前，要尽可能做好初步急救处理。如情况允许，一般应先进行止血、通气、包扎、固定等处置后实施搬运。

（2）注意观察伤情变化：搬运过程中，要密切注意伤情变化。如发现面色苍白、脉搏细弱、肢体厥冷等休克征象时，应暂停后送，就地进行急救处理，待好转后，再继续后送。

（3）严格掌握不同地形的担架搬运要求：在开阔地或下坡地形上行进时，伤员应头在后，脚在前，以便后面的担架人员可随时观察伤情变化，发现异常变化，应及时妥善处理。在上坡地形上行进时，伤员头部朝前，避免头部过低不适或加重伤情。

（4）行进中要确保安全：担架员在行进时，应使担架保持平稳，防止颠簸；要注意为伤员保暖，预防低体温和冻伤。同时在后送途中，要保证伤员安全，避免其再次负伤。

三、就便器材搬运法

在搬运器材缺乏时，需要发挥卫生人员的主观能动性，充分利用和积极制作就便器材对伤员搬运。

（一）背运式就便器材

1. 背带

背带是用长条状结实、柔软的物品制作而成，用于背伤员前进的简易器具。可使用帆布条、绷带、普通布料制成，也可用皮带、较粗的绳索代替。其特点是：制作简单、取材容易、重量轻、携带方便。背运伤员时省力，便于通过陡坡、窄道、密林等难行地段。带子的尺寸根据使用人员的个子高矮、伤员的体重轻重等情况作相应调整。

2. 单木座架

特点是制作简单、方便使用，并可减少伤员痛苦。制作时，取 50 cm 长，直径约 5 cm 的一根木棍，缠以旧布条或草，使之加粗稍软，用背带或绳索系在木棍中间并做成双套。使用时，伤员两大腿分别落于木棍两端，搬运员将绳索双套套在自己双肩将伤员背起，伤员两臂落于搬运员两肩或两手交叉于前胸即可。

3. 单人抢救兜

单人抢救兜是用麻袋拴以绳套，在麻袋下方剪两个洞，伤员坐于袋中，两腿从洞中伸出，搬运者双肩背起即可。

（二）拖拉式就便器材

1. 拖布

拖布是用结实、耐磨的长方形布料，如帆布、雨衣、大衣制成的，用于拖拉伤员的简易器材。其特点是制作简单、取材容易、重量轻、便于携带。取一块长 200 cm、宽 80 cm 的帆布，用绳子扎紧以免滑落，头端于帆布上扎上绳索。伤员头朝前躺在拖布上，搬运人员可根据敌情、地形等条件采用各种动作拖拉伤员前进。

2. 拖拉袋

拖拉袋与单人抢救兜类似。用麻袋、编织袋等材料，一端系上绳套制成。可将绳套套在肩上，在地面拖拉伤员前进。

3. 条形柳编筐

用柔软而坚韧的籐状植物编成的条形筐。使用时在一端系上绳套，拖拉伤员前进。

4. 拖拉式担架

拖拉式担架，是在制作担架的一端支架处加装滑动小轮，使之变成可以采用低姿拖拉伤员前进的担架。其特点是：不改变担架原有结构，重量较轻，装卸灵活。使用时速度快，节省力气。

四、特殊损伤伤病员的搬运

1. 颅脑损伤伤病员的搬运

搬运时伤病员应向健侧卧位或稳定侧卧位，或半俯卧位，以保持呼吸道通畅，头部两侧应用衣卷固定，防止摇动和震动并迅速送往医院。

2. 脊柱损伤伤病员的搬运

脊柱骨折伤病员的搬运须 3～4 人，在固定骨折或搬运时要防止脊椎弯曲或扭转。因此，不能用普通软担架搬运，要用木板担架，严禁用一人抬胸、一人抬腿的拉车式搬运。搬运时必须托住伤病员的头、肩、臀和下肢，这样不使伤病员的脊柱强度弯曲，以免造成脊髓断裂和下肢瘫痪的严重后果。① 颈椎骨折伤病员的搬运：应先行颈椎固定后再搬运（临时颈托也可，用报纸或画报，把它折成长约 40 cm、宽约 10 cm，用三角巾或毛巾包好，环绕颈部，在前面打结）。搬运时，首先要有专人牵引，固定头部，然后一人托肩，一人托臀，一人托下肢，动作一致抬放到硬板担架上，颈下必须垫一小垫，使头部与身体成直线位置。颈两侧用沙袋固定或用颈托，肩部略垫高，防止头部左右扭转和前屈、后伸（图 3-7-15）。② 胸、腰椎骨折伤病员的搬运：先将一块木板（长度和宽度可容伤病员仰卧）平放在伤病员一侧，然后由 3～4 人同时搬运，分别扶托伤病员的头、肩、臀和下肢，动作一致，把伤病员抬到或翻到硬木板上，使伤病员仰卧位，胸上部应稍垫高并要取出伤病员口袋内的硬质物品，然后，用3～4根布带（三角巾）把伤病员固定在板上。伤病员的胸腰部要垫一薄枕，以保持胸腰椎部过伸位，搬运时整个身体要维持在一条线上（图3-7-16）。常用的搬运方法有滚动法和平托法两种。

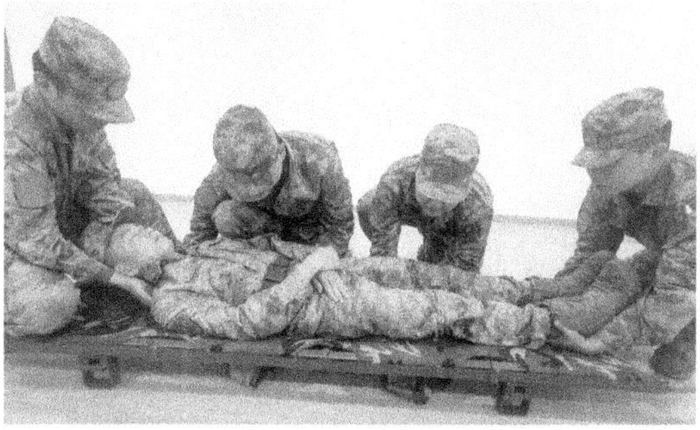

图 3-7-15 颈椎骨折伤病员搬运法

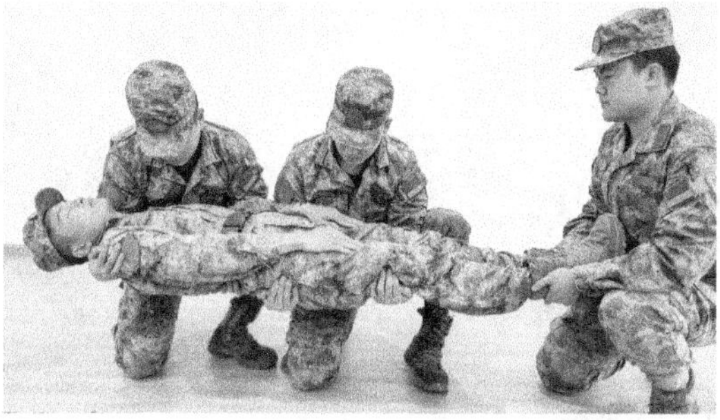

图 3-7-16 胸、腰椎骨折伤病员搬运法

3. 昏迷伤病员的搬运

伤病员取平卧位或稳定侧卧位，垫高背部，头稍后仰，如有呕吐，须将其头朝向一侧，或采用脚高头低位，搬运时用普通担架即可（图3-7-17）。

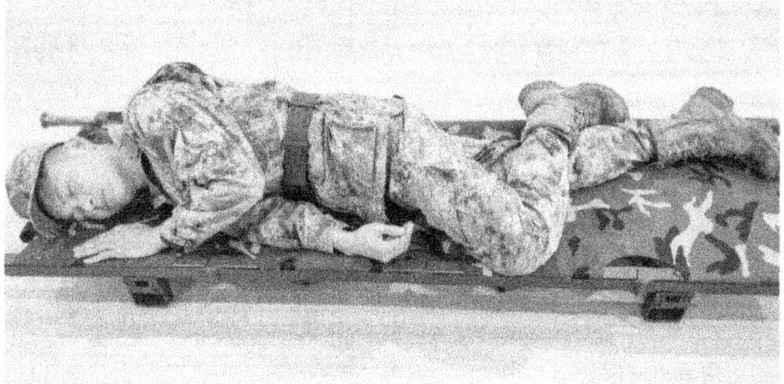

图 3-7-17 昏迷伤病员搬运法

4. 骨盆骨折伤病员的搬运

应使伤病员仰卧，两腿髋、膝关节半屈，膝下垫好衣卷，两大腿略向外展，用1～2条三角巾折成宽带，围绕臀部，在下腹部前面的中间打结。用另一条三角折成宽条带围绕膝关节固定。用3人平托法将伤病员放在木板担架上搬运（图3-7-18）。

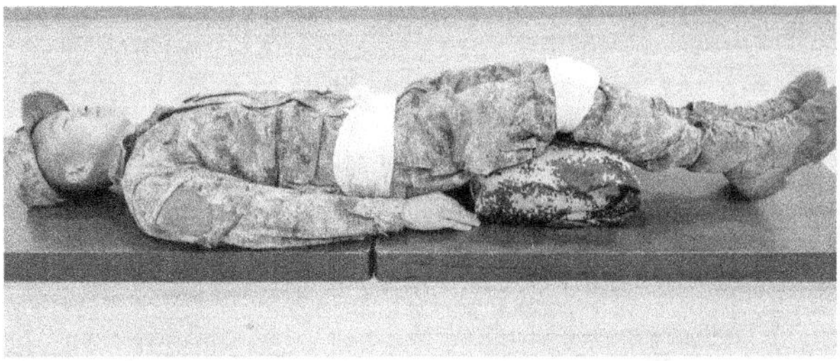

图 3-7-18　骨盆骨折伤病员搬运法

5. 腹部内脏脱出伤病员的搬运

内脏脱出者，应首先用消毒纱布与碗状物固定脱出的内脏，搬运时伤病员应采取仰卧位，膝下垫高，使腹壁松弛，减少痛苦，同时还应根据伤口的纵横形状采取不同的卧位。如腹部伤口是横裂的，就必须把两腿屈曲；如是直裂伤口就应把腿放平，使伤口不易裂开（图 3-7-19）。

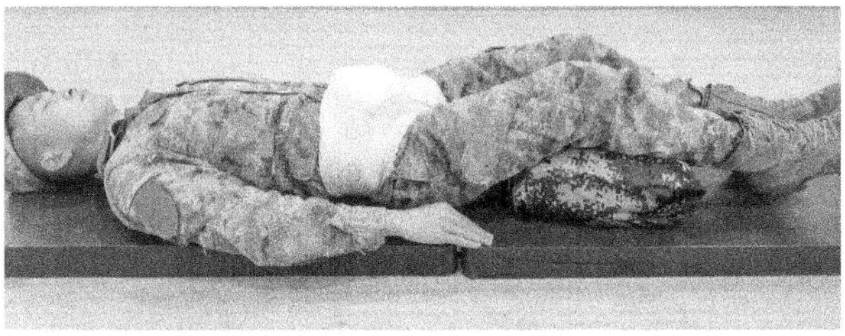

图 3-7-19　腹部内脏脱出伤病员搬运法

6. 开放性气胸伤病员的搬运

首先应严密地堵塞伤口，用三角巾悬吊固定伤侧手臂，再用另一条三角巾围绕胸部加以固定。搬运时伤病员应采取半卧位并斜向伤侧，迅速后送至医院。

五、搬运后送的常用工具

现已生产出了很多适合在各种条件下针对各部位的搬运、固定工具，可根据实际情况选用配备。常用的搬运工具如下：

1. 帆布担架

是最为广泛应用的担架。现代的聚乙烯尼龙材料、管型构造的担架可适用于体重达 150 kg 的伤病员。通常在缺少空间放置救护车担架床或担架不够用的情况下很有价值。缺点是不可直接放置有脊柱损伤的伤病员（图 3-7-20）。

2. 铲式担架

这种担架分成纵长的两块相等的铲式叶子，以便在伤病员位置不变动的情况下抬起。它的优点是可以在短距离垂直运送伤病员；缺点是由于它全部为金属制成，易受环境等因素影响（图 3-7-21）。

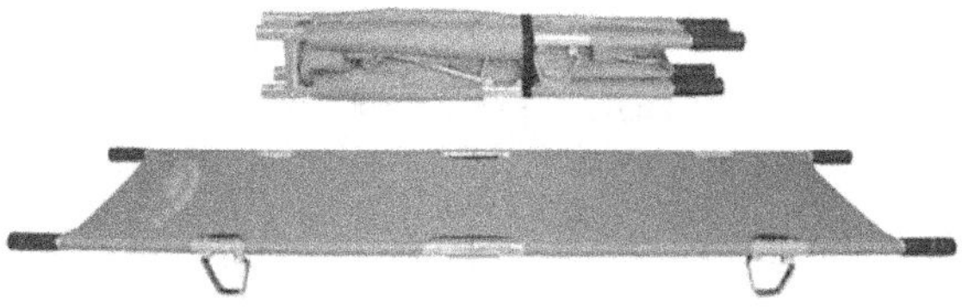

图 3-7-20 可折叠式帆布担架

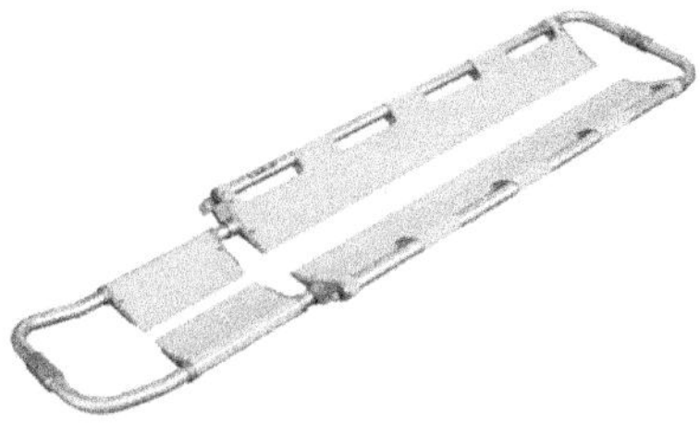

图 3-7-21 铲式担架

3. 篮式担架

外形像篮子，有两种基本形式。一种为金属框架细金属网，包括几个分离的腿；另一种为铝合金管聚乙烯壳，没有腿。篮式担架的优点是可以从任何地方完全固定伤病员。重量轻的聚乙烯担架非常容易滑动，因此可拖动伤病员经过不平的地面。注意在使用时要垫上床垫以保证伤病员的舒适（图 3-7-22）。

4. 婴儿担架

专供婴幼儿使用的担架，与帆布担架相似，但设计不同，它四周有护架，便于应用，易于收藏。有普通、带轮子和可脱卸式等多种形式可供选择。

5. 救护车担架

救护车担架设计可承受体重 180 kg 以上的伤病员。目前有两种救护车担架，一种是提放担架，需要两人抓住两边将担架从救护车上拿下或放上；另一种为滚动担架，利用担架头端的特殊放置轮而放置或拿下担架，这种担架减少了提放和转弯时所需的救护人员人数。一般担架重量为 30～35 kg，由铝合金制成（图 3-7-23）。

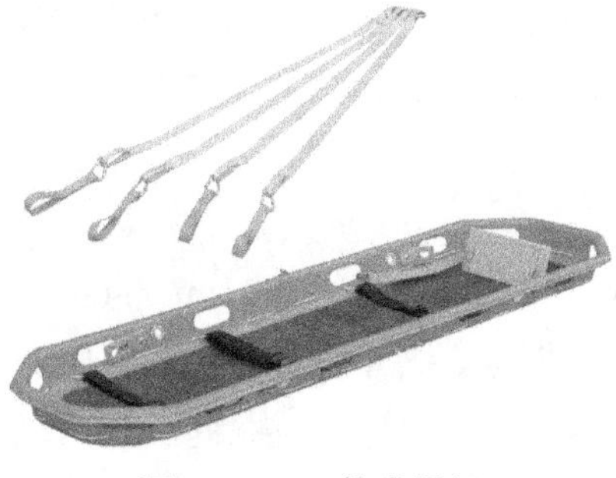

图 3-7-22 篮式担架

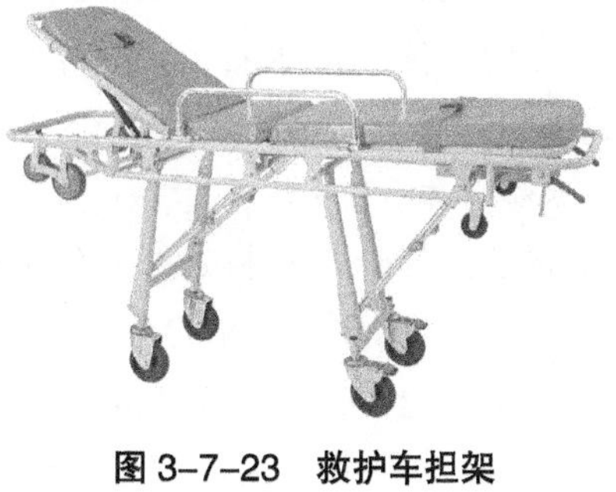

图 3-7-23 救护车担架

6. 轻型担架

主要由管型铝合金外框、套在铝合金圆管两侧的乙烯尼龙帆布和一根长约 180 cm 硬质韧性带形高分子硬塑或尼龙组成。该担架长约 210 cm，宽约 55 cm，质量仅 4 kg，最大荷重约 160 kg，可拆卸。硬塑带交叉穿在两块尼龙布中间即可搬运伤病员。将伤病员搬至病床上时，只要抽去中间硬塑带即可在不移动伤病员的情况下撤去担架，可避免伤病员在搬动时的震动。该担架优点是重量轻，可在同一水平上移动伤病员，同时可在担架上将伤病员扣好保险带后，向任何方位搬动而不使其翻落。

7. 充气担架

与帆布担架相似，它可以将伤病员通过固定在担架上的充气囊充气后而捆绑，结合捆绑带的使用，可同时起到固定躯体、四肢和防止坠落的作用，特别适合野外、战场和大批量伤病员的情况下应用。

8. 真空担架

采用高质量耐用的尼龙布。担架根据人的体形制作成型并可适用于X射线透视。救护人员可根据伤病员的伤势轻重使用气筒抽气，调节担架的软硬度。其操作安全，简便快捷。真空担架能根据伤病员的身体轮廓塑造成型，从而达到快速、有效、方便的制动，减少伤病员身体承受的压力及搬运时间（图 3–7–24）。

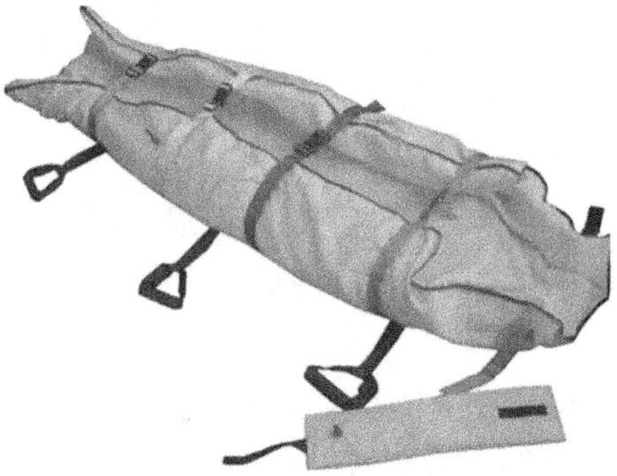

图 3–7–24　真空担架

9. 浮力担架

这是一种特殊的担架，因放在水中有强大的浮力，足可以托起一个人的重量而不下沉，故常用于抢救溺水者。该担架长约 185 cm，宽约 45 cm，重量 7 kg，最大荷重约 160 kg（图 3–7–25）。

10. 长板担架

由木质或高分子材料制成，为全长约 185 cm、宽约 40 cm、厚 2 cm 的硬板。板上共 10 个长约 10 cm、宽约 2 cm 的对称长形圆孔，可供搬运者握手和穿越、扣扎保险带之用。该担架实用于因地震、火灾等造成房屋倒塌、通道阻塞后，伤病员由高空吊下的搬运。该担架能浮于水，伤病员可运用此担架搬运至岸上。由于长板质地坚固，适用于雪地长距离拖拉运送伤病员，尤其适用于脊柱伤者的搬运（图 3–7–26）。

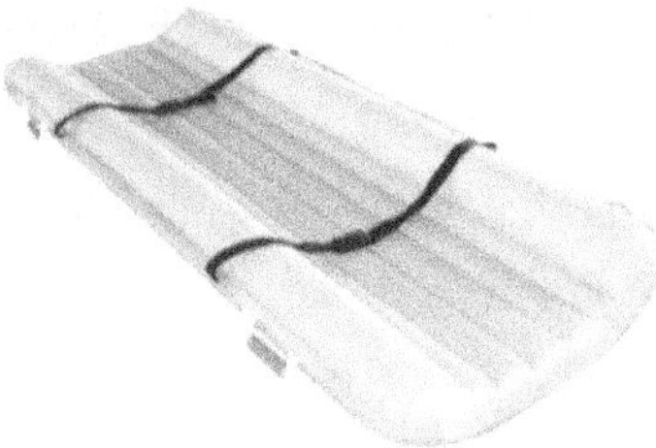

图 3–7–25　浮力担架

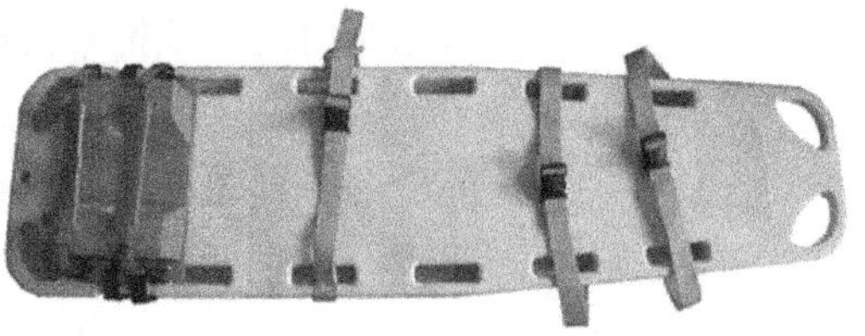

图 3–7–26　长板担架

11. 短背挡板

呈梯形状，有不同的规格，长度从头至腰下部，挡板上有 10 个圆孔。这种短背挡板是一种脊柱固定装置，用带子稳固地将伤病员扎牢后是一种较好的搬运工具。驾驶员因车祸受伤，并怀疑其颈、胸、腰椎损伤时，可将该板插入伤病员背后，并加颈托固定后将其拔出。常可避免因搬动不当造成脊柱脊髓损伤加重。

12. 创伤伤病员生命支持与运送系统（life support for trauma and transport，LSTAT）

美军曾在科索沃维和行动中使用该系统，效果满意。该系统由担架基座和防护罩组成，在担架基座内装有微机系统、微型通气装置、监视器、除颤仪、吸引器、复苏液输入泵、脉搏血氧传感器、心电监测仪、血压传感器等。在野战条件下，整套系统可以发挥术前等待、手术平台、术后特护、特殊防护、生理监测等作用。

第八节　基础生命支持技术

基础生命支持（basic life support for combat casuatly）是对心脏、呼吸骤停伤员实施的急救技术和方法，是现场急救基本技术之一。采用心脏按压、口对口（鼻）呼吸等方法尽快恢复伤员自主心跳和呼吸，并积极恢复及保护脑和神经系统功能。

一、心肺复苏术

战时，心脏、呼吸骤停多见于严重失血性休克、呼吸道阻塞和重度颅脑伤。当伤员由清醒突然丧失意识，大动脉脉搏不能触及，血压测不出，无自主呼吸动作，伤口出血或渗血停止时，应迅速判断，并实施基础生命支持。

（一）心脏、呼吸骤停的原因

（1）各种战创伤及意外事故：如各种原因严重战创伤、溺水、触电、电击、大出血、气道梗阻、中毒等。

（2）各种器质性心血管病：如冠心病、急性心肌梗死、心肌炎、肺源性心脏病等。

（3）其他：手术及麻醉意外、诊断或治疗性操作失误或意外、酸碱平衡（acid-base balance）失调及电解质紊乱等。

（二）心肺复苏术的步骤

主要包括胸外心脏按压和人工呼吸，为挽救伤员生命、争取救治机会创造条件。实施心肺复苏术越早越好，一般不应超过呼吸心跳停止后 4～6 min。由于心肺复苏术对环境条件要求较高、耗时较长，通常在脱离火线、相对安全环境下使用。

1. 判断负伤人员呼吸心跳是否停止

【操作方法】

轻拍伤员，大声呼唤，如无反应，表明意识丧失。进一步检查呼吸是否停止，颈动脉是否搏动，检查时间不能超过 10 s。触摸颈动脉搏动方法是：用食指和中指触及气管正中部位，然后向旁滑移 2～3 cm，如无搏动可判定心脏骤停。若呼吸停止、无颈动脉搏动，应立即进行胸外按压。

2. 胸外按压

【操作方法】

将伤员仰卧于平坦坚实地面，快速解除伤员武器装具和衣物。施救者跪地挺身，于两乳头连线中点，双手重叠，手指交锁，掌根与胸骨平行，双臂伸直，垂直向下按压，使胸骨下陷 5～6 cm。待胸廓完全回弹后，再次按压。期间手掌不能离开按压部位，按压应快速、有力，频率 100～120 次 /min。按压 30 次后行口对口人工呼吸（图 3–8–1）。

【注意事项】

施救者按压时不可弓腰、驼背、肘弯曲；不能用力过猛，避免造成胸骨或肋骨骨折。

3. 口对口人工呼吸

【操作方法】

清理伤员口鼻内异物，采用仰面提颏法开放气道。捏紧伤员鼻孔，用嘴包严伤员口唇吹气 1 s，同时观察其胸部是否隆起，吹气后立即松开鼻孔，重复吹气一次。吹气量一次为 500～600 mL（图 3–8–2）。当伤员牙关紧闭不能张口或口腔、面部严重损伤时，可改用口对鼻人工呼吸。施救者用手将伤员的双唇紧闭，用双唇包严其鼻孔吹气。胸外按压与人工呼吸比例为 30：2，此为一个循环。连续 5 个循环后，检查伤员颈动脉搏动及呼吸，如未恢复，应继续实施 5 个循环后再判断效果，如此循环操作。如伤员出现自主呼吸、肢体活动、脉搏搏动等生命征象，则表示抢救成功。

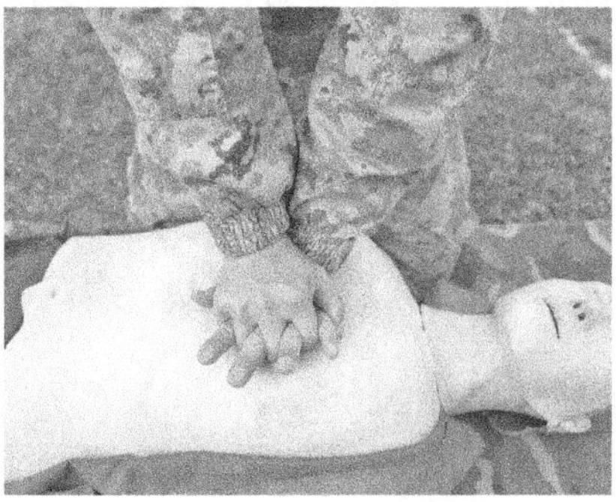

图 3–8–1 胸外按压

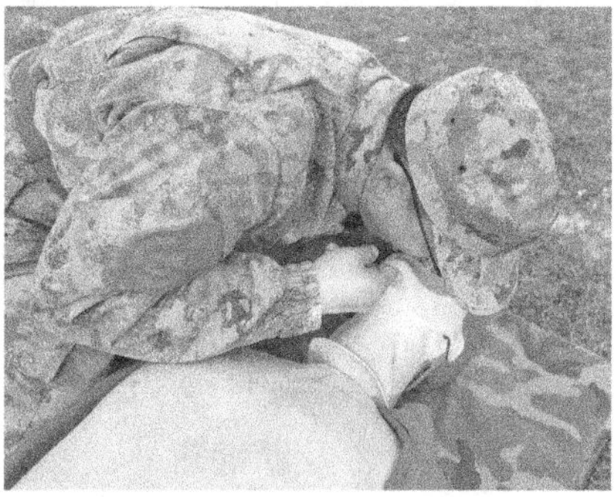

图 3–8–2 口对口人工呼吸

【注意事项】

（1）中断按压时间不能超过 10 s。

（2）如复苏持续 30 min 以上，仍无心跳和自主呼吸，可考虑终止复苏。

（3）经基础生命支持，伤员生命体征恢复后，应完成止血、包扎、固定等其他急救措施，然后迅速后送，并取侧卧位或俯卧位。

（三）心肺复苏使用时机

CPR 最初的发展是为了试图在血容量正常的伤员中维持灌注和氧合，但它不是一种可行的治疗创伤性低血容量所致心脏骤停的方法。

事实上，在平时院前环境中，即使伤员离创伤中心很近，各项临床研究也一再强调 CPR 的无效性。大多数紧急医疗系统和专业协会建议不要对外伤性心脏骤停的伤员进行 CPR，原因是成本高昂，而且结果都不成功。即使在救护车迅速转运至医院急诊室并接受开胸手术的伤员中，存活率也低于 2%。

美军 TCCC 指南规定：“在战场上对没有脉搏、没有呼吸和没有其他生命迹象的爆炸或穿透伤伤员进行复苏将不会成功，也不应尝试。”“在战术后送阶段，若伤员没有明显的致命伤，并在短时间内到达具有手术能力的机构，则可在这个阶段尝试 CPR。CPR 不应以牺牲战斗任务或拒绝其他伤员的救护为代价。”

在战场上，让伤员接受最终治疗的延误使取得有利结果的可能性更小。将有限的资源用于尝试性复苏，或在执行 CPR 时将救护人员、伤员暴露在敌方火力下，也会使急救情况复杂化，并有可能对其他伤员的救治结果产生不利影响。这进一步支持了对战场上的创伤伤员不要进行 CPR 的决定。当然，并非战场上的所有伤员都是爆炸或穿透性损伤，在没有爆炸或穿透性损伤情况下的心脏骤停可能需要考虑进行 CPR。例如，在严重的低体温情况下，伤员可能会失去生命体征，一旦他们积极复温，就会恢复生命体征；在这种情况下，如果及时启动 CPR，他们的预后将会得到改善。同样，溺水及触电者也可能会发生心脏骤停，正常心脏活动的恢复可能会延迟。以上这几种情况，以及其他非创伤性心脏骤停，需要考虑尽快行 CPR。

二、电除颤

当伤员发生严重快速心律失常时，如房扑、房颤、室上性或室性心动过速等，往往会造成不同程度的血流动力学障碍。特别是当伤员出现室颤时，由于心室无整体收缩能力，心脏射血和血液循环终止，如不及时抢救，常造成伤员因脑部缺血缺氧时间过长而死亡。电除颤是以一定强度的电流直接或经胸壁作用于心脏，使全部或大部分心肌在瞬间除极，然后由心脏自律性最高的起搏点（通常是窦房结）重新主导心脏节律的治疗过程。当可以立即取得电除颤仪时，对于心脏骤停的伤员应尽快进行电除颤；若不能立即实施电除颤，应在他人获取电除颤仪的同时开始心肺复苏，并在取得设备后尽快实施。

【适应证】

室颤、无脉性室速。

【操作方法】

1. 操作准备

做好仪器、物品等准备工作。

2. 确诊室颤

迅速开启除颤仪，调试除颤仪至监护位置，安放除颤电极板显示为“室颤”。

3. 涂抹导电胶

迅速擦干伤员胸部皮肤，手持电极板时不能面向自己，将手控除颤电极板涂以专用导电胶，并均匀分布于两块电极板上。

4. 安放电极板

确定除颤电极板正确安放位置，前电极板放在胸骨外缘上胸部、右侧锁骨下方；外侧电极板上缘放在左下胸、乳头左侧，电极板中心在腋中线上（图 3-8-3）。观察心电波型，确定仍为室颤心律。

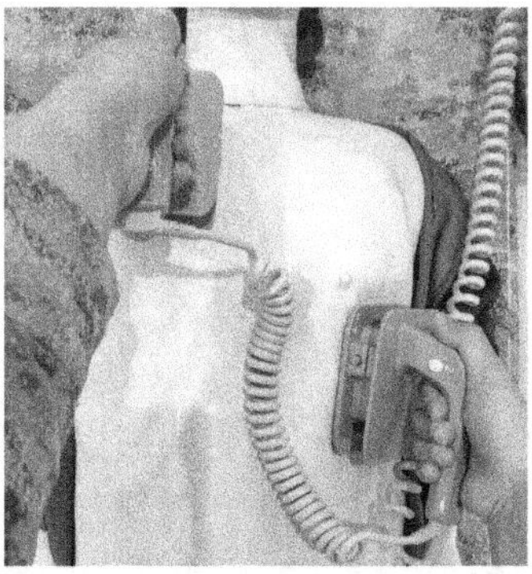

图 3-8-3 除颤电极板安放位置

5. 除颤能量

选择除颤能量，单相波除颤仪用 360 J，直线双相波除颤仪用 120 J，双相指数截断波除颤仪用 150 ~ 200 J。不清楚除颤仪类型时，依次选择能量 200 J、300 J、360 J。

6. 充电

按压除颤仪充电按钮，使除颤仪充电。除颤电极板紧贴胸壁，适当加以压力，并确定周围无人员直接或间接与伤员接触。

7. 放电

除颤仪显示可以除颤信号时，双手拇指同时按压手控电极板上的两个放电按钮进行电击。放电结束后，移开电极板。

8. 心肺复苏

除颤后，继续胸外心脏按压、人工呼吸 5 个循环（约 2 min）后再次检查心电活动。若维持灌注心率，则说明 CPR 成功（在无心电监护的情况下可复查脉搏、呼吸）；如未恢复，则继续胸外心脏按压、人工呼吸 5 个循环后再次除颤。

【注意事项】

（1）一旦除颤仪准备就绪，应立即给予伤员首次电除颤，不必等到完成 5 个循环的

CPR。在准备除颤仪的过程中，需不间断地进行 CPR。

（2）在放电时，救护人员均勿与伤员接触，避免误伤。

（3）注意选择适当的除颤能量，避免误伤伤员。

（4）强化急救意识，动作迅速，注意团队协作。

三、腹部提压心肺复苏

由于实施传统标准心肺复苏（STD-CPR）时受到胸外按压禁忌证的限制，同时在实施 STD-CPR 过程中约 30%～80% 的患者并发肋骨或胸骨骨折、肋软骨交界分离，甚至导致肺、胸膜及心脏损伤，从而限制了对心脏骤停患者高质量 STD-CPR 的实施，影响了心脏骤停患者的 CPR 成功率。因此，腹部提压心肺复苏法（AACD-CPR）应运而生。

（一）AACD-CPR 临床操作适应证

依据《腹部提压心肺复苏专家共识》，AACD-CPR 是通过对心脏骤停患者提拉与按压腹部改变腹内压力使膈肌上下移动，进而改变胸腔压力发挥“腹泵”和“胸泵”等多泵效应，达到建立人工循环与呼吸的目的。

AACD-CPR 的适应证包括：① 开放性胸外伤或心脏贯通伤、胸部挤压伤伴心脏骤停且无开胸手术条件；② 胸部重度烧伤及严重剥脱性皮炎伴心脏骤停；③ 大面积胸壁不稳定（连枷胸）、胸壁肿瘤、胸廓畸形伴心脏骤停；④ 大量胸腔积液及严重胸膜病变伴心脏骤停；⑤ 张力性及交通性气胸、严重肺大泡和重度肺实变伴心脏骤停；⑥ 复杂先天性心脏病、严重心包积液、心脏填塞以及某些人工瓣膜置换术者（胸外按压加压于置换瓣环可导致心脏创伤）；⑦ 主动脉缩窄、主动脉夹层、主动脉瘤破裂继发心脏骤停；⑧ 纵隔感染或纵隔肿瘤伴心脏骤停；⑨ 食管破裂、气管破裂伴心脏骤停；⑩ 胸椎、胸廓畸形，颈椎、胸椎损伤伴心脏骤停；STD-CPR 过程中出现胸肋骨骨折。

AACD-CPR 禁忌证包括：腹部外伤、腹主动脉瘤、膈肌破裂、腹腔器官出血、腹腔巨大肿物。

AACD-CPR 所使用的腹部提压心肺复苏仪仅针对成人患者设计，不适用于婴幼儿、儿童及体重＜40 kg 或＞150 kg 的患者等。据相关数据显示，80% 以上的心脏骤停发生于院外，面对院外我们无法掌控的复杂环境以及患者各不相同的病理生理特点，把握 AACD-CPR 的要点和精髓，因地制宜、因人而异、因病而为地运用标准化、多元化、个体化方法是复苏成功的关键。

（二）AACD-CPR 临床操作的方法

AACD-CPR 技术是采用腹部提压心肺复苏仪（CPR-LW1000）吸附于心脏骤停患者中上腹部，以 100 次 /min 的频率连续交替对腹部实施向上提拉（拉力 10～30 kg）和向下按压（压力 40～50 kg），形成同步建立人工循环和通气的 CPR 方法。经过多年临床探索与实践（系统流程见图 3-8-4），总结出 AACD-CPR 标准化、多元化、个体化临床操作方法。

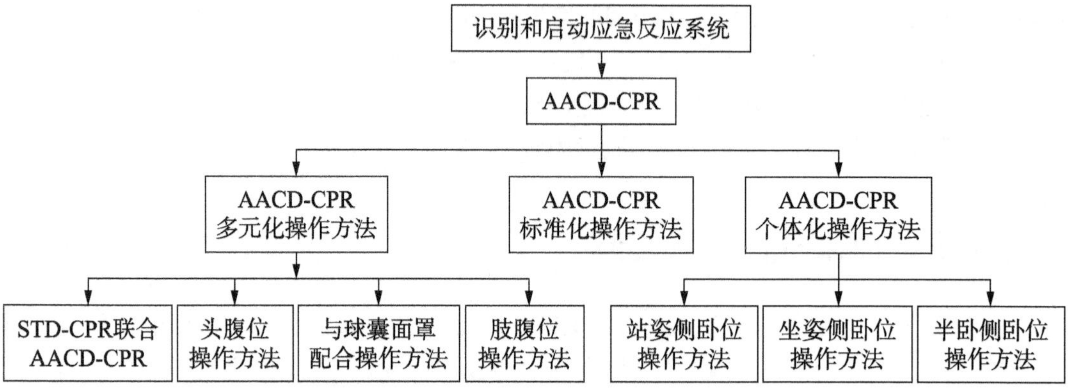

图 3-8-4　腹部提压心肺复苏操作系统分类

1. AACD-CPR 标准化操作方法

施救者跪在患者一侧（身体中线垂直于患者肚脐与剑突中点连线），双手抓紧腹部提压心肺复苏仪手柄，将仪器置于患者的中上腹部自动吸附；根据指示以 100 次 /min 的速率进行腹部提压，提拉力度 10 ~ 30 kg，按压力度 40 ~ 50 kg，提压过程中肘关节不可弯曲；提压时，面板要与患者平行，垂直提压。

① 施救者跪在患者一侧（身体中线垂直于患者肚脐与剑突中点连线），双手抓紧仪器手柄；

② 启动仪器，将仪器置于患者的中上腹部自动吸附；

③ 吸附完毕后，根据指示以 100 次 /min 的速率进行腹部提压；

④ 上提力度 10 ~ 30 kg，下压力度 40 ~ 50 kg；

⑤ 提压过程中肘关节不可弯曲；

⑥ 提压时，面板要与患者平行，使用过程中避免前后左右晃动，应垂直进行提压；

⑦ 操作完毕后，施救者双手指按压吸附处皮肤，移除仪器，操作完毕。

AACD-CPR 标准化操作方法适用于有适度空间的医疗场所等。

2. AACD-CPR 多元化操作方法

多元化是在标准化的基本框架下的丰富和延伸，适用于空间受限（如直升飞机、灾难废墟等狭窄空间）、呼吸支持、联合胸外按压等场景，AACD-CPR 标准化方法无法施行时，可选择多元化操作方法。AACD-CPR 多元化操作方法主要有头腹位操作方法、肢腹位操作方法、胸腹联合操作方法、与球囊面罩配合操作方法等，具体如下：

（1）AACD-CPR 头腹位操作方法：施救者双腿岔开跪跨在患者的头部上方，用腹部提压心肺复苏仪吸附患者腹部与底板紧密连接，右手抓握仪器面板与手柄右上角，左手抓握仪器面板与手柄左下角，重心前倾，两臂伸直并与面板垂直进行提拉，实施 AACD-CPR 标准化操作方法。

① 施救者双腿岔开跪跨在患者的头部上方；

② 用仪器吸附患者腹部与底板紧密连接；

③ 右手抓握仪器面板与手柄右上角，左手抓握仪器面板与手柄左下角；

④ 重心前倾，两臂伸直并与面板垂直进行提拉；

⑤ 其余操作同 AACD-CPR 标准化实施方法。

（2）AACD-CPR 肢腹位操作方法：施救者双腿岔开跪骑在患者的髋关节处，用腹部提压心肺复苏仪吸附患者腹部与底板紧密连接，右手抓握仪器面板与手柄右上角，左手抓握仪器面板与手柄左下角，重心前倾，两臂伸直，提压时与面板垂直，实施 AACD-CPR 标准化操作方法。

① 施救者双腿岔开跪骑在患者的髋关节处；

② 用仪器吸附患者腹部与底板紧密连接；

③ 右手抓握仪器面板与手柄右上角，左手抓握仪器面板与手柄左下角；

④ 重心前倾，两臂伸直，提压时与面板垂直；

⑤ 其余操作同 AACD-CPR 标准化实施方法。

（3）AACD-CPR 胸腹联合操作方法：两名施救者相对位于患者两侧，一名施救者进行标准的胸外按压，另一名施救者将腹部提压心肺复苏仪置于患者腹部，实施 AACD-CPR 标准化操作方法，在胸部按压胸廓回弹时同步按压腹部，按压胸部时同步上提腹部，腹部与胸部按压频率比为 1∶1。

① 两名施救者相对位于患者两侧；

② 其中一名施救者以 STD-CPR 方法进行胸外按压，具体为：用左手掌跟紧贴患者胸骨中下 1/3 处，两手重叠，左手五指翘起，双臂伸直，用上身力量连续用力按压 30 次，按压频率为 100 次 /min，按压深度为胸骨下陷 5 ~ 6 cm，按压后保证胸廓完全回弹；

③ 另一名施救者将腹部提压心肺复苏仪置于患者腹部，实施 AACD-CPR 标准化操作方法；

④ 在胸部按压胸廓回弹时同步按压腹部，按压胸部时同步上提腹部，腹部与胸部按压频率比为 1∶1。

（4）AACD-CPR 与球囊面罩配合操作方法：两名施救者分别跪于患者身侧及头侧，跪于患者身侧的施救者实施 AACD-CPR 标准化操作方法；另一名跪于患者头侧的施救者用球囊面罩进行配合；腹部提压 30 次，给予 2 次球囊给气，每次通气大于 1 s，球囊给气时上提腹部，球囊舒张时下压腹部。

① 两名施救者分别跪于患者身侧及头侧；

② 跪于患者身侧的施救者实施 AACD-CPR 标准化操作方法；

③ 另一名跪于患者头侧的施救者用球囊面罩进行配合；

④ 腹部提压 30 次，给予 2 次球囊给气，每次通气大于 1 s，球囊给气时上提腹部，球囊舒张时下压腹部。

3. AACD-CPR 个体化操作方法

个体化强调关注每个个体的需求，本节主要探讨的是针对每位患者的实际，为其提供适情而定的个体化操作方法。AACD-CPR 个体化操作方法适用于空间受限（如直升飞机、灾难废墟等狭窄空间）、患者无法平卧、战场复杂环境等情景，主要有站姿侧卧位操作方法、坐姿侧卧位操作方法、半卧侧卧位操作方法等。具体如下：

（1）AACD-CPR 站姿侧卧位操作方法：患者呈侧卧位，后背以硬物支撑；施救者弓步站立，两臂自然伸直与患者平面垂直，实施 AACD-CPR 标准化操作方法。

① 患者呈侧卧位，后背以硬物支撑；

② 施救者呈弓步站立，两臂自然伸直与患者平面垂直；

③ 其余操作同 AACD-CPR 标准化实施方法。

（2）AACD-CPR 坐姿侧卧位操作方法：患者呈侧卧位，后背以硬物支撑；施救者于椅子上自然坐直，两臂自然伸直与患者平面垂直，实施 AACD-CPR 标准化操作方法。

① 患者呈侧卧位，后背以硬物支撑；

② 施救者于椅子上自然坐直，两臂自然伸直与患者平面垂直；

③ 其余操作同 AACD-CPR 标准化实施方法。

（3）AACD-CPR 半卧侧卧位操作方法：患者呈侧卧位，后背以硬物支撑；施救者半卧于患者正面，两臂自然伸直与患者平面垂直，实施 AACD-CPR 标准化操作方法。

① 患者呈侧卧位，后背以硬物支撑；

② 施救者半卧于患者正面，两臂自然伸直与患者平面垂直；

③ 其余操作同 AACD-CPR 标准化实施方法。

（三）AACD-CPR 临床操作的目标

通过运用 AACD-CPR 的标准化、多元化、个体化临床操作方法，为高质量 CPR 奠定了基础，实现临床四大效应：

1. 开放气道的海姆立克效应

AACD-CPR 按压腹部时腹腔内压力上升致膈肌上移，迅速产生较高的呼出流速以排出气道和肺内潴留的异物，帮助患者畅通上下呼吸道。

2. 人工呼吸的通气效应

AACD-CPR 的呼吸模式在于提拉与按压腹部促使膈肌上下移动，通过改变腹腔、胸腔内压力，促使肺部完成吸气与呼气动作，充分提供氧合。

3. 人工循环的增强效应

AACD-CPR 为患者建立人工循环时，提拉与按压腹部可驱使动静脉血液回流增加，尤其是增加腹主动脉压的同时，提高了冠状动脉灌注压，增加了心排血量，建立更有效的人工循环。

4. 争分夺秒的时间效应

采用 AACD-CPR 为患者进行复苏时，对上身的穿刺、气管插管等其他相关操作影响较小，充分提供血容量并提高了协同配合效率，同时为患者实施体外电除颤时，不需要停止按压，不影响腹部提压操作，充分为复苏赢得了宝贵时间。

当心脏骤停患者无胸外按压禁忌证时可协同运用 AACD-CPR 与 STD-CPR 技术。AACD-CPR 可以对 STD-CPR 的抢救环节进行协同加强，提高 CPR 的效率和效果。当心脏骤停患者存在胸外按压禁忌证时，可运用 AACD-CPR 方法开放气道、协助呼吸、建立循环、放置电极贴片除颤而无需停止按压，均能在与“死神”抗争、与时间赛跑上发挥作用。

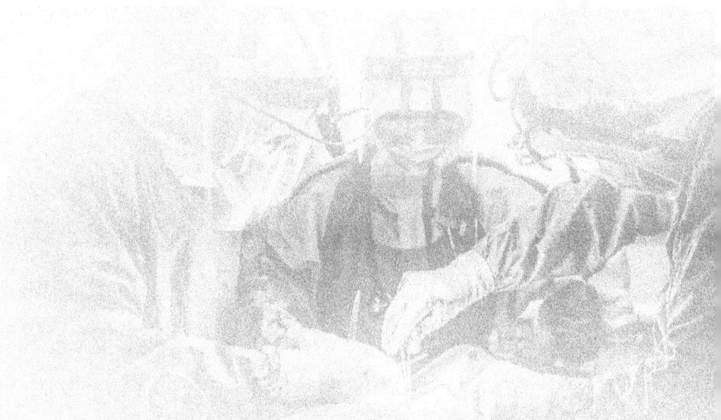

第四章 战伤自救互救中的防护

自救互救是战现场急救的重要形式，包括受伤人员自救和邻兵之间的互救。人员受伤后，只要神志清楚都要设法进行自救，从而控制伤情伤势的发展。因此，自救时一般要经过自行急救和主动隐蔽两个阶段。互救是在伤情比较严重，负伤人员无法自行完成急救的情况下进行的。互救时通常要经过接近伤员、急救伤员、搬运伤员和隐蔽伤员四个阶段。

自救互救往往是在战斗任务最紧迫、敌我交战距离最接近，敌人火力最威胁的情况下进行的。此时，战斗任务、急救任务和防护任务交织在一起，矛盾非常突出。战斗员如何在不影响战斗任务的前提下，严密采取防护措施，争分夺秒进行自救互救，采取科学的防护方法与要领防止敌人对伤员造成二次伤害具有重要意义。

第一节 接近伤员时的防护

战斗中发现战友受伤后，要根据敌情、我情、伤情以及战斗任务的轻重缓急，综合判断是否采用互救行动。若有条件参与互救，则首先要接近伤员。接近伤员是否成功直接关系到下一步伤员抢救搬运的成败。因此，为了免遭敌人火力的杀伤，接近伤员时必须严格遵循有关要求，采取科学的防护方法和规范的防护动作要领。

一、接近伤员的防护原则

（一）战救兼顾的原则

坚持战救服务、服从于战斗任务的原则。战斗中战友受伤后，是否要接近伤员开展互救，这是所有战斗员首先要考虑的问题。由于身负战斗任务，若没有得到指挥员指示，在进行互救活动时必须要权衡利弊、两者兼顾。当战斗任务非常紧急时，若身边产生轻伤员，可不用考虑，以伤员自救为主；若身边产生重伤员，则应设法一边执行战斗任务，一边呼叫附近的卫生人员。卫生人员短时间无法到达时，可以利用战斗过程中出现的短暂性间隙协助重伤员完成止血、解除窒息等救命性急救，但不得对战斗产生实质性的影响。当战斗任务不是很紧急时，无论身边产生重伤员还是轻伤员，都应积极参与互救，为挽救战友的生命争取宝贵的时间。当然，战斗员还要根据伤员的距离、敌火威胁等各种因素综合考虑、灵活应变。

（二）以防为主的原则

接近伤员是自救互救的开端。能否成功接近伤员，直接关系到伤员抢救或搬运的成败。因此，正确的防护不仅可使施救人员免遭敌人火力的杀伤，更重要的是不至于影响到自救互救工作的进行。以防护为主的原则，并不是说施救人员只考虑自己的安危，置伤员的生命安全而不顾，而是应将防护和接近相互结合，在防护中不断接近伤员，在接近中时刻不忘防护。切不可不管轻重缓急、盲目冒进，造成无谓的牺牲。

（三）先重后轻的原则

未来战场上，当产生大批量伤员时，自救互救任务会异常繁重。此时，要坚持先重伤员后轻伤员的原则。接近伤员急救时，应首先接近那些伤势较重，不能自救，或暴露在敌人火力威胁下的伤员。特别是大出血、窒息、被掩埋、挤压等伤员，如不及时抢救随时都有生命危险。

（四）先易后难的原则

当周围出现大批量伤员时，为了提高互救效率，在接近伤员时应坚持先易后难的原则。接近伤员的难易程度，应根据安全接近伤员所需时间来衡量。因此，应首先选择接近易于通行、途中敌人火力威胁较小、距离较近的伤员。而后接近较难通行、距离较远、接近路线被敌人火力封锁较严的伤员。

二、接近伤员时机的选择

（一）根据战斗任务确定急救方式

接近伤员是自救互救的开端，也是战斗员选择急救方式的重要时机。在战斗过程中，邻兵受伤后可供选择的急救方式有自行急救、邻兵互救和卫生人员急救三种方式。是否需要邻兵终止战斗任务开展互救，需要综合战斗任务、伤情伤势以及敌人火力威胁等情况做出正确的选择。

1. 第一时间积极自救

战斗员负伤后，只要意识清楚第一个要做的事情就是自救。要正确判断伤情伤势，当一般性的轻伤不会立即危及生命安全时，应做到战斗与自救相结合，防止因为处理一些并不严重的轻伤而影响战斗任务，甚至导致战斗失利等情况的发生。对于动脉出血、气道阻塞等危及生命的伤员，应立即进行伤情处置，然后视情况继续投入战斗，做到轻伤不下火线。当战斗任务不是很紧迫时，即便是轻伤也应该处理完毕后继续战斗。重伤员往往伤情严重，如果不及时阻断伤情伤势的迅速发展，很快就会有生命危险。特别要重视外伤的止血问题，防止大量失血导致死亡。当身负重伤时往往已大部分甚至完全丧失了战斗力，因此这些重伤员的主要任务已经由作战转换为确保生命延续的自救互救活动。重伤员要不失时机地利用自救的快捷性控制伤情伤势的发展，而后向邻兵或卫生人员求救。

2. 适时开展互救活动

战斗员的第一任务是作战，确保战斗胜利。因此，战斗员是否参加互救需根据上级指示和战斗任务轻重缓急而定。作战过程中，当产生较多伤员时，由于抢救任务较重，现场指挥员可能会临时指定战斗员参与互救。而有时候由于战斗十分激烈或者人员过于分散，指挥员无暇顾及，是否参与互救要靠战斗员科学判断、灵活处理。如根据过去战争经验，在进攻战斗中，在开辟通路、发起冲击时会产生大量伤员，此时敌我短兵相接，战斗激烈，战斗员一般不能终止作战参与互救。防御战斗中，敌炮火准备时会产生大量伤员，此时敌我没有短兵相接，战斗员可以投入互救之中。敌开辟通路、发起冲击时，战斗员一般也只能全身心投入战斗，没有更多的时间开展互救。现代战争中，作战样式种类繁多，战场环境十分复杂，武器装备杀伤力很强，战场形势千变万化。战斗员需综合战场各种情况及伤员产生数量，正确处理作战行动与自救互救的关系。

3. 合理利用卫生人员急救

营、连抢救组的卫生人员是战现场急救的核心力量。他们虽然急救技术娴熟、不肩负战斗任务，但数量非常有限。因此要把好钢用在刀刃上，集中精力抢救危重伤员。危重伤员随时可能存在生命危险，单靠官兵之间的自救互救很难彻底解决问题，要充分发挥卫生人员的作用，争分夺秒进行急救。对于危重伤员还要充分发挥自救、互救、卫生人员高级急救三种急救方式的优势，做到自救与他救有机结合。重伤员也要发挥主观能动性设法开展自救，以控制伤情伤势发展，为卫生人员开展急救赢得时间。重伤员经自救或互救后应自行隐蔽，邻兵应积极与上级或卫生人员联络，争取让重伤员尽快得到更专业的救治。

（二）根据伤情伤势确定接近时机

正确选择接近伤员的时机是确保行动安全，圆满完成自救互救任务的关键环节。发现战友受伤后，要根据伤员的伤情伤势，伤员的隐蔽程度等来确定接近时机。为了避免产生不必要的伤亡，若敌人火力威胁较大，对于轻伤员可不急于接近，而对于重伤员则应设法尽快接近。因此，判断伤情伤势的轻重缓急就成为了是否接近伤员，并开展急救的重要依据。

1. 根据致伤武器的种类判断

一般情况下武器威力越大，与伤员作用距离越近，伤员的伤情伤势越重，否则反之。通常炸伤、枪伤使伤员的受伤程度较为严重，而压挫伤、刃器伤、烧伤、冻伤等次之。在炸伤中，地雷炸伤常常是由伤员直接触雷所致，因而重伤的可能性较大。

2. 根据受伤部位及种类判断

一般情况下颅脑部、颈部、胸部或多处受伤较为严重，其他部位次之。从受伤种类看，毒气伤、大出血、窒息、内脏破裂等较为严重，其他次之。

3. 根据伤员受伤后的反应判断

伤员受伤时姿势的高低、距爆炸物距离的远近、气浪掀起的程度，以及子弹、弹片、沙石击中的程度等都是简易判断伤情伤势的重要因素。施救人员可以通过观察伤员受伤时的倒地姿势、受伤后的行动能力、呼救声音、邻兵的联络信号、伤情报告等来判断伤情伤势。根据以上方法判断伤情伤势只是反映大致趋向，不是绝对不变的。有时同一武器在同一部位致伤，由于致伤程度不同，对伤员的危害程度差别也很大。判断伤情伤势时，应综合各种情况快速、准确地判断，切不可生搬硬套、墨守成规。判断伤员伤情伤势后，应根据战斗任务的轻重缓急、伤员是否可以自救、伤情伤势严重程度、敌人火力威胁程度等决定是否快速前去抢救。当伤员可以自救，并能控制伤势发展时，可以暂缓接近。当伤员不能自救，敌人火力威胁不大时，应以最快速度接近伤员。当敌人火力较猛、伤员伤情较轻时，可在不远处用喊话、吹口哨、拍手、手势等方式指导伤员自救或就近隐蔽，伺机接近。当敌人火力较猛、伤员伤势较重时，施救人员应勇敢顽强，克服一切困难，迅速接近伤员进行抢救。此时应冷静观察，利用各种有利时机，分段接近伤员。

（三）根据敌情变化确定接近时机

敌情变化情况是决定是否接近伤员的重要依据，也是影响施救人员及其伤员安全的重要因素。施救人员必须熟悉敌人使用各种火力的基本特点，抓住有利时机进行有效防护，迅速接近伤员。

1. 利用敌人航空兵、炮兵火力的间隙

在战场上，敌人通常对直射火器无法控制的道路、鞍部、反斜面等进行炮火封锁。敌炮火封锁一般存在着装填弹药、转移火力、转移阵地等明显减弱和中断的时机。敌我对峙时敌炮火每日发射的时间、目标、数量等都有一定的规律。敌航空兵轰炸时也因轰炸波次、飞机转弯半径等因素存在明显间隙。无论是抢救还是搬运伤员都可利用敌人火力间隙进行。当然这些规律和特点不是一成不变的，要善于观察、机智灵活，才能很好地利用。

2. 利用敌人步（机）枪火力中断、减弱时机

战场上由于在战斗的不同阶段敌人使用火力程度不同，加之由于敌人火力点被毁，观察、瞄准受限，我有效压制以及敌转移火力等因素，常存在着敌人火力中断、减弱的时机。利用这一时机时，由于敌人步枪、机枪火力反应较快，因此应尽量隐蔽行动，利用途中地形、短距离分段快速接近。

3. 利用敌人观察、瞄准受限的时机

根据战斗行动的需要，敌我都有可能施放烟幕，隐蔽行动企图。除此之外，航弹、炮弹爆炸、地雷引爆等都可产生大量烟尘。易燃物燃烧时也会产生大量烟尘。施救人员可根据当时的风向判断烟尘走向，并结合接近伤员的路线巧妙利用。

三、接近伤员路线的选择

正确地选择接近路线，灵活地使用各种接近方法可达到减少施救人员的伤亡，缩短接近时间，快速完成抢救任务的目的。在接近伤员时，应根据敌人火力威胁程度和地形的遮蔽程度，充分利用敌人火力死角，选择便于运动、便于观察、便于隐蔽的路线接近。

（一）根据地形条件选择

接近伤员时，要考虑到线路的远近、通行的速度、可供短暂停留的障碍物位置以及遮蔽程度等因素。通常选择路程较短、便于通行、有中途停留点的路线。如果路途较长，应提前选择好途中暂停点，为分段接近创造条件。暂停位置要便于观察、隐蔽、接近和离开，避开独立、明显及易倒塌的物体，暂停位置之间距离通常不超过 20 m。如果敌人火力威胁较大，选择接近伤员路线时，还要统筹考虑到搬运伤员的返回路线，来回路线尽量不要重复，以防敌人摸清规律，预有准备地进行袭击。

（二）根据敌人火力威胁选择

接近路线不应该以距离远近为依据，而应根据接近时可能需要的时间来衡量。有的接近路线距离虽然较短，但如果缺少地形可利用，敌人封锁较严时，施救人员花费很长时间，冒很大的风险也不一定能很快接近伤员。相反，有的路线虽然有一定程度的绕行，但是有地形可利用，敌人不便观察和射击，施救人员不易受到敌人伤害，并且可在较短的时间内接近伤员。

选择接近路线时应从生存概率出发，根据敌人火力威胁大小，对接近路线进行取舍。当战场情况恶劣，没有良好接近路线时，应充分利用敌人火力射击死角、观察盲区进行选择。

（三）根据我方情况选择

选择接近路线时应结合我方火力对敌压制等情况综合判断，要考虑到我方情况以及战斗进程变化对路线选择的影响。选择接近路线时以不影响战斗行动为前提，特别注意不能妨碍战斗人员射击、不暴露我方战斗行动企图。

接近路线应尽量避开难通行的路段或危险较大的地区，如雷场、障碍场、敌人火力封锁区。距离较长时，应选择好暂停位置。当地形开阔，遮蔽物较少时，应选择向敌方向横向运动的“之”字形路线接近，且与跃进、滚进等多种运动方法相结合。运动时横向运动距离、速度不要形成规律。

四、接近伤员的防护方法

施救人员接近伤员时，在利用战场上各种有利的时机基础上，应灵活采取多种接近方法，安全、快速地接近伤员。

（一）火力掩护法

为了更安全地接近伤员，必要时，可采用火力掩护法。当敌人火力威胁较大时，施救人员可呼唤我方炮火压制敌人，或以步机枪火力为掩护，为接近伤员创造时机。采取火力掩护时，也可在其他方向上佯动，分散敌人注意力，避免敌人发现我施救人员行动企图。或在其他方向上佯攻，吸引敌人火力，使其无暇顾及施救人员的行动。

（二）烟幕迷盲法

烟幕迷盲是一种快捷有效、简单易行的方法。在我施救人员接近伤员的必经之路被敌人火力封锁时，施放烟幕，降低能见度，干扰敌观察和瞄准，为施救人员接近伤员创造有利条件。

（三）巧妙伪装法

开展自救互救时，战斗员可充分发挥自身军事素质过硬的优势，巧妙运用各种伪装方法接近伤员。夜间可利用先进的伪装服，干扰敌人夜视器材的观察。昼间应以防敌可见光观察为主进行伪装。应根据战场地貌种类、特征、背景颜色、天气状况等恰当伪装，使其与自然背景融为一体。伪装时应做到天然伪装与人工伪装相结合；临时伪装与固定伪装相结合；制式伪装与就便器材相结合。伪装时应多种形式灵活使用，避免千篇一律而降低伪装效果。

（四）出其不意法

开展自救互救时，战斗员可灵活运用战术基础动作，运用出其不意法，达到隐蔽接近伤员的目的。在行动前不露声色，行动时突然跃起，快速前进到达适当位置时立即卧倒隐蔽。待敌人转移注意力后或自己主动隐蔽运动到另一点后，再突然跃起前进，直至接近伤员。

（五）适度绕行法

开展自救互救时，若战斗任务不是非常紧急，战斗员可采用适度绕行法接近伤员。当道路被敌人火力封锁，或有雷场等障碍物封锁时，可选择较为隐蔽、易于通行的路线适度绕行接近伤员。这样虽然增加了接近距离，但安全系数较高，往往可以缩短接近时间。

（六）逐次接近法

根据通行难易程度，敌人火力威胁程度，可利用的地形等情况将接近伤员的路线划分成若干段。通常每段距离均应有地形可利用。接近时可采取多种运动方法、逐次占领所利用的地形，在占领地形时可调整体力、变换运动姿势。

总之，在接近伤员时，无论是判断伤情，选择路线还是采用各种接近方法，一定要综合应用，灵活处置。行动方式切不可一成不变形成规律。真正做到安全、迅速、高效率、无疏漏。

第二节　急救伤员时的防护

急救伤员是自救互救过程中抢救与防护的矛盾最为突出的一个阶段。由于急救位置通常距离敌人较近，加之接近伤员的过程中，我方行动企图往往容易暴露，接近伤员后目标变大、行动变缓，施救人员和伤员随时都有可能遭到敌人各种火力的威胁。伤员也可能因为伤势迅速发展，随时面临生命危险。因此，在急救伤员时，要遵守防护原则，充分利用地形，采取各种防护措施，最大限度地确保伤员和自身的安全。急救伤员时的防护要求如下。

急救往往是施救人员和伤员共同配合的行动过程。急救伤员的防护要充分考虑对伤员的隐蔽与保护。特别是在先抢还是先救的次序确定、防护原则的应用以及地形地物的利用等过程中，必须把伤员的生命安全放在首位。

（一）伤员的防护原则

在敌人枪林弹雨的环境中急救伤员，是一项非常特殊的活动。其救治难度高、危险性大，施救人员与伤员必须坚持以下基本原则：

1. 伤员生命安全第一的原则

战时急救伤员时，最大限度地保证伤员的安全既是自救互救防护的出发点也是落脚点。急救过程中各种情况的处置，以及具体防护动作的应用，要看其是否有利于确保伤员的安全。要正确处理确保伤员安全和自身安全的关系。施救人员自身的安全是确保伤员安全的重要条件，因此施救人员要积极利用地形地物，抓住各种有利时机有效防护、积极抢救，不可盲目蛮干。当施救人员、伤员同时受到敌人火力威胁，或伤员的伤情使其生命直接受到威胁时，施救人员必须克服各种困难积极实施急救，情况危急时要牺牲自身安全来保证伤员的安全。

2. 急救与防护相结合的原则

急救与防护是相辅相成的关系，只有二者相互有机结合，才能圆满完成伤员抢救任务。首先是急救理论与防护理论的结合，急救理论能够规范急救中的具体行动，其次是急救动作与防护动作的结合。在急救中，急救动作随着急救种类、急救部位、伤员配合程度等情况不同而变化；而防护动作又是随着敌情、我情的变化而变化的。这种情况给二者的结合增大了难度。在具体的急救操作中，一定要把握原则、随机应变，灵活地处置各种情况。

3. 伤员积极主动配合的原则

伤员积极主动配合主要有两个方面：一是配合施救人员做好防护工作。伤员受伤后，首先要镇静，不可惊慌，只要条件允许，应尽可能向就近可供隐蔽的地方移动，以免暴露在敌人火力之下。同时应注意观察联络信号。神志清楚、手臂可活动时应以手势主动与施救人员联络。当施救人员需携伤员隐蔽时，伤员只要有能力，应尽量减轻施救人员的体力消耗，协助施救人员确定移动路线和可利用的地形，避开敌火力密集区、雷场以及其他障碍区。二是配合施救人员做好急救工作。伤员受伤后要镇定自若，树立信心，主动开展自救。特别是出现大出血、窒息等情况时，要尽可能通过自救控制伤情发展，以便赢得救治的时机。当施救人员前来急救时，应协助其利用好地形，积极指示伤口，主动配合施救人员操作。

（二）合理确定抢与救的次序

接近伤员后，应立即根据敌情、伤情、地形等条件，果断决定从危险地带优先抢出伤员隐蔽后再行急救，还是先急救伤员再行抢出。伤员的抢出和急救是矛盾的两个方面，对伤员先行抢出必然要延缓急救，先行急救又势必推迟抢出，但二者又是统一的，急救伤员是目的，抢出伤员是手段。抢出的直接目的是减少敌人火力对伤员的伤害或避免再次负伤，而最终目的是对伤员实施急救，保证伤员的生命安全。因此，根据情况合理确定抢与救的次序是自救互救的最基本要求。

1. 抢出优先法

所谓抢出优先法是指对伤员首先进行隐蔽，然后进行急救的方法。该方法通常是伤员暴露在敌人火力严重威胁的地方，而伤情又不至于使伤员立即致死的情况下采用。首先快速、就近将伤员搬运到敌人武器射程之外或射击死角的地方，而后再进行急救。当伤情较轻，敌人火力威胁较大时应采取抢出优先法；当伤情较轻，敌人火力威胁也不大，就近有可以利用的地形时，为了防止敌情突然变化，一般采取抢出优先法。

2. 急救优先法

所谓急救优先法是指对伤员首先进行急救，然后进行隐蔽的方法。战场上当伤员受到致命性伤害，如不快速急救，伤员随时都会有生命危险，因此，应该对伤员先行快速急救，而后就近隐蔽或搬运。当伤情较重、敌人火力威胁不大时应采取急救优先法；当伤情较轻，敌人火力威胁也不大，且就近无可利用的地形时，一般采取急救优先法。自救互救中往往遇到的情况是伤员伤情严重，敌人火力威胁也很大，此时施救人员应对伤员进行快速急救。主要应以快速止血、解除窒息、简易包扎等救命性急救为主。抢救时要利用就近一切可利用的地形，必要时可进行近迫作业。急救动作要快速准确，避免姿势过高、时间过久。

（三）积极利用地形地物防护

利用地形地物是急救伤员时防护的重要内容。这里的地形不仅包括地貌、地物，而且包括阵地上刚形成的（如弹坑、被损坦克等）或正在运动的物体。利用地形地物时应注意以下几个方面：

1. 主动利用地形地物

战场情况瞬息万变，而完成急救则需一定的时间，施救人员如果不利用地形地物，一旦被敌人发现或遇敌火力袭击，往往会措手不及。此时不仅会中断正在进行的急救操作，而且很可能立即造成伤亡。因此，只要伤员的伤情允许，遇敌人火力威胁时，施救人员应积极利用地形。暂时没有敌人火力威胁，只要条件许可也应主动利用地形地物。

2. 就近利用地形地物

施救人员急救伤员利用地形地物一定要做到就近利用，切忌舍近求远。如果距离过远，搬运则费时、费力、缓慢，容易遭敌火力袭击。利用地形地物时，距伤员发生地前、后、左、右的地形均可利用。但一般情况尽量利用后方或左右侧的地形，这样一方面距离敌人火力点越远，被敌人发现和击中的可能性越小；另一方面也使得下一步集中和搬运时的距离缩短，减少工作量。利用左右侧地形时可采取左右移动或滚进的方法来完成。利用后方的地形时一定要将伤员搬运到背敌斜面，才可真正起到利用地形的效果。当其他方向没有地形可利用时也可利用前方的地形，利用时可以直接接近背敌面，但距离一般控制在10 m以内。利用后方和左右侧地形时一般距离在20 m以内。

3. 分散利用地形地物

急救伤员利用地形地物一定要体现分散利用的原则。同一地形不可同时多人利用，否则一旦遭到敌人打击就会损失惨重。同一地形也不可多次利用，否则容易形成规律，暴露行动企图。利用时要避开明显、独立、易燃、易爆、易倒塌的地形，不和伤员争抢地形。

第三节 搬运伤员及其防护

轻伤员经过自救互救后应该继续参加战斗。重伤员已经失去了作战能力，施救人员应该将其搬运至就近隐蔽的地方。一般情况下，伤员完全脱离火线搬下阵地的任务由连队专门的搬运人员完成。当搬运人员人手紧张、情况紧急或者战斗任务不是很紧迫时战斗员也可以将伤员搬下阵地，以确保伤员的安全。在战现场搬运伤员时目标变大、行动缓慢，极易遭到敌人火力的打击，防护形势十分严峻。

特别是在战斗激烈、敌人火力封锁搬运道路的情况下危险性会更大。搬运人员要按照搬运的基本要求和防护原则，根据敌情、伤情、地形等条件，采取科学的搬运方法和防护措施，不畏艰难险阻，尽快将伤员搬下阵地。搬运伤员的防护要求如下。

（一）科学确定搬运顺序

搬运伤员时首先要分清轻重缓急，原则上按一重、二轻、三烈士的顺序进行搬运，确保不耽误伤员的救治，不留一具烈士遗体给敌人。重伤员由于伤情伤势较为复杂，生命垂危，基本上失去了自救和自我防护的能力，如不能及时搬下阵地，随时都会出现生命危险。因此，无论从战现场到伤员集中点的搬运，还是从伤员集中点向后转送，重伤员都应作为首选对象；轻伤员多数具有一定的自救互救和自我防护能力，生命危险较小，可作为第二步搬运对象；烈士遗体搬运应放在第三步。

（二）积极主动保护伤员

搬运伤员时应根据伤员的受伤部位、伤情伤势等因素灵活地选择搬运方法，避免伤员因搬运不当而加重伤情。在搬运过程中如遇到敌人火力威胁，要及时将伤员隐蔽到最安全的地形上。情况紧急时搬运人员应以身体保护伤员，避免伤员再次负伤。保护伤员时要做到“快、准、轻”。快：是指伤员受敌人火力威胁较大时保护要快速及时，不可优柔寡断、错失良机；准：是指保护的部位要准确，应重点保护伤员的头部、胸部等部位；轻：是指保护动作的力度要轻，防止伤员在保护过程中伤情进一步加重，如保护头部时应防止动作过重、时间过久而导致伤员窒息。敌人威胁过后，应立即解除保护。

（三）徒手与器材搬运相结合

一般情况下，自救互救过程的搬运距离不会太长，加之身边没有制式搬运器材，因此，广大战斗员多用徒手搬运伤员。但是在某些情况下，也需要使用器材搬运。一是战场产生大量的伤员，专职卫生人员力量不足，需要协助卫生人员使用制式器材搬运伤员。二是独立作战时，产生伤员后，身边没有专职卫生人员，且需要长距离搬运伤员，这时就需要使用就便器材搬运伤员。因此，搬运伤员时必须要坚持徒手搬运与器材搬运相结合的原则。

第四节　临时隐蔽伤员时的防护

伤员从阵地搬运下来后，一般应选择较为隐蔽的地点集中，以便于伤员进一步后送，该地点称为伤员集中点。当战斗激烈，不断有较多伤员产生时，隐蔽集中伤员显得尤为重要。伤员自救互救后，若附近有卫生人员，应及时通知卫生人员将伤员搬运至伤员集中点；若附近没有卫生人员，应将伤员就近临时隐蔽。无论是伤员集中点，还是临时伤员隐蔽点，人员进出频繁、非常容易暴露。由于还没有完全脱离敌人威胁，零散溃逃之敌、穿插渗透之敌构成的威胁很大，因此，防护任务依然十分艰巨。

一、临时隐蔽伤员时的防护要求

临时隐蔽伤员过程中的防护包括隐蔽地点的选择、隐蔽伤员的方法、进出隐蔽地点的方法以及隐蔽点的警戒与防卫措施等内容。其中隐蔽地点的正确选择以及警戒与防卫措施尤为重要。

（一）选择伤员临时隐蔽点的原则

1. 就近选择、集中隐蔽

伤员搬下阵地后，敌人火力的威胁程度已大大降低，因而应就近选择可免遭敌直射火器直接伤害的地点进行隐蔽集中。特别是对于自救互救而言，由于战斗员有战斗任务、精力有限，战斗激烈时应该以最快的速度把新发生的伤员隐蔽，使其脱离敌人火力威胁。这样，临时隐蔽点就必须就近选择，如果距离较远则费时费力。特别是进攻战斗中，随着部队向前推进，上级救治机构也会前移，就近临时隐蔽伤员也便于上级救治机构迅速前接伤员。

2. 临时选择、利用地形

伤员集中点是连队战前经过现地勘察之后而提前选择的，比较安全可靠。而伤员临时隐蔽点则是战斗员在自救互救过程中临时选择的，具有一定的不确定性。为此，要把握充分利用地形地物的原则。可利用凹地、反斜面、山谷等地形，也可利用森林、小面积树林、狭长林带等地表植被，还可利用堑壕、交通壕、废弃工事等战斗工事。临时选择利用地形地物时，不宜距离过远，并要做好标记，要便于卫生人员发现。伤员隐蔽点选择过程中，应该重点考虑地形的防护和隐蔽条件，其中是否有利于伤员的防护是最为重要的指标。各种地形地物防护和隐蔽条件差异性较大，施救人员应该根据敌人威胁程度大小等因素灵活选择、巧妙利用。

3. 便于防护、便于机动

临时隐蔽伤员的目的就是使其迅速脱离敌人火力威胁，为下一步向伤员集中点靠拢创造条件。因此，伤员临时隐蔽点是否便于防护至关重要。隐蔽点选择时要尽量考虑利用高地的背敌斜面、工事、建筑物等地形地物。隐蔽是防护的先决条件，选择伤员临时隐蔽点时要兼顾隐蔽和防护条件。例如，阵地上的高草地，浓密的植被虽不具备很好的防护条件，但只要行动隐蔽，秘密集中部分伤员而不被敌人发现，也会起到很好的防护作用。相反如独立、明显的地物虽然其背敌斜面防护条件较好，但容易暴露行动企图。因而选择临时隐蔽点时既要考虑其防护条件，又要考虑临时放置伤员和进出等行动的隐蔽性。选择伤员临时隐蔽点时一般要有两条以上进出道路以便于战时灵活使用。随着我军武器装备现代化程度不断提高，装甲救护车进行战现场急救必将成为非常重要的形式，装甲救护车会在阵地附近前接伤员。因此，伤员临时隐蔽点选择时应考虑便于装甲救护车快速便捷地进出。

（二）伤员临时隐蔽点的防护措施

1. 隐蔽行动、防敌侦察

隐蔽行动，避免敌人发现我行动企图，是伤员临时隐蔽点使用的关键。如果不注意而被敌人发现，很容易受到敌人火力的威胁，特别是招致敌人炮兵火力打击。为避免敌人发现，进出隐蔽点时尽量利用烟幕、硝烟、尘土以及压制敌人火力等手段和时机快速进出。为了避开敌人的侦察监视，必要时还应避免直接进出隐蔽点，而采取适当绕行的办法进入，以隐蔽行动企图。对停留在隐蔽点的伤员也应尽量放置于大树下、草丛中。必要时可进行一定程度的伪装，使之与自然融为一体，以降低敌从空中发现的可能性。若隐蔽点被敌人发现，或被核、化、生武器沾染，或进出道路被敌人火力严密封锁等，要灵活地选择其他隐蔽点安置伤员。

2. 加强防范、防敌袭击

将安置在临时隐蔽点后，必须考虑安全问题。若是重伤员，应留下战斗员进行护理和警戒。如果战斗任务紧急，没有人员留下，则应设法通知卫生人员尽快到达。若有两名以上伤员，并且既有重伤员，也有轻伤员，则可以考虑让轻伤员保护重伤员。若是轻伤员，则可给伤员留够防身的武器弹药，让伤员自己负责安全问题。要告诉轻伤员临时隐蔽点附近的地形情况、敌情以及下一步部队的行动。此外，要同轻伤员协商好遇敌人袭击时的报警办法和紧急处置方案。

3. 积极救治、尽快转移

在伤员临时隐蔽点，留守的战斗员或者轻伤员应对重伤员开展必要的救治和护理，特别是对使用止血带的伤员，要防止时间太久引起肢体坏死。伤员包扎、固定的受伤部位松动或脱落时，应该及时补充救治。临时隐蔽点的伤员不宜滞留过久，应该利用战斗间隙向连队伤员集中点靠拢或者直接后送。要利用敌人火力中断、减弱、转移的时机，必要时采用烟幕迷盲、火力掩护等方法隐蔽行动企图，确保转移伤员安全。

二、可供伤员临时隐蔽的地形

自救互救过程中，对于伤员临时隐蔽点的选择可参照伤员集中点的选择。下面这些地形可用于伤员集中点，也可作为临时隐蔽点。在严酷的战场环境中，广大战斗员可依据战场周边的地形灵活地选择。

（一）凹地

凹地是指比周围地面低下，且经常无水的低地。利用凹地隐蔽伤员时，通常使伤员隐蔽在凹地背敌斜面一侧。有植被时尽量使伤员隐蔽其中。一般不将伤员隐蔽在凹地底部，以防积水浸泡伤员，利用凹地时应注意避开地下泄水孔。泄水孔通常位于凹地底部中央或边沿，由于植被的覆盖一般比较隐蔽，人员行走时应注意避开，以防落入。

（二）反斜面

反斜面是指山的背敌一侧从山顶到山脚的倾斜部分。按其起伏形状可分为：等齐斜面、凸形斜面、凹形斜面和波状斜面。利用反斜面时通常利用凹形斜面、波状斜面和等齐斜面，凸形斜面一般较难利用。隐蔽伤员时尽量将伤员放置在反斜面的凹形部位，避开防界线。进出隐蔽点时应尽量避免从敌方可观察到的山脊线通过，以防敌人透空观察。如需通过时也应利用烟幕、尘土、浓雾等迷盲效果快速通过。

（三）山谷

山谷是指两个山背间的低凹部分。一般背向敌方的山谷隐蔽和防护效果较好，侧向敌方的山谷效果次之，而正向敌方的山谷一般不可利用。利用山谷时应尽量避开合水线，以避免雨后积水冲击或落入积水冲刷而成的陷阱。

（四）鞍部

相连两山顶间凹下，形成马鞍状的部位叫鞍部。通常选择利用鞍部方向线与敌我方向线相同的鞍部，其他方向的鞍部隐蔽和防护条件较差一般不可利用。鞍部一般是部队行动的重要关口，因而利用其隐蔽伤员时应以不妨碍人员和车辆行动为准。同时也不应将伤员靠近鞍部边沿安置，以防塌落。

（五）冲沟

冲沟是在土质疏松，植被稀少的斜坡上由雨水冲蚀而成的大小沟堑。当冲沟在向敌斜面，其走向与敌我连线相向时，容易被敌人观察到沟内情况，因而一般不作为伤员隐蔽点。其他方向的冲沟一般具备较好的隐蔽和防护条件。利用冲沟隐蔽伤员时应该将伤员置于沟内背敌面。阴雨天一般应将伤员置于较高的地方，以防洪水。

（六）残丘地、石块地

残丘地是由风蚀或其他原因形成的成群石质或土质小丘。利用残丘地时采用分散隐蔽伤员的办法。一般利用残丘的背敌斜面，伤员或躺，或半卧于残丘后。当残丘地高于或与敌阵地水平时隐蔽效果较好，对残丘的高度要求较低。当残丘地低于敌阵地时隐蔽效果较差，对残丘地的高度要求较高。石块地利用方法与残丘地类似。

（七）山洞、溶洞

山洞是指在多岩石的山区自然形成或人工开凿的洞；溶洞是由地下水溶蚀作用所形成的洞。洞穴按形状可分为单口盲洞、双口贯穿洞、人字洞、交叉洞、网状洞等。洞穴是临时隐蔽伤员比较理想的地点。洞口朝向敌方的洞穴一般常常会受到敌人火力的封锁，因而伤员一般集中在洞穴里拐弯处以内。其他方向上的洞穴隐蔽和防护条件一般都比较理想。利用洞穴集中伤员应避开阴暗潮湿、易倒塌的地方。同时要防止伤员被蛇虫咬伤。进出洞口行动要快速隐蔽，一旦被敌发现，洞口被封锁后，将对我行动带来很大影响。

（八）梯田坎、陡崖

梯田坎是由人工依山谷或山坡开垦的阶梯式耕地之间的陡坎。通常利用背敌斜面上的梯田坎。伤员可集中在梯田坎的根部。当梯田坎高于敌阵地时，正面和侧面的梯田坎也可利用。当低于敌阵地时，隐蔽条件较差，向敌一侧的不可利用。陡崖是难以攀登的陡峭崖壁，有土质和石质之分。如陡崖下有较平坦地形且通行条件较好时也可以用来集中伤员，具体方法与梯田坎类似，利用时注意避开易倒塌处。

（九）密集弹坑群

密集弹坑群是指敌我炮火在阵地上爆炸后留下的较为密集较大的弹坑。利用时要特别注意行动的隐蔽性。搬运人员携伤员进入弹坑后应再向原来运动方向前进一段距离后离开，以迷惑敌人。伤员利用弹坑时，臀部落于坑底，背部靠于背敌斜面。中小弹坑一般每坑隐蔽一人，大型弹坑可两人以上。平原地、山的侧面及背面的弹坑集中伤员时隐蔽效果较好。

（十）其他地物

除以上一些典型地形可供伤员隐蔽以外，根据战斗类型的差异，所处地域的不同还有以下几类可以利用：

1. 战斗工事类

主要包括防空洞、地堡、废弃碉堡、坑道、隐蔽部、弹坑、掩体、堑壕、交通壕、废弃工事等。利用以上地物集中伤员时应注意：正在使用的战斗工事不可利用；易燃易爆易倒塌的不可利用；进出道路有染毒区、雷区或受敌严密火力控制时不可利用。

2. 居民建筑类

主要包括房屋、窑洞、村庄、街区、古塔、庙宇、钟楼、鼓楼、矿井、坑口以及桥梁下、涵洞内等。利用时应选择低下坚固的建筑物并将伤员置于室内。如该建筑物原属敌方所占，应首先查明是否已染毒或隐藏有人员或爆炸类物品。如属我方居民地，应与居民取得联系，发动群众，防止敌人骚扰破坏。

3. 地表植被类

包括森林、小片树林、狭长林带、独立树丛、竹林、高草地等。利用植被时应特别注意防火，同时尽量利用粗大树木达到隐蔽防护兼顾的目的。当条件受限时，竹林、庄稼地等也可隐蔽伤员，但必须注意隐蔽行动，防敌发现。隐蔽伤员应机智灵活、英勇果敢、形式多样、不可死板。

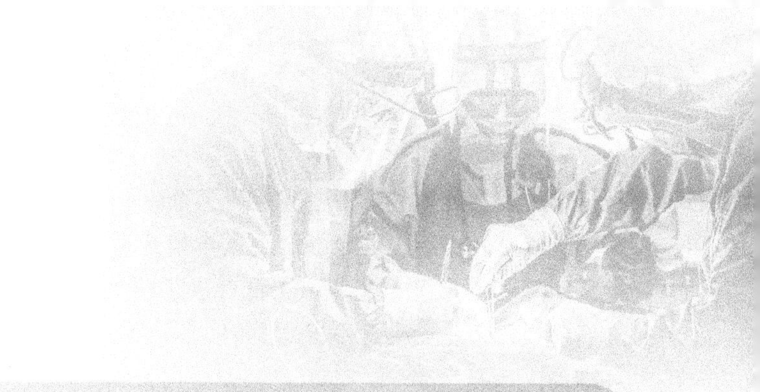

第五章 常用野战外科技术

野战外科学（field surgery/emergency war surgery）是研究战伤发生、发展规律和野战条件下进行救治的理论、技术和组织方法的学科，是军事医学的重要组成部分，属于外科学分支及战时卫勤保障的支撑学科之一。战伤不同于平时创伤，作战行动和战场环境对战创伤救治又有明显的影响。野战外科学以基础医学和临床医学为支撑，以相关军事医学为基础，通过理论和应用研究，阐明战创伤发生的规律和机制，提出救治的技术方法，对提高战创伤救治水平，降低阵亡率、伤死率、伤残率，维护部队战斗力具有重要的意义和作用。

第一节 损伤控制外科简介

损伤控制外科（damage control surgery，DCS）是对严重创伤伤员分阶段、分步骤实施外科治疗的策略和方法，是战创伤早期救治技术之一，包括损伤控制手术和损伤控制复苏。损伤控制外科本来是美国海军舰船遭重创时的处理程序，1993 年美国腹部外科医生 Rotondo 制定了损伤控制的全面规范化的分阶段操作程序，经过 20 多年的发展，已经在创伤外科得到广泛应用。

随着理论认识的不断深化和技术方法的不断完善，逐渐将其确定为一项规范化的操作程序。早期主要用于严重腹部创伤患者的救治，现在严重骨关节创伤、胸部创伤及多发伤伤员也应用此技术。现代武器向高能、高爆、高速发展，对人体的杀伤力大大增强，显著增加了组织器官损害的严重程度，加大了战创伤救治的难度，如果合理应用损伤控制外科技术，可降低伤员早期死亡，并为后续抢救和治疗提供机会和条件。

一、损伤控制外科基本原理

损伤控制外科最基本的原则是优先恢复伤员生理生化的稳定，而将组织损伤的完全解剖恢复放在次要地位。即首先控制致命损伤，稳定伤情，改善各系统生理功能，待伤员生理生化紊乱基本纠正，全身情况基本稳定后再行确定性手术治疗，以较大限度地减少生理紊乱对患者的损害，避免由于低体温、凝血障碍、酸中毒致命性“三联征”而引起不可逆的病理损害，从而提高手术耐受力，降低术后并发症，提高救治的成功率，改善治疗的最终结局。

损伤控制手术的核心是分步骤、分阶段实施手术治疗。通常分为三个步骤：① 通过简捷快速手术，控制实质脏器或血管损伤出血和空腔脏器破裂造成的污染。② 在重症监护病房（ICU）对伤员进行复苏，纠正生理和生化功能紊乱，同时再次评估伤情，发现遗漏或隐匿的次要损伤。③ 伤员伤情稳定后，实施确定性治疗，修复损伤的组织器官。

损伤控制复苏主要针对存在创伤性凝血异常的严重伤员，治疗的目的是防止或纠正凝血障碍、酸中毒和低体温。基本原则包括低压复苏、止血复苏和采取损伤控制手术控制出血及污染。关键是低压复苏，即在院前救治阶段限制晶体液的输入，只给予少量胶体液将血压维持在一定水平（一般为收缩压 80～90 mmHg 或可扪及桡动脉脉搏）。止血复苏则强调早期使用全血、血浆或血液制品，并按一定比例输入，同时在复苏过程中监测凝血功能状态，及时调整治疗策略。必要时，对严重出血或可能需要大量输血的伤员可给予药物辅助止血。

现代战创伤救治中，损伤控制手术和损伤控制复苏是相互联系的一个整体，很少单独应用，损伤控制复苏包括了损伤控制手术，并将其作为控制出血的终点措施之一。现代战创伤救治的实践表明，损伤控制复苏常先于损伤控制手术开展，并持续到损伤控制手术之后，而且可在手术室之外的地点实施。

二、各部位创伤应用损伤控制外科的原则

1. 腹部创伤损伤控制外科

早期简化手术，控制活动性出血，控制污染，暂时关闭腹腔，进行复苏及生命支持，术后 24～48 h 行确定性手术，对损伤脏器行确定性处理，再次探查首次手术遗漏的损伤。

2. 骨关节创伤损伤控制外科

急诊处理不稳定骨折，早期外固定，控制出血，复苏及生命支持，伤后 2 周进行延期骨折确定性手术。

3. 胸部创伤损伤控制外科

紧急手术，解除心包压塞、胸部血管损伤引起的出血，结扎或修复损伤的血管，严重的肺及支气管损伤可行紧急肺部分切除，膈肌损伤行修补。复苏及生命支持，患者情况改善后行确定性手术，如肋骨骨折的内固定，食管损伤修补，血管损伤暂时分流者行确定性修补或血管重建等。

4. 多发伤损伤控制外科

多发伤伤及多部位、多脏器，伤情严重情况下，应尽早确定采用损伤控制外科，即优先手术解决危及生命的损伤，如巨大颅内血肿伴颅内高压，严重肺及支气管损伤，胸腹联

合伤，肝脾等实质脏器损伤伴大出血等。术后复苏待全身情况稳定后，再对其他部位损伤行确定性手术处理。

三、损伤控制外科适应证

正确判断哪些伤员需要实施损伤控制外科至关重要。伤员从受伤到进行损伤控制手术的时间越短，预后也越好。因此，要求在术前或手术开始后尽快做出实施损伤控制手术的决定，根据伤员的最初生理状况，以及对体内损伤迅速作出伤情判断的基础上做出决定，不要等到代谢衰竭再决定。选择伤员时应该综合考虑创伤类型、创伤部位，以及创伤引起的病理生理变化。

（一）创伤类型

高能量闭合性腹部创伤、多发性腹部穿透伤等。

（二）创伤部位

严重肝脏损伤；胰、十二指肠损伤；腹部大血管损伤，如肝后腔静脉损伤和骨盆血肿破裂，常规方法难以止血；手术时间超过 90 min。

（三）病理生理变化

严重的代谢性酸中毒（pH$<$7.30 或血乳酸$>$5 mmol/L）；低体温（中心体温$<$35℃）；凝血功能异常；血流动力学状态不稳定或严重低灌流：如低血压、心动过速、呼吸过速、神志改变；严重创伤性出血，估计需要大量输血（$>$10 U）。

战创伤救治经验表明，约 10% 的严重战创伤伤员需要损伤控制外科治疗。

四、损伤控制外科的方法和步骤

（一）术前准备

此类伤员因病情危重，特别强调时间观念，尽量缩短院前急救的时间，所有不影响伤员紧急处理的不必要检查暂时不做，手术前容量复苏将加重低体温、凝血障碍，胶体液也影响凝血，因此不要作为主要措施，更不能因进行容量复苏而耽误手术时间，伤员立即送手术室，在手术控制出血的基础上进行强有力的复苏。

（二）简化手术

1. 控制出血

控制出血是损伤控制外科的首要任务。腹部创伤紧急剖腹手术进腹后立即开始填塞，先右上腹、再左上腹然后左右下腹。控制主动脉出血：在横膈裂孔用手指钝性分离，并压迫，然后用无损伤血管钳钳夹腹主动脉。其次确定出血的主要来源，仔细检查腹部的 4 个象限及用手或敷料直接压迫迅速控制出血。用几个大的敷料压迫通常能控制肝、脾、肾脏出血。腹部检查必须彻底，采用内脏的旋转松解腹膜后结构。所有腹内及大部分腹膜后血肿需要探查并清除，不论是由于钝性伤或贯通伤引起的搏动性、膨胀性或稳定性血肿均应探查。非搏动性肾周的血肿、肝后血肿或钝性盆腔血肿不应探查，可用腹腔填塞处理，随后采用血管造影栓塞术。

填塞可用于所有的腹腔内脏及腹膜后组织，如肝脏、胰腺、肾脏、脾、胃肠道（胃、十二指肠、小肠、结肠、直肠）、胆道系统、膀胱及输尿管、骨盆、腹膜后血管等器官、组织创伤引起的各种出血，包括动脉、静脉出血及创面渗血。

实质性组织、器官，如肝脏，骨盆贯通伤弹道出血或其他难以接近的部位可以采用球囊导管或三腔二囊管止血，将带球囊的导管插入上述部位，向球囊内充气或液体，使其膨胀从而达到止血目的。肝脏贯通伤弹道出血时将三腔二囊管插入弹道，先充盈胃囊，将导管固定于肝脏后面，防止脱落，再充盈食管囊以压迫弹道止血。导管可经皮肤引出腹腔外面，48 ~ 72 h 后打开阀门，拔除导管，无需再次手术。

复杂的血管重建应尽可能避免，可采用简单且安全有效措施，如破口修补、结扎、暂时性腔内插管分流。大血管非离断伤、且血管壁未坏死时，可暂时行侧面修补，重要动脉离断伤可暂时分流。严重的肺及支气管损伤用切割闭合器快速行肺部分切除。

2. 控制污染

一旦出血得到控制，重点应转向肠内容物溢出引起的污染。肠管单个穿孔可单层连续缝合修补。复杂肠管损伤如结肠损伤或广泛小肠损伤时，切除失活的肠管，闭合器关闭远、近端，留于腹腔待二期吻合，不行回肠造口术或结肠造口术，更不做常规切除吻合。十二指肠、胆管、胰腺损伤可置管外引流，并加以填塞。幽门、胰腺颈、近端空肠可用闭合器缝合，胆总管可以结扎，胆道可经胆囊造口引流。十二指肠乳头部创伤合并严重出血，填塞不能止血时，可行胰十二指肠切除，但不重建。输尿管损伤不宜直接缝合，代以插管引流。膀胱损伤也可经尿道或耻骨上置管引流。

若胰远端损伤，且合并广泛的组织破坏，包括胰管破坏，可行快速远端胰切除术。严重的胰十二指肠损伤几乎都合并周围结构受累，伤员将不能承受复杂手术如胰十二指肠切除术，应当仅行清创术清除。小的十二指肠损伤可行单层缝合修补。但大的十二指肠损伤应当行清创术清除，缝合暂时关闭断面，待二期处理。

当腹腔的出血和污染得到控制后，为了防止体液、体热丢失，腹腔应该关闭。暂时关闭腹腔的方法有如下几种：① 塑料单覆盖，负压吸引法；② 敷料填塞覆盖法；③ 单纯皮肤缝合法；④ 修复材料缝合法；⑤ 单纯筋膜缝合法。以单纯皮肤缝合及修复材料缝合常用，如无明显张力时，皮肤可以巾钳钳夹、或单层连续缝合；组织严重水肿，张力明显时，应以修复材料填补切口缺损。关腹前应该尽可能以网膜或以对肠管无侵蚀作用的薄膜覆盖肠管表面，防止修复材料侵蚀肠管引起肠瘘。

如果担心实质脏器持续出血，在转入 ICU 之前应采用血管造影及血管栓塞术。对所有肝或盆腔的明显出血都应尽量栓塞。

3. 复苏及生命支持

简化手术完成后，伤员送回 ICU 继续进行复苏，将机体氧运输和氧消耗的脱依赖状态以及血浆乳酸水平的正常作为复苏的终点。机体复温可以采用复温毯，增加室内温度，加温输液输血、机械通气的加温湿化，放置胸腔引流管行热生理盐水胸腔灌洗，必要时建立动脉—静脉或静脉—静脉体外通路复温等方法。复温应该一直持续到体温正常，无凝血功能异常的临床表现，各项凝血指标恢复正常。积极输入新鲜冰冻血浆和血小板是纠正凝血障碍的关键。另外，伤员常需要通气支持，如有必要，可以让伤员短暂恢复意识以便进行神经系统检查后给予镇静药和肌肉松弛药。复苏的同时还需对伤情进行评估，进行必要的辅助检查，找出可能在初期评估和手术中漏诊的隐匿性损伤并计划好下一阶段的手术方案。

此类伤员因大量失血，可造成血细胞及凝血因子的大量丢失，导致贫血和凝血功能障碍。因此，在容量复苏过程中应注重红细胞及凝血因子的补充，第 1 个 24 h 输浓缩红细胞、新鲜冰冻血浆及血小板各 10 个单位，以达到凝血酶原时间 <15 s，血小板 $>100\times10^9$/L。纤维蛋白原 <1 g/L 时输冷沉淀，要求达到 >1 g/L。

4. 确定性手术

如果伤员的代谢性酸中毒、低体温、凝血功能障碍得到纠正，生命体征平稳，治疗进入第三阶段，对伤员行确定性手术，手术在 24～48 h 内进行。手术时先取出填塞止血敷料，彻底冲洗腹腔并进行彻底探查以防遗漏损伤，检查初期手术时处理的损伤脏器的情况，对仍然存在的活动性出血进行彻底止血，然后对损伤的器官组织进行确定性处理，包括实质脏器的修补、切除或部分切除，空腔器官损伤修补或切除吻合，血管损伤的修复等。术中要注意继续补充液体，如果伤员出现生命体征不稳定或内环境紊乱，则需要重复损伤控制外科的分期治疗程序。

五、美军前沿复苏手术系统简介

前沿复苏手术系统（FRSS）是美海军陆战队在二级救治阶梯部署的高度机动性模块化外科医疗系统，其概念始于 1996 年，由于海军陆战队二级救治阶梯外科连对于前沿战场伤员救治来说，太大且慢，不能满足远征作战机动性要求，因此前沿复苏手术系统应运而生，它为前沿战场伤员提供损伤控制外科手术和有限的留治（24 h）。其最大特点是机动性强，装备总重 2 吨，可快速部署和撤回，部署和撤回均在 1 h 内完成。

该系统展开后包括：1 间手术室，配备 1 张手术台；1 间术前准备室，配备 2 张术前准备床；1 间术后治疗室，配备 2 个床位。所配备的医疗设备包括：便携 X 线机、1 张便携手术床、1 套便携麻醉设备、5 台便携监护仪、便携式制氧机、小型检验室设备、手提式超声诊断仪等。同时，该系统配备 8～10 名医务人员，其中普外科医生 2 名、麻醉师 1 名、特护人员 1 名、独立看护兵 1 名、手术室技师 2 名、普通看护兵 1 名。随车携带的水和燃料可维持 24 h，医疗物资储备可维持 46 h。

前沿复苏手术系统可进行 6 种手术，如环甲膜切开术、胸部切开术、截肢术、颅脑切开术、气管固定术和部分血管修补术。前沿复苏手术系统主要是在外科连未到达前沿时或需要手术的伤员无法快速后送时使用。在伊拉克战争中，凭借该系统强大的机动性，美军尝试将其与休克创伤治疗排一起部署到前沿战场区域，以提供即时救治，这一新的部署方式取得了良好效果，使“黄金 1 小时”救治成为可能。

第二节　外科学基础操作技术

一、战伤换药技术

换药是战创伤救治过程中的重要环节，是对初期治疗后的伤口（包括手术切口）做进一步处理的总称，是预防和控制创面感染、清除妨碍伤口愈合的因素、促进伤口愈合的一项重要外科操作。换药包括检查伤口，去除脓液、分泌物及坏死组织，清洁伤口并覆盖敷料，其方法正确与否直接影响伤员的伤口愈合和康复。

（一）适应证

（1）无菌手术缝合伤口、开放伤口（擦伤、摔伤、刺伤、切割伤、裂伤、撕脱伤、烫伤等）或污染手术后 3～4 d，检查伤口局部愈合情况，观察伤口有无感染。

（2）肢体伤口包扎后，出现伤肢疼痛、青紫，应检查局部有无受压。

（3）伤口已化脓，需要定时清除坏死组织、脓液和异物。

（4）需要定时局部外用药物治疗。

（5）缝合伤口到期需要拆线者。

（6）伤口放置引流，需要松动或拔除者。

（7）引流液、渗出液、血液浸湿敷料，伤口有渗出、出血征象。

（8）原有敷料移动或脱落，使包扎固定失去应有作用。

（9）邻近组织器官分泌物污染、浸湿敷料。

（10）需要观察和检查局部情况者。

（二）换药前准备

1. 换药室

无菌创口换药在无菌换药室进行，感染创口换药在普通换药室进行。换药室应光线充足、温度适宜、设备完善、物品齐全。

2. 伤员准备

第 1 次换药时，须做好解释工作，以消除伤员顾虑并取得合作。换药时伤员体位应以伤员舒适，伤口充分暴露并便于操作为宜。

3. 军医准备

戴帽子、口罩，洗手。事先了解伤口情况，估计需用敷料的种类和数量，并合理放置。换药顺序是：先清洁、后污染、再感染，传染性伤口由专人负责换药。

4. 换药用品准备

视伤口大小、深浅等具体情况而定。

为感染伤口换药时应戴手套，加铺无菌单；若要为多名伤员或多处伤口换药，按清洁、污染、感染伤口的顺序实施。

（三）步骤与方法

1. 去除敷料

（1）去除外层敷料：直接用手撕开两端胶布，再将整个外层敷料一起移除（图5–2–1A）。

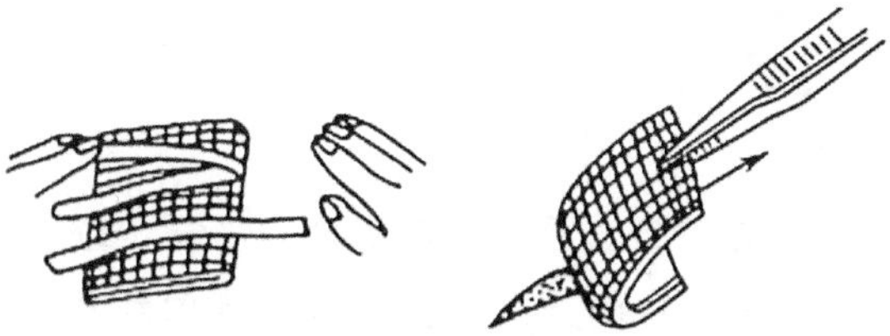

图 5–2–1　去除敷料

A：撕开胶布；B：揭开内层敷料

（2）去除内层敷料：用无菌镊沿伤口长轴方向揭开内层敷料（图 3–3–1B）。若内层敷料已与创面干结成痂，则可将未结痂的敷料剪去，保留已干结成痂的敷料。若创面内层敷料被脓液浸透粘紧，可用生理盐水浸湿，待敷料与创面分离后再轻轻沿创口长轴揭去。取下的污染敷料应放在弯盘内，不得随意丢弃，以防污染环境或交叉感染。

2. 创口周围皮肤处理

去除敷料后，用碘伏棉球或 75% 酒精棉球在创口周围由内向外消毒两次，注意勿使消毒剂流入伤口内。若创口周围皮肤脓液太多，可先用干棉球拭净后再消毒。

3. 创面处理

清理创面是换药的主要步骤，要用双手执镊操作，右手镊子可直接接触伤口，左手镊子专用以从换药碗中夹取无菌物品递给右手（两镊不可接触）。

（1）创口周围皮肤处理完毕，即用生理盐水棉球自内向外拭去创面分泌物。

（2）脓腔深大者，应防止棉球脱落在创口内。

（3）创面拭净后，应彻底清除伤口内线头、死骨、腐肉等异物。

（4）最后用碘伏或酒精棉球再次消毒创口周围皮肤。根据情况用凡士林纱布、药物或生理盐水纱布覆盖，或放入引流管、引流条等。

注意：在拭去分泌物时，动作要轻柔，切忌反复用力擦拭，以免损伤创面肉芽或上皮组织。棉球也不要太湿，否则易使脓液外流造成污染。

4. *覆盖无菌敷料及固定*

创面处理完毕后，覆盖无菌干纱布，第一块纱布光滑面向下，反折面向上，最后一块与之相反，然后用胶布粘贴固定。创面大、渗液多的创口，可加用棉垫。胶布不易固定时，可用绷带包扎。也可根据伤口情况选用合适的新型敷料。

粘贴胶布方法：方向与肢体或躯体长轴垂直，不要粘成放射状，不要引起皮肤张力或牵拉力。常用 3 条胶布粘贴，胶布长度为敷料宽度的 2～2.5 倍。

二、战伤麻醉

战伤麻醉（battlefield anesthesia）是用药物或其他方法可逆性地抑制战伤伤员中枢神经系统和（或）周围神经系统功能，达到暂时性痛觉丧失的技术和方法。主要为战伤手术创造良好的条件。

（一）战伤麻醉的要求

战伤麻醉与一般手术麻醉相似，但也存在明显的不同：较短时间内大量伤员需要麻醉；麻醉专业技术人员严重不足；前方医疗救治机构流动性大，器材、药品供应明显不足，早期救治的时间紧、任务重，救治更困难。为确保伤员的及时安全救治，需注意以下几个方面：

（1）战伤麻醉的基本要求是效果确切，操作简单，安全范围大，起效迅速，麻醉后遗症少。

（2）根据战创伤分级救治原则，准确评估伤情确定优先麻醉手术顺序。对危重伤员，优先处理致命伤情，实施有效的气道和循环管理，尽可能维持伤员生命。

（3）尽量选择保持伤员清醒或苏醒较快的麻醉方法，选用安全有效的麻醉药物，为伤员提供必要的镇痛和镇静，满足手术要求。

（4）伤员若有疲劳、脱水、低血糖、饱食、休克和精神紧张、烦躁不安等情况，麻醉前应当对症处置。麻醉中及麻醉后应当高度警惕伤员呼吸、循环及脑、肾等器官功能障碍的发生。

（5）伤病员，特别是放射性复合伤伤员对麻醉药（镇痛药、镇静药）的耐受性明显降低，用药量应当酌减。

（6）因寒带、热带、高原和海上的环境不同，应当选用适宜的药物和麻醉方法，并事先做好保温、降温、吸氧等准备。

（7）全身麻醉（general anesthesia，简称全麻）时，必须加强呼吸和循环管理。有条件时，应当适时监测心、肺功能，检查电解质、血气和酸碱状态。使用肌肉松弛药物时，应当行气管内插管（endotracheal intubation），利用麻醉机或通气机进行控制或辅助通气。

（8）战场上，原则上不应携带和使用易燃易爆的麻醉药。

（二）麻醉前的准备

麻醉前应当做好以下准备工作：

（1）认真检查伤员伤情，注意保持呼吸道通畅，控制休克。

（2）根据伤情及术前已用镇静药、镇痛药的累计剂量和时间确定麻醉用药，一般采用静脉给药。在热带及伤员高热情况下，禁用阿托品以免中暑。

（3）危重伤病员在麻醉前应当保证静脉输液管道通畅，备齐有关麻醉药物、设备和用具，确保急救和监测的实施。

（4）全身麻醉前，伤病员应当尽量保持空腹，必要时插入胃管，排空胃内容物。

（三）麻醉方法的选择

战伤麻醉方法通常分为战伤局部麻醉和战伤全身麻醉两大类，选择哪种麻醉方法是根据伤情、受伤部位、手术方式，以及伤员的全身状况而定。同时，还受到战场救治条件的限制，包括战时麻醉设备以及麻醉专业人员的技术水平等因素的影响。

1. 局部浸润麻醉

局部浸润麻醉（local infiltration anesthesia）即按解剖分层注射局部麻药，如普鲁卡因、利多卡因或丁哌卡因（布比卡因）等低浓度溶液，除手指、脚趾和阴茎根部外，一般可适量加入肾上腺素。也可用局部浸润法行区域阻滞或套式封闭。

2. 神经阻滞麻醉

颈丛和臂丛神经阻滞麻醉（block anesthesia）分别适用于颈前部和上肢手术；肋间神经阻滞麻醉适用于胸壁或腹壁手术；腹部、会阴和下肢手术可选用硬膜外隙阻滞和蛛网膜下隙阻滞麻醉，但在低血容量未纠正前禁用。舰船在航行时禁用蛛网膜下隙阻滞麻醉。

3. 局部麻醉＋强化

适用于局部麻醉（local anesthesia，简称局麻）镇痛不全的伤员，以局部麻醉为基础，辅以地西泮（安定）、哌替啶、芬太尼、氟哌利多（氟哌啶）、咪达唑仑（咪唑安定）等。但血容量未恢复前，不宜用氯丙嗪。

4. 全身麻醉

全身麻醉适用于所有战伤伤员的手术，尤其是危重、多发伤伤员应作为首选麻醉方式，对于不确定手术或术中可能出现大失血风险的伤员，也应选择全身麻醉。包括吸入麻醉（inhalation anesthesia）和静脉麻醉（intravenous anesthesia）。全身麻醉一般采用复合麻醉，包括静吸复合麻醉和静脉复合麻醉，在战场环境中单纯静脉麻醉更适合。常用吸入麻醉药有恩氟烷、异氟烷（地氟烷、七氟烷）等。常用静脉麻醉药物有丙泊酚（异丙酚，propofol）、依托咪酯（etomidate）、氯胺酮、瑞芬太尼、舒芬太尼等。氯胺酮由于镇痛作用强，对循环呼吸影响小，使用方便，曾经单独作为静脉麻醉剂在野战外科清创术中广泛使用，但颅脑损伤伴颅内压高者禁用氯胺酮。

5. 麻醉方法选择的原则

麻醉中应当考虑伤员的耐受能力，因人而异选择麻醉药物种类、剂量，做到个体化用药，保证手术的顺利；麻醉达到无痛、无术中记忆、生命体征平稳及术后较短时间内完全清醒的效果，以便伤员转移后送。① 由于伤员对麻醉的耐受能力明显降低，选用非插管全身麻醉时，容易产生循环系统、呼吸系统的并发症，应尽量采用气管插管全身麻醉。② 各种危重伤员的大、中型手术，一般采用复合麻醉。③ 对大出血伴休克的伤员，麻醉诱导时尽量不采用对循环系统影响大的药物，如丙泊酚、芬太尼等，可采用氯胺酮、依托咪酯、咪达唑仑等诱导，吸入麻醉维持。④ 对单纯肢体战伤伤员，通常选择局部区域阻滞或神经阻滞麻醉。⑤ 小的清创术、骨折或脱位复位等小手术，可采用单药单次或分次静脉麻醉。用丙泊酚 1～2 mg/kg 静脉注射，并可根据手术时间的需要进行追加。⑥ 病情较轻、生命体征和生理功能稳定的下肢和腹部创伤伤员可选择椎管内麻醉，但休克、意识障碍、呼吸困难和凝血功能较差的伤员禁用椎管内麻醉。

（四）防治麻醉意外的主要措施

（1）在全身麻醉诱导期，要特别注意防止呕吐、误吸。麻醉前已有呼吸道阻塞者，应当先解除阻塞、改善呼吸，并选用气管内麻醉。麻醉中及术毕都要及时清除分泌物，保持呼吸道畅通。

（2）经常测血压和脉搏，听呼吸音和观察甲床及口唇颜色，保持静脉输液通畅。条件许可时，应对血氧饱和度、心电图（electrocardiogram，ECG）、呼气末二氧化碳浓度等项目进行监测。有低血压或缺氧征象，应当及早查明原因，积极处理。失血过多时，应当及时补充有效循环量。

（3）放射性复合伤伤员易发生休克，以采取局部麻醉为宜。全身麻醉时，要避免深麻醉。

（4）防止局部麻醉药中毒，应当尽量采用低浓度局部麻醉药溶液，避免在单位时间内注入剂量过大，更应当避免注入血管内；手术前应当常规用巴比妥类药或地西泮（安定）5～10 mg 肌内注射。一旦出现惊厥等中毒症状，立即静脉缓慢注入 2.50% 硫喷妥钠（thiopentone）2～5 mL，并随时准备行气管插管、人工通气和心肺复苏。

三、清创术

清创术是系统去除伤口中肉眼可见的污染、失活、坏死组织和异物，创造干净甚至是无菌环境的外科方法，又称伤口初期外科处理，简称清创。伤道污染是四肢战伤致残的主要原因之一，清创的质量对伤口愈合、受伤部位组织的功能和形态的恢复起决定性作用。四肢战伤清创的目的是清理创面及其周围皮肤上的污物，清除伤口内异物及血肿、消灭无效腔，切除污染、失活的组织，清除消灭细菌及其繁殖条件，避免感染，争取伤口早期愈合。高能量武器致伤后，软组织挫伤、肿胀严重，受伤组织内压力高，必须充分敞开伤道，切开深筋膜和肌膜，解除组织间压力，恢复血液循环，防止发生筋膜间室综合征。

（一）适应证

原则上所有的开放性创伤都应清创。但不同类型和受伤时间的伤口需采取不同的清创策略：① 清创应越早越好，伤后 6～8 h 内新鲜伤口，污染伤口的细菌尚未侵入组织深部，也未大量繁殖，在患者全身情况许可的条件下，均应清创，并一期缝合伤口。② 如果局部污染轻、伤口整齐或受伤部位血供丰富，受伤即使超过 6～8 h，但在 24 h 内，感染尚未确立，伤后已应用抗生素，仍可争取做清创术。③ 受伤时间已超过 24 h，伤口已有感染，需尽量清除坏死组织和异物，通畅引流，不宜关闭伤口。④ 火器伤一般只做清创，不宜一期缝合伤口。⑤ 受伤处气温寒冷，可将清创时限延长到 10～24 h 或更长，最晚不宜超过 72 h。⑥ 对无条件立即实施清创术的伤员，应在有效的抗休克、抗感染措施支持下尽快后送。

（二）步骤与方法

1. 术前准备

做好军医（着装、清洁洗手等）、器械物品、沟通评估等准备工作。应首先解决威胁伤员生命的颅脑外伤及胸部、腹部重要脏器伤。伴有较大血管损伤的大出血，应先用消毒纱布填塞，压迫包扎或用止血带止血。如有明显骨折，应先用夹板固定，以防骨折残端摩擦或移动而损伤重要血管、神经和肌腱。必要时应行 X 线检查，以了解是否有骨折，伤口内有无游离碎骨片、金属等异物。进行抗感染治疗和注射破伤风抗毒素。

2. 体位

根据受伤部位选择合适的体位。

3. 麻醉

根据伤员年龄、受伤部位、损伤程度来选择麻醉方式。受伤范围小或较浅者多采用局部浸润麻醉（注射麻醉药时勿从伤口内向外注射），范围大而深者可视情况采用硬脊膜外隙阻滞麻醉、腰丛阻滞麻醉等。

4. 伤口周围皮肤准备

用无菌纱布覆盖伤口。剃去伤口周围毛发，范围宜大，如四肢应包括全周，以便按需要延长切口。遇有油垢时可用乙醚或汽油擦掉，再用软毛刷（范围小者可用棉球，指、趾等处也可用牙刷）蘸肥皂水，自内向外刷拭伤口周围皮肤，然后用等渗生理盐水冲去肥皂液（图 5-2-2A）。根据污染情况，一般反复刷洗 1～3 次（有条件时每次刷洗应更换手套和刷子），拭干皮肤。

5. 清洗伤口

除去覆盖伤口的纱布，以大量生理盐水（平时用 0.1% 新洁尔灭、3% 双氧水）冲洗伤口，冲洗时用手或器械扒开伤口，注意隐蔽处，不要留有死角。同时可用棉球纱布轻柔擦拭伤口，直至肉眼可见的异物、污染和脱落组织洗净为止（图 5-2-2B）。发现有血管破裂时，用止血钳暂时钳夹，待手术时处理。对较大或污染较多的伤口，须反复冲洗，但切勿用刷子或暴力洗擦，以免增加不必要的损伤。清洗创口还可用洗创器冲洗，但压力不能过大，过大的水压冲洗可促使细菌进入深层组织，一般以 1 m 高的吊筒灌洗为宜。清洗伤口完毕后，擦干四周皮肤，伤口内填入无菌纱布，更换手术器械后按无菌操作要求进行清创。

6. 消毒

皮肤常规消毒，由里向外进行，注意勿使消毒剂流入创口内，范围要足够大。如伤口在四肢，则应消毒全周皮肤，以便需要时延长切口。消毒完成后，按常规铺无菌手术巾。

7. 清创

取出伤口内纱布，仔细检查伤口的受伤程度和范围。切除皮缘及浅筋膜缘（图 5-2-2C），范围一般以 2～3 mm 为宜，但在头、面、颈部和手部应尽量保守，可不切除创缘，因其血供充分，不易引起坏死。对伤道较深者应扩大伤口进行充分显露，扩大伤口时必然要切开皮肤，此时要注意切口的方向，肢体的伤口要沿肢体的长轴切开（图 5-2-2D），经过关节时应做 S 形、Z 形或弧形切口，屈曲皱褶部位应沿皮肤纹理进行切口。深筋膜清创时，切开的范围应超过皮肤切口，以充分显露深部伤道。由于筋膜无弹性，切开后不会向两侧回缩，往往不能达到充分显露深部组织和减轻筋膜腔张力的目的，因此可将深筋膜做菱形切除，或在深筋膜切口中部做横行切开使之成“+”字形（图 5-2-2E），或在筋膜切口两端做横切口使切口呈“工”字形。

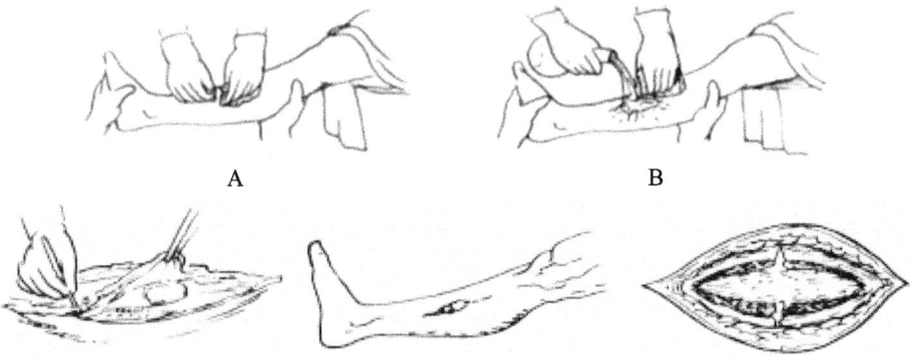

A　　B

C　　D　　E

图 5-2-2　清创术步骤

要由浅入深、循序渐进地清除失活组织，以免遗漏。切除过程中注意彻底止血，否则手术后易发生血肿，导致感染形成。止血时尽量少用粗丝线结扎，以免过多线头留存在伤道内。切除失去生机的组织时，应避免过多切除健康组织或损伤重要组织及较大的神经、血管等。如果是贯通伤，应在入口和出口两处分别进行处理，因为从一侧处理，伤道过深，操作困难，不利于检查。不要用纱布条穿过伤道做拉锯状动作清理伤道，此法不仅不能将失活组织及异物清除，还会引起深部血管、神经损伤。对较深的盲管伤，需要时可从对侧切开进行清创或引流，以便清除所有异物。在清创过程中应随时用生理盐水反复冲洗伤口。如果创面较大，应逐部分地进行清创，已经清创的部分用无菌纱布覆盖，以免再受污染。对特殊组织的处理原则如下：

（1）肌肉：判断肌肉是否失活，一般可根据其色泽、张力、有无收缩力及是否出血等进行判断，其中以有无收缩力一项较为可靠。一般认为凡遇肌肉组织色泽改变（不是肉红色），或失去张力、变软、刺激后不收缩、切开时不出血等情况，都应切除。

（2）肌腱：整齐的切割伤且污染较轻者，对断离的肌腱可在切除损伤部分后行一期缝合。战伤污染较重者，对断离的肌腱只修剪其不整齐的部分，做最低限度的清创，不做初期缝合或移植。由于肌腱血液循环差，极易感染坏死，因此清创后应利用附近软组织加以包埋，以备后期有选择地进行重建。

（3）神经：与肌腱一样，整齐的切割伤且污染较轻者，对断离的神经可做一期缝合，特别是手与面部的神经。相反，对损伤污染较重者，特别是战伤，神经均不做一期缝合，只需用正常肌肉将暴露的神经覆盖起来。如清创时看不到损伤的神经，就不要去寻找；如已发现损伤的神经，应明确记录其位置，供后续手术时参考。

（4）血管：对影响肢体存活的肱动脉、腘动脉、股动脉等重要动脉的损伤，在清创后应做血管早期吻合术。其他动脉可予结扎，不做吻合术。血管修复后，要用附近的肌肉或软组织覆盖。修复血管前，断端需切除至肉眼认为有正常内膜处为止。与重要动脉伴行的静脉发生损伤时，也应争取做修复手术，以免发生淤血而危及肢体存活。

（5）骨：凡是游离的小骨片，在清创时都应取出。较大的游离骨片，应在清洗后放回原处，可以起骨折再生的支架作用，防止骨缺损。一切与软组织或骨膜相连的碎骨片，都应尽量保留。手术时应将骨折端复位，一般采用外固定法。

关节的开放性创伤，应切开关节囊，取出异物或游离骨片，彻底止血后，进行冲洗。手术完毕，尽量缝合关节囊。如关节囊缺损较大无法缝合时，可将附近软组织覆盖关节囊缺损，使之不与外界相通。关节囊内注入抗生素，囊外放置引流。

8. 伤口缝合、引流

清创后伤口是否缝合，要根据损伤性质、伤口部位、污染程度，以及受伤时间等条件来选择。① 一般的新鲜伤口，污染很轻，在伤后 12 h 内清创，多可即时缝合（一期缝合）。必要时可放置引流条，一般在 24～48 h 后取出。② 如果为一般部位的火器伤，伤口污染严重，清创不满意或距受伤时间较长，只需用生理盐水纱布覆盖或疏松填塞伤口，暂不缝合，以利引流。在 4～7 d 后，伤口分泌物减少，组织色泽新鲜，创缘周围无明显炎症反应时再加以缝合（延期缝合）。也可在缝合皮下组织和皮肤后暂不收紧结扎，观察 24～48 h，如无感染发生，再拉拢结扎缝线，闭合伤口；反之，如出现感染，则除去缝线，按感染伤口处理。③ 对已感染或因故错过延期缝合的伤口，不能立即缝合，一般要在清创后 8～14 d，待感染被控制后再缝合关闭伤口（二期缝合）。④ 如伤口过大，可用一块大纱布在创腔内铺开，然后再用纱布条填入，避免直接用小纱布块填塞，以免遗留在伤口深部而形成久治不愈的感染灶。如伤道很深引流不畅时，也可以在肢体对侧另做切口进行引流。

9. 包扎和制动

伤口要用厚的吸水纱布垫覆盖，再用绷带或胶布固定。胶布固定时不能形成环形，以免组织肿胀时形成压迫，影响静脉回流和血循环。应当说明，清创后的制动不仅适用于伴有骨折的伤员，对于广泛的软组织损伤者也有防止感染扩散和减轻疼痛的作用。采用石膏和夹板进行制动时需要特别注意肢体的末梢循环。因此，管形石膏应该在其成形时剖为两半，外用绷带固定，以免术后肿胀压迫肢体的血循环。

10. 术后处理

继续抗休克和抗感染治疗，并注意保持有利引流的体位和关节功能位，并抬高伤肢，以促进静脉回流和减轻伤部肿胀。① 发现伤口有过多渗液或出血时，要立即移去敷料检查伤口，特别是伤口有恶臭伴有全身情况突然恶化，应特别注意有无气性坏疽。② 如早期清创不彻底出现化脓性感染时，要及时打开伤口，清除坏死组织，并进行充分引流，同时应用有效的广谱抗生素控制感染。③ 大的继发性出血通常由感染造成，一般很难手术修复血管，应在血管健康平面结扎血管的远近断端。④ 如在有效的抗感染条件下仍不见全身情况好转甚至恶化时，应注意寻找有无其他未被发现的创伤或并发症。

（三）注意事项

（1）清创时机要早：清创应越早越好，一般来说，越早清创，伤口感染几率越小。

（2）术前预防用药：术前合理应用抗生素和抗毒素，有效预防破伤风和气性坏疽。

（3）引流要充分：合理放置引流，必要时局部用大敷料覆盖，吸收渗出。

（4）骨折可靠固定：四肢战伤清创后早期原则上不适合使用内固定，伤口彻底清创后采用外固定是较好的选择。

（5）彻底、反复清创：初期清创可去除明显异物、坏死组织等，但在实践中很难清晰辨识坏死组织的边界，特别是对于严重的爆炸伤和冲击伤。可在首次清创 24 h 后查看伤口，如有必要，甚至可每隔 24～48 h 反复清创。

（6）伤口延期闭合：伤口早期闭合可导致感染机会增加，延期闭合甚至直到有肉芽组织覆盖，有利于防止感染。

（四）火器伤清创处理的原则

（1）神经、肌腱伤：一般不做一期修复，可将断端修剪整齐后埋藏于软组织中，留待伤口愈合后择期手术修复。

（2）骨组织伤：清创时不做内固定、植骨或其他矫形手术。

（3）血管伤：大的血管伤，根据情况结扎或修复。

（4）关节伤：清创时应缝合滑膜和关节囊（如关节囊缺损太大不能缝合时，可将邻近组织游离，覆盖关节），污染重或高能量损伤宜行关节腔内灌洗引流。皮下组织及皮肤不缝合，放置引流后包扎。

（5）体腔伤：胸部穿透伤有开放性气胸者，应封闭胸膜，但胸壁肌肉、皮肤仅做疏松缝合，腹部伤时腹膜及腹壁各层需缝合，皮肤不缝合。

总之，对火器伤的伤口（皮肤、软组织），应按照“早期清创，延期缝合”这一原则来处理。若伤口情况不允许做延期缝合，则可做二期缝合或采用植皮的方法来闭合创面。

四、战伤输血

战伤输血（blood transfusion following war wound）是野战条件下为伤员输注血液或血液制品的方法和措施，是战创伤救治的基本技术和方法，包括血液保障和输血技术。主要用于休克伤员的复苏和手术治疗的血液补偿。历次战争中，20%～25% 的伤员需要输血治疗，其中部分伤员需要战时大量输血。战时用血量大，输血条件简陋，必须做好血液保障，在保证输血安全的条件下采取灵活的输血方式，才能发挥野战输血的作用，救治更多的伤员。

（一）战伤输血的适应证

失血性休克，血细胞比容低于25%，或血红蛋白少于60 g/L；大面积烧伤或严重感染；放射性损伤；创伤后凝血功能障碍。

（二）战伤输血的基本要求

（1）每个战斗员都应在战前鉴定血型，并在服装指定部位标明。

（2）原则上采用同型输血，输血前必须做交叉配血试验。

（3）情况紧急时才允许直接输O型血。应先尝试性输入20～30 mL，严密观察有无不良反应。如无异常，即可缓慢输入，一次总量不超过400 mL。

（4）美军CoTCCC建议使用全血代替成分血来救治严重创伤伤员，由于低滴度O型全血（Low-titer O whole blood，LTOWB）发生溶血性输血反应的风险较低，输血前检验程序简单，成为首选的全血产品。

（三）战伤输血的注意事项

战伤输血应注意以下方面：① 输血前严格查对，确保血型无误。② 严格遵守输血操作规程，密切观察，防止发生输血反应。③ 输注全血每1 000 mL补充1 g钙剂，输注红细胞每3 000 mL补充1 g钙剂。④ 大量输血时注意血液加温。⑤ 输注另一个供者血液时要输注少量生理盐水再接着输血。⑥ 输血过程中严禁在血液中加入任何药物。⑦ 血液离开血库后要求在4 h内输注完毕，并尽量使用新鲜血液或其制品。⑧ 详细记录有关输血情况。

（四）战伤输血技术

1. 血液制品

战时常用血液制品有全血、浓缩红细胞、新鲜冷冻血浆、浓缩血小板、冷沉淀等。原则上应输注相同血型的血液或其制品，输血前必须行交叉配血试验，试验合格方可输血。紧急抢救或不具备交叉配血条件时，可输注O型血，应先试输入20～30 mL并严密观察，无不良反应后可缓慢输注，一般不超过400 mL。输入大量O型血，可能使受血者血型发生暂时性改变，表现为O型，如再继续输入与受血者同型的血液，有可能发生溶血反应。此时，应继续输注O型血或其制品，并详细记录用血情况。伤员需要大量输血时，应采用等比例的血浆、红细胞和血小板制品，或输注全血。拟用血出现下列情况之一时，不能输入：① 容器有破裂时；② 标签不完整时；③ 红细胞和血浆之间分界不清时；④ 血浆呈玫瑰色时；⑤ 血液中有血块或气泡时。

2. 输血通道

通常选择四肢远端静脉穿刺输血，必要时也可采用中心静脉通道。一般用密闭式塑料血袋输入。开始时慢输，密切观察有无不良反应，15 min后可以加快输注，根据血压、休克程度决定输注速度。严重失血性休克可加压输注或多通道输注。

3. 输血方法

根据具备的条件采取以下输血方法。① 常规输血：尽量采用密闭式塑料血袋从静脉输入。对于严重出血或休克的伤病员，则应在血袋外加压快速输入。② 自体血回输：即将伤病员本人胸腔或腹腔内无污染的积血加以回收、抗凝、过滤后回输。特殊情况下，可采取自身血回输的方法，但应采取适应的病原体和杂质去除或灭活措施。输入量如超过3 000 mL，应同时输入新鲜血或血小板。③ 根据伤情和条件，可采用成分输血。

（五）常见输血反应及救治措施

1. 发热反应

对输血 1 ~ 2 h 内出现畏寒、寒战和高热，同时伴有头痛、出汗、恶心、呕吐及皮肤潮红者，或出现抽搐、呼吸困难、昏迷者，应立即停止输血，保暖，给予退热剂及镇静剂。高热时可行物理降温。

2. 过敏反应

输血中出现瘙痒、荨麻疹、血管神经性水肿、呼吸困难，甚至尿便失禁、休克，应当立即停止输血，并给予静脉注射地塞米松 5 ~ 10 mg。

3. 溶血反应

输血中发生溶血时，会发生突发性头痛、心前区紧迫感、剧烈腰痛、寒战、发热、呕吐、呼吸急促、烦躁、血红蛋白尿、溶血性黄疸、休克、昏迷等症状，其治疗措施的顺序应为“抗休克—碱化尿液—利尿”，保护肾功能。

4. 细菌污染反应

轻者以发热为主；重者可有寒战、高热、恶心呕吐、呼吸困难、休克等表现。应予抗休克、抗感染、保护器官功能等治疗。

5. 低钙血症

在大量（>3 000 mL）快速输血时，特别是伤口渗血较多时，容易产生低钙血症，此时应适当输入 10% 氯化钙或 10% 葡萄糖酸钙。

6. 凝血功能紊乱

输入大量库存血易造成血小板减少和部分凝血因子减少，导致凝血功能障碍。如血小板计数（platelet count，PLT）$<5\times10^9$/L，应同时输入少量新鲜血，有条件时可输入浓缩血小板或新鲜冰冻血浆。

（六）战时血液保障

战时血液保障是指战时筹集和供应血液及其制品的组织工作和方法。包括战时血液采集、战时血液储备、战时血液运输等。对及时向战场提供合格血源，保证输血治疗的有效开展具有重要作用。

战时血液保障主要工作有：① 根据战伤减员预计，估算血液需求总量、储备量、动员量，特别是战略血液储备。预计各级各类救治机构血液需求标准、消耗标准和携运行标准，以及各级采供血机构的规模与任务。② 设立军队采供血站、采供血中心、战区血库、野战血站、医院船血库采供血机构，同时动员地方相关血液中心和血站，建立阶梯式、网络化战时血液采供体系，并尽可能靠近战场设立供血站。③ 组织血液采集，做好血液储备，及时通过多种方式向前线运输血液，保证运输过程相互衔接，形成连续冷链，保持血液制品温度稳定。④ 根据需要，组织战场就地采血。⑤ 建立可靠的通信和指挥体系，实时掌握前线血液需求和使用情况，及时组织调配血源、装备和技术人员。⑥ 组织参战人员战前血型鉴定，并标注于指定位置。⑦ 培训输血相关技术人员，总结输血治疗的经验教训，改进和完善输血保障和治疗措施。

第三节　各部位穿刺技术

一、骨髓腔穿刺术

（一）适应证

美军 TCCC 指南建议除非休克且需要液体复苏或需要静脉给药者，否则不需要建立静脉通路，建立静脉通路需要时间成本且可能造成不必要的战术延误。如果急需经血管通路补液治疗或药物治疗，但无法建立常规静脉通路，可以使用骨内通路。心脏骤停、休克、创伤、大面积烧伤、严重脱水、持续性癫痫都是可能使用骨髓内输液的伤情。

（二）禁忌证

（1）输液端同侧骨折，既往在输液端已放置过髓内输液针，输液端存在局部血管损伤、蜂窝织炎或烧伤。

（2）同侧骨折及既往髓内输液治疗可能引起液体外渗或筋膜室综合征。同时骨折高危患者应规避此类治疗手段。

（三）操作前准备

骨髓腔穿刺部位有胫骨、髂骨、胸骨、桡骨等。骨髓输液模块内包含有：一次性 10 G 骨髓穿刺针 1 支，一次性使用输液接头 1 个，一次性 10 mL 注射器 1 个，输液贴 1 片，碘伏消毒棉片 1 袋，一次性分隔输液器 1 个。

（四）操作方法

迅速确定穿刺部位，暴露穿刺部位的皮肤，取出骨髓输液模块并打开。取胫骨粗隆内侧下方1～2 cm平坦处为穿刺部位，戴无菌手套，常规消毒皮肤、穿刺，如图5-3-1所示。髓内输液针留置时间为72～96 h，如果其他血管通路已经建立，建议在6～12 h内移除髓内输液针。

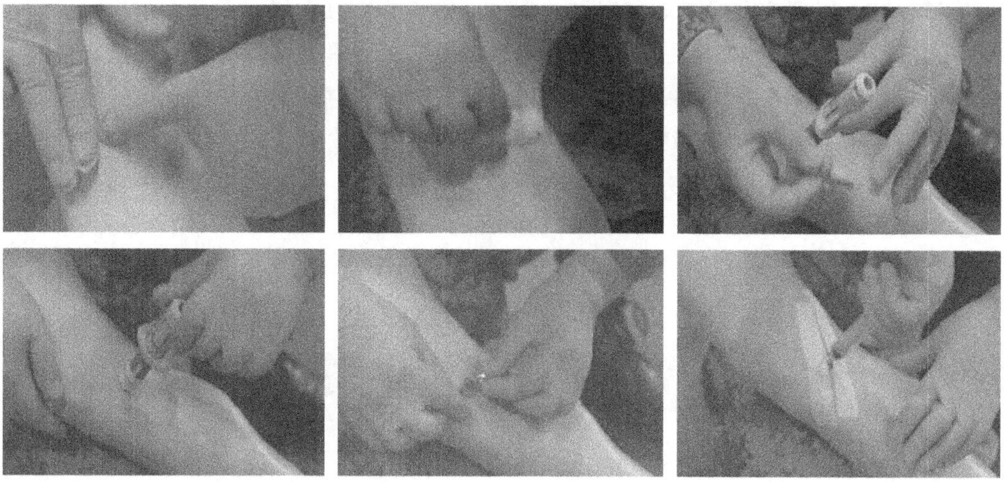

图 5-3-1 骨髓腔穿刺术

（五）并发症

（1）液体外渗为常见并发症，多因贯通性穿刺引起。此时需迅速移除注射针头，在穿刺处加压固定。液体外渗或针头位置不当可能引起筋膜室综合征。

（2）骨小梁可能阻塞针头，因此每15 min需使用3～5 mL生理盐水清理针头。

（3）不完全穿刺可引起皮下或骨膜下渗透。

（4）有报道称放置髓内输液针后，患者出现长骨骨折。

（5）感染、脂肪栓塞、局部血肿及疼痛亦是可能并发症。

二、心包穿刺术

（一）适应证

（1）明确心包积液的性质和病因。

（2）大量积液有心包压塞时，抽取心包积液、降低心包腔压力以解除压迫症状，是急性心包压塞的急救措施。

（3）需做心包介入性治疗者。

（二）禁忌证

（1）凝血功能障碍。

（2）胸廓严重畸形或穿刺部位组织感染。

（3）慢性缩窄性心包炎。

（4）主动脉夹层伴心包积血（可使夹层血肿扩大）。

（5）伤情危重、难以耐受操作者。

（三）步骤与方法

心包穿刺的部位有。① 心前区穿刺点：位于左侧第 5 肋间，心浊音界内 1 ~ 2 cm 处，沿第 6 肋骨上缘向内向后指向脊柱刺入；② 胸骨下穿刺点：位于剑突和左肋弓缘所形成的夹角内，穿刺针与腹壁成 30° ~ 45°，向上、后、内可穿刺进入心包腔底部（图 5–3–2）。下面以胸骨下穿刺点为例进行介绍。

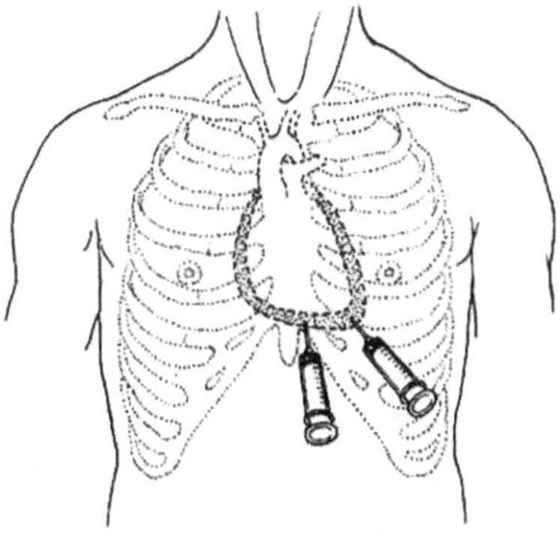

图 5–3–2　心包穿刺部位

1. 术前准备

做好军医（着装、清洁洗手等）、器械物品、沟通评估等准备工作。

2. 体位

多取坐位或半坐卧位（尽量与超声定位时体位一致），选择适宜穿刺点。

3. 消毒及麻醉

以消毒点为中心，消毒范围为 15 cm，戴无菌手套，铺无菌洞巾。自皮肤至心包膜以 2% 利多卡因注射液逐层局部麻醉，注射局部麻醉药时先回抽判断是否进入血管，回抽出心包积液说明进入心包腔内则不可再注入局部麻醉药，拔出麻醉针头。

4. 穿刺

用止血钳夹住穿刺针的橡皮胶管，左手固定穿刺部位皮肤。可在超声引导下，右手持无菌纱布包裹的穿刺针，由麻醉部位刺入。穿刺针与腹壁成 30° ~ 45°，向上、后、内缓慢刺入心包腔（成人进针深度约 3 ~ 5 cm）。

5. 抽液

待感到针头阻力消失时，则表示已穿过心包外层，并可见针头有与心脏搏动同步的震动。此时应固定穿刺针，将 50 mL 注射器套于针座的橡皮管上，松开橡皮管上的止血钳，缓慢抽吸液体。当针管吸满后，先用止血钳将橡皮管夹住，再取下针管以防空气进入。逐管抽取心包积液，并留样送检。

6. 拔针

穿刺和放液结束后拔出穿刺针，消毒穿刺点，盖上消毒纱布，压迫片刻，胶布固定，无菌纱布覆盖包扎。

7. 观察

术中应注意观察伤员体征，发现头晕、恶心、心悸、脉速等应停止操作并做相应处理。

（四）注意事项

（1）严格掌握适应证，在心电图监护下进行穿刺。

（2）术前需进行心脏超声定位，或在超声指导下进行穿刺抽液更为准确、安全。穿刺时宜左不宜右，宜下不宜上，宜外不宜内，宜直不宜斜。

（3）术前嘱咐伤员在穿刺过程中切勿咳嗽或深呼吸。术前半小时可肌内注射地西泮 10 mg 并口服可待因 30 mg。

（4）麻醉要完全。

（5）抽液量第一次不超过 100～200 mL，以后逐渐增加到 200～500 mL。抽液速度要慢，过快、过多会使大量血回心导致肺水肿。

（6）如抽出鲜血，立即停止抽吸，并严密观察有无心包压塞出现。

（7）取下空针前夹闭橡皮管，以防空气进入。

（8）术中、术后均需密切观察伤员呼吸、血压、脉搏等变化。

三、胸膜腔穿刺术

（一）适应证

（1）对胸膜腔积液伤员行穿刺抽液进行有关检查，以明确病因。

（2）各种原因引起的大量胸膜腔积液出现压迫症状，或积液过多不吸收，或发热持续不退，需行胸膜腔穿刺抽液或放液。

（3）各种原因引起的胸膜腔内积气（气胸），一侧肺压缩 15% 以上需行胸膜腔穿刺抽气和排气。

（4）各种感染引起的脓胸，通过抽脓并反复多次清洗脓腔可达治愈目的。

（5）脓胸时可在胸膜腔内注入抗生素。

（二）禁忌证

（1）应用抗凝剂、出血时间延长或凝血机制障碍者；凝血酶原时间在 16 s 以上者。

（2）严重的器质性心脏病，无法纠正的心律失常和心功能不全，新近发生心肌梗死者。肺功能严重不全、严重肺气肿、严重肺动脉高压、肺大疱、胸膜下大疱等。

（3）如穿刺部位皮肤有感染，应在感染控制后或选择非感染穿刺部位，再实施操作。

（三）步骤与方法

胸膜腔穿刺抽液时，先进行胸部叩诊，选择实音明显的部位进行穿刺，可结合 X 线及 B 超定位，穿刺点可用龙胆紫在皮肤上做标记。常选择的穿刺部位有：① 肩胛下角线第 7～9 肋间；② 腋后线第 7～8 肋间；③ 腋中线第 6～7 肋间；④ 腋前线第 5～6 肋间。气胸抽气减压时，一般选择伤侧锁骨中线第 2 肋间或腋中线 4～5 肋间进行穿刺（图 5-3-3）。

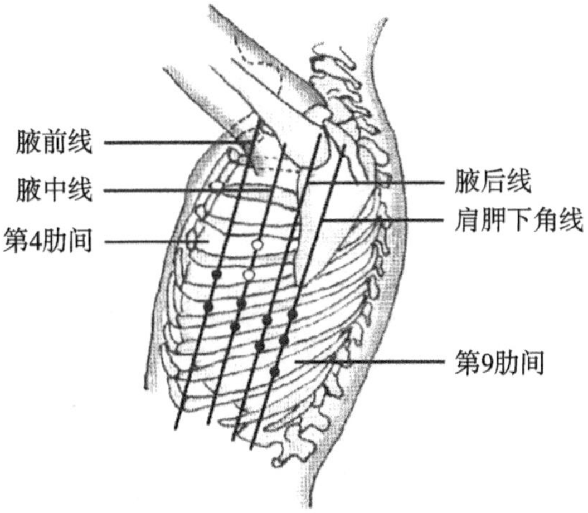

图 5-3-3 胸膜腔穿刺部位

1. 术前准备

做好军医（着装、清洁洗手等）、器械物品、沟通评估等准备工作。

2. 体位

情况较好的伤员一般可反坐在靠背椅上，双手平放于椅背上缘，头伏于前臂上。衰竭伤员可采用健侧卧位。

3. 消毒及麻醉

消毒穿刺点皮肤，铺无菌洞巾。在肋间穿刺点从下肋上缘处进针，从皮肤至胸膜处逐层注入 2% 利多卡因 2～3 mL 麻醉，在注入麻醉药物时均应先回抽，无回血时方可注射。

4. 穿刺

用左手食指和中指固定穿刺点周围皮肤，将穿刺针（美军 TCCC 指南推荐使用 14 号、8 cm 长的针头，因 5 cm 针不能有效地穿进胸膜腔，不宜使用）或套管针沿肋骨上缘缓慢刺入。待抵抗感消失后，取注射器连接于橡皮管，除去止血钳，抽吸胸膜腔积液。将胸膜腔积液置于无菌容器中以备检查，记录抽取的胸膜腔积液量或气体量。

5. 拔针

当呈负压时结束穿刺（或胸膜腔积液达 1 000 mL，首次抽液 600 mL），拔出穿刺针，盖上消毒纱布，压迫片刻，胶布固定。

6. 观察

穿刺时要密切观察伤员体征，如发生头晕、面色苍白、出汗、心悸、胸闷胸痛、昏倒等胸膜反应，以及持续咳嗽、呼吸困难、口吐泡沫痰、晕厥、休克等现象时，均应立即停止操作，予平卧、吸氧，紧急处理。

7. 术后沟通

嘱伤员卧床休息，并做好记录。

（四）注意事项

（1）抽液、放液、抽气速度不能过快，每次抽液、抽气总量不宜超过 1 000 mL，诊断性穿刺 50～100 mL 即可。

（2）抽液或抽气时均应防止外界空气进入胸膜腔。

四、胸膜腔闭式引流术

（一）适应证

（1）胸部外伤所致的气胸、血胸。

（2）自发性气胸、血胸。

（3）胸膜腔积液、脓胸、乳糜胸。

（4）所有开胸手术均破坏了胸膜腔的完整性，术后须靠胸膜腔闭式引流术来使胸膜腔的正常负压得到恢复。

（二）禁忌证

（1）出、凝血机制异常未纠正者。

（2）插管局部皮肤感染者。

（三）步骤与方法

引流液体在伤员第 7～8 肋间，腋后线与腋中线之间；引流气体在伤侧锁骨中线第 2 肋间（图 5-3-4）。下面以引流液体为例：

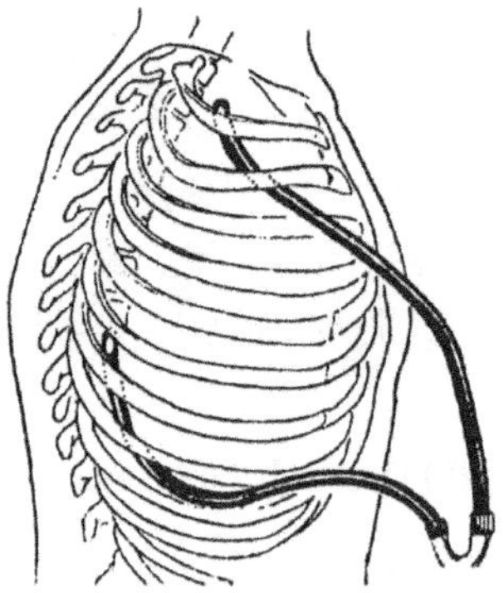

图 5-3-4　胸膜腔闭式引流部位

1. 术前准备

做好军医（着装、清洁洗手等）、器械物品、沟通评估等准备工作。

2. 体位

引流气体时半坡仰卧位；引流液体时半坡卧位，向健侧倾斜45°，手置于头枕部。

3. 消毒及麻醉

切开部位皮肤常规消毒，戴无菌手套，铺无菌洞巾。局部麻醉时从下肋上缘处进针，从皮肤至胸膜壁层逐层浸润麻醉。

4. 切开皮肤

做一2～3 cm皮肤切口，用止血钳刺入胸膜腔分离胸壁肌肉及肋间肌，插入时用力适度以免损伤肺（图5-3-5A）。穿破胸膜瞬间有落空感，此时切口中有液体（脓、血）或气体溢出。

5. 准备引流管

选用管壁较硬的橡胶管，内径0.6～1 cm，末端剪1～2个侧孔。根据局部麻醉时针头进入胸膜腔的距离，了解伤员胸壁的厚度（要求引流管侧孔进入胸膜腔2～3 cm）。在引流管侧孔远端，在胸壁厚度加2 cm处，以丝线做标记，即引流管应插入胸膜腔之深度（丝线平皮肤处）。

6. 插管

用止血钳夹闭引流管的另一端，以防空气进入胸膜腔。在张开止血钳扩大创口后迅速插入（图5-3-5B），进入胸膜腔约2～3 cm。

7. 固定

如果引流管通畅，将引流管调整至适当深度（即丝线标记处），即可缝合皮肤切口。用7号缝线固定引流管，以免滑脱（图5-3-5C）。切口用消毒纱布覆盖，并以胶布固定。引流管必须垂直于皮肤，以免造成皮肤压迫性坏死。

8. 连接水封瓶

水封瓶为一广口瓶（现多为一次性塑料瓶），以橡胶瓶塞（盖）密封瓶口，瓶塞（盖）上穿过长、短各一两根玻璃（塑料）管（图5-3-5D）。长管一端与引流管连接，另一端在瓶内水面下2～3 cm，引流瓶液面较胸膜腔（引流口）低50～60 cm（图5-3-5E）。瓶内放置消毒盐水（战时条件有限时可用冷开水代替），放入水后应做标记。

9. 观察

术中应注意观察伤员，发现头晕、恶心、心悸、脉速等应停止操作并做相应处理。

（四）注意事项

（1）严密观察引流物的量及性质，一般情况下引流液体的量应逐日减少，如未减少甚至增加，应查明原因。注意水封瓶的基础液体量，如减少则很可能是倒灌入了胸膜腔。

（2）告知伤员不能随意提升水封瓶，以防液体倒灌。

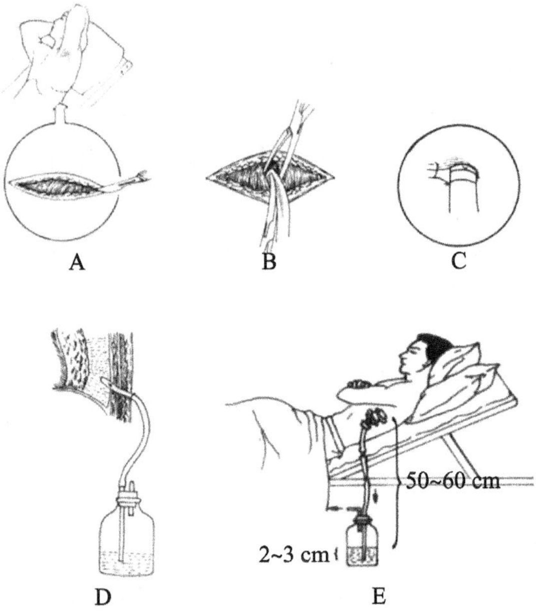

图 5-3-5　胸膜腔闭式引流术

五、腹膜腔穿刺术

腹膜腔穿刺术是借助穿刺针直接从腹前壁刺入腹膜腔抽取积液或者给予药物的一项诊疗技术。通过该技术可抽取积液进行相关化验检查以明确积液性质，帮助诊断病因和判断伤情；也可穿刺放液减轻伤员由于大量腹水所导致的腹部胀痛和呼吸困难等症状。

（一）适应证

（1）怀疑有腹腔内出血，抽液协助诊断。
（2）大量腹水引起严重腹胀、胸闷、呼吸困难等，放液减轻压迫症状。
（3）行人工气腹，以帮助诊断或治疗。

（二）禁忌证

（1）广泛腹膜粘连者。
（2）严重肠胀气。
（3）有严重出血倾向且未得到纠正者。
（4）精神异常或不能配合者。

（三）步骤与方法

1. 术前准备

做好军医（着装、清洁洗手等）、器械物品、沟通评估等准备工作。

2. 体位

伤员可取平卧位、半卧位或侧卧位。充分暴露腹部，并遮挡隐私处。

3. 定位穿刺点

根据伤情选择适宜的穿刺点。一般选择左下腹脐与髂前上棘连线中、外 1/3 交点处，也可选取脐与耻骨联合连线中点上方 1 cm，偏左或偏右 1.5 cm 处。侧卧位时，可选取脐水平线与腋前线或腋中线的交点。少量或包裹性腹水，常需在 B 超指导下进行定位穿刺。确定穿刺点后，做好标记。

4. 消毒及麻醉

以穿刺点为中心进行消毒，范围直径为 15 cm，铺无菌洞巾。自皮肤至腹膜壁层用 2% 利多卡因逐层做局部浸润麻醉。麻醉时一边回抽，判断针头未刺入血管，一边缓慢注射麻药。当刺入腹腔回抽有腹水时，拔出针头，用纱布覆盖穿刺点，按压片刻。

5. 穿刺

将穿刺针连接上橡胶导管，用止血钳夹闭导管。术者左手固定并绷紧穿刺处皮肤，右手持穿刺针，先从穿刺点以 45°角刺入皮肤，在皮下移行一小段，再垂直进针至壁层腹膜，使皮肤与腹膜的穿刺点不在同一直线上（图 5–3–6）。当进针抵抗感突然消失时，表明针尖已刺入腹腔。助手用止血钳固定针头，夹闭和开放橡皮管协助抽取腹水。术中密切观察伤员的反应，发现头晕、恶心、心悸等情况应停止操作，并做相应处理。

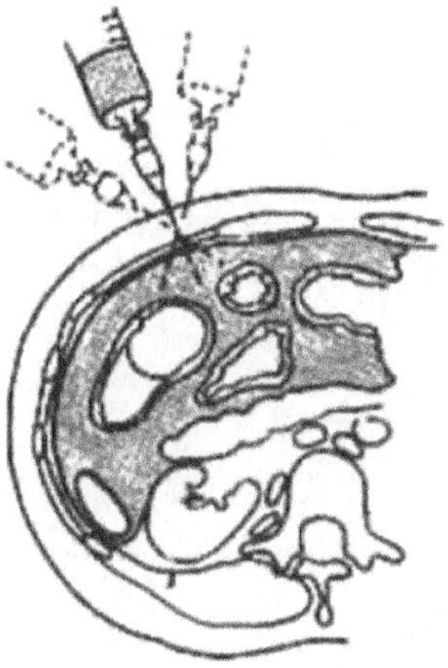

图 5–3–6 腹膜腔穿刺

6. 覆盖敷料

穿刺和放液结束后拔出穿刺针，消毒穿刺点，覆盖无菌纱布，压迫片刻后用胶布固定。若拔针后有腹水从穿刺点继续渗漏，可用蝶形胶布或火棉胶粘贴。腹压较高、大量放液的伤员，应束以多头腹带加压包扎。

7. 术后处理

送检抽出的液体等标本。嘱伤员卧床休息，使穿刺点位于上方。测量伤员脉搏、血压、腹围，检查腹部体征，观察伤情变化。

（四）注意事项

（1）严格遵守无菌操作原则，防止感染。

（2）术前嘱伤员排尿，以防损伤膀胱。

（3）腹水量较多的伤员，为防止腹水从穿刺点外溢，在进针时应注意勿使自皮肤到腹膜壁层的穿刺路线位于一条直线上。针尖刺入皮肤后，应在皮下移行一小段再向腹腔刺入。

（4）进针速度不宜过快，以免损伤漂浮在腹水中的肠管。

（5）术中密切观察伤员的面色、呼吸、脉搏及血压变化，必要时停止放液并及时处理。

（6）放液不宜过快、过多。首次腹腔穿刺时，放液不宜超过 1 000～2 000 mL，以后每次不超过 3 000～4 000 mL。放液过程中要注意腹水的颜色变化。

（7）腹水为血性者，在取得标本后应停止抽吸或放液。

六、战时腹腔灌洗术

战时腹腔灌洗术（combat-reated irrigation of abdominal cavity）是指战时对怀疑腹内脏器战伤伤员采用的诊断技术。

（一）适应证

适用于怀疑腹内脏器战伤，而腹腔穿刺等检查未能明确诊断者。主要是闭合性腹部战伤，疑有脏器损伤者，特别是对伤后昏迷以及休克难以用其他部位创伤解释者。

（二）禁忌证

禁用于明显肠道扩张、腹腔内广泛粘连、躁动不能合作者。

（三）步骤与方法

（1）常在腹正中线上选择穿刺点，肥胖者可选无脂肪组织的脐下缘。

（2）排空膀胱，取仰卧位或斜坡卧位，并向穿刺侧稍侧身 5～10 min。消毒皮肤、铺巾，局部浸润麻醉至腹膜壁层。

（3）将穿刺针与腹壁呈垂直方向缓慢地刺入腹腔，针尖穿透腹膜时有落空感，再进针少许，将有侧孔的塑料管送入腹腔，一般需插入 20～25 cm，塑料管末端连接在盛有 500～1 000 mL 无菌等渗盐水的输液瓶（或袋）上，倒挂输液瓶，使瓶内液体缓慢注入腹腔。

（4）当液体注完或患者感觉腹胀时，把瓶放正，转至床下，使腹腔内的灌洗液借虹吸作用回流入输液瓶内。取灌洗液做肉眼或显微镜检查，必要时涂片、细菌培养或测定淀粉酶含量。

（5）符合以下任何一项即属阳性：① 灌洗液含有肉眼可见的血液（25 mL 血可染红

1 000 mL 灌洗液)、胆汁、胃肠内容物；② 显微镜下红细胞计数超过 0.1×10^{12}/L，或白细胞计数超过 0.5×10^{9}/L；③ 淀粉酶超过 1 000 U/L(Somogyi)；④ 灌洗液沉渣染色涂片找到细菌。

(四) 注意事项

诊断性腹腔灌洗是一项很敏感的检查，假阴性结果少，但是有 10% 以上的阳性者经剖腹证明其实并不需要手术。因此，不宜把灌洗阳性作为剖腹探查术的绝对指征。

七、腰椎椎管穿刺术

(一) 适应证

(1) 诊断性穿刺：主要用于需采取脑脊液检查以协助诊断，测定颅内压力以了解蛛网膜下隙有无阻塞；注入各种对比剂，如空气、氧气、碘油等做气脑造影及脊髓造影。

(2) 治疗性穿刺：主要用于需引流有刺激性的脑脊液以降低颅内压力者；腰麻手术者；向鞘内注入某些药物，如抗生素、抗肿瘤药物等；颅内压过低的伤员，向椎管内注入生理盐水。

(二) 禁忌证

(1) 脑疝或怀疑有脑疝者。

(2) 穿刺处有局部感染或损伤。

(3) 休克、衰竭或濒危状态。

(三) 步骤与方法

常选髂后上棘连线与后正中线的交汇处，相当于第 3/4 腰椎棘突间隙为穿刺点。

1. 术前准备

做好军医(着装、清洁洗手等)、器械物品、沟通评估等准备工作。

2. 体位

伤员侧卧于硬板床上，背部与床板垂直，头屈伏，屈髋抱膝，使脊柱尽量后凸以增宽椎间隙(图 5-3-7)。

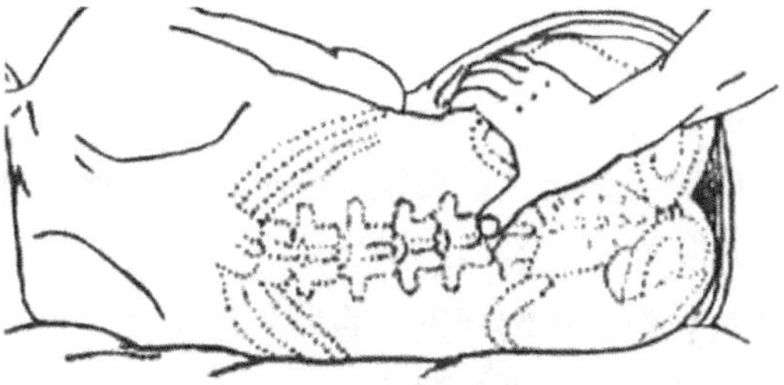

图 5-3-7　腰椎穿刺术体位

3. 消毒及麻醉

常规消毒皮肤，铺无菌洞巾，用2%利多卡因自穿刺点皮肤到椎间韧带做局部麻醉。

4. 穿刺

术者左手固定穿刺点皮肤，右手持针以垂直背部、针尖稍斜向头部的方向缓慢刺入，进针4～6 cm。当感觉两次突破感（穿过棘间韧带和硬脊膜）后，缓慢拔出针芯，可见脑脊液流出。接测压器测量脑脊液初压，正常值为70～180 mmH_2O或40～50滴/min。测压后移去测压器，收集脑脊液2～5 mL送检，之后再接测压器测量脑脊液终压。其他治疗在测终压后即可进行。

5. 术后处理

将针芯插入后一起拔出穿刺针，消毒穿刺点，覆盖无菌纱布，稍用力压迫片刻，用胶布固定。嘱伤员去枕平卧4～6 h，告知伤员有不适立即通知军医或卫生员。整理物品。

（四）注意事项

（1）穿刺时如伤员出现呼吸、脉搏、面色异常等症状，应立即停止操作并做相应处理。

（2）椎管内注药时，要注意药物的浓度和剂量，以防化学性刺激引起不良反应。

（3）操作过程应绝对保持安静，伤员不能躁动，否则容易出现意外。如精神紧张者应在术前使用镇静剂或基础麻醉。

第四节 腹部外科技术

一、剖腹探查术

腹部创伤如经仔细的临床观察、分析和相关检查，仍难以确定病变的性质、部位，但又不能排除大出血等严重情况存在时，应进行剖腹探查。剖腹探查术既能明确诊断，又可达到治疗的目的。

（一）适应证

（1）闭合性腹部伤，确诊或高度怀疑有腹内实质性或空腔脏器损伤者。

（2）开放性腹部伤，损伤涉及腹腔内脏器者。

（3）原因不明的急性腹膜炎，伤情严重，腹膜刺激征明显者。

（4）急性腹痛，怀疑有急性血液循环障碍者（如绞窄性肠梗阻、肠系膜血管阻塞、急性出血坏死性肠炎等）。

（5）腹部术后急性腹痛，有穿孔、出血、梗阻或炎症等严重并发症可能者。

（6）消化道出血，经保守治疗无效，发生休克先兆或出血部位不定者。

（7）持续低血压而难以用腹部以外的原因解释。

（二）步骤与方法

一般采用腹部正中切口、旁正中切口或经腹直肌切口，以便于做适当延长时需要。经腹直肌切口或旁正中切口，除伤情有一定指示外，一般选择在右侧腹部。尽可能避免以创口作切口，以免术后切口感染或裂开。下面以右侧经腹直肌切口为例。

1. 术前准备

做好军医（着装、清洁洗手等）、器械物品、沟通评估等准备工作。伤员禁食、禁饮、胃肠减压，纠正水、电解质平衡失调。大量失血者给予快速补液、扩容并备血。给予广谱抗生素，酌情留置导尿管。

2. 体位

伤员取平卧位。

3. 消毒及麻醉

手术区域备皮、消毒、铺巾，一般采用硬膜外麻醉、蛛网膜下隙麻醉或全身麻醉。

4. 开腹

标记好皮肤切口并消毒，主刀和助手分别固定切口线上、下端的皮肤，一次切开皮肤和皮下组织。切（剪）开腹直肌鞘前层（图 5-4-1A），钝性分离腹直肌（图 5-4-1B），注意结扎腱划处的血管。腹直肌鞘后层与腹膜壁层紧密相贴，可当作一层进行切开。切开前先用两把有齿镊交替提夹腹膜 2～3 次，确认未夹住内脏器官后，在两镊之间斜切一小口（图 5-4-1C），然后在手指的保护下向上、下两端剪开腹膜（图 5-4-1D、E）。用生理盐水纱布垫保护好腹壁切口两侧创面及腹内脏器。

5. 探查

（1）剖腹时的观察：切开腹壁进入腹腔时，注意有无气体逸出，观察腹膜腔内有无食物残渣或粪便，有无积液及其颜色、性质和臭味，有无血凝块等。如有气体逸出，说明有胃肠道穿孔，则应探查腹腔内有无食物残渣或粪便，有食物残渣提示有胃或十二指肠穿孔，有粪便说明肠道下段穿孔。腹腔内浆液性和脓性液体都提示有感染存在。腹腔内有纯血或血块时，可能是肝、脾、肠系膜血管损伤所致，而血样液体则可能是由绞窄性肠梗阻或急性出血性胰腺炎所引起。

（2）腹腔探查：探查时动作迅速、准确、轻柔，不可过度牵拉脏器。一般按“先止血、后修补”的原则进行，既有重点又不遗漏。

① 如腹膜腔内有大量血液，应迅速吸出，用手捧出血凝块，逐一检查实质性脏器。探查顺序是：脾—肝—肠系膜—盆腔脏器（女性如卵巢、输卵管），再切开胃结肠韧带入小腹膜腔检查胰腺；如出血来自腹膜后，应切开后腹膜，清除血块，并探查肾脏及腹膜后大血管。

② 如腹膜腔内有游离气体、胃肠道内容物，可由胃—十二指肠—空肠—回肠逐段向

下检查，最后检查结肠和直肠。纤维蛋白沉积最多、炎性水肿最明显的部位，多是穿孔、破裂所在之处。一般先处理结肠和末段回肠的破口，再处理胃和空肠等。

③ 有肠梗阻时，应先检查盲肠。如盲肠膨胀，则梗阻部位在结肠，此时应立即探查乙状结肠。如乙状结肠膨胀，则梗阻部位在直肠或乙状结肠远端；如果乙状结肠不膨胀，应探查横结肠。如盲肠未见膨胀，则梗阻部位在小肠，应提起回盲部向上探查，空瘪肠段与膨胀肠段的交界处即为梗阻所在。

6. 腹膜腔的处置

腹内脏器损伤经相应处理后，一般情况下腹膜腔内不宜冲洗，只将腹膜腔内的积血、积液、组织碎片、异物清除干净。污染广泛且严重时，可用大量生理盐水反复冲洗，直至吸出液体基本澄清为止。根据伤情放置适宜的引流物，引流物应另戳孔引出，通常采用烟卷引流、橡皮管引流及双套管引流。

7. 关腹

关腹前彻底止血，吸尽腹内液体，理顺肠管位置，拉下并覆盖好大网膜，清点器械、敷料等。关腹时逐层进行缝合。先用弯止血钳将腹直肌后鞘及腹膜切口的上、下端及两侧缘夹住，连续缝合腹膜，缝合的上、下两端均需超过切口（图 5-4-1F）。腹膜缝合后，用生理盐水冲洗腹壁切口各层组织并清洗手套。间断缝合腹直肌鞘前层、皮下组织及皮肤，缝合皮肤前应先用酒精棉球消毒切口两侧皮肤，缝合后用有齿钳整理对合皮肤切口缘，以无菌纱布覆盖包扎。火器伤时，皮下组织和皮肤应留待延期缝合。若腹壁缺损过大，可将大网膜缝在腹膜边缘，外层再用油纱布覆盖，加厚敷料包扎。也可用尼龙布、凡士林纱布或纱布垫缝于腹壁缺损的筋膜创缘，留待延期缝合或待有肉芽组织后植皮或做转移皮瓣。

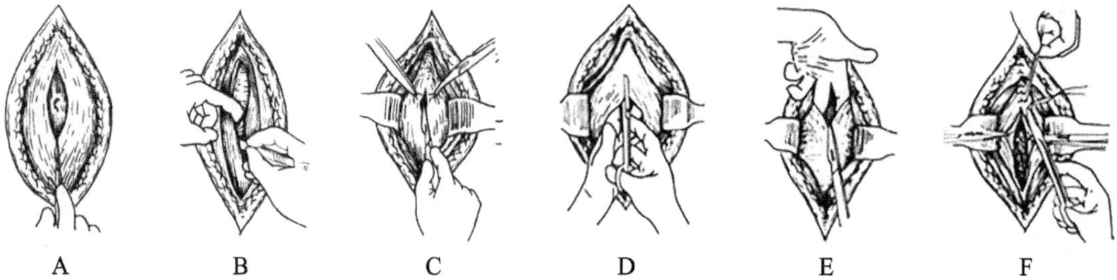

图 5-4-1　剖腹探查术（经腹直肌切口）

8. 术后处理

严密观察伤员体温、脉搏及呼吸变化，积极防治休克。禁食、胃肠减压，记录液体出入量，维持水、电解质平衡。使用抗生素，控制感染。保持引流通畅，记录引流量，及时更换敷料。硬膜外麻醉、蛛网膜下隙麻醉者平卧 6 h，全麻者苏醒后，可由平卧位改为半坐位，使炎性渗出液聚集于盆腔，减轻毒素的吸收。鼓励伤员早活动，勤翻身，预防肠粘连。

（三）注意事项

（1）严格遵守无菌操作原则，预防感染。

（2）切口位置及大小适宜，便于探查及延长。

（3）切开腹膜时切勿损伤腹腔内器官。

（4）开腹后应首先控制活动性的大出血，再处理空腔脏器破裂损伤。

（5）探查要全面、仔细，遵照一定的顺序，避免遗漏。动作要轻柔，不可过度牵拉脏器。

（6）关闭腹膜切口时，缝合的上、下端均需超过切口两端。

二、肝裂伤缝合术

肝脏损伤占战时腹内实质脏器伤的首位，伤后处理如不及时，常因出血、胆汁性腹膜炎而致严重后果。处理以手术治疗为主，根据损伤程度，手术分为单纯填塞止血法、肝裂伤缝合术及肝部分切除术，其中肝裂伤缝合术用于表浅面较规则的肝裂伤。

（一）适应证

（1）肝裂伤损伤面积不大，创口不深，组织坏死少者。

（2）肝损伤不合并肝门或肝内重要血管损伤者。

（二）步骤与方法

一般取右肋缘下短斜切口，上端起自剑突下，下端至右腋前线止，使成“∫”形，入腹后根据探查结果可做适当延长。如单纯肝损伤可将切口下端延至右腋中线，以达到暴露良好的目的。如系左外叶肝损伤或合并脾损伤，可将切口沿左肋缘向左延长至合适的位置即可。如肝损伤较严重，术前休克出现早且不易纠正，也可选用右上腹旁正中切口，以达到迅速进腹的目的。当出血得到控制后，根据探查结果适当延长做“┤”或“├”形切口，充分暴露手术野。

1. 术前准备

做好军医（着装、清洁洗手等）、器械物品、沟通评估等准备工作。对伴有休克者，积极抗休克治疗，尽早手术。给予抗生素、保肝药物，给氧，胃肠减压等。

2. 体位

一般取仰卧位，如取胸腹联合切口可采用左侧半卧位。

3. 消毒及麻醉

手术区域备皮、消毒、铺巾，根据有无休克及损伤部位选择麻醉方法。如损伤部位为肝的外后上部，需要行胸腹联合切口，应施行气管插管和静脉复合麻醉。如损伤部位适于经腹手术者或肝损伤不严重时，以硬膜外麻醉为宜。如有休克者，可选用局部浸润或气管插管和静脉复合麻醉。

4. 控制出血

进入腹腔之后，吸除积血和血块。如发现肝组织破裂处仍有急剧出血，可用手指捏住肝十二指肠韧带中的肝动脉及肝门静脉（图 5-4-2A），也可用海绵钳或心耳钳暂时夹住

(图 5-4-2B)，每次阻断时间一般为 15～20 min。如一次阻断不能完成操作，可松开钳夹，恢复血供 5 min 后再行第 2 次阻断，如此反复直至完成手术。肝脏破裂出血处，也可用纱垫压迫止血。

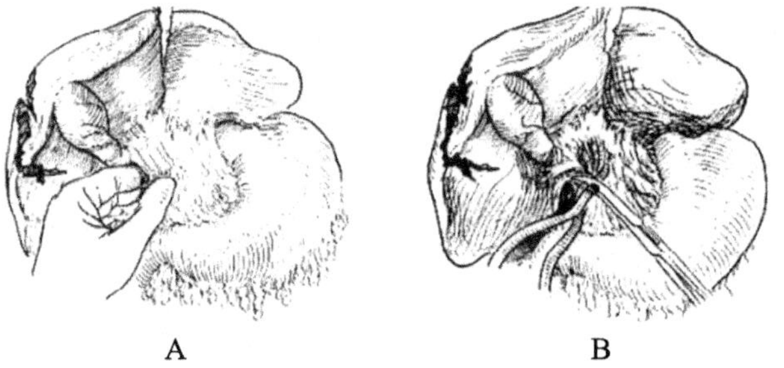

图 5-4-2　控制出血

A：指压止血；B：钳夹止血

5. 探查

清除腹内积血并暂时控制出血后，应仔细探查肝脏，以右手探查肝左外叶的膈面和脏面，以左手探查肝右叶的膈面、外侧、脏面、肝门和下腔静脉等处。探查中必须明确以下 3 点：① 估计失血和输血的量；② 肝损伤的部位、程度并判明损伤的类型；③ 是否合并腹内其他器官组织损伤，根据探查结果确定手术方法。

6. 处理裂伤

对于表浅而较规则的肝裂伤，彻底清除裂口处凝血块和失活肝组织（图 5-4-3A），根据有无活动性出血决定是否阻断肝门。检查肝创缘，如能见到断裂的血管（肝动脉、门静脉、肝静脉的分支）和胆管支，应予钳夹，1 号丝线结扎或缝扎。以 10 号丝线将创缘连同肝被膜一起做间断缝合，缝线距创缘 1.0～1.5 cm，针距 1 cm，缝线最好穿过裂口底部，勿留死腔（图 5-4-3B）。对较深的肝裂伤，若裂伤处仍有渗血或周围组织脆弱不能直接缝合时，可在距创缘 1.5 cm 处做与创缘平行的褥式缝合，然后在褥式缝合外侧间断缝合对拢伤口（图 5-4-4）。

7. 关腹

冲洗腹腔，肝下放置双套管引流（图 5-4-5），逐层关闭腹腔。

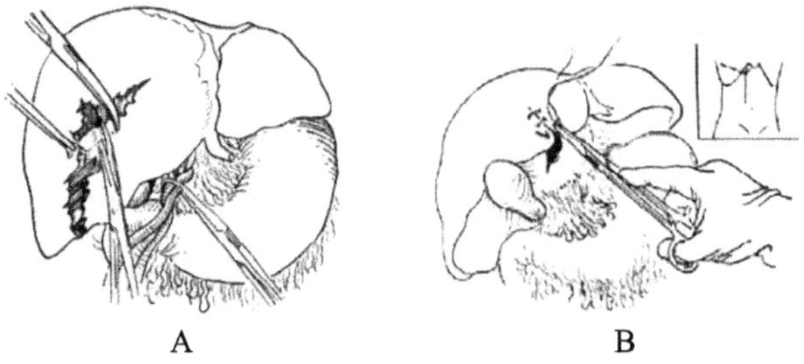

图 5-4-3　处理裂伤

A：清除失活肝组织；B：肝裂伤间断缝合

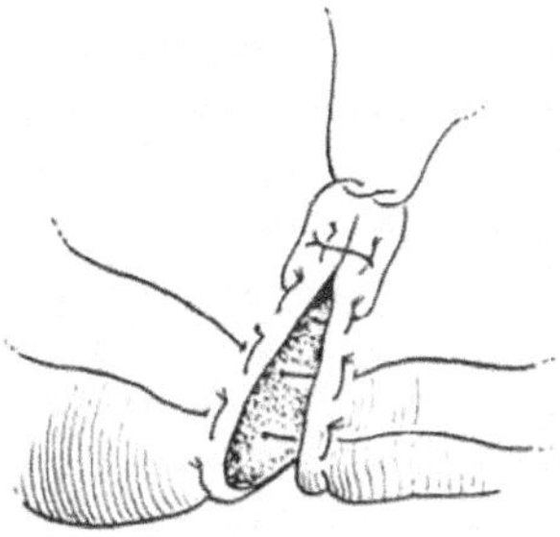

图 5-4-4 肝裂伤褥式缝合+间断缝合

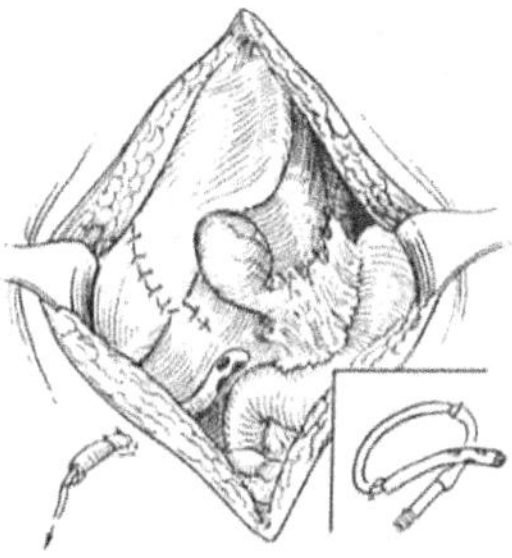

图 5-4-5 腹腔双套管引流

（三）注意事项

（1）开腹探查时，如肝表面无明显损伤，应考虑到中央破裂的可能。应用手轻轻触摸肝脏，在凹陷或变软处行局部或胆总管穿刺，如有血液即可证实。还应注意腹腔内合并其他脏器损伤的可能，切勿遗漏。对脱落在腹腔内的肝碎块组织，必须彻底清除，以免自溶后引起感染。

（2）肝裂伤断面所显露的尚未离断的血管和肝内胆管，应予钳夹、切断并结扎，以免断端回缩后结扎困难，造成出血或胆漏。

（3）由于肝组织脆弱，结扎缝线时，应慢慢拉紧，以免缝线割裂肝脏。

（4）如有较大的肝内胆管损伤，为防止胆漏或胆汁性腹膜炎，在处理肝创面时要仔细寻找并将其修补，同时切开胆总管留置 T 形管引流，以降低胆管内压力，促进其愈合。

三、脾切除术

脾脏也是腹腔中最易损伤的脏器之一。脾脏损伤病情比较凶险，又因常合并其他脏器损伤，临床表现复杂，要求诊断及时、处理恰当，否则可危及生命。脾破裂合并脾蒂或大血管损伤的伤员死亡率可高达 70%，需立即行脾切除术止血，以挽救生命。

（一）适应证

脾破裂。

（二）步骤与方法

常用左上腹纵切口及左肋缘下斜切口。

1. 术前准备

做好军医（着装、清洁洗手等）、器械物品、沟通评估等准备工作。严重脾破裂的伤员常出现失血性休克，应积极防治，配置大量血液制品以备输血之用。给予适当的抗生素预防感染，留置胃管做胃肠减压等。

2. 体位

伤员取仰卧位并将左背部稍垫高，估计操作困难的可采用半侧卧或右侧卧位。

3. 消毒及麻醉

手术区域消毒、铺巾，一般选择硬脊膜外阻滞或全身麻醉（吸入麻醉或静脉复合麻醉）。

4. 探查

入腹后检查肝、胆道、胃、十二指肠及胰腺，检查有无副脾，检查脾脏大小、粘连程度等。

5. 分离

助手将胃向右牵开，将脾脏前缘向左拉开，显露胃脾韧带，在其无血管区剪开一小孔。从剪开小孔处逐渐剪开胃脾韧带，将其中血管用止血钳夹住后切断、结扎。显露胃后壁和胰尾部，在胰尾上缘可见脾血管。用长镊子提起脾动脉前腹膜，剪开后显露脾动脉。剪开动脉鞘膜，分离脾动脉 1 ~ 2 cm，用直角钳挑起脾动脉，由其下方穿过一根粗丝线，予以结扎。将脾下极向左上方翻开，显露脾结肠韧带，用止血钳夹住后切断结扎（图 5-4-6A）。用手伸入脾与膈肌之间，钝性分离脾和膈肌之间的疏松组织。用手将脾脏托出切口（图 5-4-6B），同时用温盐水纱布垫填塞脾窝。

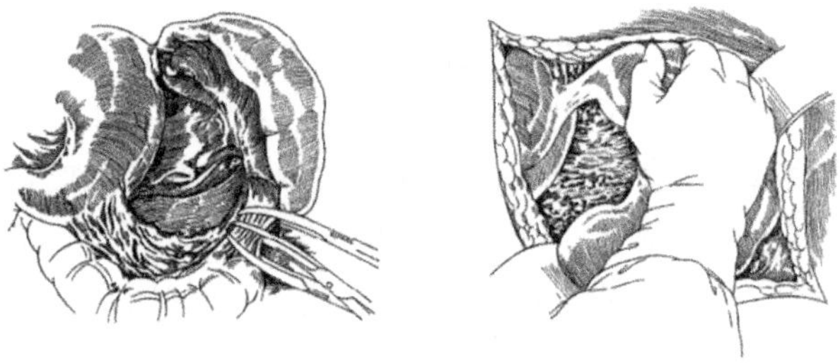

A　　　　B

图 5-4-6　分离脾脏

A：切断脾结肠韧带；B：托出脾脏

6. 切除

用止血钳将胃脾韧带上段未分离部分及胃短动脉钳夹、切断、结扎（图 5-4-7A）。此处胃脾韧带很短，钳夹时应避免损伤胃壁。轻轻右翻脾脏，显露脾门，注意避免撕破脾蒂引起大出血。用手分离脾蒂与胰尾之间的疏松组织。用 3 把大弯止血钳夹住含有脾动、静脉的脾蒂，剪断脾蒂，切除脾脏（图 5-4-7B）。脾蒂断端用粗线结扎，其远端做贯穿缝扎。必要时可将脾动、静脉分别再结扎。

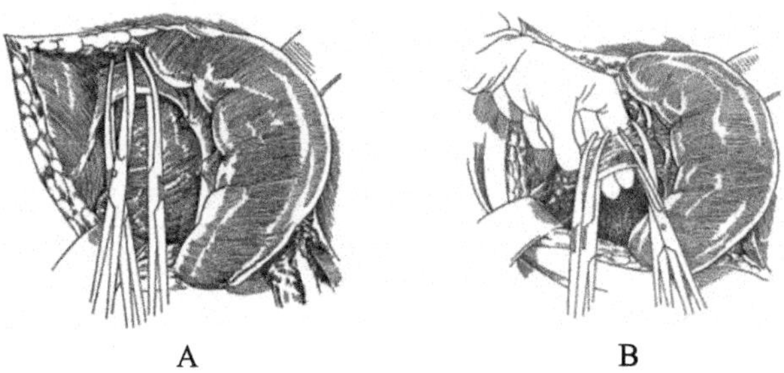

A　　　　B

图 5-4-7　切除脾脏

A：切断胃脾韧带、胃短动脉；B：剪断脾蒂

7. 引流及关腹

取出脾窝内纱布垫，彻底止血。检查无出血后，用温盐水冲洗手术野。若渗血较多，应在膈肌下留置一根多孔引流管。最后逐层关闭腹壁切口。

8. 术后处理

观察有无内出血，常规测量血压、脉搏和血红蛋白的变化。观察膈下脾窝引流管情况，如有内出血倾向，应及时输血补液。如确系持续性大出血，应考虑再次手术止血。脾切除术对腹腔内脏器（特别是胃）的刺激较大，应置胃肠减压管，防止术后胃扩张，术后2~3 d再恢复进食。术后常规应用抗生素，以防治全身和膈下感染。及时测定血小板计数，注意脾静脉血栓的防治。

（三）注意事项

（1）术中注意保护临近器官，充分游离、切断脾周韧带后再行脾切除术。

（2）牵拉和托出脾脏时切忌使用蛮力，以免撕裂脾蒂造成大出血。

（3）预先结扎脾动脉以减少出血。

四、胃肠修补术

腹部伤中，若胃肠道的创口较小、损伤较轻、血供较好，可进行胃肠修补术，即对受损的胃肠段予以保留，针对损伤部位直接进行缝合修补。

（一）适应证

（1）胃肠道外伤，如刀刺伤、医源性损伤等。

（2）胃、十二指肠溃疡急性穿孔，有以下情况时可做穿孔修补术：① 伤情危重，不能耐受胃大部切除者；② 穿孔时间长，有广泛的弥漫性腹膜炎者；③ 设备和技术条件不能施行胃大部切除时。

（二）步骤与方法

胃、十二指肠穿孔一般选择上腹部正中切口或右侧经腹直肌切口，肠穿孔时选择中、下腹部右侧经腹直肌切口。

1. 术前准备

做好军医（着装、清洁洗手等）、器械物品、沟通评估等准备工作。伤员禁食、禁饮、胃肠减压，纠正水、电解质平衡失调。大量失血者给予快速补液、扩容并备血。给予广谱抗生素，酌情留置导尿管。

2. 体位

伤员一般取平卧位。

3. 消毒及麻醉

手术区域备皮、消毒、铺巾，根据伤情可选择局部麻醉、硬膜外麻醉或全身麻醉。

4. 开腹及探查

开腹及探查的步骤与方法同剖腹探查术。开腹后可见气体逸出，穿孔部位附近常有胃肠内容物及渗出物积聚。

5. 修补

将穿孔部位提出至腹壁切口外，于穿孔的两侧用丝线做缝合，缝线方向应与胃肠长轴平行，以防因缝合而导致狭窄。修补方法分为两层修补法和一层修补法两种。条件允许时应尽量做两层修补，以保证修补的可靠性。但在某些情况下，如穿孔周围组织炎症反应明显、质地脆弱或有张力等，不能勉强进行两层修补，可只做一层修补。

（1）两层缝合修补法：第一层缝合胃肠壁全层，可做间断内翻缝合或单纯间断缝合（图 5-4-8A）。第二层缝合浆膜肌层加固，多采用间断垂直内翻缝合法（图 5-4-8B）。一般每层缝合 3～4 针，逐一结扎缝线，结扎时要轻柔，以免缝线割裂组织。浆膜肌层的缝线暂不剪断（图 5-4-8C），将附近的大网膜覆盖在修补处（图 5-4-8D），再用结扎线结扎固定。

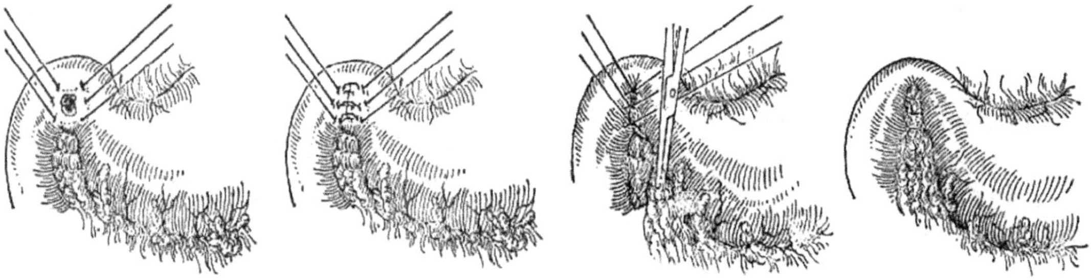

A　　B　　C　　D

图 5-4-8　胃十二指肠穿孔修补（两层修补法）

（2）一层缝合修补法：当穿孔周围组织条件较差，如水肿明显、组织脆弱等，无法行两层修补时，可选择一层修补法，即行单纯间断浆膜肌层或全层缝合。一般缝合 3～4 针，缝合后暂不结扎，待全部缝完后在助手协助下一并完成结扎，可防止局部撕裂。结扎后用大网膜覆盖修补处，再次打结固定。如穿孔周围组织水肿广泛，瘢痕组织过多或穿孔过大，不易牢固缝合时，可先将大网膜填塞在穿孔处，然后再间断缝合数针结扎固定。

6. 关腹

修补完毕后仔细清理腹腔，可行腹腔冲洗，必要时留置腹腔引流管，逐层缝合腹壁切口。

7. 术后处理

严密观察伤员生命体征及伤情变化。禁食，胃肠减压，记录液体出入量。待伤员胃肠功能恢复后拔出胃管，逐步恢复饮食。若伤情重、穿孔大、周围组织条件差或修补欠满意时，禁食和留置胃管时间应稍长一些，以保证穿孔处的愈合。合理运用抗生素，控制感染。麻醉清醒和伤情稳定后取半卧位。鼓励伤员早活动，勤翻身，预防肠粘连。

（三）注意事项

（1）严格遵守无菌操作原则，防止加重感染。

（2）探查病变时要全面、仔细，避免遗漏，动作轻柔，不可过度牵拉脏器。

（3）若穿孔较大、周围组织条件差时，不可勉强进行缝合修补，以免愈合不良，可酌情改行切除吻合术。

五、小肠切除吻合术

腹部伤常常造成不同程度及范围的小肠损伤，当肠管损伤严重而无法保留时，需要行部分切除吻合术。小肠切除吻合术即是将病变的部分小肠切除，再将其两端正常的小肠进行吻合，以恢复肠道再通的手术。

（一）适应证

（1）小肠广泛性损伤，修补困难者。

（2）各种原因引起的小肠肠管坏死，如肠扭转、肠套叠、肠系膜外伤等。

（3）肠道炎性溃疡穿孔，局部组织水肿明显，不能修补或修补不可靠者。

（4）部分小肠粘连严重，导致梗阻，不能分离者。

（二）步骤与方法

根据情况适当选择切口，若小肠损伤部位未确定，则多选择右侧经腹直肌探查切口。如伤员曾行过腹部手术，拟从原切口进腹时，新切口应超出原切口上端或下端一段距离，并在超出部分进腹，以防止原切口下有腹腔脏器粘连而误伤。下面以右侧经腹直肌切口为例。

1. 术前准备

做好军医（着装、清洁洗手等）、器械物品、沟通评估等准备工作。急诊手术的伤员应注意积极抗休克，纠正水、电解质平衡失调，抗感染，禁食并留置胃肠减压管等。择期手术的伤员应于手术前日改进流汁饮食，手术前晚灌肠，手术日晨禁食并置胃肠减压管及麻醉前用药等。

2. 体位

伤员一般取仰卧位。

3. 消毒及麻醉

手术区域备皮、消毒、铺巾，可采用硬膜外麻醉、蛛网膜下隙麻醉或全身麻醉。

4. 开腹

标记好皮肤切口并消毒，主刀和助手分别固定切口线上、下端的皮肤，依次切开皮肤和皮下组织。切（剪）开腹直肌鞘前层，钝性分离腹直肌，注意结扎腱划处的血管。

5. 探查

切开腹壁进入腹膜腔时，注意有无气体逸出，观察腹膜腔内有无食物残渣或粪便，有无积液及其颜色、性质和臭味，有无血凝块等。对肠梗阻患者，应迅速寻找梗阻的部位及原因。若小肠绞窄，须正确判断其组织活力。凡小肠呈青紫色，表面失去光泽，无肠蠕动，相应的动脉无搏动，均表示肠壁组织已经坏死。不易确定时，可将可疑肠段提出切口外，以热生理盐水纱布垫局部热敷 5 ~ 10 min，必要时可在肠系膜近根部注入 0.5% 奴夫卡因 2 ~ 3 mL，观察有无色泽改变，以辨别肠壁组织有无血供障碍及生机。对外伤性肠壁穿孔，应按顺序探查整个肠道及脏器。

6. 确定切除范围

如确定须行小肠部分切除术，首先应选择并确定切断的部位及范围。切断处保留的肠管必须具有良好的血供，切断肠管的近、远端各距离损伤处 5 cm 左右。肠梗阻引起的肠管坏死，应根据肠壁水肿情况，近端适当多切除一些。

7. 分离肠系膜

将部分肠管提出腹壁切口外，肠管切除范围若在 10 cm 以内，可沿肠壁分离肠系膜（图 5–4–9A）；如果肠管切除范围较大，应扇形分离肠系膜（图 5–4–9B）。分离时，用止血钳从系膜无血管处穿过，分次钳夹、切断，用 1 号丝线结扎。在肠管拟切断处，应分离出 0.5 ~ 1 cm 范围无系膜附着缘，以便于切断后达到理想的肠道吻合。

8. 切断肠管

在预定切断处两端，各以有齿止血钳与肠横轴呈约 30° 角斜行钳夹肠管，使肠壁的系膜缘多保留一些，这样不仅能保证断端血运良好，而且也使吻合口直径相对增大（图 5–4–10）。钳夹时应使保留端的肠壁有 0.5 ~ 1 cm 范围无系膜附着缘。用拇指和食指夹住肠管将小肠内容物挤向两端肠腔，然后用带橡皮套的肠钳，在距有齿止血钳外约 5 cm 处夹住肠管。钳夹不能过紧，肠管被夹的时间也不宜过长，否则可造成肠壁组织损伤。分别以生理盐水纱布垫保护切断处，在两把有齿止血钳之间切断肠管。切除的小肠置于弯盘中移去。断端以消毒液，如 0.5% 洗必泰醇等擦拭后将两断端靠拢。

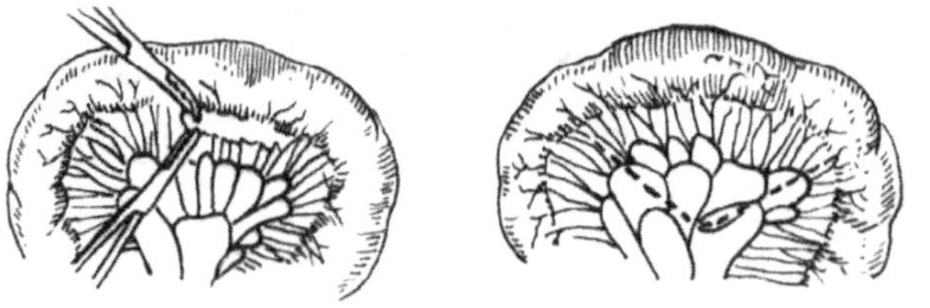

图 5–4–9　分离肠系膜

A：沿肠壁分离肠系膜；B：扇形分离肠系膜

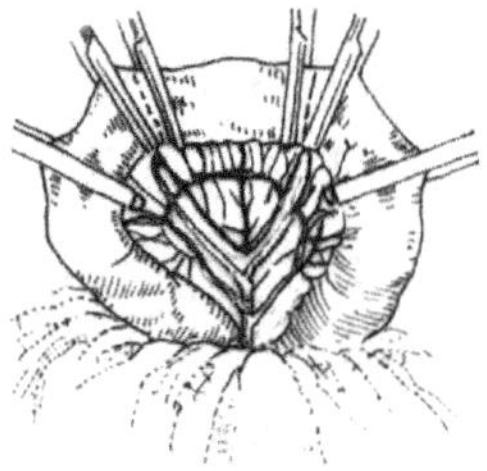

图 5–4–10　斜行钳夹肠管

9. 吻合肠管

小肠的吻合方式有开放式、闭合式，端端吻合、侧侧吻合和端侧吻合，两层缝合法、一层缝合法等。临床上，通常采用开放式端端吻合两层缝合法：将切断的小肠两端对应靠拢，周围以生理盐水纱布垫保护，两钳稍外倾斜，以显露肠腔。在肠管两侧距吻合口 1 cm 处各缝一针做牵引，继而于肠管后壁离钳两侧距吻合口约 0.5 cm 处做 Lembert（后壁间断浆膜肌层）缝合（图 5–4–11A），线头暂以止血钳夹住作为牵引。去除有齿止血钳，剪去被钳压榨的肠壁（图 5–4–11B），以 0.5% 洗必泰醇擦拭肠腔消毒。后壁做毯边全层间断缝合或连续缝合（图 5–4–11C），第一针先在肠壁外做结扎，用止血钳夹住一短线头，长线头继续缝合至对侧肠壁。每针距断缘约 0.3 ~ 0.4 cm，每针间相距 0.4 ~ 0.5 cm。后壁全层缝完后，仍用该长线转向前壁，改做 Connell 缝合（连续全层水平褥式内翻缝合，图 5–4–11D）。每缝一针须由助手拉紧缝线，并使肠壁内翻，最后所缝的 2 ~ 3 针暂不收紧，待前壁缝合完毕，再逐针收紧，然后与后壁全层缝合的第一针短线头会合结扎，使线结在肠腔内。松开肠钳，更换吻合时用的纱垫、污染器械，用生理盐水冲洗手术人员手套，再以细丝线间断缝合前壁浆膜肌层（图 5–4–11E）。缝合完毕后以拇指、食指检查吻合口的大小，一般至少应易于通过拇指或食指末节。最后缝合系膜裂隙（图 5–4–11F），注意勿刺破或结扎系膜血管。检查吻合口肠壁的血液循环是否良好及有无肠管扭曲等情况。若小肠管径小或两端管径大小相差悬殊时，可采用对等分法，先间断全层缝合后壁及前壁，再间断内翻缝合前壁及后壁的浆膜肌层。

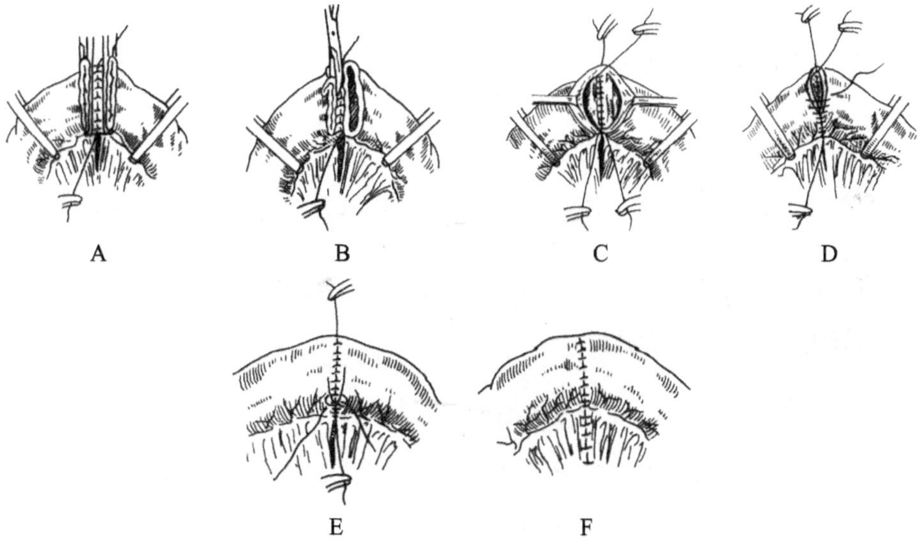

图 5–4–11　小肠端端吻合术

10. 关腹

吻合完成后，将肠管回纳入腹腔，拉下大网膜覆盖肠管，清点纱布、器械，逐层缝合关腹。

11. 术后处理

严密观察伤员生命体征及伤情变化。禁食、胃肠减压，待伤员胃肠功能恢复后拔出胃管，逐步恢复饮食。合理运用抗生素，控制感染。鼓励伤员早活动，勤翻身，预防肠粘连。

（三）注意事项

（1）严格遵守无菌操作原则，防止加重感染。

（2）分离、结扎肠系膜时，必须直视小肠系膜血管弓的分布与走行，防止误扎组织或过多结扎，以免影响肠管的血供。肠管断端系膜的游离范围要适当，分离过小会影响吻合口内翻，分离过多会影响血供。

（3）吻合时边缘不宜内翻过多，但也要保证黏膜不外露。浆膜肌层缝合时，应达黏膜下层才牢靠，但不能缝穿黏膜而进入肠腔。结扎时不宜过紧，以免割裂肠壁。连续缝合时，缝线不宜牵拉过紧，以免造成吻合口紧缩狭窄；但也不宜过松，以防黏膜外露。

（4）如遇两断端大小不对称，行端端吻合有困难时，可将较细的肠管断端的倾斜角度加大，使两侧吻合端的口径接近。若仍有较大差距，可在全层缝合时，管径大的一端针距稍大一些，而管径小的一端针距小一些，避免“瓶颈状”吻合口狭窄。

（5）缝合肠系膜裂隙时，勿将系膜血管刺破或结扎。系膜脂肪较多时，可将两层被膜分别缝合，线结埋在两层之间。系膜裂隙缝闭后，要仔细观察吻合口肠管血液循环是否良好。

（6）若放置腹腔引流，引流物不要与吻合口直接接触，通常应另戳孔引出。

六、结肠造口术

（一）适应证

（1）腹部伤导致结肠或直肠损伤及肠壁缝合不可靠者，暂时转流肠内容物及减压。

（2）结肠梗阻者减压。

（3）直肠损伤严重、无法修复者，结肠造口作为永久性人工肛门。

（4）结肠吻合术后暂时性减压。

（二）结肠造口的种类

根据伤员伤情及治疗需要可分为暂时性和永久性人工肛门。造口的位置和种类应根据病变的部位及造口的目的而定。盲肠和横结肠造口多为暂时性，乙状结肠造口多为永久性。造口的种类包括橡皮管造口、单腔造口、双腔造口和袢式造口（图 5-4-12）。如远侧结肠损伤处被切除不能做吻合，可做单腔造口；远侧结肠损伤处未能切除，则做双腔造口。如损伤或梗阻发生于直肠不能切除时，则取乙状结肠做双腔造口；如发生在左侧结肠，则选择横结肠双腔造口。如结肠梗阻须紧急减压，可用橡皮管做盲肠造口。

（三）步骤与方法

以横结肠双腔造口术为例，取右上腹经腹直肌切口或横切口。

1. 术前准备

做好军医（着装、清洁洗手等）、器械物品、沟通评估等准备工作。伤员禁食、禁饮、

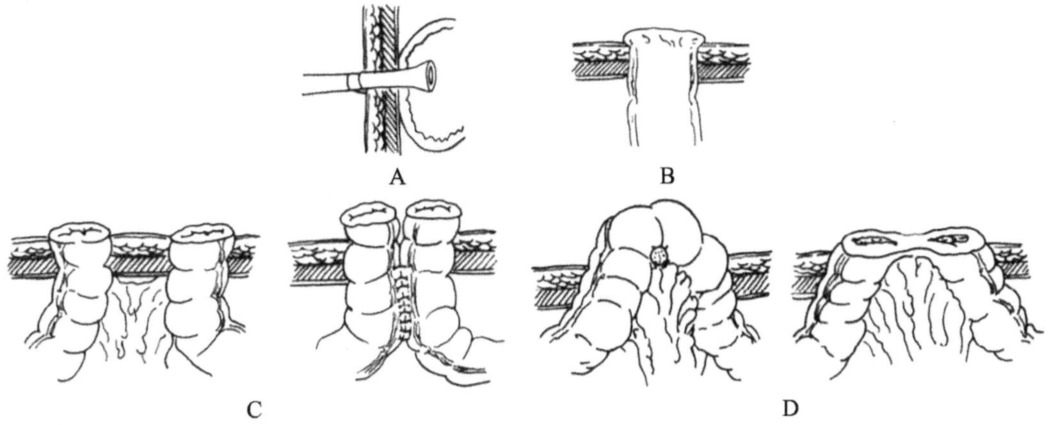

图 5-4-12 结肠造口种类

A：橡皮管造口；B：单腔造口；C：双腔造口；D：袢式造口

胃肠减压，纠正水、电解质平衡失调。

2. 体位

伤员取仰卧位。

3. 消毒及麻醉

手术区域备皮、消毒、铺巾，根据伤情可选择局部麻醉、硬膜外麻醉或全身麻醉。

4. 开腹

依次切开腹壁各层组织进入腹腔，步骤与方法同剖腹探查。

5. 处理大网膜

提起大网膜即可找到横结肠，将拟外置肠段的大网膜从横结肠上缘剪开（图 5-4-13），大网膜仍还纳腹腔。

6. 结肠外置与固定

提出一段横结肠，在其系膜无血管处靠近肠管用止血钳撑开一空隙，于此处穿过一根粗玻璃棒，并以橡皮管套入其两端，用以固定外置肠管以防回缩（图 5-4-14）。将腹膜的边缘与结肠上的肠脂垂及系膜缝合数针。

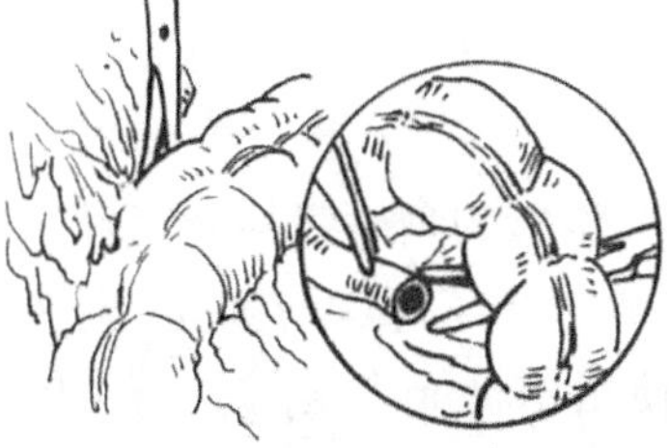

图 5-4-13 剪开大网膜、横结肠系膜戳孔

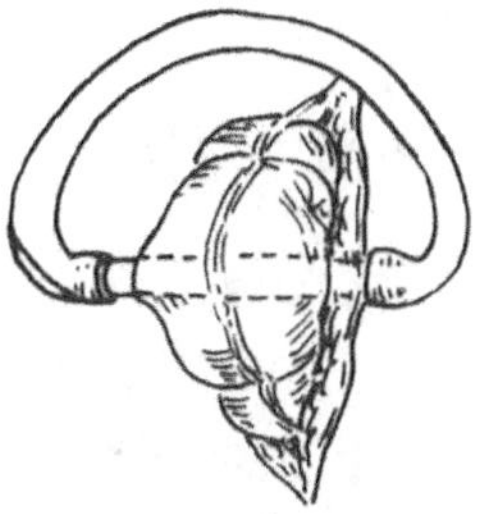

图 5-4-14 提出一段横结肠穿过玻璃棒

7. 腹壁切口部分缝合

将腹壁切口两端逐层用丝线各缝合数针。缝合松紧适当，一般以缝合后外置结肠旁能伸入一食指尖为宜。用油纱条绕外置结肠一圈，并覆盖肠管，外加干纱布及棉垫保护切口。

8. 切开肠壁

一般在术后 3 d 进行，通常用刀或电刀在外置结肠上沿结肠带切开长约 3 ~ 4 cm。玻璃棒暂不去除，继续保留 1 周左右。如术后数小时内伤员出现明显腹胀，可在外置肠管上做一荷包缝合，在缝线中央切开肠壁，插入一根硬质多侧孔橡皮管，然后结扎荷包缝合线，固定橡皮导管，勿使滑脱或移动，将其与吸引瓶相接。如做永久性人工肛门，可于 2 周后横形切断肠管，剪除多余的肠壁，使两断端在腹膜外各保留 3 cm 左右，形成结肠双管造口。预防性造瘘时如近期不出现梗阻，也可暂时不切开肠管，待以后出现梗阻时再行肠管切开术。

9. 术后处理

严密观察伤员生命体征及伤情变化。禁食，胃肠减压，记录出入量，维持伤员水、电解质及酸碱平衡。待切开造口肠袢后，即可逐步恢复饮食。保持局部皮肤清洁，避免肠黏膜外翻。术后 2 周起，每日或隔日用手指扩张人工肛门，以防狭窄。若为暂时性造口，一般于第一次手术 6 周后关闭结肠造口，逐层缝合腹壁切口。

（四）注意事项

（1）横结肠袢应从其右段提出，提出时注意其肠系膜方向，勿发生扭转。

（2）腹壁切口缝合的松紧要适当，过松易引起腹内容物脱出，过紧则可影响外置肠管的血供，并易造成狭窄。

（3）做肠腔减压时，荷包缝合的缝针不可穿透肠壁全层，以防肠内容物外溢，污染腹腔。

七、内窥镜微创外科技术简介

（一）应用背景

随着内窥镜微创外科技术的普遍传播和实践应用，现代外科学呈现出快速发展势头，内窥镜微创外科的创新技术促进了外科救治水平的提高。近年来，内窥镜外科手术在野战外科中也逐渐得到应用。

（二）外军应用案例

（1）2009 年，一艘美国航母在某海域完成了一次紧急的食管镜检查治疗，这是内窥镜外科技术在海上的应用案例，此次检查原因是有异物掉进了患者的食道，患者出现了呼吸窘迫的症状。医生对患者实施了气管内麻醉后，使用 10 mm 内窥镜进行食管检查，并取出异物。内窥镜外科综合设备上还增配了与之兼容的纤维胃十二指肠镜，使医生可进一步实施胃镜检查，并通过远程医疗手段将相关检查内容传到沿岸基地医院，实时获取专家的咨询建议。

（2）2017 年 1 月，在俄罗斯航母舰队开赴叙利亚的途中，外科团队在“库兹涅佐夫”

号航母上首次完成了腹腔镜阑尾切除术。在远航途中，一名士兵出现转移性腹痛症状，医生为患者进行了腹腔镜检查，发现患者患有典型的蜂窝织炎性阑尾炎，随即决定继续通过腹腔镜实施手术干预。医生使用手术系统附加的机械手臂通过右髂区的刺孔完成了阑尾切除术，并进行腹腔引流，手术结束。患者逐渐康复。

（三）我军“野战用内镜系统”介绍

海军军医大学第一附属医院消化内科团队通过医工结合方式成功研制出一套“野战用内镜系统”，解决常规内镜系统体积庞大、水电要求较高、洗消过程繁杂等难题，适用于部队作战训练或紧急救治等特殊情形（图 5-4-15）。

一是便携集成：野战用内镜系统采用拉杆箱结构，体积小巧，展收方便，可单人携带，体积仅为常规内镜的 1/10，重量不足 35 kg，内置锂电池供电，可连续工作 3 h 以上。不仅能进行常规消化道疾病的诊断，并且带有活检通道，可视为普通消化内镜的浓缩版。适用于急诊、监护室、救护车、基层医疗机构等环境。

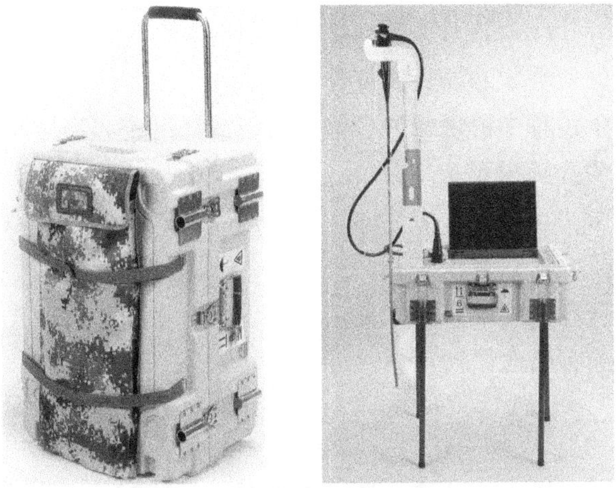

图 5-4-15　我军“野战用内镜系统”

二是高清成像：野战用内镜系统由储运箱、内镜、注水注气、吸引、能源、图像管理 6 个模块组成，配备高清电子微型成像系统、微型高亮度光源、微型显像系统。通过临床研究证实，在操作性能和图像质量等方面与常规内镜无差异。

三是免洗消隔离：应用密闭的一次性保护套，省去常规软式内镜清洗、消毒的复杂步骤，既缩短救治时间又避免了交叉感染，对提升特殊环境下消化系统疾病的诊治能力具有重大意义。

（四）应用意义

现代微创技术极大地提高了野战外科救治的水平，内窥镜外科技术的应用可以改善野战环境下的医疗救治质量，减小手术带来的创伤，缩短伤员的治疗康复时间。

第五节 血管外科技术

一、静脉切开术

（一）适应证

（1）伤情紧急，如休克、严重脱水、大出血等，急需快速大量输血、输液而静脉穿刺有困难时。

（2）需较长时间维持静脉输液或静脉滴注药物，而浅静脉和深静脉穿刺有困难或阻塞者。

（3）施行某些特殊检查如心导管检查等。

（4）为保证大手术过程中静脉输液、输血通畅或需测中心静脉压而大静脉穿刺未能成功，可切开大静脉或头静脉插管。

（二）禁忌证

（1）静脉周围皮肤有炎症或有静脉炎。

（2）有血栓形成或有出血倾向者。

（三）步骤与方法

一般选择四肢表浅静脉切开，最常用的是内踝前或卵圆窝处的大隐静脉。下面以内踝前大隐静脉切开为例：

1. 术前准备

做好军医（着装、清洁洗手等）、器械物品、沟通评估等准备工作。

2. 体位

伤员仰卧位，术侧下肢外旋。

3. 消毒及麻醉

静脉切开部位皮肤常规消毒，铺无菌洞巾，用普鲁卡因或利多卡因做局部麻醉。

4. 切开皮肤

在小腿内踝前上方 3 cm 处，横行切开皮肤，长约 2～2.5 cm（图 5-5-1A）。

5. 分离血管

用小弯止血钳沿血管走行方向边分离边寻找大隐静脉，找到后游离一段约 1.5 cm（图 5-5-1B），将静脉挑出并在静脉下穿过细丝线 2 根，用 1 根先结扎静脉远侧端，暂不剪断丝线，留做安置导管时做牵引用（图 5–5–1C、D）。

6. 插入导管

牵引远侧丝线将静脉提起，用小尖剪在静脉壁上剪一“V”型切口（图 5–5–1E），以无齿镊夹起切口上唇静脉壁，将静脉切开导管快速插入静脉腔（图 5–5–1F），深约 5 cm，结扎近侧丝线，并将导管缚牢（图 5–5–1G）。将备好的输液器接头与导管连接，观察液体输入是否畅通及有无外渗。

7. 固定

剪去多余丝线，缝合皮肤切口，用 1 根皮肤缝线环绕导管结扎固定以防滑脱（图 5–5–1H）。外用无菌敷料覆盖，胶布固定。

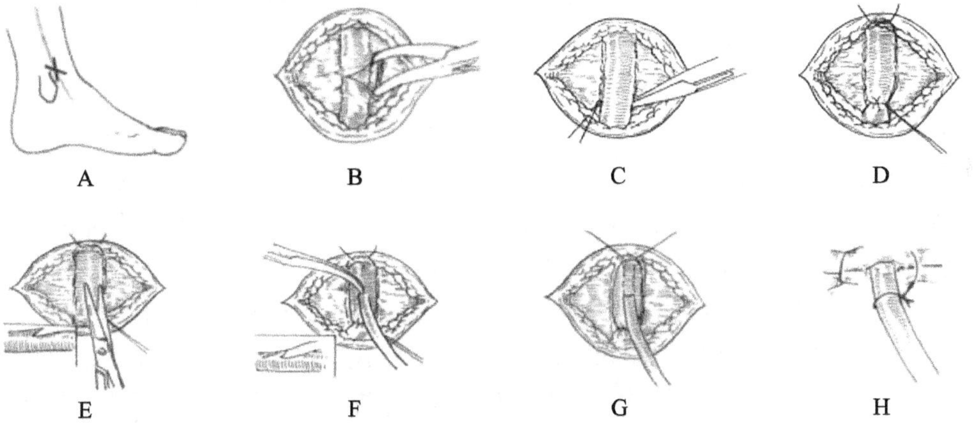

图 5–5–1　内踝前大隐静脉切开术

8. 拔管

不再使用时，消毒、剪断结扎线，拔出导管，局部加压，覆盖纱布包扎，胶布固定。术后 7 d 拆除切口处皮肤缝线。

9. 术后沟通

术后注意观察生命体征，嘱伤员平卧，有任何不适及时告知。交代术后并发症，如局部损伤、出血、伤口感染等。做好手术记录。

（四）注意事项

（1）切口不可太深，以免损伤血管。

（2）分离皮下组织时应仔细，以免损伤静脉。

（3）剪开静脉壁时，剪刀口应斜向近心端，且不可太深，以免剪断静脉。

（4）静脉切开导管插入静脉前，应用无菌生理盐水冲洗干净，并充满液体，以防止空气窜入。

（5）注意无菌技术，谨防感染。导管留置时间一般不超过 3 d；如细硅胶管，留置时间可稍长。如无禁忌，可每日定时用小剂量肝素溶液冲洗导管。若发生静脉炎，应立即拔管。

二、四肢主要动脉结扎术

四肢战伤常伴有血管损伤，而战伤中血管损伤约 94% 发生在四肢。大血管损伤引起的大出血可危及生命，止血不当会造成供血不足，引起肢体坏死。四肢战伤大血管损伤的救治关键是现场立即止血带止血，紧急后送，紧急手术，做好初期外科处理。而四肢主要动脉的显露和结扎则是早期手术和初期外科处理的重要环节，是四肢战伤损伤控制手术的关键，既可实现彻底可靠的止血，也可为后续手术治疗奠定基础。

需要指出的是，随着血管外科的发展，对四肢大动脉结扎应持谨慎态度，在保证生命安全的前提下争取行血管修补、吻合或移植等手术，以重建血管通道，保存肢体。若医疗资源许可，可争取行暂时性血管分流手术，但在战时条件下，尽早显露和结扎大动脉仍是牢固可靠的四肢止血技术，也是常用的损伤控制手术。

四肢大血管结扎的适应证：① 肢体毁损严重，不能修复血管或修复后也不能保存肢体；② 伤情危重，有多处重要脏器伤，不能耐受血管修复手术；③ 缺乏必要的血管修复技术或输血来源时，应先做好清创、结扎动脉断端，再迅速后送到有条件的医院，争取修复血管；④ 次要动脉伤，如尺、桡动脉之一或胫前、后动脉之一断裂，另一血管完好，且试结扎损伤血管后不影响肢体循环；⑤ 其他技术无法控制或防止的大出血。

结扎部位对结扎大动脉后的肢体预后很重要。当不能用其他方法控制大出血时，不论血管有多大，都要在靠近血管损伤的部位进行结扎，即使知道其侧支循环不足也要结扎，结扎应争取在动脉主干较大分支的远侧进行。根据两次世界大战的统计，结扎四肢大动脉后的截肢率分别为：股动脉 81%、股动脉（股深动脉以下）55%、腘动脉近 100%、腋动脉或肱深动脉以上 50%、肱动脉 26%。

（一）腋动脉结扎术

腋动脉为锁骨下动脉的延续，是上肢的主要血管，直接影响上肢的存活，因此，显露与结扎腋动脉是在上肢毁损严重等特殊情况下，迫不得已而采取的控制出血手术，为后续重建血管通道创造条件。

1. 步骤与方法

（1）术前准备：做好军医（着装、清洁洗手等）、器械物品、沟通评估等准备工作。

（2）体位：伤员仰卧，头转向对侧，上肢外展 90°并稍向外旋，前臂放在手术台旁小桌上，上臂不用任何支持物以免肌肉移位，增加手术的困难。

（3）切开皮肤：沿动脉的体表投影或动脉的搏动，以腋前皱襞为中心，做一长 6～8 cm 皮肤切口（图 5-5-2），切开皮肤和皮下组织。

（4）显露并切开腋鞘：沿喙肱肌和肱二头肌内侧缘切开深筋膜，向其深面进行钝性分离并拉向外侧，可见腋血管神经束及包绕其表面的腋鞘。用尖镊将鞘膜提起与血管分离开，并切一小口，再向远侧和近侧扩大。

（5）分离腋动脉：应先将静脉与动脉分离开，然后分离紧位于动脉周围的神经。将尺

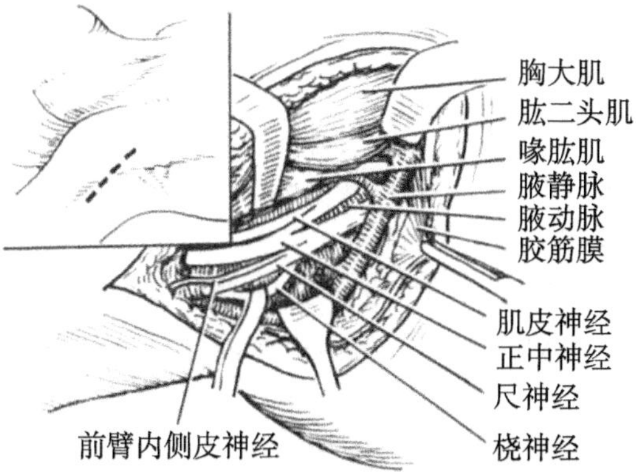

图 5-5-2　腋动脉的显露

神经、前臂内侧皮神经和伴行静脉拉向内侧，正中神经和肌皮神经拉向外侧。

（6）结扎腋动脉：结扎腋动脉第三段，常在肩胛下动脉以上进行，可有足够的侧支循环，其主要由结扎部位以上的肩胛上动脉和颈横动脉（均为锁骨下动脉的甲状颈干的分支）与结扎部位以下的肩胛下动脉各分支在肩胛部相互吻合而建立。在肩胛下动脉以下结扎腋动脉，很可能必须在旋肱前、后动脉以下结扎（因肩胛下动脉与旋肱前、后动脉之间的距离很短），侧支循环较差，因其主要是由结扎以上的肩胛下动脉和旋肱前、后动脉与结扎以下较小的肱深动脉的升支相互吻合而建立的（图 5-5-3）。

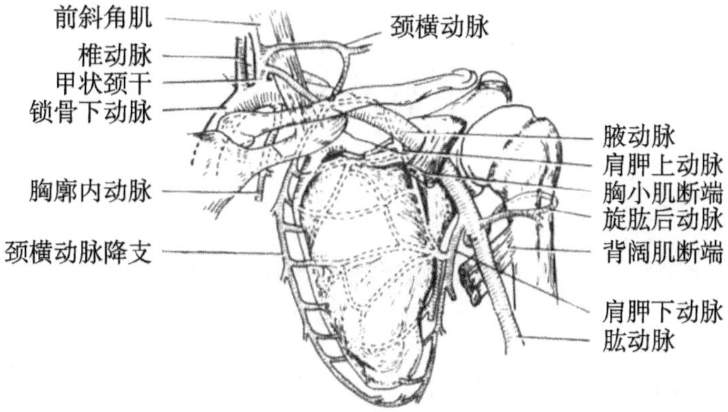

图 5-5-3　肩胛部动脉吻合网

（7）关闭切口：彻底止血后将各结构恢复原位，依次缝合深筋膜、皮下组织和皮肤。

2. 注意事项

（1）腋静脉壁薄，容易损伤，分离动脉时应予以保护。

（2）腋神经和桡神经位于腋动脉后方，不可损伤。

（3）术中仔细止血、操作轻柔很重要。

（二）肱动脉结扎术

肱动脉为腋动脉的延续，肱动脉结扎对上肢血供的影响范围相对腋动脉结扎要小得多。

1. 步骤与方法

（1）术前准备：做好军医（着装、清洁洗手等）、器械物品、沟通评估等准备工作。

（2）体位：与显露腋动脉者相同，伤员仰卧，头转向对侧，上肢外展 90°并稍向外旋。

（3）切开皮肤：沿动脉体表投影或肱二头肌内侧沟，以上臂中点为中心，做一长 6～8 cm 皮肤切口（图 5–5–4）。

（4）显露肱动脉：分离肱二头肌并将其拉向外侧，显露出血管神经束，小心地切开束膜，将静脉和正中神经与动脉分离，勿损伤肱动脉内侧的前臂内侧皮神经和尺侧上副动脉。

（5）结扎肱动脉：根据伤情选择合适的结扎部位。在肱动脉中部结扎肱动脉，其侧支循环较丰富，特别是在尺侧上副动脉以下结扎，其侧支循环主要由结扎点以上的肱深动脉和尺侧上副动脉与结扎点以下的桡动脉的分支桡侧返动脉、尺动脉的分支尺侧返动脉和骨间后动脉的分支骨间返动脉在肘部相吻合而建立。尺侧下副动脉在一定程度参与了侧支循环。

（6）关闭切口：彻底止血后依次缝合深筋膜、皮下组织和皮肤。

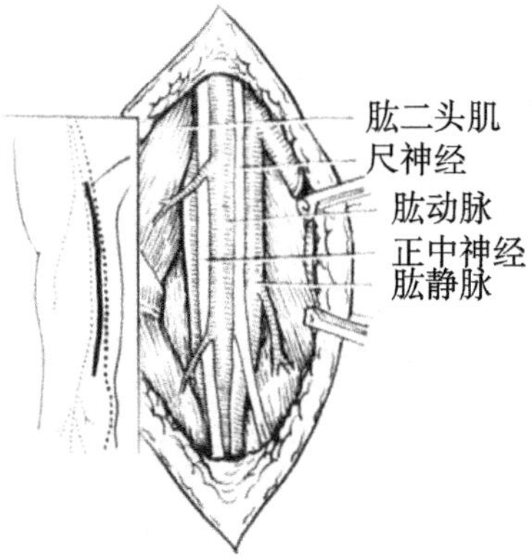

图 5–5–4　肱动脉的显露（右上臂）

2. 注意事项

（1）切开深筋膜时，保持在皮肤切口线上，避免伤及头静脉。

（2）若伤情许可，结扎点尽量选择在尺侧上副动脉远端。

（三）股动脉结扎术

在现代战争中，单兵防护的重点是在头部和躯干部。而下肢体表面积大，且各类爆炸物的引爆点多接近地面，因此下肢战伤比例最高，多伴有主要血管损伤，特别是胫前动脉、胫后动脉、腘动脉和股动脉等主要动脉受损。

1. 步骤与方法

（1）术前准备：做好军医（着装、清洁洗手等）、器械物品、沟通评估等准备工作。

（2）体位：伤员仰卧，术侧大腿稍外展，膝关节微弯曲。

（3）切开皮肤：自腹股沟稍上沿股动脉的体表投影，或沿动脉搏动明显处做一长约

6～8 cm 的皮肤切口（图 5-5-5A）。

（4）分离、显露股动脉：分离皮下组织，显露大隐静脉和卵圆窝，在卵圆窝外侧 1cm 处纵行切开深筋膜并拉向两侧（图 5-5-5B）。先在切口上部切开股鞘，小心地将股动脉与静脉分离，再向下分离到股深动脉起点以下（图 5-5-5C）。

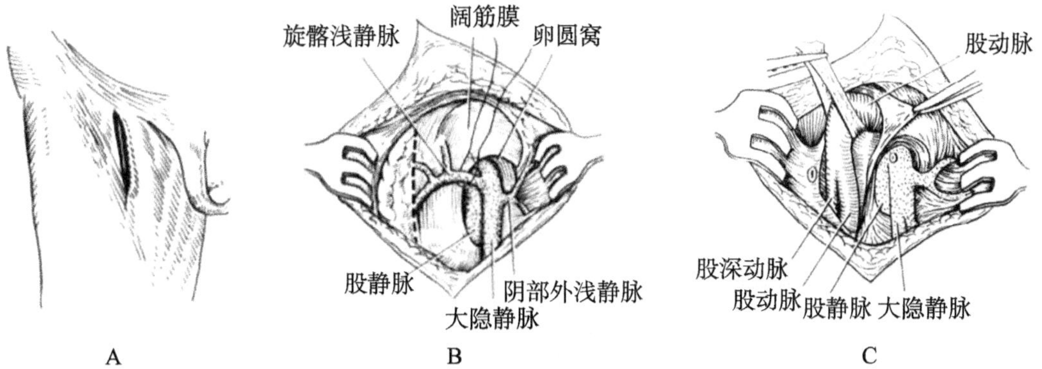

图 5-5-5 股动脉的显露

（5）结扎股动脉：最好能选择在股深动脉起点以下进行结扎。在股深动脉起点近端结扎股动脉，结扎后的侧支循环不够充分，主要由结扎点以上的髂内动脉的臀上动脉和臀下动脉，及结扎点以下的股深动脉的旋股内、外侧动脉和第一穿动脉在臀部所形成的“+”字吻合而建立。此外，髂内动脉的闭孔动脉与旋股外侧动脉也相互吻合建立侧支循环（图 5-5-6）。在股深动脉起点以下结扎股动脉，由于股深动脉分支广泛，一般大腿和小腿都可得到足够的血液。股深动脉提供大腿内收肌群、伸肌群和股后部诸肌的血液供给。在膝关节周围股深动脉的旋股外侧动脉，第三、四穿动脉与动脉的关节支也参与这个侧支循环的建立（图 5-5-7）。

（6）关闭切口：彻底止血，依次缝合深筋膜、皮下组织和皮肤。

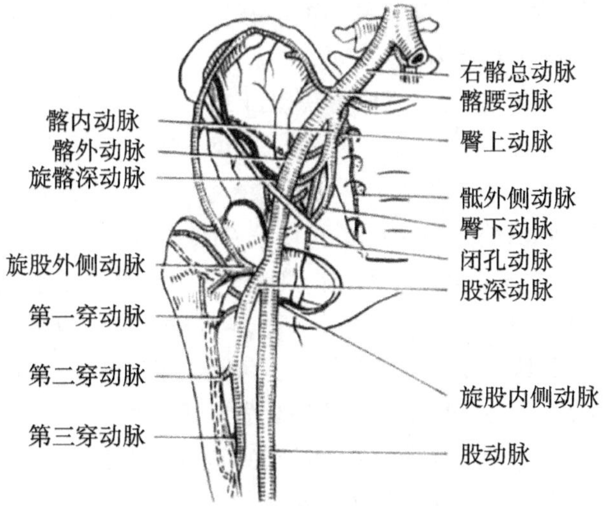

图 5-5-6 髂内、外动脉间的交通

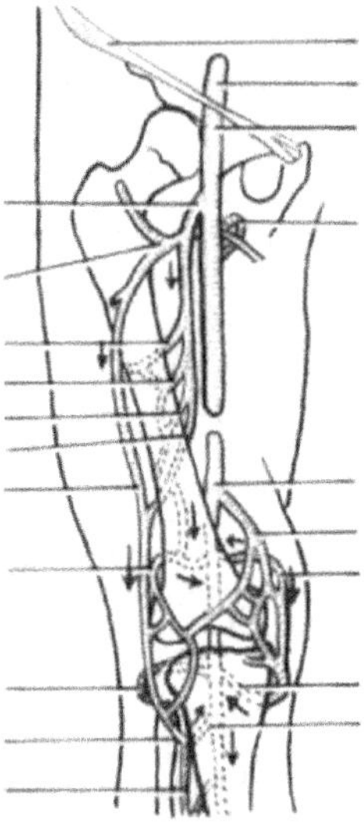

图 5-5-7 动脉侧支循环

2. 注意事项

（1）分离皮下组织时不可伤及大隐静脉，但其属支可根据需要切断结扎，一般常需要切断旋髂浅静脉。

（2）尽量保留手术野内的浅动脉。

（3）结扎部位尽可能往下，若在股深动脉以上结扎股动脉，远端肢体坏死率较高。

（四）腘动脉结扎术

腘动脉是股动脉的延续，在小腿及其远端毁损严重时，可视受伤部位具体情况施行腘动脉或胫前动脉、胫后动脉结扎术，这里主要介绍腘动脉的显露与结扎。

1. 步骤与方法

（1）术前准备：做好军医（着装、清洁洗手等）、器械物品、沟通评估等准备工作。

（2）体位：伤员俯卧，伸直小腿。

（3）切开皮肤：在腘窝做一“∫”形皮肤切口（图 5-5-8A）。切口的上部沿半腱、半膜肌腱向下，下部到腓肠肌外侧头肌腹，中部与皮纹一致。

（4）分离显露腘动脉：在皮下组织中的小隐静脉可以结扎切断，将腓肠神经拉向一侧。纵行切开腘筋膜（腘窝处的深筋膜较厚），分别拉向两侧。在切口上部，沿半腱、半膜肌腱与股二头肌之间进行分离并分别拉向两侧。在切口下部，将腓肠肌内、外侧头分开，也分别拉开，显露腘窝中的血管神经束（图 5-5-8B、C）。为了显露腘动脉的终末部分，可将跨越腘血管的纤维弓切断，同时将比目鱼肌起于该纤维弓的部分顺其纤维方向劈开，注意勿损伤腓肠动脉。先将胫神经与腘静脉分离开，再分离腘静脉与腘动脉。将胫神经与腘静脉拉向外侧，小心地将腘动脉从其周围的脂肪和疏松结缔组织中游离出来，在腘动脉的下部找到腓肠动脉、胫前动脉和胫后动脉。

（5）结扎腘动脉：在腓肠动脉起点远端结扎为宜。

（6）关闭切口：彻底止血，缝合皮肤。

2. 注意事项

（1）不可伤及腓总神经。腓总神经沿腘窝上外侧界走行，位置浅，在切开、分离皮下组织时应将腓总神经拉向一侧，予以保护。

（2）结扎部位尽可能选择在腓肠动脉起点远端。

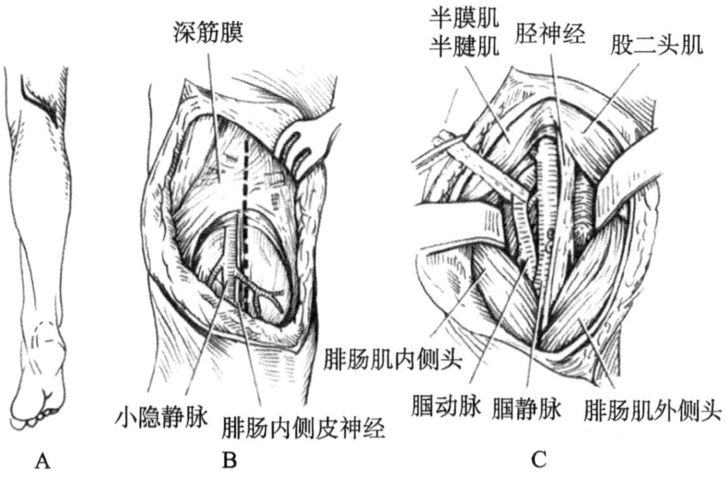

图 5-5-8　腘动脉的显露

三、血管吻合术

血管吻合术（vascular anatomosis）是连接断裂血管的技术和方法。重要血管应尽早行吻合术，以恢复组织血液循环，防止或减轻缺血，保存肢体功能。基本方法有：① 对端吻合法：对于重要的血管断裂，有条件的均应作对端吻合术。② 端侧吻合法：该技术主要用于口径不同的血管吻合。③ 自体静脉移植术：吻合断裂血管时，如缺损过长导致吻合口张力增加即可行自体静脉移植术。

随着血管外科的进展，目前对血管外伤，均采取尽量修复的措施。如果不能直接修复，也要用自体静脉或人造血管做移植，重建血管通道。即使移植血管在后期有闭塞的可能，但它在保持通畅期间也有助于建立起较好的侧支循环。这里以端对端吻合为例介绍两种缝合方法。

（一）两定点缝合法

此法常用于间断缝合直径小于 2 mm 的小血管，操作简单、迅速，但容易有漏血或将血管前、后壁缝在一起的危险。

1. 吻合前准备

充分游离受损血管，以能在损伤的近、远端夹住已阻断血流的血管夹为宜。切除血管受损部分，挤出管腔内血栓，用抗凝溶液冲洗管腔。切除血管断端附近外膜，以免外膜纤维随线带入管腔，导致血栓形成。

2. 缝合血管

拉拢血管夹对齐断端，在前、后壁相对应的两点做全层缝合，打结后留作牵引线。在血管前壁两牵引线中间缝第三针（图 5-5-9A），打结后再做牵引，确认能将血管前壁、后壁分离。顺次以适当针距、边距间断缝合血管前壁（图 5-5-9B）。把血管夹和牵引线翻转 180°，露出后壁，以相同针距、边距缝合后壁（图 5-5-9C）。

3. 缝合伤口

软组织覆盖吻合部后，逐层缝合伤口。

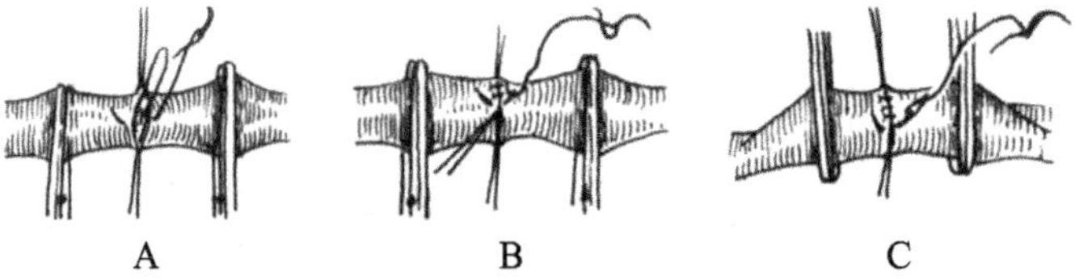

图 5-5-9　两定点连续缝合法

（二）三定点缝合法

此法常用连续缝合以吻合直径大于 3 mm 的血管，也可用间断或连续褥式缝合。此法操作比较复杂，若缝合线拉得过紧，会使吻合口缩小，导致内膜出现皱褶。此法具有不易漏血和避免前、后壁被缝在一起等优点。

1. 吻合前准备

与两定点缝合法相同。

2. 缝合血管

在 12 点、4 点和 8 点处各缝合 1 针，打结后用做牵引（图 5-5-10A）。先用 12 点牵引线的一端向 4 点处做连续缝合，并与 4 点处牵引线的一端打结；再将 8 点处的牵引线轻轻向前拉，用相同方法缝合 4 点与 8 点之间的血管壁（图 5-5-10B）；最后将血管夹和血管向上翻转，用相同方法缝合 8 点与 12 点之间的血管壁（图 5-5-10C）。

3. 缝合伤口

软组织覆盖吻合部后，逐层缝合伤口。

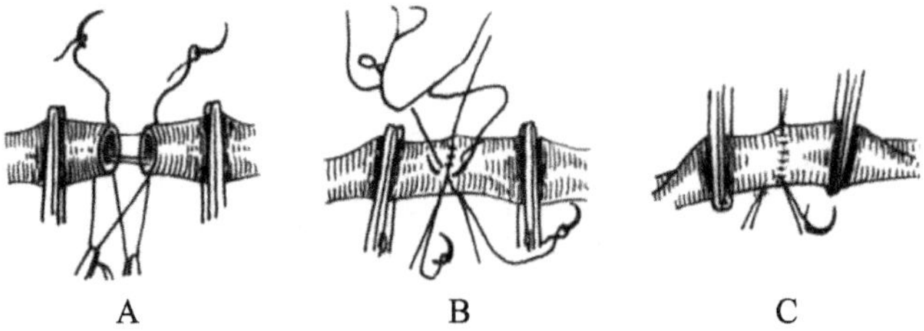

图 5-5-10　三定点连续缝合法

（三）注意事项

（1）血管夹的松紧以能阻断血流且在翻转血管时不松脱为宜。

（2）缝合时保持组织湿润，可用 0.1% 肝素生理盐水湿润，防止血栓形成。

（3）注意使血管断端的边缘外翻，内膜相对。

（4）针距、边距及打结松紧度保持均匀，可有效避免内膜形成皱褶，进而防止血栓形成。

（5）如主要动静脉同时损伤，应先修复静脉。不可先修复动脉，放松血管夹后，再修复静脉，容易导致动脉吻合处血栓形成和失血。

（6）吻合动脉时先松开远端血管夹，吻合静脉时先松开近端血管夹，边松边观察，一般渗血可用纱布压迫数分钟后止血，但喷射状出血需补缝。松开时保持血管夹位置，确保喷血时能立即夹闭血管。

（7）根据血管直径大小，选择适当的缝合针线。若血管直径小，应在手术显微镜或放大镜下进行缝合。

（8）尽量争取一次性吻合成功。

（9）血管吻合后用健康的周围软组织覆盖血管床，不要使血管直接裸露，以免发生感染、栓塞、继发性出血或瘢痕组织形成而导致吻合失败。

第六节 骨关节外科技术

一、肌腱缝合术

肌腱由纵行纤维及束间疏松结缔组织构成，肌腱断裂后纤维束容易分散，因此缝合需采用特殊的方法，防止缝线脱出。肌腱缝合方法较多，这里介绍两种方法供参考。

（一）“8” 字缝合法

用蚊式止血钳夹住断裂肌腱的近侧端，在距断端约 2 cm 处，用直针和细线横行穿过肌腱，再斜行交叉穿过 2～3 次。然后用另一针于相反的方向做交叉穿过肌腱 2～3 次（图 5-6-1A）。沿蚊式止血钳的近侧，用刀片切断肌腱（图 5-6-1B），将两针由断面穿出（图 5-6-1C）。将断裂肌腱的远侧端，也先用蚊式止血钳夹住，沿止血钳的远侧切除肌腱。对正两断面，将双针线穿过远侧肌腱断面，再由两侧穿出，按上法斜行交叉穿过 2～3 次，拉紧缝线并打结（图 5-6-1D），然后间断缝合数针。缝合部位最好能用软组织覆盖，以防术后发生粘连。

（二）双直角缝合法

此法操作简单，效果较好，适用于直径大致相同的肌腱，如缝合手屈肌腱在腕部的断裂伤。修齐断端后，用细、直圆针和细线，距近侧断端约 1 cm 处，垂直于肌腱的长轴穿过肌腱的中心到该腱的另一侧，再以相同的距离、相反的方向垂直地穿过远侧断腱，完成第一道缝合。用此针在与前一进针方向成直角，距断端相同距离处，依次垂直穿过近侧和远侧的断腱，完成第二道缝合，拉紧缝线并打结，最后再间断缝合几针以加强（图 5-6-2）。

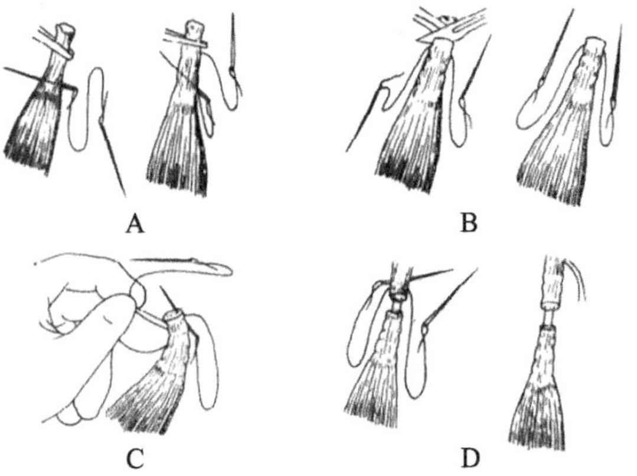

图 5-6-1 “8”字缝合法

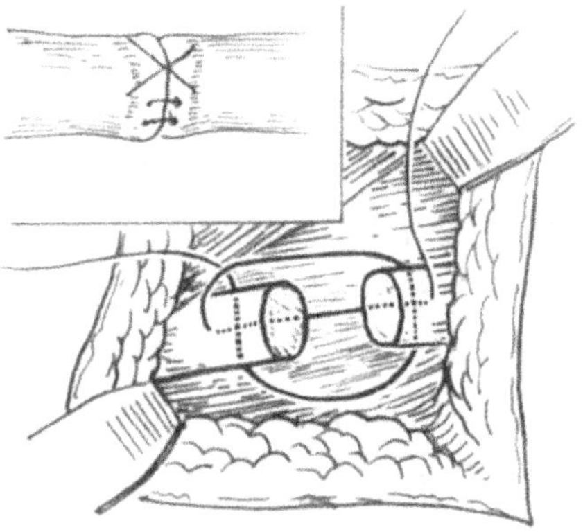

图 5-6-2 双直角缝合法

（三）注意事项

（1）肌腱血供差，抗感染力弱，易因感染而影响手术效果。
（2）“8”字缝合时肌腱内的线不要相互缠绕，否则不能拉紧。
（3）彻底止血，以免形成过多瘢痕或粘连，影响愈合及功能。
（4）缝合结束时用邻近筋膜覆盖肌腱，置于软组织中。
（5）术后固定肢体，使缝合部位处于无张力状态。

二、关节腔穿刺术

（一）适应证

（1）关节腔积液、积血或积脓，穿刺抽液进行检验、细菌培养等，以协助诊断。
（2）抽吸出关节腔内液体后同时注入药物作为治疗措施之一。
（3）穿刺抽出液体后注入造影剂或空气，拍摄 X 线片，作为特殊检查方法。

（二）步骤与方法

选择穿刺点应根据伤部关节所在而决定，既应考虑距离关节腔最近，又应考虑避免刺伤神经、血管。

1. 术前准备

做好军医（着装、清洁、洗手等）、器械物品、沟通评估等准备工作。

2. 体位

根据拟穿刺部位选择合适的体位。

3. 消毒及麻醉

常规消毒局部皮肤，铺巾，穿刺点做局部浸润麻醉。

4. 穿刺

用16～18号针头，连接注射器，穿入皮肤后慢慢向关节腔推进，入关节腔时常有落空感。入腔后抽吸净积液，必要时按压关节周围以帮助抽液，如做治疗，抽吸积液后，把所准备好的药物注入关节腔内。操作完毕后拔针，针孔盖以无菌敷料并固定。

（1）肩关节腔穿刺（图5-6-3A）：分前侧路径和后侧路径。前侧路径为上臂轻度外旋、外展，肘关节屈曲位，在肱骨小结节与肩胛喙突间连线的中点穿刺，针尖斜向后、内侧穿入。后侧路径为上臂轻度外展、内旋，在肩胛冈外端，紧贴肩峰突下缘穿刺，针尖垂直穿入。

（2）肘关节腔穿刺（图5-6-3B）：分后侧路径和桡侧路径。后侧路径为肘关节屈曲90°，在尺骨鹰嘴尖端，经肱三头肌腱穿刺或在尺骨鹰嘴与肱骨外髁之间穿刺，针尖向前向下穿入。桡侧路径为肘关节轻度屈曲，在桡骨小头与肱骨小头之间穿刺，针尖垂直刺入。

（3）腕关节腔穿刺：分桡侧背路径和尺侧旁路径。桡侧背路径为腕轻度掌屈并向尺侧倾斜，在腕关节韧带下缘，拇长伸肌腱与示指固有伸肌腱之间，穿入桡骨与舟骨之间隙，针尖垂直穿入。尺侧旁路径为腕关节轻度掌屈并向桡侧倾斜，在尺骨茎突尖端及尺侧腕伸肌腱与指总伸肌腱之间穿入，针尖垂直刺入。

（4）髋关节腔穿刺（图5-6-3C）：分前、后、外侧三种路径。前侧路径取仰卧位，在腹股沟韧带下2 cm与股动脉外侧2 cm之交点处穿入，针尖垂直进入股骨头处再退出少许即可。后侧路径取半俯卧位，腹壁与手术台面成45°角，在股骨大粗隆中点与髂后下棘连线之中、外1/3交界处，针尖垂直刺入，至骨后稍退针抽吸。外侧路径取侧卧位，由股骨大粗隆前下方穿入，针尖向上向内，针管与下肢成45°角，贴骨穿入5～10 cm。

（5）膝关节腔穿刺（图5-6-3D）：取膝关节伸直位，在髌骨外上、内上、外下、内下方距髌骨边缘约1 cm处均可作为穿刺点，一般以外上方及内上方两处最为常用。于髌骨外上方刺入，向内下方髌骨后侧推进；或于髌骨内下方刺入，向外上方髌骨后侧穿刺。

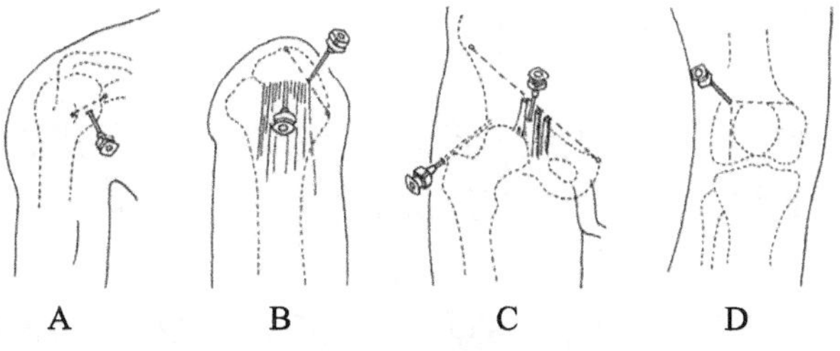

图5-6-3　关节腔穿刺

（6）踝关节腔穿刺：分前内侧、前外侧和后外侧路径。前内侧路径取伤足轻度下垂及外翻位，在内踝前方，高于内踝尖端约一横指处紧贴胫骨前肌腱内侧与内踝之间，向踝关节面水平部位穿入，针尖斜向外后方。前外侧路径取伤足轻度下垂及内收位，在外踝前方，趾伸肌腱外侧与外踝之间，向踝关节面水平部位穿入，针尖斜向内后刺入。后外侧路径取踝关节轻度背屈，紧贴外踝后侧，在高于外踝尖端二横指处向踝关节水平部位刺入，针尖斜向前内方。

（三）注意事项

（1）在关节及关节附近有感染或化脓时，穿刺前要做好保护周围组织的工作，以防感染扩散蔓延。

（2）操作必须在严格无菌的情况下进行。

（3）对渗出性积液或关节内出血，穿刺抽液后，关节外部应加压包扎。

（4）对化脓性关节炎、关节面骨折及怀疑有静脉撕裂者，不宜做造影检查。

三、截肢术

战伤导致肢体缺血且有无法恢复的血管损伤时，需行截肢术。下肢截肢是所有截肢手术中最常见的，地雷炸伤是其最主要的致伤因素。

（一）适应证

（1）严重创伤致皮肤、肌肉、血管、神经及骨骼等处于无法修补的状态。

（2）严重感染，经多种治疗无效，感染恶化危及伤员生命。

（3）肢体因缺血发生明显广泛组织坏死。

（二）步骤与方法

以经胫骨截肢术为例：

1. 术前准备

做好军医（着装等）、伤员（消毒铺巾等）、器械物品、评估沟通、麻醉等准备工作。

2. 体位

伤员仰卧于手术台上，扎充气式止血带。

3. 标记

自膝关节前内侧间隙，向远端测量需保留的骨骼长度，并用皮肤记号笔在胫骨嵴上做出标记。画出等长的前后皮瓣，每个皮瓣的长度为预计截骨平面的小腿直径的1/2。

4. 切开

前方的皮肤切口始于预计截骨平面的内侧或外侧，弧形向远端切到前面所述的平面，止于小腿对侧与起点相对的位置。当经过胫骨嵴时，向深部切开，在骨膜上做一个标记，便于将来用于测量。后侧切口与前侧切口起点位置相同并且也是先向远端呈弧形切开，然后转向近端（图 5-6-4A）。将后侧切口向深部切开至深筋膜，但不要将皮肤或深筋膜与下面的肌肉组织分离。将前部皮瓣、深筋膜及胫骨前内面的骨膜整块掀起，继续切开至预定截骨平面。

5. 确定截骨平面

由于组织收缩，不能用前部皮瓣来测量预定的截骨平面，而要用预先在胫骨骨膜上所做的标记来测量皮瓣的正常长度，从而再次确定截骨平面，用锯在骨头上标记该点。

6. 切断前方神经、血管、肌肉

在胫骨外侧面的自然分离平面插入一把弯止血钳，使其尖端沿着骨间膜表面，经腓骨前面从腓骨短肌的前方穿出。在趾长伸肌与腓骨短肌的间隙内辨认并分离腓浅神经。轻柔地向远端牵拉神经，高位将其切断，使其向近端回缩至截肢肢体残端内。在截骨平面远端 0.6 cm 处切断小腿前间隙的肌肉，使它们可以平整地回缩至截骨残端。在切开这些肌肉时要注意保护胫前血管及腓深神经。分离上述结构，在预计截骨平面近端结扎并切断血管。轻柔地牵拉神经并在近端将其切断，使其回缩至截肢残端的近侧。

7. 截骨

在截断胫骨之前，用锯将胫骨嵴锯成斜面。从截骨平面近端 1.9 cm 处斜行向远端锯开，至髓腔前方 0.5 cm 处。然后横行截断胫骨，并在近侧 1.2 cm 处截断腓骨。

8. 切断后方神经、血管、肌肉

用持骨钳握住胫腓骨的远侧段，向前方及远端拉开，显露后侧肌群。在预计截骨平面远侧 0.6 cm 处切断后深间室的肌肉，使其平整地回缩至截骨端。这样能显露腓肠肌及比目鱼肌肌群上的胫后血管、腓血管及胫后神经。双线结扎并切断血管，切断神经使它们能回缩至截骨端近侧。用一个大的截肢刀斜行切开腓肠肌及比目鱼肌肌群，使形成的肌筋膜瓣有足够的长度，能经过胫骨末端包至前方筋膜（图 5-6-4B）。

9. 处理断端

用骨锉将胫骨和腓骨截骨端锉光滑，冲洗伤口，清除骨屑。松开止血带，钳夹、结扎或电凝所有出血点。将腓肠肌与比目鱼肌肌群覆盖在截骨末端，并将它们缝至深筋膜和前方骨膜（图 5-6-4C）。在肌瓣及筋膜深部放置塑料引流管，自截骨平面近侧 10～12 cm 处从外侧穿出。如果有必要，修剪皮瓣使之无张力，用不吸收缝线间断缝合皮瓣。如果是火器伤引起的截肢，建议采取开放性截肢，便于引流。

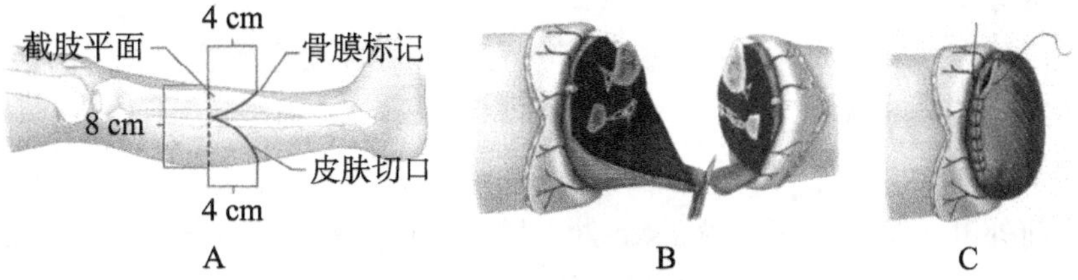

图 5-6-4　经胫骨截肢术

10. 逐层缝合

逐层缝合肌肉、皮下组织、皮肤。放置引流管，用无菌敷料覆盖伤口。

四、骨筋膜室切开减压术

骨筋膜室是指由骨、骨间膜、肌间隔和深筋膜形成的闭合空间。战伤骨折造成的血肿以及组织水肿可使骨筋膜室内容物体积增加，肢体环形烧伤、外包扎过紧、局部压迫等情况可引起骨筋膜室容积减小，从而造成骨筋膜室内压力增高，小动脉关闭，导致骨筋膜室内肌肉和神经因急性缺血、缺氧而产生一系列症状和体征，即骨筋膜室综合征。

骨筋膜室综合征好发于小腿和前臂。早期以局部临床表现为主，包括肢体持续性剧烈疼痛、肿胀、远端动脉搏动减弱、活动障碍等。若未得到及时处理，缺血缺氧持续加重，可发展为缺血性肌挛缩和坏疽，出现 5 “P” 征，即无痛、苍白发绀或大理石花纹、感觉异常、麻痹和无脉。骨筋膜室综合征若不及时处理，轻者可引起部分肌肉坏死，神经麻痹，重者可导致伤员肢体残疾，甚至死亡。因此，伤员一旦出现骨筋膜室综合征的表现，就应立即行切开减压术。

（一）适应证

骨筋膜室综合征一经确诊（临床经验为出现屈肌牵拉痛），应立即行切开减压术。早期彻底切开筋膜减压是防止肌肉和神经发生缺血性坏死的唯一有效方法，不可等到出现 5 “P” 征后才行切开减压。

（二）步骤与方法

骨筋膜室切开减压的方式包括大切口皮肤筋膜全部切开、皮肤多处小切口皮下潜行筋膜切开、皮肤平行交错小切口皮下潜行筋膜切开等。其中，以大切口皮肤筋膜全部切开方式减压彻底，效果可靠。下面介绍小腿双切口骨筋膜室切开减压的步骤与方法：

1. 术前准备

做好军医（着装、清洁、洗手等）、器械物品、沟通评估等准备工作。术前可预防性使用抗生素。

2. 体位

伤员仰卧位，充分暴露术侧下肢。

3. 消毒及麻醉

一般采用硬膜外麻醉或蛛网膜下隙麻醉，昏迷或神经损伤致感觉丧失的伤员可不用麻醉。手术部位常规消毒铺巾。

4. 做前外侧切口

在小腿前外侧，腓骨干前方约 2 cm 处，做一纵行皮肤切口，切口长度接近小腿全长。分离皮下组织，显露胫前筋膜、小腿前侧和外侧筋膜间室。

5. 减压前侧和外侧筋膜间室

在前肌间隔前方约 1 cm 处，沿胫骨前肌做一纵行筋膜切口，对前侧筋膜间室减压。在前肌间隔后方 1 cm 处，沿腓骨干做一平行于原切口的纵行筋膜切口，对外侧筋膜间室减压。

6. 做后内侧切口

在胫骨后内侧缘后方 2 cm 处，做一纵行皮肤切口，切口长度约与胫骨等长。分离皮下组织，显露小腿后侧浅层和深层筋膜间室及两者之间的横肌间隔。

7. 减压后侧筋膜间室

将腓肠肌和比目鱼肌向后牵开，沿胫骨后缘纵向切开筋膜，对后深筋膜间室减压。在后深筋膜间室切口后方约 2 cm 处，腓肠肌前缘做一纵向筋膜切口，对后浅筋膜间室减压。

8. 覆盖敷料

敞开伤口，用凡士林纱布等疏松填塞，再覆盖无菌敷料，待组织水肿消退后行延期缝合或进行皮肤移植闭合伤口。

9. 术后处理

经过局部切开减压后，伤侧肢体的血供得到改善，大量坏死组织的毒素进入血液循环，应积极防治水、电解质平衡失调、酸中毒、高钾血症、肾衰竭、心律不齐等并发症。

（三）注意事项

（1）皮肤和筋膜切口应足够大，接近肿胀肢体全长。深筋膜及肌筋膜均要切开，使各筋膜间室均能充分减压。

（2）深筋膜切开后，仔细观察肌肉色泽和弹性变化，减压后肌肉颜色由暗红、暗紫渐转为鲜红。如观察一段时间后肌肉颜色不发生改变，则应探查相关血管。

（3）切开小腿中下 1/3 前外侧时，注意勿损伤腓浅神经。切开胫骨后内侧时，应避免损伤隐静脉和隐神经。

（4）术中应彻底清除坏死组织及血肿，减少机体对有害物质的吸收，避免增加感染几率。

（5）术中禁止使用止血带。

（6）对大面积肌肉坏死及术后有继发性坏死者，为挽救伤员生命，应及时果断地进行坏死部位以上截肢术。

第七节 泌尿外科技术

一、耻骨上膀胱穿刺术

尿道损伤引起的尿潴留，在导尿失败而又无条件行膀胱引流者；或尿路感染时行中段尿培养可疑污染，无法确定病原菌者，可行膀胱穿刺术，引流尿液，留取标本。

（一）适应证

（1）急性尿潴留导尿未成功者。

（2）需膀胱造瘘引流者。

（3）需穿刺获取膀胱尿液做检验及细菌培养者。

（4）泌尿道手术后，需暂时改道以确保尿路愈合者。

（二）禁忌证

（1）膀胱空虚不能充盈者。

（2）有下腹部及盆腔手术史，穿刺可能造成腹腔脏器损伤者。

（3）外伤性膀胱损伤或出血性膀胱炎，膀胱内充满凝血块或黏稠脓液，引流效果不满意者。

（4）有严重出血倾向且未得到纠正者。

（5）耻骨联合上皮肤感染者。

（三）步骤与方法

1. 术前准备

做好军医（着装、清洁洗手等）、器械物品、沟通评估等准备工作。

2. 体位

伤员取平卧位，暴露操作部位。

3. 定位穿刺点

穿刺点为耻骨联合上方 2 cm 或 1～2 横指。

4. 消毒及麻醉

常规消毒皮肤，范围直径为 15 cm，铺无菌洞巾。自穿刺点皮肤垂直或与腹壁成 45°角斜向下进针，用 2% 利多卡因逐层做局部浸润麻醉。麻醉时一边回抽，判断针头未刺入血管，一边缓慢注射麻醉药物。当回抽有尿液时，拔出针头，用纱布覆盖穿刺点，按压片刻。

5. 穿刺

如只需穿刺获取膀胱尿液用以检验或细菌培养，则可用注射器沿麻醉时的进针方向匀速刺入，抽取适量尿液送检。如需做膀胱造瘘者，则先在穿刺点做一皮肤小切口，将套管穿刺针沿麻醉时的进针方向匀速刺入，当有落空感后拔出针芯，有尿液流出即表明针尖已进入膀胱（图 5-7-1）。退出针芯，将粗细适宜的引流导管经穿刺套管送入膀胱，观察引流通畅后，退出套管，妥善固定引流导管。术中应妥善固定针头，密切观察伤员反应，发现头晕、恶心、心悸等情况应停止操作，并做相应处理。

6. 覆盖敷料

穿刺和抽液结束后拔出穿刺针，消毒穿刺点，覆盖无菌纱布，压迫片刻后用胶布固定。行膀胱造瘘时，将导管与引流袋连接，用丝线缝合伤口并固定导管。

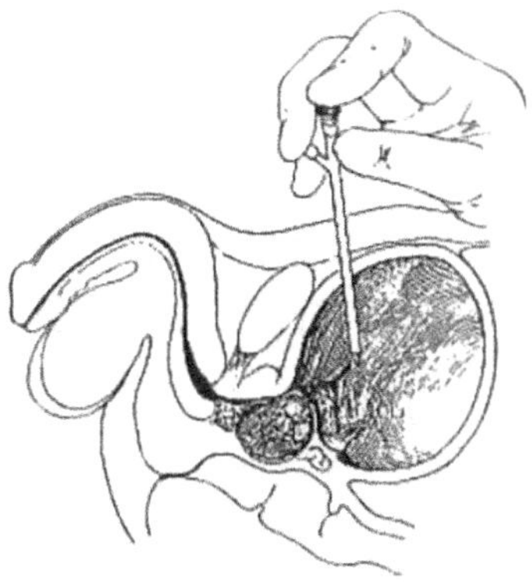

图 5-7-1　耻骨上膀胱穿刺

7. 术后处理

送检抽出的尿液标本，测量伤员脉搏、血压，检查腹部体征，观察伤情变化。膀胱造瘘者应记录尿液引流量，保持引流通畅和造瘘口清洁，适时更换导管。

（四）注意事项

（1）严格遵守无菌操作原则，防止感染。

（2）穿刺抽取尿液过程中，应保持注射器抽吸状态，避免尿液注入腹壁组织内。

（3）大量尿液潴留者，应分次、间断放尿，使膀胱内压力缓慢降低。

二、尿道会师牵引术

骨盆部伤、骨盆骨折容易引起后尿道损伤。当骨盆骨折导致骨盆环前后径或左右径显著变化时，可导致尿道前列腺部与膜部交接处撕裂或断裂，或因尿生殖膈撕裂而引起尿道膜部损伤。在进行尿道修复手术时，常可采用尿道会师牵引术。

（一）适应证

（1）战时条件下，尿道损伤后无法及时实施尿道吻合术。

（2）伤员伤势严重或合并其他器官损伤，不能耐受长时间手术。

（3）实施尿道修复，对合尿道。

（二）步骤与方法

1. 术前准备

做好军医（着装、清洁、洗手等）、器械物品、沟通评估等准备工作。

2. 体位

伤员可取平卧位、半卧位或截石位。

3. 消毒及麻醉

常规消毒铺单，一般采用硬膜外麻醉或全身麻醉。

4. 切开皮肤及皮下组织

做下腹部正中切口，显露膀胱前壁及耻骨后间隙，清除血肿及外渗尿液，止血。

5. 会师

切开膀胱，吸尽其内尿液。经尿道外口插入导尿管或探子，其尖端至尿道损伤部。术者用示指经膀胱切口插入后尿道与导尿管或探子会师（图 5-7-2）。

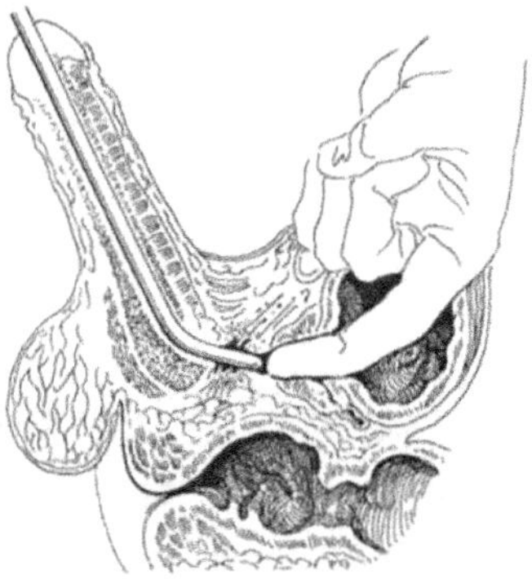

图 5-7-2　示指与尿道导管会师

6. 牵引

在示指的引导下，将由尿道外口插入的导尿管或探子引导入膀胱，用无菌等渗盐水充盈气囊，沿尿道方向进行牵引，使尿道两断端对合。

7. 关闭切口

在耻骨后放置引流，关闭切口，并行耻骨上膀胱造口。

（三）注意事项

（1）尿潴留明显者可先行耻骨上膀胱穿刺排尿。

（2）尿道会师宜用较粗的导尿管或探子进行，以免造成新的损伤或假道。

（3）尿道牵引 3 d 后逐渐减重，至 1 周时解除牵引，再留置导尿管 2～3 周。

（4）拔除导尿管后，应观察排尿情况，定期行尿道扩张术。

第八节　神经外科技术

一、骨窗开颅术

骨窗开颅术是救治战创伤所致颅脑伤的常用手术，幕上减压术和幕下开颅术常用此法。手术时将颅骨钻孔后扩大形成骨窗，手术后遗留骨缺损，借头皮和肌肉保护颅内结构。该术式简单迅速，创伤较少，对危重伤员可争取手术时间，但手术野显露有限，且有颅骨缺损。

（一）适应证

（1）战创伤所致的颅内血肿、脑挫裂伤。

（2）战创伤后颅脑清创术。

（二）步骤与方法

以脑膜中动脉损伤伴有硬膜外血肿为例：

1. 术前准备

做好军医（着装、清洁、洗手等）、器械物品、沟通评估等准备工作，剃去伤员头发。

2. 体位

伤员取侧卧位。

3. 消毒及麻醉

手术区域消毒、铺巾，一般选择局部麻醉，如伤员躁动或伤情危重，术中有可能呼吸停止者，应行气管插管全身麻醉。术中麻醉要平衡，避免血压增高或颅压升高。

4. 切开皮肤

自颧弓中点向上做一 8 cm 长切口，下端勿超过颧弓，以免损伤面神经颞支。切开皮肤和皮下组织，结扎颞浅动脉。

5. 显露颞骨

纵行切开颞浅、颞深筋膜，钝性分离颞肌，结扎颞深动脉。切开骨膜，用剥离器将其推向两侧以显露颞骨。

6. 清除血肿

在颞骨鳞部钻孔，此处骨质较薄，不可加大压力。如有血肿，在钻孔下即可见黑紫色的凝血。用咬骨钳扩大骨孔至距脑膜中动脉断裂处周围约 1 cm 为止（图 5–8–1），用吸引器将血及血块吸出，将断裂的脑膜中动脉用细丝线结扎或用小银夹夹住（图 5–8–2）。

7. 缝合头皮

止血完毕后，用等渗盐水冲洗伤口，置橡皮片引流，分层缝合头皮。

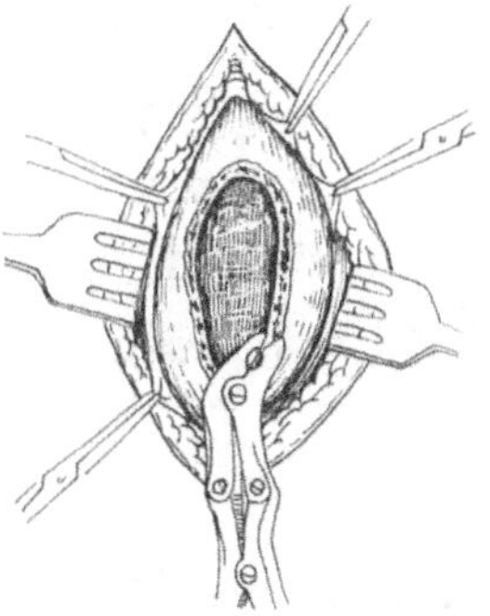

图 5–8–1　颅骨开窗

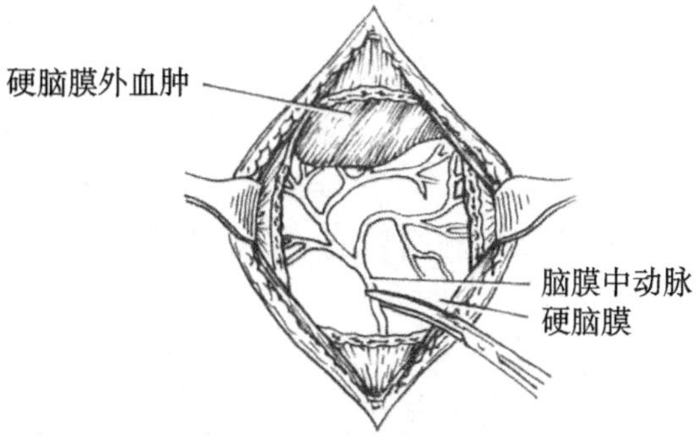

图 5–8–2　脑膜中动脉结扎

（三）注意事项

（1）如脑膜中动脉的主干在棘孔附近断裂，止血很困难，则应迅速清除积血，用脑压板顺脑膜中动脉分离颅底硬脑膜，然后找到棘孔，用小棉球填塞棘孔压迫止血或用银夹止血。

（2）硬脑膜表面渗血可用电凝止血，或贴明胶海绵。

（3）若仅为减压性手术，则不宜放置引流，以防脑脊液漏。

（4）脑叶血肿开颅时，应在血肿最接近皮层的部位手术。

（5）脑皮层切口以能满足清除血肿为度，不可过多切开。

二、颅脑火器伤清创术

颅脑火器伤清创术是颅脑火器伤后清除损伤坏死组织的技术和方法。是颅脑火器伤伤口早期救治的基本方法和重要环节。目的是在不增加动脉血管损伤的前提下，清除坏死和污染严重的组织，清除异物和血肿，消除无效腔。

（一）应用原则

所有的颅脑火器伤开放伤口都应考虑行清创术，其处理原则：① 早期处理（伤后 72 h 内）：在全身情况许可下，进行一次彻底的清创，越早越好。在使用有效抗生素情况下显，伤员全身情况较好，在伤后 48～72 h 内进行的彻底清创，伤口仍可考虑一期缝合。② 延期处理（伤后 3～6 d）：创口未经处理或处理不彻底，如果创口无明显感染，可进行清创或再清创；如果创口已感染，则全身性应用抗生素情况下，适当扩大创口以利引流，待感染局限或创口愈合后再行晚期处理。③ 晚期处理（伤后 7 d 以上）：伤后 7 d 以上的创口，感染多比较严重，应加强抗感染及全身支持疗法，不再进行脑清创。但对引流不畅者，可将创口扩大，以利引流，待感染局限后再适时行脑清创术。

（二）步骤与方法

1. 皮肤和伤口的清洁

消毒先用无菌纱布覆盖伤口，剃头，遇有油垢时可用乙醇或汽油擦掉然后用无菌刷蘸软肥皂液刷洗伤口周围皮肤，并用等渗生理盐水冲去肥皂液。去除伤口敷料，此时若见伤道内有明显的异物、血块、脱落的组织碎片可清除之，再用生理盐水反复冲洗伤道至“洁净”为止，然后用 2%～3% 的碘酒消毒皮肤达创缘，待碘酒干后用 75% 酒精洗去碘酒。消毒皮肤时应防止碘酒和酒精流入伤口内，伤口内用碘伏冲洗消毒，最后铺无菌巾于伤口周围。

2. 头皮清创

清除创口边缘挫伤失活、污染或感染坏死的头皮。对创口不大，颅骨或颅内损伤范围较大的火器伤，需要设计头皮切口，在充分利用原创口的基础上，加做直线或弧形的切口，可以较快地暴露创部，如 “S” 形和 “C” 形切口。对创口过大、头皮颅骨缺损过多的创伤，易于将皮瓣转移，缝闭创口。对于接近颅底的穿透伤，或头皮入口小、颅骨粉碎凹陷骨折范围大的创伤，则使用瓣状切口较为适宜。

3. 颅骨清创

可根据创伤情况采取不同方法。一种是直接咬除骨质扩大骨窗，到露出硬脑膜缺损边缘 1 cm 为适宜，适用于骨窗较大和大块骨片凹陷的情况。另一种是近颅骨入口或出口钻孔，由此孔环洞形骨折周围咬除骨质。再有一种是骨瓣成形，此法在骨孔小、脑组织损伤较大及接近颅底的穿透伤情况下常用。

4. 脑膜清创

切除挫伤严重且无法缝合的脑膜，但硬脑膜边缘不可过多切除。在脑组织损伤较广泛的情况下，应扩大脑膜切口，充分暴露脑损伤部分进行清创。

5. 脑清创

应由浅到深吸除脑碎屑及失活脑组织，对照颅骨 X 线及颅脑 CT 片，清除可及的异物和颅骨碎片。脑清创彻底的局部表现是伤部脑组织常呈锥形凹陷，脑皮质界线清楚，有脑搏动，伤道无血肿及出血。不要把清创不彻底引起的脑突出，误认为急性脑水肿而仅做扩大骨窗减压，要注意有无伤道血肿。彻底清创后的腔壁还须用生理盐水反复冲洗。

6. 硬脑膜和头皮的缝合

硬脑膜原则上要一期缝合，这样可以防止脑脊液漏。对硬脑膜缺损较大无法缝合的，取阔筋膜、骨膜或帽状腱膜进行修补，原则上不用人工脑膜修补；头皮原则上延期缝合或部分延期缝合，皮下置碘仿纱条或生理盐水纱条开放引流，但对污染轻、无感染、一期清创彻底的创口，可一期缝合。

三、神经修复术

神经修复（nerve repair）是指恢复损伤神经结构和功能的技术和方法。在原有神经解剖和功能基础上，促进被破坏或受损害神经再生修补和重塑、重建神经解剖投射通路和环路、调控和改善神经信号传导、最终实现神经功能修复。神经修复主要采取非手术疗法和手术疗法。

（一）非手术疗法

主要适用于不需手术或暂时不宜手术的神经损伤及修复术后的患者。为神经和肢体功能的恢复创造条件，防止肌肉萎缩、纤维化和关节僵硬，及促进神经再生。主要包括：① 解除骨折端的压迫：对于骨折导致的神经损伤，可先将骨折复位固定，解除压迫。如神经未断，可望在 1～3 个月后逐渐恢复其功能，否则，应及早手术探查。② 防止瘫痪肌肉过度牵拉。③ 保持关节活动度。④ 采取物理治疗措施保持肌肉张力、减轻肌肉萎缩。⑤ 进行体育训练疗法。⑥ 保持关节活动度。⑦ 应用神经营养药物。

（二）神经松解术

神经松解术分为神经外松解和内松解两种手术方式。二者区别是神经外松解是解除骨端压迫，游离和切除周围瘢痕。内松解除了外松解，还要分离和切除神经束之间的瘢痕。① 神经外松解术：主要指征是骨折端卡压神经，如卡压过久，需行神经松解并固定骨折。对于火器伤，神经周围有创伤或感染、瘢痕形成等，也必须松解。手术在止血带下进行，仔细解剖神经，勿损伤神经营养血管，从切口的远近两端正常部位开始逐渐游离至正常部位，用橡皮条保护，彻底切除周围瘢痕组织，最后将已经松解好的神经放在健康组织内，以免再形成瘢痕压迫。② 神经内松解术：在外松解的基础上，如发现神经内也有瘢痕粘连和压迫，需在显微镜下，用尖刀沿神经纵轴切开外膜，仔细分离神经束间的瘢痕粘连，切除束间瘢痕组织并切除神经外膜。术后不要外固定，早期进行肢体锻炼。

（三）神经缝合术

麻醉、体位、止血带应用、显露及神经分离同神经松解术。先切除近端的假性神经瘤，直至显露出正常神经束；再切除远端病变组织，为缝合创造条件。根据神经缺损，分别采取游离两端、屈曲关节、神经移位等方式解决神经缺损，达到无张力缝合。如长度不够，可考虑短缩骨干以争取神经的对端缝合。缝合方法可分为神经外膜缝合、神经束膜缝合和外膜束膜联合缝合。三种方式各有优缺点及适应证，周围神经近中段多为混合神经纤维，宜用外膜缝合术，而远侧段运动束与感觉束已分开，宜采取束膜（束组）缝合法。

1. 神经外膜缝合术

采取 7–0 或 8–0 尼龙线缝合，只缝合外膜，不缝合神经纤维，先在神经断端两侧各缝一针定点牵引线，再缝合前面，翻转 180°后缝合后面。缝合时应对位准确，根据神经表面的血管位置和断面神经束的形状，达到准确定位，不可扭转。

2. 神经束膜（束组）缝合术

在显微镜下，分别环形切除神经两断端的瘢痕组织直至正常组织，分离出相对应的神经束（束组），切除之间的瘢痕组织，显露正常束膜（束组）。用 10–0 尼龙线对应进行束膜缝合，亦不行神经纤维缝合。

神经的弹性有限，如缝合张力过大，手术后缝合易分离或损伤，或因过度牵拉而导致缺血坏死，影响神经恢复。如缺损过大，应考虑神经移位术和移植术。

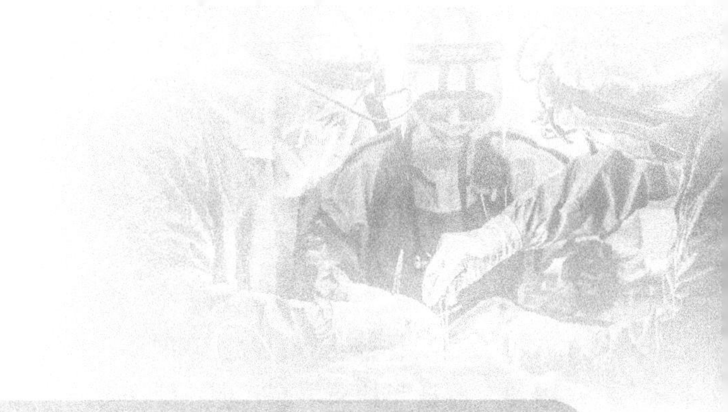

第六章 战时特殊类型伤病救治技术

第一节 常见战伤并发症的防治

一、休克防治

美军通过分析其在伊拉克自由行动 / 持久自由行动中建立的战地联合创伤数据库（Joint Theater Trauma Registry，JTTR），推荐战伤休克的诊断标准为：在没有头颅外伤的情况下，伤员出现神志意识异常和（或）桡动脉搏动次数明显增加至 120 次 /min 以上、变弱或消失，判断伤员为休克。

（一）战伤失血性休克

战伤失血性休克的指征：① 在没有头部损伤的情况下发生精神错乱或精神状态改变；② 呼吸浅快；③ 出汗、冰凉、湿润的皮肤；④ 随着休克的进展，皮肤变苍白 / 灰色或出现蓝斑；⑤ 桡动脉搏动弱或消失；⑥ 恶心和（或）呕吐；⑦ 烦渴；⑧ 先前的严重出血。如果同时存在两个指标，则表明该伤员丢失了大量血液，并有死亡危险。

休克是一种危及生命的病理状态，失血的影响与失血量相关。① 500 mL 的失血：除了心率可能上升外，通常没有任何影响。② 1 000 mL 的失血：通常会使心率升高到 100 次 /min 以上，但伤员可能看起来正常。这种失血量通常不会致命。③ 1 500 mL 的失血：可能导致精神状态改变，桡动脉搏动弱、100 次 /min 以上，呼吸变快，伤员仍然不太可能死亡。④ 2 000 mL 的失血。可能出现意识模糊和嗜睡，桡动脉搏动弱——通常大于 120 次 /min，呼吸频率高——大于 35 次 /min。如果不及时处理，此失血量可能是致命的。⑤ 2 500 mL 的失血。通常伤员无意识、无桡动脉搏动，颈动脉搏动大于 140 次 /min，呼吸频率大于 35 次 /min。如果没有立即和快速的干预，这种失血量将是致命的。

（二）休克防治措施

1. 预防休克应采取的措施

① 及时对伤部止血、包扎、制动；② 镇静、止痛、保暖、保持呼吸道通畅；③ 采用平卧位，可适当抬高下肢，但不宜采用“头低脚高位”；④ 及早补充液体，可口服含盐、糖饮料，但不宜过多，以免引起腹胀、呕吐，昏迷或消化道损伤的伤病员应静脉输液。

2. 现场急救时对休克伤病员应采取的措施

现场急救时，应采用以下简易办法对休克进行防治：① 松解衣领、腰带、鞋带等；② 口服或注射止痛药；③ 无胃肠道损伤时适量饮水；④ 尽早后送，途中注意防暑、防冻、防颠簸。

3. 早期救治（紧急救治）时对休克伤病员应采取的措施

① 清除呼吸道分泌物、异物，维护呼吸道通畅，包扎封闭开放性气胸，有条件时给氧。② 控制出血是纠正失血性休克的最有效措施。在出血未控制以前，限制大量晶体液的补充，以防稀释凝血因子，血压升高，加重出血。可先使用高渗氯化钠羟乙基淀粉 40 输注（总量不超过 500 mL），而后用平衡盐液补液，或用右旋糖酐（总量不超过 1 500 mL）维持，有条件时输全血或 1 : 1 比例的红细胞和血浆（plasma）。伤员收缩压维持在 10.67 ~ 12.00 kPa（80 ~ 90 mmHg），或可触及桡动脉，神志清楚，脉搏 100 次 /min 左右即可，尽快后送，后送途中继续抗休克。美军 TCCC 指南建议当无法获得全血、红细胞或血浆时，需要用羟乙基淀粉进行可允许性低血压的限制性液体复苏，因为与晶体液相比，其在血管内的停留时间更长。如果羟乙基淀粉也没有，可选择的晶体液是乳酸钠林格液或复方电解质溶液。③ 口服热饮料，有消化道损伤或昏迷症状者除外。④ 口服或注射止痛药。⑤ 对于只有进行手术方能解救的伤病员，要边抗休克，边紧急手术。在进行手术前应加快补液，补充血容量。

4. 早期救治（外科复苏）时对休克伤病员应采取的措施

① 扩充有效血容量，一般对中度休克伤病员可输平衡盐液加输血（transfusion）1 000 ~ 2 000 mL，重度休克伤病员可输血加输平衡盐液 3 000 ~ 4 000 mL。有条件时，在输液过程中观察中心静脉压（central venous pressure，CVP），中心静脉压低[正常值为 0.59 ~ 0.97 kPa（4.40 ~ 7.40 mmHg）]而动脉血压正常，脉快，表明血容量不足，应继续输液；中心静脉压正常而动脉血压低，应减慢输液速度或改用间歇输液；中心静脉压高于正常，动脉血压正常时，一般要警惕肺水肿的发生，应停止输液或减慢输液速度；中心静脉压高而动脉血压低，表示心脏收缩力不足，可加用正性肌力类药物。② 血细胞比容（hematocrit，Hct）低于 25%，应输全血或红细胞悬液；血浆蛋白不足时应输血浆。③ 测定每小时尿量（正常值为 25 ~ 50 mL），少尿可能由血容量不足或肾功能衰竭所致，鉴别确诊后应采取相应治疗措施。④ 扩充血容量后，必要时可用小剂量多巴胺，也可用丹参、川芎等药物。用药过程中，动脉血压如果下降就应加快输液，补充血容量，同时做必要的检查，排除活动性出血或严重感染。⑤ 经鼻导管或面罩给氧，必要时做气管插管或气管造口术，连接人工呼吸机进行辅助呼吸。⑥ 心脏功能不全时，可用多巴胺等正性肌力类

药，并控制输液量；心包积血引起心包压塞（cardiac tamponade，也称心脏填塞）症状时，应做心包穿刺排出积血。⑦严重休克后期的代谢性酸中毒，可按每 1 kg 体重 2～5 mL 迅速静脉滴注 5% 碳酸氢钠液纠正，4～6 h 后测定血中二氧化碳结合力（CO_2CP）值，决定是否继续用药。⑧休克症状基本纠正后即可手术；血压不稳定者，应查明原因，若有进行性内出血或严重内脏伤，应在抗休克的同时进行手术探查。

二、感染防治

（一）概述

在历史上，感染一直是战创伤的重要并发症。在克里米亚战争中，弗洛伦斯·南丁格尔首次广泛采用战伤感染预防和控制技术，大大提高了战时伤员的救护水平。感染是战斗伤亡的常见并发症，以多药耐药菌（MDROs）的出现为主要特征。MDROs 主要是通过战场各级救治机构内传播的。感染预防和控制实践必须能够有效地适应这些挑战，并通过实施早期和合理的外科创面管理来控制感染的预防和传播（表 6-1-1）。

表 6-1-1　美军联合创伤系统临床实践指南关于预防战斗伤害相关感染的建议

救治阶段	处置类别	处置建议
1 级救治阶梯（院前）	现场急救	用无菌敷料包扎伤口（避免对眼部伤口施压）； 稳定骨折； 尽快转移到外科支持救治机构
	伤后抗生素管理	如果后送延迟或预计将延迟使用抗生素，则给予单剂量抗生素
1 级救治阶梯和 2 级救治阶梯无手术支持（Ⅱa）	伤后抗生素管理	在受伤后 3 h 内为开放性伤口，给予静脉注射抗生素； 酌情给予破伤风类毒素和免疫球蛋白； 不建议使用氨基糖苷类或氟喹诺酮类药物进行革兰氏阴性菌覆盖； 不建议使用青霉素预防梭状芽孢杆菌坏疽或链球菌感染； 如果使用大容量血液制品复苏，重新给予药抗生素； 烧伤只能使用局部抗生素
	清创术或伤口冲洗	用生理盐水、无菌水或饮用水冲洗小伤口，去除严重污染物，无需冲洗添加剂； 大伤口的清创和冲洗应在外科支持救治机构（Ⅱb或3级救治机构）； 不要试图移除残留深部软组织碎片； 静脉注射头孢唑啉 2 g × 1 剂
具备手术支持能力的 2 级救治阶梯（Ⅱb）和 3 级救治阶梯	伤后抗生素管理	在受伤后 3 h 内提供静脉注射抗生素； 酌情提供破伤风类毒素和免疫球蛋白； 每次清创时重新给予药头孢唑啉，直到骨质有软组织覆盖； 不建议使用氨基糖苷类或氟喹诺酮类药物进行革兰阴性覆盖； 不建议使用青霉素预防梭状芽孢杆菌坏疽或链球菌感染； 如果使用大容量血液制品复苏，重新给予药抗生素； 烧伤只能使用局部抗生素
	清创术或伤口冲洗	可使用抗菌微球袋或外用粉末； 请勿尝试移除深层软组织骨折碎片； 除非怀疑感染，否则不要进行培养； 不要试图一期缝合伤口（硬脑膜和面部除外）

（续表）

救治阶段	处置类别	处置建议
4级救治阶梯	伤后抗生素管理	再次注射头孢唑啉 24 h，随后清洗暴露的骨组织； 可使用抗菌微球袋或外用粉末； 对于爆炸伤、高位截肢和分期清创术后复发性坏死的伤员，救治方法参考侵袭性真菌感染
	清创术或伤口冲洗	勿尝试移除保留的深层软组织碎片； 除非怀疑感染，否则不要进行培养； 伤口应在伤后 3 ~ 5 d 内愈合，伤口应清洁，并清除所有失活组织

（二）标准预防措施

在伤员救治期间，标准预防措施的应用取决于医护人员与伤员之间的互动性质，以及预期的血液、体液或病原体暴露程度。适用于所有伤员，无论疑似或确诊的感染状况如何。这些措施包括但不限于以下内容。

（1）洗手：世界卫生组织的“手卫生的五个时刻”包括：接触伤员前使用肥皂水或酒精消毒液；无菌作业前；体液暴露后的风险；伤员接触后；与伤员周围环境接触后（即使戴手套）。

（2）手套：当预期会直接接触不完整的皮肤、黏膜、血液或体液时（例如换药、静脉注射），应佩戴手套，以防止手受到污染。

（3）隔离服：隔离服主要保护医护人员的手臂和暴露的身体区域，并防止血液、体液和其他潜在传染性物质（如更换敷料或开放性伤口）污染衣物。隔离衣总是和手套一起使用。

（4）口罩：口罩保护医护人员不接触来自伤员的传染性飞沫。执行无菌技术可保护伤员不受医护人员口腔或鼻腔携带的传染源的影响。

（5）护目镜或面罩：根据预期暴露量使用。个人眼镜和隐形眼镜被认为不能提供足够的眼睛保护。强调基本的感染预防控制工作，以防止其他住院伤员的传播，并减少病原体对抗生素的耐药性。

（三）抗菌药物管理

美军 TCCC 指南建议开放性战伤需要在受伤后尽快使用抗生素。莫西沙星是院前口服药物的首选抗生素。当不能口服时，予以肌内注射或静脉滴注厄他培南。选择这两种抗生素的原因是因为其良好的抗菌谱和相对较小的不良反应。此外，莫西沙星口服时有良好的生物利用度。

抗菌药物的使用促进了耐多药微生物的发展。使用过于广谱的抗生素预防创伤后感染会增加 MDROs 感染的风险，但长期临床预后结果（如手术次数、住院时间或骨髓炎）无改善。应避免不必要的经验性广谱抗生素使用。如果可以，使用局部抗菌药物来指导经验性治疗，限制抗生素治疗的持续时间（表 6-1-2）。延长预防时间并未显示降低长期感染率的作用，伤后应使用最短疗程的抗菌治疗。

表 6-1-2 伤后抗菌药物的选择及持续时间

损伤类型		首选抗生素	备用抗生素制剂	持续时间
肢体创伤（包括皮肤、软组织和骨骼）	皮肤、软组织，无开放性骨折	头孢唑啉（2 g，iv，q6～8 h）	克林霉素（3 次 qd，每次 450 mg 或 q8 h, iv, 900 mg）	24 h
	皮肤、软组织，有开放性骨折、骨外露和关节开放	头孢唑啉（2 g，iv，q6～8 h）	克林霉素（900 mg, iv, q8 h）	开始 24 h。然后每次重复切开引流时使用，直到软组织覆盖
胸部创伤	无食管破裂的胸部穿透伤	头孢唑啉（2 g，iv，q6～8 h）	克林霉素（3 次 qd，每次 450 mg 或 q8 h, iv, 900 mg）	24 h
	胸部穿透伤伴食管破裂	头孢唑啉（2 g, iv, q6~8 h） 加甲硝唑（500 mg, iv, q8~12 h）	厄他培南（1 g, iv×1 剂），或莫西沙星（400 mg, iv×1 剂）	伤口关闭后 24 h 停止
腹部创伤	腹部穿透伤，疑似 / 已知内脏空洞伤和污染；也可用于直肠 / 会阴损伤	头孢唑啉（2 g, iv, q6~8 h） 加甲硝唑（500 mg, iv, q8~12 h）	厄他培南（1 g, iv×1 剂），或莫西沙星（400 mg, iv×1 剂）	污染控制 24 h 后停止
颌面颈部创伤	开放性颌面部骨折有异物或固定装置	头孢唑啉（2 g，iv，q6～8 h）	克林霉素（900 mg, iv, q8 h）	24 h
中枢神经系统创伤	穿透性脑损伤	头孢唑啉（2 g, iv, q6~8 h）；如果组织严重污染则考虑加甲硝唑（500 mg, iv, q8~12 h）	头孢曲松钠（q24 h, iv, 2 mg）。如果组织严重污染，考虑加甲硝唑（500 mg, iv, q8~12 h）。对有过敏史或头孢菌素过敏史的伤员，使用万古霉素（15~20 mg/kg, iv, q8~12 h）加环丙沙星（400 mg, iv, q8~12 h）	5 d 或直到脑脊液漏停止，以较长者为准
	脊髓穿通伤	头孢唑啉（2 g, iv, q6~8 h）；如果涉及腹腔则考虑加甲硝唑（500 mg, iv, q8~12 h）	头孢曲松钠（q24 h, iv, 2 mg）。如果腹腔受累，考虑加甲硝唑（500 mg, iv, q8~12 h）。对有过敏史或头孢菌素过敏史的伤员，使用万古霉素（15~20 mg/kg, iv, q8~12 h）加环丙沙星（400 mg, iv, q8~12 h）	
眼外伤	眼睛受伤、烧伤或擦伤	外用：红霉素或杆菌肽眼膏（qid 或 prn）缓解症状 全身：无需全身治疗	氟喹诺酮 1 滴	直至上皮愈合
	眼穿透伤	左氧氟沙星（750 mg/ 口服, qd）+万古霉素（15~20 mg/kg, iv, q8~12 h）。初次修复前，除非眼科医生指导，否则不应使用外用药物	莫西沙星（400 mg, iv/ 口服, 1 次 qd）	7 d 或直到眼科医生评估

（续表）

损伤类型		首选抗生素	备用抗生素制剂	持续时间
烧伤	浅表烧伤	每日更换敷料的局部抗菌药物（包括醋酸磺胺米隆铁或磺胺嘧啶银；可两者交替使用），或每3~5 d更换浸银敷料 / 生物膜	硝酸银溶液浸湿敷料	直到痊愈
	深部局部烧伤	局部使用抗菌药物，每日更换敷料，或第3~5 d更换浸银敷料，附加切除和移植手术	硝酸银溶液浸湿敷料，附加切除和移植手术	直到愈合或移植
	全层烧伤	外用抗菌药物，每日更换敷料，附加切除和移植手术	硝酸银溶液浸湿敷料，附加切除和移植手术	直到愈合或移植
受伤点 / 延迟后送	手术治疗预计延迟	莫西沙星(400 mg，口服 ×1 剂)。穿透性腹部损伤、休克，或无法耐受口服药物，使用厄他培南(1 g, iv/im)	左氧氟沙星(500 mg，口服 ×1 剂)。穿透性腹部损伤、休克，或无法耐受口服药物，使用头孢替坦(2 g, iv/im, q12 h)	单剂量疗法

（四）常见战伤感染的防治

1. 化脓性感染

（1）预防化脓性感染应采取的措施：① 及时、严密包扎伤口，避免不必要的更换敷料，减少再污染的机会。② 及时彻底清创。③ 口服或注射抗感染药物。

（2）救治化脓性感染应采取的措施：① 化脓伤口：应当充分切开引流；感染被控制后进行二期缝合，或用植皮术、邻近皮瓣转移等方法尽早闭合创面。② 感染伤口：分泌物较多时，可用碘伏类消毒液湿敷；肉芽组织水肿时，用高渗盐水湿敷。肢体感染时，应当适度抬高患肢和制动。③ 有条件时，应当根据分泌物的细菌培养和药物敏感试验结果，选择使用有针对性的抗感染药物。④ 肾功能不全时，禁用对肾功能有损害的抗感染药物，其他抗感染药物的用量也要适当减少，并延长用药间隔时间。⑤ 发生脓毒症时，按照脓毒症治疗方法进行治疗。

2. 破伤风

（1）预防破伤风（tetanus）应采取的措施：① 临战前已获得破伤风基础自动免疫者，遭受开放伤后，应当加强注射破伤风类毒素 0.5 mL，以延长自动免疫时效。② 未接受过破伤风自动免疫的伤员，伤后应尽早进行联合免疫，补注射破伤风类毒素和破伤风抗毒血清。③ 对伤部进行早期彻底清创。

（2）救治破伤风应采取的措施：① 控制痉挛：静脉注射地西泮（valium，安定）5 ~ 10 mg，每 1 ~ 4 h 进行一次治疗，痉挛控制后可改为口服地西泮治疗。也可使用巴比妥类、东莨菪碱、醛类、氯丙嗪等药物，进行交替或混合治疗；也可用祛风、解毒、镇痉的中药，如玉真散、止痉散、五虎追风散等药物配合治疗。② 中和毒素：注射破伤风抗毒血清，首次肌内注射 5 万 U，静脉注射 5 万 U（加在 5% 葡萄糖液 1 000 mL 中），伤部周围组织注射 1 万 ~ 2 万 U。以后每日肌内注射 1 万 ~ 3 万 U，持续 5 ~ 7 d，直到痉挛消失。也可在蛛网膜下隙内一次注射 5 000 U。如无破伤风抗毒血清或伤员对抗毒血清过敏，可静脉输入曾经自动免疫的健康人全血（符合配血条件）200 mL 治疗，每日 1 次，连用 5～7 d。③ 处理伤口：伤口的处理，应当在中和毒素和控制痉挛后进行，开展充分的清创手术，并用过氧化氢或高锰酸钾液冲洗和湿敷。清创后的伤口保持开放状态。④ 防治其他感染：使用广谱抗生素防治其他细菌感染。⑤ 气管切开：出现喉痉挛或气管分泌物排出困难时，应当尽早做气管切开术，并给氧。⑥ 维持营养：可采用全静脉营养疗法。在痉挛被控制后，应当置胃管鼻饲饮食。⑦ 加强护理：要求严密隔离伤员，病室安静避光；积极预防褥疮、肺部并发症和尿路感染。

3. 气性坏疽

（1）预防气性坏疽（gas gangrene）应采取的措施：当遇到肌肉丰富的部位有窄而深的弹片非贯通伤、大块肌肉撕裂伤和粉碎性长骨骨折或者有较大血管损伤构成循环障碍时，应当抓紧时机，尽早彻底清创。采取扩大伤口、切开深筋膜、解除深层组织张力、保持引流通畅，并注射大剂量抗感染药物，以预防气性坏疽的发生等措施。

（2）救治气性坏疽应采取的措施：① 抗感染：对气性坏疽（梭状杆菌肌炎）伴有严重的毒血症（toxaemia）症状者，使用大剂量青霉素和其他抗生素，进行反复多次输液、输血，直到感染完全控制。根据伤情需要，可采用激素治疗。② 隔离防交叉感染：气性坏疽伤员应隔离治疗；病室环境应严格消毒；伤员使用过的敷料应彻底烧毁。③ 手术治疗：蜂窝织炎伤员，应当做多处纵形切口，充分暴露皮下组织，彻底切除坏死组织，定时用过氧化氢或高锰酸钾液冲洗、湿敷，敞开组织切口；肌炎伤员，应当切除坏死的全部肌束和肌群；当肌肉广泛受累，肢体功能不能恢复时，应当尽早行高位开放截肢，控制感染，挽救生命。④ 维持营养：为伤员提供高蛋白质饮食，必要时给全静脉营养。⑤ 高压氧治疗：有条件时，应积极开展高压氧治疗。

三、低体温防治

（一）创伤所致低体温的特点

核心体温意外降至 35℃以下被定义为意外或原发性低体温，这是由寒冷环境对没有受伤的健康个体的影响引起的。相反，创伤后继发的低体温是一种代谢紊乱，其中向无氧代谢的转变导致产热能力显著降低，使这些患者特别容易发生低体温。低体温在战伤伤员中很常见，可能加重创伤性凝血病，加速伤情恶化，与全身性休克、复苏和损伤严重程度有关，并且随着核心温度的降低，他们的预后非常差。

创伤患者低体温分类方法：轻度低体温为 34～36℃，中度低体温为 32～34℃，重度低体温为小于 32℃。2004 年 1~7 月美军“伊拉克自由行动”期间一份 1 100 多例战斗伤亡病例资料显示，正常体温和低体温伤员的存活率分别为 98% 和 75%，而 88% 的低体温伤员和 65% 的正常体温伤员在到达早期救治机构时需要手术。

（二）防治措施

1. TCCC 指南推荐使用包括主动和被动加热措施在内的低体温预防方案

与大多被动预防方法相比，主动加热的产品在防止热量损失方面效果更好。

（1）尽最大可能使伤员身体避免暴露于寒冷环境，并用干爽衣服换下伤员身着的潮湿衣服，尽快把伤员置于隔热表面，如毛毯、棉被、棉垫等。如果条件允许，可使用保暖设备。

（2）使用自热毡，贴于伤员躯干部位（不要直接接触皮肤），用“热反射保温袋”、保温毯、干燥的毛毡、雨布内衬、睡袋、裹尸袋等任何可以保暖并且能使其身体保持干燥的材料将伤员包裹起来。

（3）如条件允许，静脉输注 40～42℃生理盐水和葡萄糖溶液 300～500 mL，输液总量为 20 mL/kg，同时给予纳洛酮。

（4）转运伤员时，尽最大可能使其免受气流吹袭而进一步失温。

2. 注意事项

（1）对所有不能继续战斗的伤员特别是重伤员均应注意保持体温。

（2）尽早对负伤人员做保温处置。

（3）保持气道通畅，必要时建立人工气道。

（4）低体温伤员通常处于脱水状态，复温过程中应注意补液。

四、疼痛处置

疼痛对人体的影响。战伤引起的剧烈疼痛可导致血压下降、虚脱休克等严重后果，需进行快速有效的镇痛。但在火线抢救阶段，原则上不给予镇痛。下面主要介绍美军“三阶梯镇痛法”。

（一）“三阶梯镇痛法”概述

疼痛程度区分为轻度、中度与重度，因此美军 TCCC 指南建议在战场上使用“三阶梯镇痛法”，要求根据伤员的状况使用 3 种选择中的 1 种或多种来实现战场镇痛：① 战伤药包（CWMP）中的美洛昔康和对乙酰氨基酚，用于治疗疼痛相对较轻的伤员；② 口服经黏膜吸收的柠檬酸芬太尼锭剂（OTFC），用于治疗中度至重度疼痛但未出现失血性休克或呼吸窘迫且无明显伤情进展风险的伤员；③ 氯胺酮用于中度至重度疼痛，并出现失血性休克或呼吸窘迫或有发生任一具有重大风险伤病的伤员。氯胺酮也可用于增加先前给予阿片类药物治疗的伤员的镇痛作用。

（二）“三阶梯镇痛法”的镇痛药物选择

镇痛药的选择是基于伤员的疼痛程度和血流动力学稳定性做出的。伤员的痛苦程度取决于救治机构的评估。

1. 轻至中度疼痛

轻度到中度疼痛的伤员的治疗目标是提供不影响其感官的疼痛缓解。TCCC 指南推荐的 CWMP 中的两种口服止痛药（对乙酰氨基酚和美洛昔康）既不会导致感觉减退，也不会导致血小板功能减退。美洛昔康是一种环氧合酶 –2（COX–2）抑制剂，属于烯酸类非甾体抗炎药（NSAID），对血小板功能的影响很小。与单独用药相比，对乙酰氨基酚也是非甾体抗炎药，其抑制前列腺素合成，对血小板和凝血机制无影响。联合用药对疼痛有叠加作用。

2. 无血流动力学或呼吸系统损害的中至重度疼痛

中度到重度疼痛的伤员需要得到美洛昔康、对乙酰氨基酚或它们的组合所不能提供的镇痛措施。有效控制剧烈疼痛的药物通常会对伤员的精神状态产生副作用，也可能对血流动力学或呼吸状态产生负面影响。在选择用于控制剧烈疼痛的药物时，卫生人员必须确定伤员是否有血流动力学和（或）呼吸状态受损情况。如果能排除这两方面的问题，TCCC 指南推荐给予 800 μg 芬太尼 OTFC。

芬太尼 OTFC 是一种含服麻醉剂，其优点是快速起效而不需要静脉注射，并且作用持续时间适度延长。使用芬太尼 OTFC 时，组胺释放很少，而且与大多数麻醉剂相比，可更好地保持血流动力学稳定性。TCCC 指南推荐其用于治疗急性疼痛，无论是在军事还是民用场合。当将锭剂放入口中，让其溶解而不咀嚼，大约 25% 的药物将被黏膜非常快速地吸收进入血流，疼痛控制在 5 ~ 10 min 内开始。其余 75% 的芬太尼 OTFC 被吞咽，进入胃肠道和门静脉循环，其中约 67% 的被吞咽部分通过首过效应被清除。药物的其余部分（约为原始剂量的 25%）可提供 2 ~ 6 h 的持久疼痛控制。

3. 其他

中度至重度疼痛并伴有血流动力学或呼吸系统损害，或被判断为有这两种情况风险的伤员，血流动力学或呼吸状态不稳定或即将不稳定的伤员中，使用任何麻醉剂，甚至芬太尼，都可能使他们的病情恶化。这类伤员可选择使用氯胺酮，可通过多种途径给药：静脉注射或鼻内给药。

氯胺酮是一种具有遗忘、镇静和止痛特性的药物，安全性高。在低剂量下，它是一种对感觉系统影响最小的止痛剂。然而，随着剂量的增加，它会导致明显的解离症状和遗忘反应。在标准剂量下，氯胺酮能维持伤员的气道反射并维持血液动力学稳定。当与阿片类药物联合使用时，氯胺酮还能增强阿片类药物的镇痛效果。这种针对严重疼痛的双重镇痛方法可以通过较低剂量的阿片类药物实现有效的疼痛控制，从而降低阿片类药物对血压或呼吸产生的不良影响。

（三）吗啡的使用

吗啡属于阿片类镇痛药，镇痛起效快、作用强大，并具有抑制呼吸、镇静和欣快等显著的中枢作用。

1. 静注吗啡

如果战伤引起的疼痛很严重，且没有使用阿片类药物的禁忌证，建议使用芬太尼

OTFC，因为它可提供安全、有效的镇痛，而且不需要建立静脉通道。但是当静脉通道已经建立时，静注吗啡（每 10 min 静脉注射 5 mg 吗啡）可作为替代选择。

2. 肌注吗啡

TCCC 指南不推荐使用，因为它的吸收高度可变，临床疗效不可预测，在等待肌注吗啡典型的延迟镇痛作用的同时，多次注射阿片类药物会增加阿片类药物过量甚至致死的可能性。

3. 注意事项

① 颅脑损伤或出现呼吸抑制的伤员禁用吗啡；② 使用吗啡前，准备好盐酸纳洛酮注射液，如果伤员出现呼吸抑制症状时，立即使用纳洛酮（0.4 mg，静注或肌注）；③ 由阿片类药物或其他战伤本身导致的恶心、呕吐，建议使用昂丹司琼。

五、多器官功能衰竭的防治

多脏器功能障碍综合征（multiple organ dysfunctional syndrome，MODS）是战创伤、大手术、休克和感染等各种危重症的严重并发症；是在过度应激反应和过度全身炎症反应基础上出现的 2 个或 2 个以上器官功能受损的临床综合征。此时机体不能维持内稳态，最终可发展到多器官衰竭，并导致死亡。然而，如能在 MODS 或此前各阶段给予恰当治疗，其病理生理过程仍可得以逆转，伤病员仍有康复可能。在积极抗休克、抗感染的基础上，还应采取如下综合措施。

（一）一般支持疗法

战创伤伤病员如没有腹部损伤或肠麻痹，尽可能鼓励经口摄食或鼻饲，以维持和保护肠黏膜屏障。对轻、中度战创伤伤病员，应做营养支持（nutritional support），确保热量平衡；对危重战创伤伤病员，则应做代谢支持，确保正氮平衡。针对体内出现的高代谢状态，应提高伤病员蛋白质和氨基酸摄入量，提高支链氨基酸（branched-chain amino acid，BCAA）的比例。

（二）器官功能保护

如出现急性心力衰竭（heart failure），除停止和减少补液外，尚应强心、利尿，并适当降低心脏的前、后负荷；如出现休克肺，则正压给氧，改善呼吸功能；如出现肾功能衰竭，应尽早利尿和进行透析，以防止出现多器官功能衰竭。

（三）预防致死性三联征

致死性三联征（the deadly triad of hypothermia，metabolic acidosis and coagu-lopathy）包括：① 低体温症：由于失血、大量液体复苏、体腔暴露热量丢失增加，加之产热功能损害，严重战创伤伤病员中心温度明显降低。低体温会导致心律失常、心搏出量减少、外周血管阻力（systemic vascular resistance，SVR；peripheral vascular resistance，PVR；也称体循环血管阻力）增加、血红蛋白氧解离曲线左移、氧释放减少；并且抑制凝血激活途径导致凝血功能障碍；低体温还可抑制免疫监视系统功能。② 凝血功能障碍：低体温引起凝血酶、血小板（platelet，PLT）量减少和功能损害，凝血因子 V、Ⅶ合成减少；纤溶系统激活，纤维蛋白原（fibrinogen，Fbg，FBN；又称凝血因子 I）裂解产物大量增加；大量液体复苏引起的血液稀释又进一步加重了凝血功能障碍。③ 代谢性酸中毒：持续低灌注状态下细胞能量代谢由需氧代谢转换为乏氧代谢，导致体内乳酸堆积；升压药物及低体温所致心功能不全（cardiac insufficiency）进一步加重酸中毒（acidosis）；而酸中毒又进而损害凝血功能。因此三者互为因果，恶性循环，而长时间的复杂外科手术及麻醉进一步引起失血、热量丢失、酸中毒、全身炎症反应综合征（systemic inflammatory response syndrome，SIRS）和免疫系统损害，使伤病员自身创伤修复能力严重受损。其预防是在预防低体温、纠正酸中毒、维持电解质平衡的基础上，采取纠正凝血功能障碍的措施。

1. 抗凝治疗

抗凝治疗是为了阻止血管内凝血的发生和进展，减少凝血物质的进一步消耗，减少微血栓的进一步蔓延和发展。若继发弥散性血管内凝血（disseminated intravascular coagulation，DIC），则治疗难度大，早期、足量、合理应用肝素尤为重要。必须在战场条件下避免使用破坏血小板功能的药物，如阿司匹林或布洛芬。使用不损害血小板功能的镇痛药物，如对乙酰氨基酚和美洛昔康。

2. 替代治疗

由于战创伤伤病员的凝血功能障碍通常是稀释性凝血物质相对缺乏，要求对伤病员复苏时不仅仅考虑到有效循环血容量足够，而且还要求有效凝血物质的补充。在输注晶体液和代血浆的同时，常应用新鲜冰冻血浆（fresh frozen plasma，FFP）、冷沉淀（cryoprecipitate）、浓缩血小板悬液，以改善凝血功能。

3. 抗纤溶治疗

DIC 进入继发性纤溶期时，可使用氨甲苯酸（aminomethylbenzoic acid，PAMBA；也称止血芳酸）、抑肽酶等改善纤溶亢进。重组Ⅶ因子（recombinant factor Ⅶ，rF Ⅶ）是目前用于治疗创伤、烧伤伤病员难治性凝血功能紊乱最重要的重组蛋白。当战创伤伤病员有难以控制的出血，其纤维蛋白原（Fbg，FBN）≤0.50 g/L，血小板（PLT）≤50×10^9/L、pH 值≤7.20 时，可以考虑使用 rF Ⅶ，作用无效者可重复使用。

第二节　几种特殊类型战伤的救治

战伤除常见的枪弹伤外，还包括挤压伤、冲击伤（爆震伤）、烧伤、冷伤、战斗应激反应等。全科军医应注重提高针对这些类型战伤的救治技术。

一、挤压伤救治

挤压伤（crush injury）是人体肌肉丰富的部位被外力长时间挤压后，缺血、缺氧引起局部神经肌肉严重损害，大量肌肉变性、坏死所出现的一系列局部和全身症状。

挤压综合征（crush syndrome）又名创伤性横纹肌溶解症，是指使机体肌肉丰满部位（如肢体）受到一定压力的持续挤压后，发生肌肉缺血、缺氧、坏死与溶解，最终导致肌红蛋白尿和急性肾衰竭而危及生命的损伤并发症。

（一）损伤特点

挤压伤主要表现为：① 受挤压部位压痕或擦伤，渐进性肿胀，感觉迟钝，运动障碍和明显压痛；② 可逐渐出现伤部无痛、苍白、感觉异常、麻痹及肢体远端脉搏消失、甚至发生休克或战伤后挤压综合征等；③ 肌肉缺血 2 ~ 4 h 则发生功能障碍；④ 4 ~ 8 h 出现肌红蛋白尿，循环恢复 3 h 后达高峰，可持续 12 h。缺血 12 h 以上，则发生神经肌肉不可逆损伤。

挤压综合征可引发全身多器官功能障碍综合征，包括：① 肝脏的水肿、淤血、细胞变性、细胞肿胀，甚至灶性坏死；② 肾上腺皮质缺血坏死，甚至发生肾上腺皮质出血；③ 肺水肿，甚至脂肪栓塞；④ 胃肠道可发生应激性溃疡或糜烂，甚至消化道出血；⑤ 心肌细胞缺血，间质水肿，心肌弥漫性小出血灶和渐进性坏死灶等。挤压综合征一旦发生，治疗相当困难，死亡率可高达 50%。战争时期挤压综合征具有很高的死亡率：第二次世界大战时死亡率高达 91%；朝鲜战争时透析前死亡率为 84%，而透析后死亡率为 53%；越南战争期间由于后送及补液治疗及时，死亡率降为 50%。在和平时期，挤压综合征的死亡率在地震灾害中仅次于直接损伤，高居第二位。

因此，挤压伤的早预防、早诊断、早治疗是非常重要的，而合理的伤肢处理能阻断病理改变中的恶性循环，是治疗挤压伤及挤压综合征最基本的环节，可以从根本上改变预后。挤压综合征伤员的现场急救是降低早期死亡率的最关键措施，而后方医院的综合治疗是减少伤残和死亡率的关键环节。

（二）救治措施

1. 现场急救

尽快解除压迫，转移伤员至安全地带，避免二次受伤。口服或注射止痛药，缓解紧张情绪和受伤部位的疼痛。妥善固定受伤肢体，临时制动，避免加重损伤，便于搬运伤员。尽量不用加压包扎或止血带，但如肢体挤压超过 6 h，肌肉有明显坏死征象时，应立即使用止血带，以减少毒素吸收。包扎绷带应随时调整松紧，以防伤肢肿胀后绷带压力过大。迅速后送伤员，伤肢不要抬高，有条件时可适当降温，但要注意防冻。

2. 早期救治（紧急救治）

（1）补液治疗：① 尽早实施，发现伤员后如不能静脉补液，应进行口服补液。② 只要能建立静脉通路，立即给予 10 ~ 15 mL/kg/h 生理盐水静脉输注。③ 条件许可应补充胶体。补液晶体和胶体的比例为 1 : 2，胶体最好选用新鲜血浆，血浆供应不足时再选用血浆代用品。④ 对于合并高钠血症、高氯性代谢性酸中毒、低钙血症患者，依据实际情况补充 5% 葡萄糖和 5% 的碳酸氢钠，适当补充 10% 葡萄糖酸钙。

（2）防治高钾血症：① 长时间挤压的患者可先行在受压肢体上短期使用止血带，防止因横纹肌溶解产生的钾、肌红蛋白等进入血液循环。② 尽快进行心电图或血清钾的检测，明确高钾血症的诊断。③ 给予阳离子交换树脂（降钾树脂）15 g 口服。④ 静脉通路建立后，给予 10% 葡萄糖 20 ~ 40 mL+10% 葡萄糖酸钙 10 ~ 40 mL 静脉注射；其后给予 5% 碳酸氢钠快速静脉点滴；再给予 50% 葡萄糖 50 mL+10% 葡萄糖 100 mL+ 普通胰岛素 8 ~ 10 U，维持静脉点滴。⑤ 有尿的伤员，给与呋塞米注射液 20 ~ 40 mg 静脉注射。

（3）预防急性肾损伤：① 碱化尿液：给予碳酸氢钠（第一天总量为 200 ~ 300 mmol，相当于 5% 碳酸氢钠 300 ~ 500 mL）静脉点滴，维持尿液 pH 在 6.5 以上。② 渗透性利尿：尿量超过 20 mL/h，给予 20% 甘露醇缓慢静脉点滴（甘露醇 1 ~ 2 g/kg/d，输入速度＜5 g/h），无尿伤员不能应用甘露醇。③ 保持尿量：至少 200 mL/h 以上，但如果补液 3 L 以上仍无尿，应考虑实施血液净化治疗。

（4）药物治疗：主要包括抗感染、镇痛、纠正电解质紊乱（主要是高钾血症、低钙血症）等对症处理。但需注意的是由于肾脏损伤的存在，肾毒性药物的使用应尤其谨慎，如非甾体类抗炎药、氨基糖苷类抗生素绝对禁用。

3. 早期救治（外科复苏）

（1）继续防治休克：补充血容量，禁用血管收缩药物。改善肢体血液循环，可注射妥拉唑啉、罂粟碱、山莨菪碱、低分子右旋糖酐等，或行交感神经阻滞术。

（2）继续防治感染：加强伤口处理和保护，对四肢伤进行彻底的清创和引流，尽量保护血管和神经；如有脓肿形成，要及时切开引流；发现坏死肌肉和组织，要彻底切除；对无成活可能的肢体应尽早行截肢术，以减少坏死组织分解产物的吸收。及时使用破伤风疫苗，防止气性坏疽和厌氧菌感染等特殊感染发生；在不知道细菌种类情况下，先选用强大的广谱抗生素，明确病原后及时换用大剂量敏感抗生素。

（3）防治合并伤、中毒和并发症：挤压伤常同时发生合并伤或中毒，这些因素可以加速休克的发生，加重肾脏缺血缺氧过程，促使急性肾衰竭的发生。因此，应对肺部感染、急性呼吸功能不全、全身感染加强防治，减轻肾脏功能损害。

（4）急性肾衰竭的治疗：早期改善肾脏血液循环、利尿限水、碱性药纠正酸中毒、纠正高钾血症等常规内科处理；伤员伤情稳定后应尽快后送至专科医院，及时行腹膜透析、血液透析、血浆置换、血液灌流、血液滤过、连续性肾脏替代治疗等血液净化疗法。

二、冲击伤（爆震伤）救治

冲击伤是在冲击波作用下，机体所发生的各种损伤；爆震伤是由爆炸引起空气或水的冲击波传到机体，导致内部组织的损伤。冲击伤是核武器和常规爆炸性武器战伤中常见的伤类。与一般创伤不同，冲击伤主要发生在听器、心、肺、脑和腹腔内脏器。伤情特点是外轻内重，发展迅速等，且易被其他损伤所掩盖，导致漏诊、误诊和救治延误等情况发生。

其中，冲击波所致环境压力突然改变而导致的人体伤害，即超压和负压引起的损伤，被称为原发冲击伤，其主要受累器官为含气的肺组织、肠道和听器；而冲击波动能导致的继发投射物打击、倒塌建筑物压砸、人体被抛掷或发生位移等所致的损伤，被称为继发冲击伤，其主要病变为软组织撕裂、内脏挫撕裂伤和骨折等。

（一）损伤特点

冲击波超压可引起内脏出血、鼓膜破裂和听小骨骨折等病变，其中以含气的肺损伤最重，主要表现为肺出血和肺水肿，有时可发生血性肺大疱和肺破裂。脏胸膜撕裂可引起血胸或气胸。肺组织撕裂后，肺泡内的气体经破裂的小血管而进入肺静脉可导致气栓。冲击波动压可将人体抛掷而引起撞击伤或摔跌伤，造成骨折、内脏出血、软组织挫伤。负压也可产生类似于超压所致损伤，如肺出血、肺水肿等。

单纯的超压致伤时，体表多完好无损，但常有不同程度的内脏损伤，即呈现外轻内重的特点。当冲击伤合并其他外伤时，体表损伤常很显著，此时内脏损伤却容易被外伤掩盖，而决定伤情转归的却常是严重的内脏损伤。

冲击伤伤情发展迅速，重度以上冲击伤伤员，伤后短时间内可出现一相对稳定的代偿期，此时生命体征可维持正常，但不久会因代偿失调和伤情加重而使全身情况急剧恶化，尤其是有严重颅脑损伤、两肺广泛出血水肿、内脏破裂和空气栓塞的伤员，伤情发展更快，如不及时救治，伤员可迅速死亡。

（二）救治措施

1. 现场急救

（1）气道处理：① 清除口、鼻腔异物和分泌物：对清醒者鼓励咳嗽排痰，对意识不清者防止舌后坠阻塞气道，有条件时给予吸氧。② 对严重呼吸困难者，应及时行气管插管，清除气管内异物和分泌物。③ 对呼吸暂停者采用面罩式人工呼吸或口对口人工呼吸，严重肺冲击伤伤员慎用胸外心脏按压。

（2）止血、镇痛：对有开放伤和骨折者，做好止血、包扎和固定。胸部疼痛者可用肋间神经封闭镇痛，禁用吗啡或哌替啶类药物，以免呼吸抑制。

（3）抗休克、抗感染：给予抗生素类药物预防感染，对危重伤员可一次性应用大剂量糖皮质激素。输液抗休克时，应适当限制输液速度和输液量，以防加速、加重肺水肿。

（4）尽快后送：对无明显外伤而出现休克，并有听器损伤、鼓膜破裂、口鼻出血、胸痛、腹痛、呼吸困难、咯血、血尿或烦躁不安者，按重伤处置，快速后送。后送途中采用头高半卧位，切不要搀扶伤员步行。

2. 早期救治

（1）保持呼吸道通畅：对气道内有较多粉红色泡沫液流出、严重呼吸困难或昏迷时间较长者，应及时行气管插管或气管切开术。有条件时，可对呼吸功能不全者行机械通气。

对血胸伤员行胸腔穿刺排血，大量出血者行闭式引流术，进行性大量出血者行剖胸探查。

（2）给氧：对出现脑卒中、心肌梗死、失明、失聪、急腹症、脊髓伤、跛行的伤员，应高度怀疑肺泡 - 静脉瘘所致的空气栓塞。伤员可用面罩或气管插管吸高浓度氧，尽快后送至有高压氧治疗条件的医疗机构。

（3）防治出血和感染：合并弥散性血管内凝血（DIC）时可给予新鲜血浆、血小板或止血剂，全身应用抗生素预防感染。

（4）防治合并伤、并发症：注意病情变化，及时发现和治疗肝、脾和肠道合并伤等。鼓膜破裂和鼓室出血时，及时清除外耳道异物，保持耳道干燥，严禁耳道冲洗和滴药，勿用力擤鼻。疑有颅脑、腹部伤时，按相应部位伤处理。注意监测心脏功能，必要时给予强心药物。防治肺水肿和脑水肿，严格控制晶体输入量和速度，尽量增加胶体比例，输入高渗葡萄糖、甘露醇。早期大剂量应用糖皮质激素。血压稳定后，可适当利尿。

三、爆炸伤救治

爆炸伤（blast injury）是指爆炸物瞬间释放的巨大热量和高压气体直接或间接作用于人体所造成的创伤。按照爆炸物性质，爆炸可分为：① 物理爆炸：锅炉、氧气瓶温度、压力升高发生的爆炸为物理爆炸。② 化学爆炸：火药、炸药等爆炸物质、可燃物质与空气的混合物发生急剧的氧化还原反应（燃烧）。③ 核爆炸：原子核发生裂变或聚变的连锁反应瞬间放出的巨大能量引起的爆炸。平时或战时爆炸伤主要为化学爆炸。化学爆炸物的性质不同，所造成的人体创伤也有差异。

（一）损伤特点

无论平时恐怖袭击还是现代常规战争，爆炸伤发生率均高达 35%～80%，其中弹片伤、继发投射物伤发生率最高（60%），伤员常为多处受伤。爆炸弹片杀伤半径远大于冲击波超压，如美军 155 mm 榴弹爆炸时，冲击波超压杀伤半径仅在距爆心 15 m 范围内，但爆炸弹片杀伤半径可达 549 m。爆炸伤中冲击伤发生率为 3%～20%。爆炸形成的高温火球可造成人员致命性烧伤。伤员除体表严重烧伤外，吸入高温烟雾可发生严重的鼻、口咽、喉部烧伤。严重者发生气管和各级支气管的黏膜充血水肿和坏死脱落、气道阻塞，部分伤员可发生肺水肿。复合伤伤情常较单一伤重，诊治难度大。

（二）防护措施

地下与地面坚固工事、坦克、装甲车等对爆炸冲击波、破片有良好防护效果。掘开式工事（竺墩、掩体）难以防护冲击波超压损伤，但可防护爆炸时产生的爆风 / 动压、破片致伤。作战人员利用地形、地物防护可明显减少爆炸伤发生，如能利用地形地貌就地卧倒，特别是能背向爆心卧倒，将显著减少爆炸伤发生。防弹衣虽可有效防护弹片伤，但有加重冲击伤伤情的报告，这可能与冲击波超压在防弹衣后反射加强有关。对战现场发现的未爆物，严禁抛掷或由非爆炸专业人员拆卸。

（三）救治措施

救治原则同火器伤、冲击伤、破片伤、烧伤、挤压伤。

1. 现场急救

在现场急救时，为防止再次爆炸或爆炸后环境可能危及急救人员和伤员生命，应尽快将伤员转运至安全环境，现场急救仅限于迅速完成止血带控制肢体致命出血等耗时少的救命措施。在安全区域内完善急救措施，如止血、保持呼吸道通畅、改善呼吸功能、容量复苏等，优先处置危及生命的创伤。

2. 早期救治

伤员转运至有外科救治能力的救治机构后，应判定伤员伤势状况及诊断，提出救治措施。根据伤员数量、伤员伤情严重程度、卫生资源状况和救治环境与条件提出伤员救治顺序。对损伤重、生理状况恶化的伤员，应实施损伤控制外科策略，即采取简化手术控制大血管、脏器出血和胃肠道破裂造成的污染，同时采取复苏和复温措施，待伤员全身状况改善后再行确定性手术。对呼吸道阻塞、呼吸衰竭伤员行气管插管或气管切开。对血、气胸伤员实施胸腔闭式引流。对无自主呼吸或出现呼吸衰竭征象的冲击伤伤员应行机械辅助通气。对心肌挫伤者，应控制限制液体输入，应用正性肌力药物（多巴胺、多巴酚丁胺）防治心力衰竭。对心包积血者，应行心包穿刺。对容量复苏效果不明显或有可疑腹部脏器伤阳性体征的伤员，应行超声、X 线、腹腔灌洗等检查以排除腹腔脏器破裂。

四、枪弹伤救治

枪弹伤（gunshot wound）是指口径<20 mm 的身管武器（枪械）发射的弹头击中人体所致伤害，亦称弹丸 / 弹头伤（bullet wounds）。

（一）各部位枪弹伤特点

1. 头部枪弹伤

伤员多在中弹后立即死亡，死亡率 90%，中弹部位以枕骨、颞骨多见，部分额叶贯通伤或颅脑切线伤（弹头穿过颅骨或脑实质表面）伤员有可能存活。脑组织含水量多，弹性差，弹头穿过脑组织时撕裂和瞬时空腔效应明显，可造成严重脑挫裂伤，颅内血肿的发生率可达 40%～50%。

2. 颈部枪弹伤

死亡率 78%，主要伤及颈部大血管、喉—气管、食管和颈椎。颈部大血管伤伤员可因大出血致死，也可因血液流入呼吸道而发生窒息。食管伤可引发纵隔炎、脓毒症。颈椎伤伤员大多在战现场死亡。

3. 胸部枪弹伤

死亡率 80%。胸膜腔破裂可引发气胸、血胸，伤及胸腔内心脏、大血管时伤员大多即刻死亡。肺泡腔充满空气，有一定弹性，肺枪弹伤肺组织撕裂局限，可采取胸腔闭式引流或手术缝合撕裂处。

4. 腹部枪弹伤

死亡率 67%。腹部实质器官肝、肾、脾及大血管枪弹伤早期多引起失血性休克；胃肠道枪弹伤时，由破口溢出的内容物常造成腹腔严重污染。

5. 肢体枪弹伤

死亡率 9%，多为肢体大血管破裂所致。肌肉组织弹性好，原发伤道外坏死肌变性肌纤维常交错存在。肢体大血管、神经干具有一定弹性，除非直接命中，通常不易断裂，但瞬时空腔脉动可造成距弹着点 20～30 cm 处的血管内膜和中膜断裂分离、神经鞘膜下出血、神经轴索断裂或变性。枪弹伤开放性骨折发生率高于爆炸伤。

（二）预防措施

应用单兵防弹装具（头盔、防弹衣）可明显降低枪弹伤致死率。但部分穿着防弹衣的人员可能出现防弹衣后钝性伤（behind armour blunt trauma，BABT）。通常弹芯为钢质的弹头击中防弹衣较铅芯弹头更易发生 BABT。穿着超高分子量聚乙烯纤维织物等高性能纤维的软体防弹背心可阻止手枪弹射入体内。软体防弹衣加装钛合金金属板、陶瓷板可阻止步枪弹射入。各类工事、装甲车辆都有较好的防护效果。

（三）救治措施

兼职卫生战士或连抢救组完成止血、通气、包扎、固定、搬运和基础生命支持等初级急救。卫生军士或军医完成气道开通、容量复苏、胸腔穿刺等高级急救。伤员转至有外科救治能力的医疗机构后，应尽早稳定伤员生理状况，及时开展确定性治疗。

国际红十字会伤口分类法（The Red Cross Wound Classification）以伤腔直径是否超过弹头长度为主要指标，将枪伤严重程度分为低能伤、高能伤、重度伤，以此指导诊治。如高能伤骨折碎片多失去血供，清创时应去除，低能伤骨折碎片多与软组织相连，清创时应保留。不可依据致伤枪弹速度或动能划分枪弹伤严重程度。清创限于切除游离于伤道内的失活肌组织，首次清创 24 h 后可再次清创。伤后 6 h 内冲洗伤口可有效预防感染，可采用生理盐水，也可用无菌水或可饮用自来水代替。血管伤清创应限于肉眼观血管内、外膜损伤段，血管缺损过大可采取自体静脉移植。

五、破片伤救治

破片伤（fragment wound）是指爆炸性武器（炮弹、炸弹、导弹、简易爆炸物等）爆炸产生的破片击中人体后引起的损伤。爆炸直接生成的原发破片（亦称弹片）和爆炸造成装备、设施等破坏而形成的继发破片所致损伤分别称为弹片伤和继发破片伤。

（一）损伤特点

战时破片伤是最常见的致伤因素，发生率高达 50%～80%。由于现代战争作战人员加强了防护，胸腹部伤发生率（9%～23%）、四肢伤发生率（40%～50%）分别低于作战人员体表暴露面积百分比（27%、61%），但头面颈部伤发生率（16%～19%）高于体表暴露面积百分比（12%）。眼伤发生率（6%～10%）是体表暴露面积百分比（0.2%）的30～50倍，主要见于继发破片伤，如爆炸掀起的沙石或建筑物崩脱的玻璃碎片。大多数破片伤伤员为多处受伤，最多可达数百处，70%破片伤涉及2个以上解剖部位。胸部伤死亡率最高，其后依次为头部、腹部、肢体；存活伤员中，最常见为肢体伤，其后依次为腹部、胸部、头部。破片伤合并冲击伤时，局部损伤较单一破片伤更加严重，脏器冲击伤易被体表创伤掩盖。

（二）预防措施

防弹衣、防弹头盔为作战人员有效的个人防护装具。作战人员进入工事或利用地形地物（如土丘、坑洼地等）可明显降低致伤率。

（三）救治措施

兼职卫生战士或连抢救组完成止血、通气、包扎、固定、搬运和基础生命支持等初级急救。卫生军士或军医完成气道开通、容量复苏、胸腔穿刺等高级急救。对已扎止血带的伤员，应在2 h内完成确切性止血。对脊柱/脊髓伤、骨折伤员须固定后转运。以硬质眼罩保护眼开放伤后，尽快将眼伤伤员转运至专科医院。尽早对失血性休克伤员开展容量复苏，在出血尚未控制前，应采取限制性复苏策略。伤员转运至有外科救治能力的救治机构后，应对伤员进行全面检伤，科学分类，而后提出救治措施及处置顺序。对有凝血病、酸中毒、低体温症状的危重伤员，应实施损伤控制外科救治，稳定生理功能，为确定性治疗创造条件。对血胸、气胸、张力性气胸应实施胸腔闭式引流。坚持早期清创、延期缝合的原则，首次清创后48 h可酌情再次清创。

六、战时刃器伤救治

战时刃器伤（war-time blade injury）是指战时冷兵器所造成的创伤，亦称冷兵器伤。狭义上冷兵器是指不带有火药、炸药或其他燃烧物，在战斗中直接杀伤敌人保护自己的近战武器装备。广义的冷兵器则指冷兵器时代所有的作战装备。火器时代开始后，冷兵器已不是作战的主要兵器，但因具有特殊作用，故一直沿用至今。现代常用的冷兵器有大刀、匕首、刺刀、剑、箭、弩等。

（一）损伤类型

砍伤伤口长而浅。刺伤是武器沿长轴刺入受害者身体，皮肤伤口小，深度不可知。刺伤强调使用刀，刺穿指较大的武器进入躯干。如果致伤因素仍在体内，则只能在手术室内拔出。刺伤若伤及大血管和心脏，可导致较高的死亡率。刺透伤常常是坠落于刺穿的物体上，或机械、气压动力的工具致伤。也包括低能量非火器投射物，如箭、弩、标枪等。刺穿的物体可能压迫或损伤大血管，故只能在手术室里完全分离伤道、直视下取出。

（二）伤情特点

损伤的严重程度和范围主要决定于伤口所在的部位、深度以及受伤组织的重要性，同时也与致伤物大小、长短和形态有关。损伤一般限于伤道及伤道周围组织。砍伤伤口大，易诊断。刺伤伤口小而深，很小的皮肤损伤也可导致深部体腔的内脏损伤。损伤的特点是在其伤道壁上有层薄薄的坏死组织带（原发性坏死区）。在伤口的周围组织中一般无病理改变，细菌污染也比较轻微。伤道壁内的组织血供仍良好。冷兵器伤较火器伤而言，污染较轻，较少引起严重感染。

（三）外科处理

详细询问受伤经过，查对伤情记录（伤票等），认真检查局部和全身情况。遇见复杂的伤情（多处伤、多发伤、复合伤等）或同时处理多位伤员，必须分清轻重缓急，做合理安排。积极防治休克，尽可能迅速消除休克病因（如出血、张力性气胸等），输液、输血、给氧等，以备及早手术处理。为防治感染，尽早给予抗生素和破伤风抗毒血清。表浅的皮肤裂伤，伤口清创后，直接缝合。对于穿透胸腔后，如出现大量血气胸、心包压塞或心脏损伤、食管伤或进行性纵隔气肿等，应及时行开胸手术。穿透腹腔后，如出现腹膜炎或内出血，应及时行开腹手术。术后监护伤员的呼吸、脉搏血压、意识状态等，注意防治休克，继续用抗生素。伤员应取适当的体位，伤肢须抬高。注意敷料包扎的松紧度、外表有无渗血、渗液和肢端血液循环情况。神经、血管、肌腱损伤，如及时清创，伤口未感染，应争取一期缝合。如合并有骨损伤，或有软组织的广泛损伤，未能进行彻底的外科处理者，可使伤口敞开，以后再行延期缝合。

七、切割/离断伤

（一）切割/离断伤常见原因

切割/离断伤常见原因是锋利的刀具、机器的切割所造成的。

（二）离断伤的分类

根据肢体的断离程度和创伤的性质，可分为完全离断和大部离断两种。

1. 完全离断

是指肢体完全离体，无任何组织相连。这种创伤大都由切割性或撕裂性损伤所致，如车床、利器、电锯等引起的损伤。另一种情况是受伤后断肢只有极少数组织和机体相连，从表面上看虽然有少量皮肤或肌肉组织将断肢与机体相联，但其实这部分离断肢体已无血液供应和神经支配，已成为毫无活力的组织。因此，临床上将这类损伤也包括在完全离断伤之内。

2. 大部离断

肢体绝大部分已经断离，断面有骨折或脱位并伴随有血管断裂或血栓形成，但残留肢体仍有一定活力。

（三）离断伤典型临床表现

1. 切割性损伤

各损伤组织均在同一平面切断，邻近部位的周围组织挫伤较轻，断离肢体的骨骼、神经、血管属于整齐的切断。

2. 挤压性损伤

断离的平面不规则，常有大量异物挤入断面与组织间隙中，不易去除干净。断离肢体的远端常有合并损伤，如骨折或血管破裂。

3. 撕裂性损伤

损伤的断面很不规则，皮肤的损伤有严重撕脱或有不同程度的挫伤，皮下静脉亦可损伤。撕裂性肢体断离，在血管断离的远、近段，往往有严重的血管痉挛，给血液循环带来困难。血管撕裂伤，往往不在肢体断离的同一平面上，血管壁常因挫伤与撕拉而形成血肿。

4. 辗轧性损伤

多为完全性离断，有时虽有部分肌腱、神经相连，但组织损伤严重，失去活力，再植时应予切除。

5. 爆炸性损伤

断离的肢体断面不整齐，组织损伤极为严重，失活组织较多，再植成活率低，易感染坏死。

（四）切割伤的处置

1. 止血

大部分活动性出血用纱布或者干净的布按压伤口 5 ~ 10 min 就能止住，在这过程中，最常见的误区就是过早松开来看血有没有止住，这是不利于止血的。若持续按压 5 ~ 10 min 后还存在出血，需要重复按压。 若伤口大且出血不止，请不要惊慌，因为手部血管丰富，外伤后出血比较快、比较多，最简单的止血方法就是用橡皮圈绑紧手指根部，然后抬高患肢，但要注意，每隔 20 ~ 30 min 必须将橡皮圈放松几分钟，否则容易引起手指缺血坏死。

2. 清洁伤口

伤口清洁的目的是为了降低感染的发生率，如果是夹杂尘土、异物的伤口，进行冲洗还可以避免异物残留在皮肤中形成黑斑。如果出血较少且伤势并不严重，可在清洗之后，以创可贴覆于伤口。不主张在伤口上涂抹红药水或止血粉之类的药物，只要保持伤口干净即可。

3. 伤口包扎

清洗伤口后涂上抗菌药膏（如百多邦），然后用纱布或绷带包扎直到伤口愈合。较深较长的伤口即使止血后也应由军医判断是否需要缝针或皮肤黏合剂等处理（8～12 h 内），不能延误治疗时间。

4. 妥善固定

如果肢体发生骨折可以进行简单固定，及时后送。

5. 注意事项

不要往伤口撒任何粉剂（包括“云南白药”）。切忌用一些煤灰、烟灰、消炎粉、中药粉等外敷伤口，这些粉剂不一定是无菌的，反而容易造成伤口的感染。切忌用卫生纸直接覆盖伤口，伤口出血使卫生纸融成纸浆，糊在伤口内，给伤口的清理带来困难。

（五）离断伤的处置

现场急救包括止血、包扎、保存断肢及迅速后送四方面。

（1）检查伤员是否有危及生命的损伤（如头皮撕脱伤），后送前对伤员进行整体抢救，处理危及生命的损伤，以免在后送途中发生意外。

（2）现场急救时若断肢仍在机器中，切勿强行将肢体拉出或将机器倒转，以免增加损伤。应立即停止机器转动，设法打开机器，取出断肢。

（3）根据情况进行止血处理。一般来说，完全离断肢体残端的血管，大都会自行回缩，闭塞止血，所以对无明显出血的断肢残端，使用简单的加压包扎止血即可，然后用小夹板等固定残肢。对损伤大动脉而有活跃的喷射性出血时，可先用止血钳类物品将血管夹住，然后进行包扎，但夹血管时要尽量少夹，以利于后期断肢再植时的血管吻合。如抢救现场无止血钳等物品，需采取止血带止血法，并标明扎止血带时间。

（4）未完全离断的肢体，先用无菌敷料或干净布料覆盖，然后用小夹板或替代品进行临时固定，在固定过程中对连接断肢与躯体的组织不要过度牵拉和扭曲，以避免影响断肢的血液供应而发生继发性损伤。对完全断离的肢体，在转运前应先用无菌敷料或清洁的布料包好，防止继发感染。

（5）除非断肢污染严重，一般无需冲洗，用无菌或清洁敷料包扎好，可用干燥冷藏的方法保存起来。即先放入洁净的塑料袋中，再放入加盖的容器内，外围以冰块保存，不可将断肢与冰块直接接触，以防冻伤。

（6）经现场处理和对离断肢体妥善保存后，尽快送有条件进行断肢再植的专科医院进行治疗。切记不能将离断肢体浸泡于任何消毒液中。

八、烧伤救治

烧伤一般是指热力，包括热液（水、汤、油等）、蒸气、高温气体、火焰、炽热金属液体或固体（如钢水、钢锭），以及有毒化学物、电、紫外线和核辐射等所引起的组织损害，主要伤及皮肤和黏膜，严重者也可伤及皮下和黏膜下组织，如肌肉、骨、关节甚至内脏。常规战争中，烧伤占战伤总数的 10%～30%，装甲车辆、舰船被击中时，烧伤数可达 30%～70%。1945 年日本受原子弹袭击的伤员中，烧伤数达 60%～85%。战时烧伤多批量发生，数量多，复合伤多，伤情复杂，救治的任务重、时间紧、环节多。

（一）烧伤分类

战时按中国新九分法计算烧伤面积（表 6-2-1），并按三度四分法判断烧伤深度（表 6-2-2），根据烧伤深度和烧伤面积对烧伤进行分类，分为轻、中、重、特重四度。

（1）轻度烧伤：Ⅰ度烧伤；Ⅱ度烧伤面积占体表 10% 以内，且无特殊部位（面、呼吸道、手、足、会阴部）的烧伤和其他合并伤。

（2）中度烧伤：Ⅱ度烧伤面积为 11%～30%，或Ⅲ度烧伤在 10% 以内，且无复合伤及特殊部位烧伤。

（3）重度烧伤：Ⅱ度烧伤面积在 31%～50%，或Ⅲ度烧伤面积在 11%～19%，或烧伤面积不到上述标准，但有特殊部位烧伤、各种复合伤或严重并发症者。

（4）特重烧伤：Ⅱ度总面积 50% 以上或Ⅲ度烧伤面积达 20% 以上者。

表 6-2-1　烧伤面积计算（中国新九分法）

部位		占成人体表面积百分比（%）		占儿童体表面积百分比（%）
头颅	发部	3	9	9+（12- 年龄）
	面部	3		
	颈部	3		
双上肢	双手	5	9×2	9×2
	双前臂	6		
	双上臂	7		
躯干	躯干前	13	9×3	9×3
	躯干后	13		
	会阴	1		
双下肢	双足	7	9×5+1	9×5+1-（12- 年龄）
	双小腿	13		
	双大腿	21		
	双臀	5		

表 6-2-2　烧伤深度判断（三度四分法）

烧伤深度		受损组织	局部表现	预后
浅度烧伤	Ⅰ度	表皮浅层	表面红斑、干燥、烧灼感	不留瘢痕、短期内有色素沉着
	浅Ⅱ度	真皮浅层	局部红肿，有大小不一的水疱，疱下创面红润、潮湿，疼痛明显	不留瘢痕、有色素沉着
深度烧伤	深Ⅱ度	真皮层，深浅不一	可有水疱，疱下创面红白相间，痛觉迟钝	留有瘢痕
	Ⅲ度	全皮层，甚至达皮下、肌肉、骨骼	无水疱，创面蜡白或焦黄色甚至炭化，痛觉消失，形成焦痂后，痂下可见树枝状栓塞的血管	需植皮，留有瘢痕

（二）救治措施

烧伤救治原则：① 立即灭火，迅速脱离火源或热源，除去着火衣物。② 创面污染重、化学物及放射烧伤者用大量水冲洗，并用清洁敷料包扎创面。③ 及时口服或静脉补液，防治烧伤休克。④ 口服或静脉给予抗生素，注射破伤风抗毒素，防治感染。⑤ 开放气道，保持呼吸道通畅。⑥ 镇痛。⑦ 根据烧伤深度，及时清创、削痂、切痂，促进创面愈合。⑧ 防止低体温。⑨ 营养支持。

1. 现场急救

迅速将伤员转移至安全地带，以免再次受伤。呼吸心跳停止时，应立即进行人工呼吸和胸外心脏按压。吸入性损伤伴呼吸道梗阻时，应立即行气管切开或环甲膜穿刺。有大出血者予以止血，合并骨折者予以简单固定。给予哌替啶、吗啡（伴有呼吸道烧伤和颅脑外伤者忌用）止痛或用苯巴比妥、地西泮镇静。创面用清洁被单、衣服等物品简单包裹，以避免污染和再损伤。

2. 早期救治（紧急救治）

积极抗休克治疗，对轻度烧伤伤员，可口服烧伤饮料或加盐的热茶、热汤等，但不宜喝白开水或糖水以免发生低渗性脑水肿。有胃肠道功能障碍者和已有休克症状者，应迅速建立静脉通道予以补液。对吸入性损伤或面部、颈部烧伤有窒息危险者，应立刻行气管内插管，有条件时尽早给氧。继续口服抗感染药物，常规注射破伤风抗毒素。

3. 早期救治（外科复苏）

继续补液抗休克治疗，对有休克症状或胃肠功能紊乱的伤员，应加快输注平衡盐液和血浆，注意防止呕吐造成窒息。在收缩期血压上升到 90 mmHg 以上，皮肤转暖、转红时，迅速后送。伴有严重创伤的烧伤伤员，应进行必要的复合伤手术处置。合并颅脑伤和腹部伤的伤员，手术后病情许可即可转运。四肢、颈部及胸腹部的环形深度烧伤，远端有血液循环障碍或影响呼吸时，应及时行切开术以减轻张力。简单床边清创，在镇痛条件下消毒创面，去除污物和分泌物，保留水疱皮，引流水疱液，每日更换敷料。对已感染的烧伤创面行暴露疗法或半暴露疗法，选用广谱抗生素。重度以上烧伤应用质子泵抑制剂预防应激性溃疡。

九、吸入性损伤救治

吸入性损伤包括呼吸道损伤及可能的全身中毒。多数为吸入火焰、干热空气、蒸气、有毒或刺激性烟雾或气体所致，故包括热力作用和有害气体的化学损伤作用，尚可有全身性中毒（如 CO 中毒）。吸入性损伤多发生在密闭空间的爆炸性燃烧（如坑道瓦斯爆炸、舰艇舱内蒸气突出或爆炸等），衣服燃烧后站立或奔跑呼叫，以及长时间处在密闭火灾现场；高温液体或化学物质直接灌入呼吸道也可导致。

（一）临床表现与诊断

吸入性损伤按其解剖部位和严重程度的不同可分为 3 类。

1. 轻度烧伤

咽喉以上表现为口、鼻、咽黏膜发白或脱落、充血水肿、分泌物增多、鼻毛烧焦、刺激性咳嗽、吞咽困难或疼痛等。肺部体征阴性。

2. 中度烧伤

在气管隆突以上，除有上述轻度的表现外，还有声音嘶哑、呼吸困难，早期痰液较稀薄，可含有黑色炭粒。肺部听诊一般较清晰，偶有哮鸣音或干啰音。严重者喉头剧烈水肿可出现严重呼吸困难甚至气道梗阻，经气管切开后多可很快改善。胸部X线检查多正常，纤维支气管镜检查可见咽喉声带上部及声带水肿，气管黏膜充血、水肿、出血点、甚至溃烂、脱落。有的可见水疱形成。血气分析因气道梗阻程度而异，轻者多无明显异常，梗阻严重者可出现低氧血症和高碳酸血症。

3. 重度烧伤

达支气管、细支气管甚至深达肺泡，除有轻度和中度的上述表现外，常有广泛支气管痉挛，小气道阻塞和肺水肿，迅速出现严重呼吸困难和低氧血症，气管切开往往不能改善。常见带血丝或血性泡沫痰和脱落坏死黏膜。伤员常因严重缺氧而显烦躁不安，严重者出现意识障碍甚至昏迷。伤后不久即可闻及干、湿啰音，多为双侧，有的遍布双肺。胸部X线有的于伤后1 h即可显示肺水肿影像；纤维支气管镜检查可见细支气管黏膜充血、水肿、溃烂出血。血气分析 PaO_2 下降、A–aDO氧合指数常显著降低，Qs/Qt增高，早期多有低碳酸血症，后期 $PaCO_2$ 增高。

根据病史和以上临床表现，吸入性损伤诊断一般不困难。但有时烟雾及有毒气体吸入引起的，可无面颈部烧伤，伤后早期亦无明显临床表现，易被忽略。有时甚至在出现明显呼吸困难和肺水肿（多在伤后12～24 h发生）时，还误认为系休克或其他原因引起。因此，对发生于密闭空间或有丧失知觉的烧伤伤员，即使无面颈部烧伤，也应警惕吸入性损伤的可能性。连续胸部X线片（正位和左前斜位）检查和纤维支气管镜检查有诊断意义。早期患者，可行HbCO和静脉血氧含量检查，若HbCO增加，静脉氧含量下降，表明有CO中毒。如缺氧较重，对治疗反应差，出现持续代谢性酸中毒和静脉氧含量增高，应考虑氰化物中毒的可能。其他尚可做肺表面活性物质以及支气管肺泡灌洗液成分检查等，均有助于诊断。

（二）救治措施

吸入性损伤确诊后，应迅速处理。轻度者主要是口咽部局部清洁。中度者还应密切观察呼吸情况，如出现梗阻征象，应尽早行气管插管或切开，给氧并保持气道通畅。重度吸入性损伤的防治则较为棘手，关键在于早期解除缺氧威胁，防治肺水肿和肺部感染等并发症。改善通气功能的措施包括气管插管或切开、解痉、吸痰排痰、呼吸机辅助呼吸（多采用呼气末正压呼吸）、防治肺不张等。

有下列情况之一者应尽早进行气管插管或切开：① 呼吸急促、特别是吸气困难者；② 颈部深度环形烧伤；③ 口底或咽后壁剧烈水肿；④ 鼻唇部深度烧伤剧烈肿胀；⑤ 由于脑水肿或其他原因，伤员神志不清或呼吸抑制；⑥ 确诊为重度吸入性损伤或其他情况需要长期通气支持或气道吸痰清理者。

气管插管、气管切开或机械通气的重要不良反应，是使气道黏膜干燥、分泌物干结、纤毛运动受抑制，致排痰困难，易引起气管支气管炎、肺不张和肺部感染。因此，要严格无菌操作。湿化、雾化气道或进行灌洗，鼓励伤员咳嗽，以排出痰液及坏死脱落黏膜。雾化或灌洗液中可加入肝素、有效抗生素、小剂量激素和异丙肾上腺素等，以使分泌物稀薄，解痉、消炎和防治局部感染，如有气道出血，可加入凝血酶。灌洗和吸引操作应轻柔，避免损伤。如有坏死脱落黏膜不易吸出，可借助纤维支气管镜吸出。

改善换气功能是吸入性损伤治疗的难点，也是防治肺水肿的重要措施。目前尚无确切有效的措施。可采用的办法有：提高吸入氧气浓度、正压通气、反比呼吸、高频通气等。近年来，尝试使用炎症介质拮抗药如吲哚美辛、山莨菪碱、人参皂苷等，但疗效均不肯定。还可使用血管扩张药苄胺唑啉（酚妥拉明），降低血管阻力，减轻肺水肿。此外，防止过多输液、提高输液质量、早期活动和胸部理疗等也有助于肺水肿的防治。关于糖皮质激素的争议较多，不宜长时间应用。

关于重度吸入性损伤伤员休克期补液问题，近年来的实验及临床研究均认为过分限制输液无助于防止或减轻肺水肿。相反，由于限制输液，伤员休克期不平稳，致缺氧加重、时间延长，可加重肺水肿发生与发展，增加肺内分流量。一般认为，伴有重度吸入性损伤者，液体需要量较单纯体表烧伤者要多，因为尚有部分体液经肺和气道丢失。因此，应根据烧伤休克的监测指标调整输液，不应过少，也不能过多。为防止输液过多，可提高输液的质量，如适当增加胶体液。研究认为，给予右旋糖酐抗休克可减轻肺水肿，提高氧分压。也有人主张应用高渗盐液抗休克，以减少输液总量。

十、冷伤救治

冷伤是指在一定条件下，由寒冷因素作用于人体引起的局部或全身损伤。战时由于饥饿、疲劳、野外作业、御寒装备不足或鞋袜不适等原因，极易出现冷伤伤员。

（一）损伤分类

按损伤的性质分类，冷伤可分为冻结性冷伤与非冻结性冷伤两类：非冻结性冷伤为10℃以下、冰点以上的低温加以潮湿条件所造成的损伤，如冻疮、战壕足、浸渍足等；冻结性冷伤是冰点以下的低温造成组织细胞冷冻所致的损伤。

冻结性冷伤按以下三度分类。① Ⅰ度：伤部充血及水肿，皮肤呈红色或紫红色，复温后皮肤热而干燥，自觉症状为患部瘙痒和刺痛感、灼热、麻木。消肿后皮肤外表无明显变化，可有上皮脱屑。不经治疗数日后可自愈。② Ⅱ度：表现为水疱形成，疱液为呈浆性澄清状，疱底呈鲜红色，水疱周围组织充血、水肿。Ⅱ度冷伤只波及皮肤，不累及皮下组织，也不发生组织坏死。主观感觉疼痛较严重，触觉迟钝，如不治疗亦可自愈。③ Ⅲ度：冷伤波及皮肤全层及皮下组织，伤部形成壁较厚的水疱，多呈血性，水肿更为严重，有渗出。皮肤呈紫红、紫绀或青紫色。严重者组织损伤波及肌肉和骨骼，皮肤呈紫蓝色、青灰色，无水疱或出现少数小的血性水疱，呈暗红色，水肿出现较晚，但很明显。局部组织温度很低，触之冰冷，痛觉及触觉均丧失。伤后2～6周，冷区逐渐变黑，干燥，呈干性坏疽，最后脱落，形成残端。如合并感染发生组织腐烂或形成湿性坏疽，甚至气性坏疽，以致危及生命。

根据损伤发生的范围，又可将冷伤分为全身性冷伤（即冻僵）和局部性冷伤。冷伤的严重程度取决于温度、暴露时间、环境情况、衣物的数量以及伤员的健康情况，低温、固定姿势、长时间暴露、潮湿、合并外周血管疾病以及开放性伤口都会加重冷伤。

（二）防护措施

① 防护知识的宣教。② 加速冷习服：为适应性锻炼中重要的方法，提高严寒条件下作业能力的有效措施。较大体力负荷的锻炼和较强的冷刺激强度能缩短冷适应的时间。合理的训练方法包括户外锻炼、早晚用冷水（5～10℃）洗脸、泡手和泡脚，连续1个月，可明显改善末梢循环功能，达到较好的冷习服水平。③ 防寒保暖原则的制定：保持服装清洁、保持服装干燥、保持服装多层、注意鞋袜和手套的穿着使用。④ 防寒保健原则的制定：保持健康的身体，足够的饮食和良好的营养，充足的休息和睡眠，这些对于在寒区的战斗员都是非常重要的。

（三）救治措施

1. 现场急救及早期救治（紧急救治）

（1）快速复温：迅速脱离寒冷环境，脱掉（或剪掉）潮湿冻结的衣服鞋袜，防止继续受冻，如衣服鞋袜冻结在皮肤上，不宜强行脱去，可在复温过程中缓慢移除。抓紧时间尽早快速复温，口服热饮料，有条件时尽快用40～42℃的温水实施快速融化复温，直至组织软化，皮肤、甲床转红为止。如无快速复温条件，应尽早后送，后送途中应注意保暖，防止外伤。

（2）局部用药：复温后局部立即涂敷冻伤外用药膏，并以无菌敷料包扎，每日换药1～2次，面积小的Ⅰ度、Ⅱ度冻伤，可不包扎，但注意保暖。禁用冷水浸泡、雪搓、火烤。

（3）全身支持：保持呼吸道通畅，吸氧，监测生命体征，如伤员呼吸心跳停止应立即心肺复苏，发生室颤时及时除颤。口服活血化瘀类药物，伤部疼痛可口服或注射止痛药物。Ⅱ度、Ⅲ度冻伤未能分清者按Ⅲ度冻伤治疗。

2. 早期救治（外科复苏）

（1）局部处理：① 水疱的处理：应在无菌条件下抽出水疱液，如果水疱较大，也可低位切口引流。② 感染创面和坏死痂皮的处理：感染创面应及时引流，防止痂下积脓，对坏死痂皮应及时脱痂。③ 坏死痂皮的处理：早期皮肤坏死形成痂皮后，对于深部组织活力，往往不易判断，有时看来肢端已经坏死，但脱痂后露出肉芽创面，经植皮后痊愈。因此，对冻伤后截肢应取慎重态度，一般任其自行分离脱落，尽量保留有活力的组织，必要时可进行动脉造影，以了解肢端血液循环情况。肉芽创面新鲜后尽早植皮，消灭创面。

（2）预防感染：肌内注射抗感染药物，未行破伤风类毒素注射者，应行破伤风抗毒血清和类毒素注射。

（3）改善局部微循环：Ⅲ度冻伤初期可应用低分子右旋糖酐，静脉点滴，逐日给药 500～1 000 mL，维持 7～10 d，以降低血液黏稠度，改善微循环。必要时可采用抗凝剂或血管扩张剂。

（4）留治后送：复温后将冻伤部位拭干，用无菌敷料包扎，指（趾）间用无菌纱布隔开防止粘连，有条件者可覆盖冻伤敷料。可适当留治Ⅰ度、Ⅱ度冻伤伤员，其他冻伤伤员，做好全身和局部保暖，迅速后送。

十一、急性应激障碍救治

急性应激障碍（ASD）是发生于军人执行作战任务期间，由剧烈的、异乎寻常的精神刺激、战争或生活事件、持续困境的作用下引发的精神障碍；是军人个体暴露于作战任务中的严重创伤性事件后，表现出来的焦虑症状、分离性症状及其他症状的发生和发展。

ASD 一般在异乎寻常的应激源刺激下几分钟内出现，症状可在应激性环境消除后 2～3 d 内缓解。若应激源持续存在或具有不可逆转性，症状一般可在 2～3 d 后开始减轻，通常 1 周内可缓解，预后良好。但处于症状期的作战人员必须得到及时有效处置，以免发生严重后果。

（一）战场 ASD 诱因

遭受敌人火力打击、目睹战友牺牲、第一次消灭敌人、严重事故、家庭变故等均可成为战场 ASD 直接诱因。除精神刺激本身的特征和强度外，还与战斗员社会文化背景、人格特点、受教育程度、生活态度和信念，个人当时的健康状态及造成内心冲突的严重程度有关。

以上因素可作为精神刺激，一旦超过个人的耐受能力，便可造成强烈的情感冲击，使个体失去自控力，产生一系列精神症状。

（二）战场 ASD 心理表现

产生与现实不符的焦虑和恐惧；否认战友牺牲等事实，努力逃避可能勾起创伤回忆的人或事；悲观失望、轻生自弃，无法集中注意力履行岗位职责；完全无视上级命令和岗位职责；过分依赖他人，独处时恐慌紧张、不知所措；对外界环境变化极度敏感、恐慌、警觉，易受惊吓；过度强烈的复仇心理；谵妄、幻听、幻嗅等，可产生不受控制的异常行为；其他异常心理表现。

（三）紧急处置方法

（1）对于轻生、谵妄等行为可能失控的战斗员要及时解除其武装，暂停其履行关键岗位（如：指挥员、驾驶员、炮长、潜艇鱼雷操作手等）职责并安排人员妥善看管。

（2）对于还能继续战斗的人员进行个体辅导，包括言语鼓励、握手击掌、给予饮水等陪伴行为，转移其注意力，诱导并提醒其履行战场职责。

（3）可将生理盐水、左氧氟沙星片等作为安慰剂给予伤员服用。

（4）迅速将情况告知其上级指挥员。

（5）如条件允许，可对其进一步心理疏导或由专业人员进行心理干预。

（四）预防重点

应针对创伤前期和即刻反应期，加强战前适应性训练，提高参战人员的应激耐力。战场指挥员的指挥能力和部队的凝聚力也能够有效对抗应激源，预防战斗应激反应。

（五）美军 IMPRESS 模式

（1）立刻（immediacy）：心理保障措施开始得越早效果越好。

（2）军事环境（military milieu）：不能住在医院，不能与伤员在一起，不能对其下诊断，让其着装站岗、执勤，总之要像战士而不要像患者。

（3）就近（proximity）：尽可能靠近前线，靠近战斗现场，靠近其单位，让战友看望。

（4）补充休息（rest and replenishment）：这是最基础的心理救治手段。

（5）期待归队（expectancy-return to duty）：不断地、清楚地告知他们将归队。

（6）简单（simplicity-short and simple）：治疗只涉及交流最近的心理创伤经验，不要涉及过去，不要乱下诊断乱用药。

（7）各级监管（supervised at each level-military role）：最好由军队人员担任组织监管，监管的目标就是让发生战斗应激反应的人员得到休息补充并及时归队，不要成为患者。

十二、复合伤

复合伤是指两种或两种以上不同性质的致伤因素同时或相继作用于机体而造成的损伤。强调致伤因素必须是不同性质的，而且是两种或两种以上。

（一）致伤因素

复合伤致伤因素多种多样，主要包括机械因素、热力因素、电、化学、核辐射等。致伤因素可能由一种武器产生，如核武器爆炸产生的核辐射、冲击波和光辐射同时杀伤造成复合伤；也可由不同种类的武器分别产生，如兼受火器伤和化学毒剂伤害而造成复合伤。

（二）分类方法

复合伤的分类方法，一般按主要损伤的特殊性，区分为放射复合伤、化学复合伤和烧伤复合伤等主要类型；有时按是否复合有放射损伤而区分为放射复合伤和非放射复合伤；使用生物武器时可发生生物伤害复合伤等。按主要和次要损伤为序分别称为放烧冲复合伤、烧放冲复合伤、烧冲复合伤（含海水浸泡烧冲复合伤，高原环境下烧冲复合伤，燃料空气炸弹所致烧冲复合伤，意外事故所致烧冲复合伤）等。

（三）病理特点

复合伤的基本病理特点是“一伤为主”“复合效应”。“一伤为主”是指复合伤中的主要致伤因素在伤情的发生、发展中起着主导作用。“复合效应”是指机体遭受两种或两种以上致伤因素的作用后，所发生相互影响的损伤效应。

（四）救治原则

由于复合伤致伤因素多，机制复杂，基本临床特点常表现为伤情重，变化多，并发症或脏器功能损害发生率高；诊断困难，容易漏诊误诊；治疗需求多，措施复杂，相互干扰甚至矛盾；需要在救治过程中根据多种机制和病理时程变化，抓住主要矛盾，分轻重缓急，不断调整综合治疗策略。

第三节 不同部位战伤的救治

现代战争的作战方式已发生较大变化，虽然单兵防护器材对头部和躯干部的保护性能较前有所提高，但由于武器装备的不断更新、杀伤力增强，战伤仍可能发生在作战人员的各个部位。在救治不同部位战伤（尤其在现场急救和早期救治）时，军医需掌握相应部位的常用手术技术和救治策略，为后续治疗奠定基础。

一、颅脑战伤救治

颅脑战伤（craniocerebral war injury）是指作战时敌人武器直接或间接所致的损伤以及战争环境所造成的颅脑损伤。“敌人武器”包括作战时敌人使用的各种武器如火药武器、燃烧武器、化学武器和核武器等，“直接损伤”指各种武器直接造成的损伤；“间接损伤”是轰炸或炮弹爆炸使房屋、工事、墩沟倒塌所致的损伤。

（一）损伤特点

颅脑伤根据皮肤是否完整可分为开放性损伤和闭合性损伤两类；根据硬脑膜是否完整可分为穿透性损伤和非穿透性损伤两类。常规战争中颅脑伤的主要致伤因素为弹片和枪弹，以开放性（穿透性为主）损伤多见。现代战争由于高技术武器及新式防护装备的应用，由冲击波导致的闭合性颅脑伤呈现上升趋势。第二次世界大战中及以后时期，经过综合不同的分类方法整理简化出了较为实用统一的分类。

1. 头皮伤

伤及头颅软组织，包括头皮、肌层、骨膜等损伤，颅骨和硬脑膜完整，受伤局部或对冲部位可能有脑损伤，但伤情一般较轻。

2. 颅脑非穿透伤

头皮损伤、颅骨骨折（包括凹陷、粉碎骨折），硬脑膜仍保持完整，常伴有硬脑膜外出血和颅内出血。

3. 颅脑穿透伤

头皮损伤、颅骨骨折和硬脑膜破裂，脑与外界相通，脑组织遭受不同程度损伤，常合并颅内血肿。可进一步分为：① 非贯通伤（又称盲管伤）：头部仅有入口，枪弹或弹片仍存留于颅腔，没有出口。② 贯通伤：头部有射入口和出口，多见于枪伤，是火器性颅脑损伤最严重的一种。③ 切线伤：投射物呈切线飞行从头颅擦过，造成头皮、颅骨、硬脑膜和脑组织的损伤，伤口呈沟槽状。④ 反跳伤：枪弹或弹片与颅骨撞击造成颅脑穿透伤，而投射物被反折回或存留于颅腔内，头部仅有一伤口，造成头皮、颅骨、硬脑膜和脑组织损伤。

（二）临床表现

颅脑火器伤的临床表现与非火器性颅脑损伤相似，但因其伤情复杂，合并出血性休克多，且由于颅脑具有特殊的解剖结构，脑组织缓冲空间很小，伤后易并发颅内出血、血肿和脑水肿，颅内压升高、脑疝形成及严重颅内感染发生率高，易危及生命，故伤亡率、伤残率均高于其他部位战伤。

1. 意识障碍

发生率和严重程度与投射物的种类和能量有关。弹片穿透颅骨后能量大为衰减，造成的脑损伤较局限，伤后立即发生意识障碍者较闭合性颅脑损伤者少，有的伤后无意识障碍。而枪弹伤，尤其是高速击中头部时，枪弹能量以压力波形式广泛作用于脑组织，常累及下丘脑及脑干，故伤后几乎均立即发生意识障碍，程度也较重。

2. 生命体征变化

枪弹伤后生命体征变化较弹片更为明显。枪弹高速击中头部后，多数立即出现呼吸、脉搏、血压变化，有些立即出现心跳、呼吸停止而死亡。火器性颅脑开放伤时常因大量出血而发生休克。如果在伤后数小时或数日，血压逐渐升高，呼吸、脉搏减慢，则常提示有颅内血肿，颅内压增高。如出现病理性呼吸、脉搏快而微弱和血压下降，则提示脑干功能处于衰竭状态。

3. 局限性脑损伤

症状根据受伤的部位而异。因投射物直接破坏脑组织引起的功能障碍，表现为瘫痪、失语、感觉障碍、癫痫发作、脑神经麻痹等。在伤后观察和治疗过程中逐渐出现的肢体瘫痪或瘫痪程度加重，在早期应考虑合并颅内血肿，创伤恢复期应考虑并发脑脓肿，需进一步检查，如行头颅 CT 扫描等，以明确诊断，便于及时处理。

4. 颅内压增高

火器性颅脑损伤并发颅内血肿机会较多，加上脑水肿，是早期颅内压增高的主要原因。晚期多为继发颅内感染、脑脓肿或脑脊液循环受阻所致，表现为头痛、呕吐、视物模糊、复视、视神经盘水肿等。

（三）检查及诊断

除全身性检查外，应着重检查头部伤口、意识情况（采用 GCS 评分）、瞳孔、生命体征、运动、反射和合并伤的检查。目前已有野战 X 线车、移动 CT 机，可在野战条件下实现 X 线、CT 扫描。头颅 X 线平片可以明确是非贯通伤还是贯通伤，颅内是否有异物残留及位置，对指导清创手术有重要意义。在行头颅 X 线平片检查时应争取清除头部表面的沙渍及其他污渍后进行，以免干扰对异物判定。头颅 CT 检查能对颅骨碎片、弹片、创道、颅内出血、积气、脑损伤等情况做出准确而迅速的判定，是最有效快捷的检查方法。根据伤员的受伤史、体格检查及相关辅助检查即可对颅脑火器伤做出诊断。

（四）救治措施

颅脑伤易出现呼吸、循环障碍，对救治的时效性要求更高。颅脑伤的救治重点是在现场急救阶段和早期救治阶段采用一切可能的措施防治继发性脑损伤，主要包括保持呼吸道通畅，严防昏迷伤员窒息、缺氧；及早控制大出血，防治低血容量性休克；清除颅内血肿和做好颅脑清创减压术；防治脑水肿、颅内高压、癫痫和颅内感染；注意保护脑功能并加速其恢复。

1. 现场急救

在条件允许的情况下，应尽快采用 GCS 评分和瞳孔状况评估伤员的神经功能状态以及有无颅脑开放性损伤。颅脑外伤现场急救首先要控制大出血。头皮组织中富含血管，即使小的割裂伤也可能导致大出血。严重的损伤，如头面部大面积撕脱性损伤则可导致低血容量性休克，甚至引起伤员死亡。因此，颅脑头面部外伤宜使用敷料或弹力绷带加网垫进行加压包扎止血。当伤员颅内压低或者有开放性颅脑损伤时，除非伴有严重的出血，不宜采用直接加压包扎，以免加重脑损伤，引起颅内压增高。当有脑组织膨出时，需先使用硬质物体保护好脑组织，再进行包扎。战术条件许可时，对需要静脉输液的伤员应建立静脉或骨内输液通道，进行液体复苏。

2. 早期救治（紧急救治）

颅脑伤常合并颌面部、咽部或其他颈部损伤，进而发生气道阻塞。因此，颅脑伤紧急救治时的气道管理十分重要。在此阶段应积极采取措施开放气道，必要时行气管切开术。当伤员伴有意识障碍时，应进行气管插管，可有效预防继发性脑损伤，提高救治效果。脑部伤的伤员可能出现烦躁不安、口颌肌群强直、呕吐等情况，气管插管的操作难度大为增加，此时可考虑使用肌松剂。在插管过程中应监测伤员的氧饱和度，避免出现缺氧。如果伤员没有面中部损伤或颅底穿通伤，也可以经鼻插管。当数次尝试插管均失败时，应采用环甲膜穿刺或环甲膜切开术建立临时气道，并迅速送达下一级救治机构，进一步处理气道和通气。

3. 早期救治（外科复苏）

战时颅脑外伤伤员伤情复杂，需要采用多种损伤控制及复苏技术，主要包括控制出血和防治失血性休克、保持脑血流灌注、防治低氧血症、控制高体温、高碳酸血症、癫痫发作导致的二次神经损伤、尽早清创等。早期救治的重点是采用各种措施减少缺氧、低血压、低血糖、癫痫发作、高热、高碳酸血症、颅内高压和脑疝等导致的继发性脑损害。要针对不同情况予以先急后缓原则，在抢救生命和尽量保留软组织的前提下彻底清创，从受伤到处理伤道的时间越短越好，一般在伤后 8 h 以内。另外，颅脑伤员在抢救过程中死于感染者为数不少，主要感染有肺部感染、泌尿系统感染、颅内感染，应首先加以预防，发生后积极控制。

4. 专科治疗

① 延期处理：清创后 3 d 至 1 周时，由于投射物侧向气压作用，脑挫伤区和震荡区交错，初次清创时不易区分，而存在感染情况，需要重新打开创口二次清创或再放置引流，排出积血，清除糜烂组织。② 重视多科协作：多专科对颅脑伤的早期手术治疗和术前、术后的监护（气管切开、胃造瘘、治疗脑炎等），会极大改善预后。需要神经外科同其他科室通力合作，减轻畸形、减少残疾，尽早恢复功能和减轻伤员的精神创伤。③ 合并脑神经损伤的处理：对脑神经损伤者（如面神经），可行神经吻合、神经成形或神经减压或其他微创手术，微创手术常在伤后 7～14 d 施行。

二、颈部战伤救治

颈部战伤（combat-related injury of cervical area）是指战时各种致伤因子所致颈部血管、神经、喉与气管、咽与食管、胸导管和软组织等损伤。由于血管、神经和脏器结构密度高，颈部战伤应充分考虑到各种严重损伤的可能，进行全面的检查，及时救治。主要包括颈部血管战伤、颈部神经战伤、颈部食管战伤、颈部气管战伤。

（一）损伤分类

1. 根据解剖部位分类

将颈部分为 3 个区域：① Ⅰ区：从锁骨、胸部出口到环状软骨，有气管、大血管、食管、胸导管、上纵隔和肺尖。② Ⅱ区：从环状软骨到下颌角，包括颈动脉、椎动脉、颈静脉、食管、咽喉、气管等。③ Ⅲ区：从下颌角到颅底，包括颈动脉、颈静脉和椎动脉的颅外部分。Ⅱ区穿透伤若出现进行性血肿、巨大或扩展性血肿、喘鸣、大量失血、偏瘫或广泛皮下气肿，应立即手术探查。Ⅰ区和Ⅲ区的损伤手术处理难度大，故对生命体征稳定的伤员，应争取采用辅助检查明确诊断，制订周全的治疗方案。

2. 根据致伤机制分类

根据致伤机制分为钝性伤和穿透伤两类。① 钝性伤：多见于强大钝性暴力直接撞击颈部，除引起肌肉及血管损伤外，还可发生喉、气管、咽、食管损伤。与头、胸、腹等身体其他部位相比较，除颈椎损伤外，明显的颈部钝性伤较少见。一旦发生常为毁损伤，导致较高的死亡率和并发症率。② 穿透伤：常为火器或锐器致伤，发生率占总数 1% 左右。不恰当的评估和处理所致的漏诊可导致严重后果，甚至死亡，有阳性发现的伤情稳定伤员应该行进一步的检查和处理。

（二）临床特点及诊断

所有战伤伤员都应首先进行气道、呼吸和循环功能等全身评估。颈部战伤伤员在后送离开现场，去除颈部前方衣物、给予足够固定的同时进行全面检查。存在扩展性血肿或活动性出血的伤员应后送紧急手术。对血流动力学稳定的伤员，需进一步评估。对所有钝性损伤伤员，颈椎应固定至放射学及临床除外颈椎骨折。颈部穿透伤伤员一旦完成快速的初期评估和确定气道安全，就应探查颈部。

1. 气道及呼吸循环功能评估

颈部损伤应全面评估这些危及生命的状况。气道丧失是威胁生命的紧急情况，喉部、气管的直接损伤，周围扩展性血肿压迫，腔内分泌物或血液积聚等均可危及气道。清醒伤员可以根据出现喘鸣、声音情况评估，存在氧代谢、通气和神志异常者应建立控制气道。Ⅰ区损伤的喉气管、食管或胸膜损伤可导致气胸，甚至张力性气胸。颈部也可见隐匿性出血，尤其是在Ⅰ区，除因扩展性血肿而影响气道外，还可导致脑部血流下降、神经系统功能障碍。

2. 体格检查

视诊应检查是否存在裂伤、磨损、挫伤、捻发音、颈静脉扩张或其他肉眼可见的畸形。喘鸣、声音嘶哑、吞咽痛、吞咽困难等提示喉部或气道、消化道损伤。听诊若闻及颈部血管杂音应进一步检查。动脉搏动消失或震颤提示血管损伤。颈前部、甲状软骨、环状软骨失去正常解剖形态提示喉部骨折，气管塌陷提示气管破裂，皮下气肿提示气胸或气道损伤。若出现发热、心动过速等全身脓毒症表现，可能与食管、气管损伤有关。由于神经系统状态可能影响进一步的手术处理，在给予镇静或肌松剂前应记录 GCS 评分和神经系统检查结果。

3. 影像学检查

一般在有条件的基地医院或专科医院进行，包括颈椎、胸部 X 线片、CT、动脉造影和食管造影等检查，首选增强 CT。MRA 和 CTA 在头颈部血管损伤诊断中的作用还未确定。伤情稳定伤员，其他检查还包括咽喉食管镜、气管镜检查，有经验者可应用超声检查评估颈动脉损伤，怀疑食管损伤时可行食管造影。必要时可综合考虑检查评估方法和策略。

（三）救治措施

如同所有战伤伤员一样，首先是确保气道安全。任何颈部穿透伤伤员早期最主要的关注点均是气道控制，对于多数伤员经口插管是常规选择，怀疑环状软骨或气管损伤时则应行气管切开。

通常根据生命体征是否稳定是否存在威胁气道的损伤、有无持续出血和损伤部位决定紧急手术或进一步检查评估。生命体征稳定者，包括没有明显血管、呼吸消化道损伤、颈阔肌穿透的穿透伤伤员，以及出现声音嘶哑、发音困难、咯血、吞咽困难、吞咽痛或呕血的钝性伤伤员，可采用非手术治疗，进行恰当的诊断学检查评估。有明显的严重伤口、气道损伤的伤员应行手术探查；没有累及颈阔肌的伤员常常不存在明显的损伤，可行简单的局部伤口处理；出血、扩展性血肿、喘鸣等通常需要外科干预，合并气胸应行胸腔穿刺减压，然后闭式引流。

应建立两条大的周围静脉通道，由于下颈部损伤可能伴随锁骨下静脉损伤，此时应建立下肢静脉通道。必须严密监测远端动脉脉搏，包括颞动脉和颈动脉脉搏，以便及时发现问题。对于颈部活动性出血应直接压迫，而不是探查或盲目钳夹，然后到手术室行确定性处理。

三、颌面部火器伤救治

颌面部火器伤（maxillofacial firearm-related injuries）是指由枪弹、破片和其他投射物所致颌面部损伤。颌面部是人体上端暴露部分，无论平时或战时，都易遭受损伤。占全身火器伤的 10%。多次局部军事冲突伤亡统计数据表明，颌面部火器伤发生率呈上升趋势。早期及时正确地处理对减少死亡及颌面部畸形有重要意义。颌面部火器伤主要包括软组织火器伤和颌骨、颧骨火器伤。可分为贯通伤、非贯通伤、切线伤及撕裂伤，以前二者为多，分别占 15.7% 和 65.7%。

（一）临床特点

（1）伤情严重：颌面部火器伤常造成组织广泛缺损和移位，破碎骨片和牙齿又可成为“二次投射物”飞散至邻近组织，加重损伤，造成出血、水肿和污染，面形难辨认。

（2）常为多发性损伤：累及颅脑、大血管、神经及颌面部诸多器官，造成语言、吞咽障碍。组织移位、肿胀、误吸等又可引起呼吸道梗阻，甚至窒息。

（3）大量异物存留：子弹或弹片、牙碎片及非金属异物等常嵌于颅底，腔窦或软组织间隙内，从而加重伤情。

（4）污染严重：致伤物可带入战地泥土污染伤口与腔窦。牙碎片也可将污物带入组织内，从而导致创面继发感染。

（二）检查及诊断

在救治初期应对伤员伤情进行评估，尤其要重视昏迷伤员的检查，注意观察脉搏、血压和瞳孔变化。通过对意识神态与表情、外形与色泽、面部器官的检查确定创伤部位以及性质。

（1）检查呼吸道是否通畅，有无窒息先兆：颌面颈部血液循环丰富，组织疏松有较多潜在的组织间隙，受伤后出血多而且容易形成深部血肿，同时组织水肿反应快而重，伤员会因水肿、血肿压迫呼吸道，严重者也可引起窒息。颌面部位于呼吸道上端，受伤后组织移位、肿胀、舌后坠、血凝块或分泌物都可能堵塞气道发生窒息。

（2）检查是否有大出血危险：颌面部血管分布复杂，损伤后出血多，可能因部位深，无法及时探查，难以止血。受伤后可能出现潜在致命的假性动脉瘤和动静脉瘘，有的因为软组织包裹可以自行局限，但体位改变或受到外力可能出现危及生命的大出血。

（3）检查颅脑、神经、唾液腺是否受伤：颌面部上接颅脑，上颌骨或面中 1/3 部位损伤容易并发颅脑损伤。神经损伤可出现伸舌歪斜、吞咽呛咳、面瘫、局部感觉异常等功能障碍。颌面部腺体损伤会发生涎漏。

（4）检查伤口的感染情况：在口腔、鼻腔、鼻窦、外耳道、气道及食管内存在大量细菌，如与伤口相通极易导致感染。颌面部损伤时常伴有牙及颌骨的损伤，被击断的牙碎片还可向邻近组织内飞溅，并可将牙齿上附着的结石和细菌等带入深部组织，引起伤口感染。感染可逆行进入颅内或下行进入胸腔。有条件时还可以借助辅助检查，如 X 线片、CT 等，观察子弹或弹片在颌面部滞留位置，有无骨折，根据受损部位评估损伤的严重程度。

（三）救治措施

救治原则：预防性气管切开，积极处理合并伤，早期专科处理，首先应保持呼吸道通畅，做到早发现、早处理。

（1）通气：根据阻塞原因进行抢救；及早清除咽喉部异物，将后坠舌牵出，悬吊下坠的上颌骨，气管切开等以解除呼吸道梗阻。

（2）止血：颌面部血运丰富，伤后出血多，处理不及时可危及伤员生命。根据血管解剖部位，用指压法暂时压迫相关动脉止血。颌面部毛细血管、小动静脉出血，采用包扎止血法。开放和洞穿性伤口，可用纱布填塞及加压包扎止血。结扎止血最为可靠，药物止血也有一定效果。

（3）休克防治：颌面部火器伤引起的休克主要是失血性和创伤性两种。应恢复组织的灌流量，维持动脉压在 90 mmHg 以上。对创伤性休克应镇静镇痛，但禁用吗啡类抑制呼吸的药物。休克纠正后方可进行颌面部火器伤的治疗。

（4）感染防治：颌面部预防和控制感染是救治中不可忽视的问题。伤口应尽早进行清创、包扎，以去除和隔离污染源；尽早使用抗生素，常规注射破伤风抗毒素。

四、眼战伤救治

眼战伤（war-related eye injury）是指战时武器及战场环境因素直接或间接造成的眼球及眼附属器损伤。眼表面积仅占体表面积的 0.27%，但位于颜面部，位置表浅且不便防护，眼战伤发生率是眼表面积与体表面积比值的 20 ~ 50 倍。常规战争中，眼战伤占所有伤员的 5% ~ 10%。常合并其他部位损伤，多见于颅脑及颌面部伤。随看高技术武器在战争中的大量使用和机体其他部位防护装备的应用，现代战争中眼战伤的发生率逐渐升高。

（一）损伤类型

（1）按受伤部位：分为眼球战伤和眼附属器战伤。

（2）按致伤原因：① 机械性眼外伤。包括钝挫伤、穿孔伤和异物伤等；② 非机械性眼外伤。包括眼化学伤、热烧伤、辐射伤和毒气伤等。

（3）按损伤程度：分为轻、中和重度伤。① 轻度外伤：包括眼睑、结膜、角膜等表浅部位的擦伤及Ⅰ度烧伤；② 中度外伤：包括眼睑、泪器、结膜的撕裂伤、角膜浅层的异物伤及Ⅱ度烧伤；③ 重度外伤：包括眼球穿孔伤、眼内异物、钝挫伤及Ⅲ度烧伤。

（二）临床表现

根据损伤部位、程度、致伤性质等因素不同，临床表现也不相同。共同特点包括疼痛、畏光、流泪、眼睑痉挛等眼部刺激症状，眼球破裂、眼内异物等外观异常和视力下降等；如为严重伤，常合并有颜面部或其他组织损伤的表现。

（三）检查和诊断

（1）病史采集：包括致伤时间、致伤原因等方面的信息。

（2）外眼检查：包括眼睑皮肤颜色、外观等。

（3）视功能检查：包括中心视力、瞳孔对光反射、视野检查等。

（4）眼球检查：有条件时，通常在裂隙灯显微镜下，观察眼球的完整性和眼内各结构有无异常，检查角膜、巩膜有无破口，前房有无积血，虹膜有无损伤及嵌顿，晶状体及玻璃体有无损伤等。

（5）眼压检查：具有重要的诊断价值。所有伤员，在没有明确眼球破裂或穿通伤时，都应进行眼压检查。

（6）特殊检查：有条件时，可根据伤员伤情选择眼B超、X线、眼电生理等特殊检查。

（四）救治措施

眼战伤处理不当会导致永久性视力障碍，甚至失明。及时准确的伤情判断至关重要，不同伤情处理的早晚对预后影响很大。化学性烧伤、毒气伤及热烧伤等应分秒必争，就地先行冲洗后再进一步处理。复杂眼外伤如眼球钝挫伤、破裂伤、穿通伤或眼内异物伤、眼眶及视神经管损伤等，应先进行必要的检查，针对伤情制定出可行的治疗方案。伤情比较简单的如结膜下出血、眶内血肿等相对可以从容地进行检查治疗。

急救处理的基本原则包括：① 合并颅脑伤或其他重要器官损伤时，应先处理危及生命的损伤，待危险期过后再行眼部处理；若生命体征平稳，处理颅脑损伤及其他重要器官外伤时亦可争取同时处理眼伤。② 单眼受伤：应将两眼同时包扎。伤眼宜保护性包扎，一般不应加压。③ 眼化学伤：应在战场第一时间用缓冲液或生理盐水及时冲洗，如条件不允许，可用自来水或其他净水冲洗，至少冲洗30 min。④ 眼球破裂伤伴眼内容物流出：

应镇痛、镇静，减少眼内容物流失，尽早行眼球伤口缝合，不要轻易判断视功能恢复无望而行眼球摘除。⑤眼睑严重裂伤时，不要轻易剪除皮肤组织，因为眼睑血液循环丰富，组织修复力强，而且一旦缺损或畸形修复会引起严重并发症如暴露性角膜炎等，应最大限度地保存眼睑软组织并仔细对位缝合。⑥双眼爆炸伤时，对伤势较轻的一眼应千方百计抢救，切忌双眼同时摘除。⑦眼异物存留时，原则上应尽早手术取出。⑧止血并防感染，开放性伤口者，应全身和局部应用抗生素，并注射破伤风抗毒素。

（五）预后

战时通过佩戴防护罩可防止部分眼损伤。随着玻璃体视网膜手术的进步，眼战伤处理的概念较以前已有所转变，既往认为无治疗希望的眼睛，或许有可能获得有用的视力。眼战伤一期手术摘除眼球需要严格控制，无光感不再是眼球摘除的指征。凡有可能保存眼球的都应尽力争取修复。因为开放性眼外伤造成视力无光感原因复杂，其中眼前后节联合伤屈光间质混浊致视力无光感最为常见，而临床及实验室的一些检查手段还不能真实确切地反映出受伤眼的实际情况。为此，需严格谨慎地对术前伤情进行评判，可扩大实施玻璃体探查手术，以创造二期功能重建的手术机会。

五、耳鼻咽喉战伤救治

耳鼻咽喉战伤（war wound of ear，nose and throat）是指战时武器和其他致伤因素直接或间接造成的耳鼻咽喉解剖结构破坏及生理功能损害。

耳鼻突出于头面部容易受外伤。咽喉位置较深其前上有下颌骨，前下有胸部，后有颈椎保护，受伤机会较少。损伤多为破片或枪弹所致。爆炸冲击波可致听器损伤。热力、寒冷及化学物质还可造成烧伤、冻伤和化学伤。耳鼻咽喉互通，与颅脑、眼、口腔、颈椎等邻近，创伤时多为合并伤，可高达 62.5%，以颌面部及眼部合并伤为多见。耳鼻咽喉为暴露部位，不易防护，现代战争中其损伤有增加趋势。此部位邻近重要器官，并为颜面部位，损伤后不仅可引起呼吸、循环等功能受损，而且影响面容恢复，致残率较高。

（一）损伤类型

按解剖部位可分为耳部战伤、鼻部战伤、咽喉战伤。通常耳部伤占比 72.6%，鼻部伤占比 21.0%，咽喉伤占比 6.4%。进一步可细分为外耳战伤、中耳战伤、颞骨战伤骨折、鼻骨战伤骨折、鼻窦战伤、开放性咽喉战伤和闭合性咽喉战伤。

（二）临床表现

耳鼻咽喉战伤根据损伤部位、程度、范围、是否合并其他损伤等因素不同，其临床表现各异，但具有疼痛、出血、功能障碍等共同特点。受伤后不同时间症状也不相同。早期常为直接影响，如出血，呼吸、吞咽、发声困难，听力及平衡障碍以及合并伤等症状。中期主要为继发感染或并发症的结果，如继发性出血、局部感染、肺部及颅内感染等。晚期多为外伤后遗症，如瘢痕狭窄致呼吸及吞咽功能障碍或神经功能障碍并影响面容。

（三）检查及诊断

耳鼻咽喉是感受外界刺激的重要的器官，且均位于体表，遭受战创伤后，临床表现特征突出，受伤部位定位精准，一般较易评估伤情，完成初步诊断，但仍需影像学检查如X线片、CT等进一步明确诊断。专科辅助检查，如纯音测听、纤维鼻咽喉镜等检查对精确诊断及后续治疗有重要意义。由于耳鼻咽喉战伤常合并其他战伤，在对伤情判断和分类的过程中，需注意查明有无危及生命的损伤，并联合相关专业施救。

（四）救治措施

现场急救时应评估全身情况，抢救生命，清理气道，防止窒息，及时专科对症处置，减少并发症及后遗症。对伤情严重、短时期内不易恢复或需要进一步择期手术治疗者及时后送。治疗原则一般为防止窒息、止血、抗休克、清创、抗感染。

（1）咽喉伤处置：首要问题是保证呼吸道通畅，防止急性喉梗阻。一旦出现须紧急处置，必要时行气管插管或气管切开术。其次再考虑伤口愈合、吞咽及发音功能等问题，吞咽困难者可进行鼻饲饮食或输液。

（2）鼻外伤处置：鼻部血运丰富，且鼻黏膜对疼痛非常敏感，鼻外伤处置的首要问题是止血和镇痛，鼻腔出血可行鼻腔填塞，防止失血性休克。

（3）耳外伤处置：耳外伤以耳廓外伤为多见，其中最重要的问题是防止耳廓软骨继发感染。一旦感染易导致耳廓畸形。

（4）其他伤处置：其他伤口可行包扎、填压或缝合及结扎血管止血。气管切开以前，颈部伤口不能用环形包扎，因有可能压迫静脉回流加重局部水肿引起呼吸困难或直接压迫气管发生呼吸困难导致不良后果。疑有颈部大血管损伤应立即结扎或行血管缝合修补以防发生意外，出血较多者应予输血输液防治休克。

（5）异物处理：耳鼻咽喉弹片等异物嵌顿原则上需予以摘除，但深部小的异物不影响功能也无明显症状及无感染者可不取出。

六、胸部战伤救治

胸部战伤（combat-related injury of chest）是指战时武器或战争环境直接或间接造成参战人员胸部损伤。胸部战伤在战时占总伤员的7%~12%，战场死亡者中约1/4由胸部伤所致。

（一）损伤特点

胸部伤根据暴力性质不同可分为钝性伤和穿透性伤；根据伤口是否穿透壁层胸膜进入胸膜腔或纵隔可分为闭合（非穿透）伤和开放（穿透）伤；根据伤道有无出口可分为盲管伤（非贯通伤）和贯通伤；无论穿透伤或非穿透伤均可为非贯通伤和贯通伤。胸腔脏器损伤同时有膈肌和腹腔脏器损伤者，称为胸腹联合伤。

胸腔内有心脏、肺等重要器官，与通气、换气以及维持血液循环等密切相关。胸部伤可导致缺氧、高碳酸血症、酸中毒及休克等多种并发症，进而严重扰乱正常生理功能。胸部伤伴随心包压塞、张力性气胸、大量胸膜腔积气或积液等情况时可危及生命，对救治的时效性要求很高。胸部伤一般有 8%～10% 合并颅脑和腹腔脏器等损伤，若未及时、全面检查及正确获得合并伤的诊断，其死亡率明显增加。部分伤员经积极抢救，伤情虽暂时稳定，尚还有可能发生急性肺损伤（ALI）或急性呼吸窘迫综合征（ARDS）和多器官功能障碍综合征（MODS），甚至死亡。

（二）救治措施

1. 现场急救

胸部战伤伤情较严重，病理生理变化快，故在未判明伤情前，可按重伤处理，才不会延误抢救时机。重点是基础生命支持和严重胸部伤的紧急处理。生命支持的原则为清除口腔与呼吸道分泌物、保持呼吸道通畅、镇痛、给氧、控制外出血及补充血容量。对危及生命的胸部伤应行现场紧急处理，如控制由多根多处肋骨骨折引起的反常呼吸运动，急救时可用敷料加压包扎。对开放性气胸伤员，立即用三角巾急救包外带胶皮的一面包扎，其大小应超过伤口边缘 5 cm，将其紧贴于伤口，再加多层敷料严密包扎，并在转送途中密切注意勿使敷料松动漏气。对张力性气胸伤员，应将伤员置于仰卧位或恢复体位，立即在伤侧腋前线的第 5 肋间间隙或锁骨中线的第 2 肋间间隙穿刺排气，并安放单向活瓣排气针，妥善固定后后送。

2. 早期救治（紧急救治）

保持呼吸道通畅，鼓励伤员咳嗽、排痰，咳嗽困难者可用鼻导管吸痰，必要时做环甲膜切开或气管切开术。对失血性休克应输全血、右旋糖酐或平衡盐液，容量复苏时收缩压维持在 70～80 mmHg 即可，并迅速后送。张力性气胸或血气胸引起呼吸困难时，应放置单向引流装置或行胸腔闭式引流，并迅速后送。对心包积血引起严重心脏填塞的伤员应做心包穿刺。对胸廓骨折疼痛剧烈的伤员，可注射止痛药物，或用 0.5% 普鲁卡因做骨折部位封闭或肋间神经阻滞，并可用胸带或胶布固定，迅速后送。

3. 早期救治（外科复苏）

开放性气胸清创后，逐层缝合胸膜和肌肉层，皮下组织和皮肤留待延期缝合。张力过大不易缝合时，可部分切除上、下两根肋骨再行缝合，或用带蒂肌瓣、膈肌等修补缺损部，封闭胸膜腔。手术后放置胸腔闭式引流管，24～48 h 拔除。肋间或胸壁血管出血时，应仔细结扎或行贯穿缝合。心包或胸膜腔有活动性出血时，应开胸探查止血。纵隔气肿严重并引起呼吸困难和发绀时，可经胸骨上窝切开纵隔排气。胸部挤压或冲击伤有窒息倾向时，除防治休克、止痛、镇静外，必须给氧，行气管切开术，同时避免过量输液、输血，以防肺水肿。经抗休克治疗后，如血压仍不稳定，心率快，并有胸痛、咯血等症状，则可能伴有肺挫伤，应动态观察血气和心功能，及时给氧和洋地黄类药物，保护心功能。怀疑有食管损伤时应禁食。伤员取仰卧或伤侧卧位，呼吸困难者取半坐卧位，待伤情稳定后迅速后送。

（三）气胸的现场急救措施

1. 开放性气胸现场急救

战时开放性气胸是火器、弹片、刀刃锐器造成胸部创口，导致胸膜腔与外界相通，空气随呼吸自由进出于胸膜腔，迅速引起呼吸、循环功能紊乱的严重胸部战伤。若不及时救治，伤员往往以呼吸、循环功能衰竭而死亡。因此一经发现，要尽快严密地封闭胸壁创口，使开放性气胸变为闭合性气胸，然后做胸膜腔穿刺抽气，缓解呼吸困难并立即后送；同时进一步检查和弄清伤情，如发生张力性气胸，行胸膜腔闭式引流，必要时应尽早剖胸探查处理。

（1）步骤与方法：① 封闭伤口：用不透气的敷料（三角巾急救包外皮、塑料布、塑料袋等）紧贴在伤口上，然后用多层纱布棉垫加压包扎，或采取多层纱布棉垫和不透水的布料覆盖伤口，外加绷带包扎，使其严密不透空气（图 6–3–1A、B、C）。如条件具备，可用无菌敷料如凡士林纱布加棉垫封盖伤口，再用胶布或绷带包扎固定。② 固定胸廓：伴有肋骨骨折时，可用三角巾固定胸廓（图 6–3–1D），取半卧位后送。

（2）注意事项：① 利用现场可利用的器材实施急救，切忌因现场缺乏医用无菌器材而延误紧急处理。如伤员的胸部创口面积较大，应立即封闭伤口，使之变为闭合性气胸。② 搬运时应特别注意防止骨折断端刺破胸膜和肺。

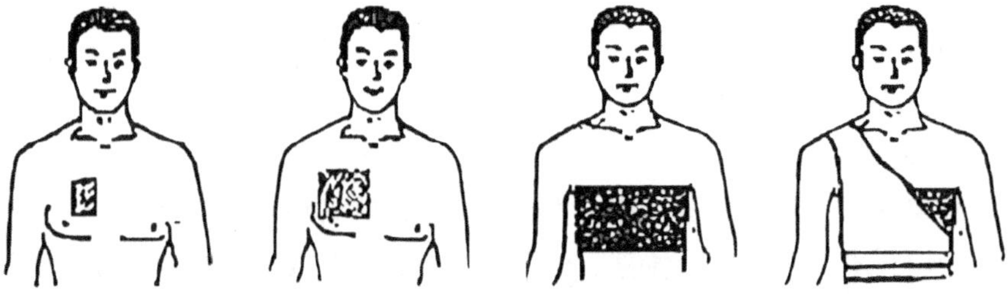

图 6–3–1　开放性气胸现场急救

2. 张力性气胸现场急救

张力性气胸又称高压性气胸，为气管、支气管或肺损伤处形成单向活瓣，吸气时空气从裂口进入胸膜腔内，而呼气时活瓣关闭，不能让腔内空气通过气道排出。胸膜腔内空气因此不断增多，压力不断升高，压迫伤侧肺组织，使之逐渐萎缩，并将纵隔推向健侧，挤压健侧肺，产生呼吸和循环功能的严重障碍，必须紧急处理。

（1）步骤与方法：张力性气胸的急救治疗原则为立即排气，降低胸膜腔内压力。引流部位为伤侧锁骨中线第 2 肋间。① 准备：做好伤员（显露胸部、体位等）、器械物品、沟通评估等准备工作。② 体位：根据伤情可取平卧位、半卧位、恢复体位。③ 消毒：情况紧急又无条件正规消毒时，可用火烧针头等简单方法消毒。④ 穿刺：左手固定穿刺处皮肤，右手持 14 号或 10 号（3.25 英寸）针头 / 导管装置于第 2 肋间锁骨中线处刺入胸内，针体抵抗感突然消失时（落空感）停止刺入。确认有气体喷出。⑤ 制作人工活瓣：将橡胶手套中指绑在针头末端，头端剪约 1 cm 破口，形成活瓣，即在吸气时能张开裂口排气，呼气时闭合，防止空气进入（图 6-3-2A）。或用一长橡胶管或塑料管一端连接插入的针接头，另一端放在无菌水封瓶水面下，以保持持续排气（图 6-3-2B）。⑥ 固定：将针头妥善固定于胸壁上。⑦ 后送：尽快后送救治，后送过程中需经常检查引流管是否通畅，有无压迫和扭转等。密切观察伤员呼吸、血压、脉搏等是否稳定，神智是否清楚，有条件应给予吸氧。

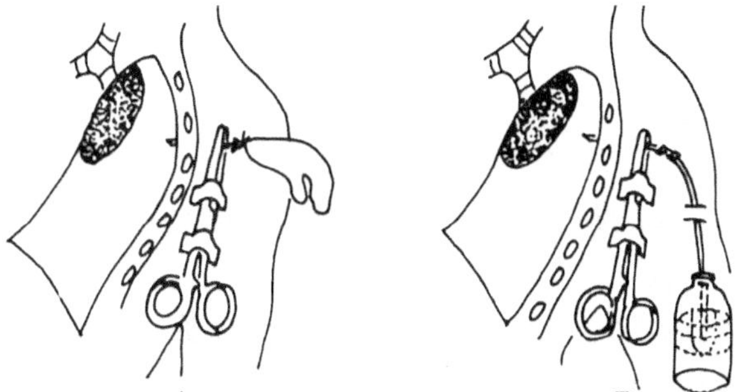

图 6-3-2　张力性气胸现场急救

（2）注意事项：① 在下列情况下，穿刺排气应被视为成功：呼吸窘迫改善，或进行穿刺操作时，空气从胸腔中逸出，发出明显的嘶嘶声，或者血氧饱和度增加到 90% 或更高，或没有生命体征的伤员有意识恢复和（或）桡动脉搏动。② 利用现场可利用的器材实施急救，切忌因现场缺乏医用无菌器材而延误紧急处理。

3. 闭合性气胸现场急救

闭合性气胸是胸部战伤后空气经肺裂口和胸壁较小创口进入胸膜腔所致损伤。其创口很快闭合，胸腔内气体不再增多，气体亦无法再出去，胸膜间的压力保持稳定且低于大气压力。

（1）步骤与方法：闭合性气胸的急救措施取决于气胸的量肺萎陷程度、呼吸困难严重程度和合并伤情况。少量气胸，一般无须特殊处理，只需卧床休息，密切观察，气体可自行吸收，萎陷的肺随之复张。中量及大量气胸，应警惕发生张力性气胸，应采取胸腔穿刺抽气或胸腔闭式引流，促使肺尽早复张。闭合性气胸采取穿刺抽气还是闭式引流尚无统一意见，一般认为有以下情况以胸腔闭式引流为宜：① 中量到大量的气胸。② 无论气胸的多少，只要有呼吸困难者。③ 非手术治疗中气胸增加者。④ 胸腔闭式引流拔管后气胸复发者。⑤ 须用机械通气者。⑥ 须行全身麻醉者。⑦ 合并血胸者。⑧ 双侧气胸。⑨ 张力性气胸。

（2）注意事项：气胸解除、肺复张后可能发生复张后肺水肿，长时间肺受压萎陷、缺氧等使萎陷的肺毛细血管壁渗透发生改变肺泡表面活性物质减少。若胸腔内迅速恢复负压，使肺毛细血管血流增加，从而促使肺水肿的发生，这种情况多发生于自发性气胸。一旦发生急性肺水肿，应控制输液量，予以利尿、激素治疗，必要时可行呼吸机正压通气治疗。

七、腹部战伤救治

腹部战伤（combat-related abdominal injury）是指战时各种原因所致腹部脏器结构破坏及生理功能损害。腹部战伤绝大多数为弹片伤和弹丸伤，具有内脏损伤率高、出血休克率高和感染死亡率高的“三高”特点。由于在复苏、监护、器官功能支持以及处理某些特殊脏器损伤等方面的技术进步，腹部战伤的死亡率已明显降低，但仍高达 3%~15%。

（一）损伤特点

腹部战伤按受伤后皮肤是否完整，分为闭合伤及开放伤两大类。开放伤按腹膜是否破损又分为穿透伤和钝性伤。穿透伤多数伤及脏器，穿透伤中，有入口和出口者为贯通伤；只有入口没有出口者称非贯通伤（盲管伤）。

腹部战伤首先要确诊是单纯腹壁创伤还是伴有腹内脏器与腹膜后脏器损伤，腹壁伤一般较轻，腹内脏器破裂则为严重创伤。腹部脏器损伤所引起的大出血或严重腹腔感染是导致伤员死亡的重要原因。腹部战伤的受伤部位可能没有明显的伤痕，伤员早期也可能没有明显的疼痛等表现，这些因素导致腹部战伤在早期容易被忽视。因此，快速评估伤情，早期进行诊断并给予合理的处置是降低腹部战伤伤员死亡率的关键。

（二）临床表现及诊断

在现场急救阶段，主要通过受伤史和体征来诊断腹部战伤。询问清醒伤员、现场目击者，受伤时间、受伤经过，受伤时姿势，致伤物种类，作用部位、方向等；以及受伤后的伤情发展经过，如有无腹痛、出血及伤口流出物情况等。对重伤员，应先快捷地全身检查以便发现其他威胁生命的损伤，如气道阻塞等，然后再对头面部、颈部、胸部、腹部、四肢及脊柱进行全面检查。下列情况应考虑有腹部脏器损伤：① 早期出现休克。② 有持续性腹痛，伴恶心、呕吐等症状，并有加重趋势。③ 有固定的腹部压痛和肌紧张。④ 呕血、便血或尿血。⑤ 腹部出现移动性浊音。在多发性损伤时，凡全身情况不稳定而难以用腹部以外部位损伤来解释者，应想到腹部伤的可能。有腹部创伤的多发伤伤员发生顽固性休克，一般都是腹腔内损伤所致。明确何种脏器受伤对手术准备、切口选择和术中处理有重要意义。

另外，在有条件的救治机构还可行腹腔穿刺及诊断性腹腔灌洗、化验检查、影像学检查，以进一步明确诊断。

（三）救治措施

1. 现场急救

迅速检查伤情，如有呼吸循环障碍应先救命，包括止血、解除呼吸道梗阻和呼吸循环支持。开放伤伤口应及时包扎。对腹部火器伤内脏脱出者，应防止后送途中颠簸导致小肠大量脱出。如有肠脱出者，一般不应将脱出肠管送回腹腔，以免加重腹腔污染，先用敷料加以覆盖，再用军用饭碗或外用腰带扣住脱出的肠管，然后用四头带、三角巾进行保护性包扎。如腹壁缺损过大，肠管大量脱出、不易保护，过多肠管脱出牵拉肠系膜血管影响血压，或脱出肠管嵌顿等情况下，则可将肠管送回腹腔，包扎腹部伤口。腹部战伤伤员应禁食、禁水、止痛，优先后送。

2. 早期救治（紧急救治）

腹部战伤常是全身多发伤的一部分，不能把腹部战伤作为孤立的、局部的损伤来处理，而要权衡各部位损伤的轻重缓急。首先处理对生命威胁最大的损伤，如控制明显的外出血、保持呼吸道通畅、处理开放性气胸或张力性气胸，尽快采取输液、输血等综合措施恢复循环血容量，控制休克，处理进展迅速的硬膜外血肿等颅脑外伤。除此以外，腹部战伤的救治就应当放在优先的地位，因为腹腔内大出血可导致休克，胃肠道破裂可引起腹腔感染等严重后果。需紧急手术的伤员，应在抗休克的同时迅速后送。收缩压维持在 80 mmHg 以上者应尽快后送，以利早期手术。同时，静脉滴注抗生素和甲硝唑以抗感染。

3. 早期救治（外科复苏）

迅速进行全身检查，呼吸循环紊乱者应尽快行气管插管给氧，解除呼吸道梗阻，恢复循环系统功能。疑有内脏损伤者即为重伤员，应做交叉配血，并用粗针头在上肢穿刺，维持 2～3 条静脉通道以输入平衡盐溶液和（或）全血，当收缩压达到 90 mmHg 以上并可搬动时方可进行手术。放置导尿管，记录尿量。放置胃管，抽净胃内容物，观察有无胃内出血并持续胃肠减压。应用抗生素以防治感染，开放性创伤或大肠损伤应注射破伤风抗毒素 1 500 U。存在以下情况应行损伤控制性剖腹术：① 严重脏器损伤伴大血管损伤，如严重肝及肝周血管伤、骨盆血肿破裂等。② 严重脏器损伤，如严重胰十二指肠伤等。③ 以腹部损伤为主的严重多发伤，损伤严重度计分（injury severity score，ISS）≥25。主要步骤包括初次手术控制出血和污染，然后实施暂时性腹腔关闭术；然后争取在数十小时内达到复苏终点，逆转低血容量，确保足够的心排血量和氧供，纠正低体温、酸中毒和凝血功能障碍；在 24～48 h 后患者可重回手术室再次手术，包括再次探查、实施各类损伤的确定性处理。

八、脊柱及脊髓战伤救治

脊柱脊髓战伤主要由外部暴力作用所致，根据外部暴力的作用方式分为间接暴力和直接暴力两种。脊柱损伤的部位以中下颈椎及胸腰段脊柱较多见，合并脊髓损伤的发生率约为 20%。脊柱火器伤在战争中发生率较低，为 1%～2%。脊柱、脊髓火器伤以穿透伤较为多见，污染明显，多合并截瘫及其他内脏损伤，其伤情复杂，后果严重，致死致残率高，早期及时正确处理对减少伤残死亡有重要意义。

（一）损伤类型

（1）根据伤道特点及椎管损伤情况分为椎管贯通伤、椎管非贯通伤、椎管切线伤、椎体伤、椎旁伤。椎管的非穿透性伤脊髓虽然完整，但可造成脊髓间接损伤。椎管的穿透性损伤直接造成脊髓完全破坏。切线伤意味着虽然椎管壁受损，但脊髓大体结构完整。

（2）按脊髓有无损伤分为 3 种类型：① 无脊髓传导功能损害的脊柱火器伤；② 脊髓功能部分损害的脊柱火器伤；③ 脊髓功能完全损害的脊柱火器伤。

（3）根据脊柱的稳定性是否受累分为稳定或不稳定型，但子弹或弹片造成的不稳定型损伤少见。

（4）根据损伤节段的脊柱、脊髓与外界空气是否相通分为闭合性和开放性两大类。开放性脊柱、脊髓伤又有以下 2 种分类：

① 根据致伤因素的不同分类：A. 枪弹伤：即遭受各种子弹弹头直接击中致伤者。B. 弹片伤：指各种炸弹或炮弹片致伤者。C. 刺伤：因锐器直接引起脊柱、脊髓伤者，平时亦可见到。D. 复合伤：指同时伴有核辐射或冲击波损害的开放性脊柱、脊髓伤者。

② 据伤道特点不同分类：A. 椎体及椎管刺伤：指锐物伤及椎体组织或直接进入椎管伤及脊髓者。B. 椎体伤：弹丸（片）仅伤及椎体者。C. 椎管贯通伤：指致伤弹片或枪弹穿过椎管者，脊髓亦多随之呈横断状。D. 椎管盲管伤：弹丸（片）进入椎管并停留在椎管内或椎管旁骨质内者。脊髓损伤多呈毁灭状。E. 椎管周围切线伤：弹片或弹头于椎管壁外围穿过，多伴有管壁破裂及脊髓伤。F. 椎体旁伤：指弹丸停留在椎体周旁者。

（二）临床表现及检查评估

1. 临床表现

视损伤部位、程度、范围等因素，其临床表现各异。但均具有以下几点共同特点：剧烈疼痛，尤其在搬动躯干时为甚，伤员多采取被动体位。骨折局部均明显压痛及叩痛，其疼痛部位与损伤部位相一致。脊柱均出现明显的活动受限。

2. 初期伤员评估步骤和内容

包括：① 评估伤员全身状态：损害的严重程度和创伤的全身表现。② 评估局部表现：观察伤口，明确部位、深度、与其他解剖部位的关系等。③ 判断脊柱损伤部位：主要根据伤口位置和神经损害表现。在前线阶梯救治中，对伤员分类处理最有价值的是脊柱伤伤口外出血和液体外漏。④ 脊髓火器伤诊断：应在阶梯救治时对脊柱损伤性质进一步诊断（骨折，脱位等），只能在有条件做仔细放射检查时进行。但在收治大量伤员时不宜进行仔细的影像学检查，这对早期伤员分类帮助不大。

（三）救治措施

1. 现场急救

用急救创伤绷带或三角巾包扎伤口，使用镇痛药物。合并有窒息、大出血等情况时，需采取相应的紧急措施。将脊柱予以临时固定，用担架、木板或雨衣将脊柱胸腰段损伤伤员在俯卧位搬运出战场危险地带，保护好瘫痪的肢体，注意保暖，防止受压。对高位截瘫伤员，应注意保持其呼吸道通畅。

2. 早期救治（紧急救治）

脊柱伤的检伤分类为以下几种，应按不同的顺序进行相应处置。① 必须立即紧急处置的伤员，即脊柱伤持续外出血和颈髓伤合并急性呼吸困难。控制持续外出血的较好的方法是伤口加压，其他止血方法有伤口填塞，钳夹或结扎血管等。急性呼吸困难应立即做气管切开术，安置通气导管，严格头颈部制动，迅速后送，但其预后不良。② 合并胸腹部伤的伤员，这类伤员直接威胁生命的主要损伤是胸腹部伤，应给予优先处置。③ 合并尿潴留的伤员，优先给予导尿。④ 中度脊柱损伤伤员，经过分类场常规处理后安排后送，最好直接到有脊柱外科或神经外科的医院。所有的伤员给予抗生素、破伤风抗毒素，有失血和休克者给予输注晶体液，并予制动。

3. 早期救治（外科复苏）

优先处置必须急救的合并伤，对颈部持续外出血，危及生命的脊柱伤伤员应立即控制出血。合并胸腹部伤的伤员常合并开放性或张力性气胸持续胸腔内出血，应立即手术止血，封闭胸壁伤口或胸腔闭式引流，清理腹腔等。注意鉴别休克类型并进行针对性治疗，特别是神经源性休克，进行神经系统检查，包括运动、感觉、反射和括约肌功能等，确定损伤的程度和平面。必须进行抗休克治疗的伤员立即送入重症监护病房，伤情稳定后迅速后送。脊髓损伤后 8 h 内可使用甘露醇脱水以减轻脊髓水肿。对已行导尿的截瘫伤员，每 3 ~ 4 h 开放一次导尿管，并给予药物预防尿路感染。开放性脊柱、脊髓伤应尽早做伤部软组织清创。防治褥疮、泌尿系统感染、肺部感染等并发症。如伤后 24 h 内不能获得专科治疗，则只进行软组织清创处理，不宜做椎管内手术。

4. 专科治疗

应在有骨科、脊柱外科的救治机构进行。治疗原则包括：及时初期外科处理，必要时椎板减压；防治继发损害和椎管内感染等并发症；有计划有步骤地加强康复与功能锻炼。

（四）脊柱损伤伤员搬运

1. 适应证

（1）脊柱疼痛或触痛。

（2）出现神经功能缺损主诉或体征。

（3）脊柱结构变形。

2. 步骤与方法

无专业器材时：

（1）做好评估及沟通、搬运工具等准备工作。

（2）搬运过程：① 让伤员双下肢伸直，双手放于胸前；② 担架（木板、门板）放在伤员一侧；③ 三人同时用手平抬伤员头颈、躯干及下肢；④ 伤员成一整体平托置于担架上（颈椎损伤伤员需要一人专门托扶头部，纵轴向上略加牵引）；⑤ 搬运过程应注意连贯性、协调性。

（3）观察：① 搬动中应观察伤员反应，发现头晕、恶心、心悸、脉速等应停止操作，并做相应处理；② 注意伤员是否有腰背部或颈部疼痛加重；③ 注意是否有肢体感觉、运动减退和缺失。

有专业器材时：

（1）做好沟通评估、搬运工具等准备工作。

（2）体位：仰卧位，头部、颈部、躯干和骨盆处于中心直线位，脊柱不能屈曲或扭转。

（3）放置颈托：①拇指与掌面垂直，其余四指并拢并与伤员额面垂直，测量下颌角至斜方肌前缘的距离（测量伤员颈部长度）。②调整颈托，塑形。③放置颈托时，颈托中间弧度卡于伤员右肩处并略向前下倾斜，先放置颈后，再放置颈前，保证位置居中，扣上搭扣，松紧度适中。

（4）查体：颈托放置后，术者进行全身体格检查，顺序由上到下，由躯干到四肢。

（5）使用解救套（短脊板）：①术者行胸背锁固定伤员，一助和二助放置解救套在伤员背部，平滑的一面紧贴伤员身体。②把解救套的中央放在伤员的脊柱位置后，一助换头锁。③术者和二助把胸前的活动护胸甲围绕伤员的身躯，并向上轻微拉动贴在腋下。④将肩带和胸腹部固定带扣好，确保活动护胸甲顶端置于伤员腋下。腿部固定带自内而外；自下而上绕经伤员的膝间，紧贴腹股沟位置，由大腿内侧穿出，拉向外扣好并收紧。⑤术者将颈部衬垫放好，并将右手于短脊板后方行胸背锁，在颈部与解救套之间放置衬垫紧贴，确保无空隙，一助将头部护甲整理并置于正确位置后，行后头锁。⑥术者将下颌固定带放于下颌位置并向上拉贴紧头部活动护甲，额部固定带放置额前后也将之向下拉贴紧头部活动护甲，注意保持气道通畅。⑦从上至下拉紧各固定带，并用三角巾宽带将膝、踝部固定；检查所有固定带松紧度并整理。

（6）搬运：①术者和二助在两边各自抓住腰两侧握把处，另一手放在伤员腿下，两人双手互扣抓牢，将伤员分两次45°移动转体至90°。②长脊板放置上车担架与伤员背侧成一直线，稳定上车担架；一助用双肩锁固定头部，术者与二助抬高下肢先将伤员躯干平放于长脊板上，逐渐移动到位；适度放松肩、胸、腹、腹股沟固定带，解除膝踝三角巾，并平放在长脊板上。③将伤员躯干和四肢固定在长脊板上，按从头到脚顺序固定；头部固定器固定头部，胸部固定带交叉固定，腿部固定带斜行固定，并固定伤员与上车担架；术者自上而下检查各固定带，并判断伤员呼吸情况。④急救人员平稳升高上车担架，搬运伤员，足侧先行，术者在头侧，同时观察伤员头颈部情况。

3. 注意事项

（1）脊柱伤伤员搬运始终应保持脊柱伸直位，严禁弯曲或扭转。

（2）各项抢救措施的重要性排序为：环境安全＞生命体征平稳＞开放性创伤及严重骨折（创口止血、骨折固定）＞搬运。转运过程中密切注意观察伤员生命体征和伤情变化。

九、骨盆部战伤救治

骨盆部战伤（combat-related pelvic injury）是指战时武器和战场环境直接或间接作用所致骨盆部位软组织和骨关节损伤。损伤可能累及骶骨、髂骨、坐骨、耻骨，骶髂关节、髋关节、耻骨联合等骨关节结构，髂血管及其分支，骶丛神经，坐骨神经，盆腔内结肠直肠、膀胱输尿管等脏器，盆底会阴部泌尿生殖器官等软组织结构。

战伤伤员中10%～20%涉及骨盆，其中25%～30%不能存活。现代战争死亡士兵中，骨盆骨折发生率≥26%。骨盆部伤特别是骨盆骨折常导致严重的内出血、尿道损伤或直肠损伤。骨盆部火器伤属于特殊类型的开放性骨盆骨折，除骨盆骨折、重要脏器及血管损伤外，往往还伴有难以闭合的创口，伤情严重且复杂。骨盆部火器伤的伤员易发生大出血，可迅速发展为严重失血性休克，这也是造成伤员早期死亡的首要原因。

（一）损伤类型

骨盆部火器伤有以下3种类型：

1. 骨盆和臀部软组织损伤

在所有骨盆伤中最常见，占比58%。其中主要为轻度和中度损伤（72%），另25%的软组织伤为重度伤，极重度伤只占比1%。主要是因为广泛的软组织损伤，大血管破裂和并发严重的化脓性感染。

2. 火器性骨盆骨折

在骨盆损伤中占比22%，其中大部分为粉碎性和穿孔骨折，少见边缘和线性骨折以及骨块离断。最常见的是髂骨骨折（64%），骶尾骨骨折少见（12%），合并骶髂骨折（5%）、坐骨骨折（6%）、耻骨骨折（2%）。32%可发生髋臼损伤，6%的伤员可同时发生多处骨损伤。

3. 骨盆伤伴盆腔器官损伤

骨盆火器伤时，盆腔器官损伤发生率为21%，其中膀胱伤为7%，直肠伤为10%，尿道伤为4%。5%的伤员可发生多个盆腔器官损伤。直肠损伤分为腹膜内和腹膜外损伤，分别占2%和8%，大多合并骨盆骨折，大血管和血管丛，膀胱及尿道的损伤。

（二）检查及诊断

（1）骨盆和臀部软组织伤的诊断主要是查明损伤特点和伤道走行。在贯通伤时，伤道的方向有助于判断损伤的范围。初步评价伤口直径1 cm以下的小伤口，无持续出血和血肿，为轻度的损伤。较大的伤口可利用器械和仪器进行辅助检查，查明伤道，是否有皮肤撕裂及其大小，或皮下组织筋膜碎片，伤道的内容物，肌肉损伤的特点和范围，直径>10 cm，或伤面>200 cm^2的伤口即为广泛损伤。检查较大的和广泛损伤的伤口时，必须明确和排除大血管，神经干和神经丛，骨盆骨和盆腔器官的损伤。伤员有血容量不足的症状，外出血，骨盆内和腹腔内出血的表现等提示大血管损伤。肢体关节主动运动障碍，反射活动及感觉障碍提示神经干或神经丛损伤。

（2）所有骨盆部火器伤均须行肛门指诊检查，可查明骶尾骨骨折端移位情况和排除直肠损伤。直肠损伤的诊断依据主要是：伤口有粪便和气体溢出；肛门有血液流出；直肠指诊时有血。

（3）骨盆火器性骨折的诊断依据主要是：伤道出入口的部位和方向与骨骼有关，下肢运动时骨盆疼痛，下肢缩短、旋转或下肢强迫体位，骨盆分离挤压试验阳性等。

（三）救治措施

1. 现场急救

骨盆部战伤现场急救的重点是迅速评估伤员，判断威胁生命的状态，如大出血、失血性休克、气道阻塞和张力性气胸和不稳定型骨折等，然后快速处理大出血和气道阻塞等致命性状况，并采用快速有效的方式固定骨盆，迅速后送伤员。

（1）战现场伤情评估：由于战时大出血是可预防战伤伤亡的首要原因，远超过气道阻塞等其他原因，因而美军推荐使用“MARCH”的顺序进行评估伤情，对存在的威胁伤员生命的状态做出快速的判断，包括有无致命性大出血和失血性休克、气道阻塞、张力性气胸、神经损伤等。在现场急救阶段需要判断有无失血性休克，以尽早启动液体复苏，提高伤员的救治率。在战现场阶段不推荐使用骨盆挤压－分离实验来检测骨盆是否有骨折，因其可能导致不稳定骨盆骨折发生移位而出现致命性大出血。一般从损伤机制、有无下肢旋转和局部疼痛进行快速综合判断伤员有无骨盆骨折，且战现场并不强求判断伤员骨盆骨折是否稳定。

（2）大出血的止血和包扎：现代战争中，特别是简易爆炸装置的使用使骨盆骨折合并会阴软组织损伤和下肢创伤性截肢的发生率极高，此时容易出现致命性大出血。对于下肢创伤性截肢者，应及时使用止血带止血；而对于会阴软组织的出血，可用止血敷料进行填塞止血和加压包扎。

（3）骨盆骨折的临时稳定：对于怀疑有骨盆骨折的伤员，应立即采取措施临时稳定骨盆，减少大出血。可用多个三角巾连接环形圈捆绑骨盆，起到临时稳定骨盆的作用。而对于损伤机制上无发生骨盆骨折可能、血流动力学稳定、格拉斯哥昏迷指数（GCS）评分正常者不需要固定骨盆。另外多种商品化的骨盆捆绑带，如骨盆创伤正畸装具（trauma pelvic orthotic device，T-POD）和战伤休克裤改装的骨盆临时捆绑带（combat trouser binder，CTB）等是战现场控制严重骨盆出血的有力装置，应该尽早使用。骨盆捆绑带使用方便易于操作，不造成附加损伤，不影响后续的影像学检查和手术操作。但骨盆捆绑带会压迫大转子和骶骨等从而引起局部压疮的风险，应尽快后送更换为外固定支架以减少这一并发症。当没有三角巾、骨盆捆绑带等时，可使用就便器材如床单、大豆袋、或多头带做环形包扎临时固定骨盆。或者在担架上进行固定，采用最方便的体位，即仰卧，膝关节屈曲（下垫衬垫），在膝关节水平与大腿一起固定。

（4）战现场启动液体复苏：美军及北约军队的经验显示，对于大出血和出血性休克的伤员从战现场开始进行液体复苏可减少多器官功能障碍的发生率和死亡率。在控制敌人火力后将伤员转移到掩体后，即可建立静脉通道或骨髓输液通道进行液体复苏。使用的复苏液体种类以高渗生理盐水、代血浆为主，而条件许可时，可使用浓缩红细胞和新鲜冰冻血浆等血液制品。

（5）抗感染和镇痛：对于开放性骨盆骨折者，在现场急救阶段即口服抗生素，以降低感染的发生率，美军一般建议使用莫西沙星片 400 mg。伤员疼痛明显时，予镇痛措施。

（6）迅速后送：对于骨盆骨折的伤员，不应过多搬动，应取仰卧位，垫高膝关节，双下肢固定。妥善制动和稳定后，应安排优先后送，接受进一步的治疗。

2. 早期救治（紧急救治）

早期救治（紧急救治）是现场急救的延续，主要内容为进一步检查和评估伤员、补充包扎和固定以及进一步抗休克治疗等。

（1）二次评估：主要的评估内容是判断需要紧急处理的伤情，如大出血、气道阻塞和失血性休克、需要临时分流的大血管损伤、尿道损伤而有急性尿潴留者等，仍可使用MARCH 顺序法评估伤员。

（2）进一步稳定骨盆：检查在现场急救阶段骨盆临床固定是否牢靠，如果不牢靠，在尽量不去除原固定物的情况下，增加捆绑带和三角巾等进一步稳定骨盆。

（3）进一步完善止血：对于未控制的外出血继续完善止血，如加用止血带和止血敷料等。同时，对于严重骨盆骨折伤员，特别是合并多发伤和大出血者，应尽早使用氨甲环酸。建议在伤后 1 h 内给予首剂 1 g 氨甲环酸，后续 1 g 持续静脉输注 8 h。

（4）继续液体复苏：对于严重骨盆骨折大量失血的伤员优先推荐使用红细胞 / 新鲜冰冻血浆 / 血小板按 1∶1∶1 比例搭配输注。当血液制品不足时，可组织进行全血采集，进行全血输注。

（5）导尿：发生尿潴留时，先试用导尿管导尿，留置导尿管并妥善固定；导尿不成功时不可反复试探，以免加重损伤和形成假道，应立即改行耻骨上膀胱穿刺术或膀胱造口术排尿。

3. 早期救治（外科复苏）

战时开放性骨盆骨折发生率高，容易合并泌尿生殖道、盆腔血管、直肠损伤、失血性休克及其他部位的损伤。损伤严重者多采用损伤控制外科（DCS）策略，主要内容包括综合的止血措施、恰当的复苏策略、处理并发的脏器和血管损伤、战地重症监护等。

（1）评估和初步诊断：在战时早期救治机构内，可结合致伤机制、既往史、体格检查、实验室和影像学检查，对伤员病情做出较为准确的诊断。影像学检查采用 B 超和 X 线片，B 超诊断具有方便快捷、无创、便携等优点，对战伤伤员可行床旁检查，减少伤员搬动可能带来的附加损伤，对判断是否合并腹腔和盆腔脏器损伤很有帮助。实验室检查采用血常规、凝血相和血气分析等，可判断伤员是否有凝血功能障碍和酸中毒等。此外，还可使用血栓弹性描记图监测伤员的凝血功能状态，相比常规的凝血实验更准确，可动态监测血栓形成、血小板功能、纤维蛋白原和纤溶等异常情况。相比于传统的凝血项检查，血栓弹性图具有检查迅速，可精确反映凝血途径中哪个过程出现了问题，可实时提供凝血和纤溶的信息的特点。目前我军在早期救治机构中尚未配备血栓弹性描记仪，鉴于其在评估伤员凝血功能中的重要意义，预测会在不久的将来配备在我军的早期救治机构中。

对于骨盆骨折而言，在早期救治机构还需要重点评估需要实施 DCS 的伤员。目前，一般认为需要实施 DCS 的指征包括：① 严重脏器损伤伴大血管损伤；② 严重多发伤；③ 大量失血；④ 出现低体温、酸中毒和凝血功能障碍，⑤ 在上述指标处于临界值而预计手术时间超过＞90 min。

（2）选择合适的止血措施：因骨盆骨折经常与其他威胁生命的创伤一起发生，如果发现伤员血流动力不稳定，则需对腹部、胸部和其他潜在受伤部位进行评估，检查所有可能大出血的部位。在排除胸腹部大出血后，重点评估有无骨盆出血。

了解骨盆骨折出血的来源才能采用正确的措施进行止血，一般有：① 骨折部位：构成骨盆环的松质骨血运丰富，骨折端持续或反复出血是主要的出血来源。② 盆内静脉和静脉丛：伴随盆内动脉走行的两条同名静脉和骨盆多个静脉丛血管壁薄，易受损伤；破裂的静脉收缩力差，其周围组织结构松软，难以产生压迫止血作用，因而损伤的静脉出血是另一重要出血来源。③ 盆内动脉：动脉管壁厚，富有弹性，骨盆骨折伤及动脉造成大出血的概率较低。经动脉造影或尸检证实骨盆骨折大出血来自动脉者为 2.4%～18%，但动脉破裂出血汹涌，可危及生命。④ 盆壁软组织和盆内脏器：骨盆骨折合并骨盆周围皮下和筋膜大面积剥脱或并发盆内脏器损伤者出血较多。

针对这些出血来源，建议在现有条件下，按照图 6–3–3 的流程进行骨盆大出血的止血，具体包括：抗休克裤、骨盆外固定支架、髂内动脉结扎术以及纱布垫填塞盆腔压迫止血等。① 骨盆外固定支架：现在商品化的骨盆外固定支架主要包括固定前环和后环两大类。在战时，比较实用的是固定前环的外固定支架。研究发现，在使用骨盆外固定支架的伤员中，部分可延续到骨折愈合，部分需要更换为内固定支架，无发生感染的病例。② 腹膜后填塞：后腹膜破裂的骨盆骨折伤员，失去了腹膜后的填塞效应容易发生常规止血方法无法控制的致命性大出血，此时，腹膜后填塞可有效地控制出血。研究发现，使用腹膜外填塞联合使用负载壳聚糖的止血纱布，可很好地控制出血，无明显的肠粘连，没有更多的残留。③ 髂内动脉结扎术：上述方法无效时，可选择双侧髂内动脉结扎协助控制出血。髂内动脉结扎有两种手术途径，即经腹结扎和经腹膜外结扎。对骨折端本身的出血及盆壁静脉丛或中小动脉损伤所致的腹膜后血肿（无大血管损伤），可不进行手术探查。因误诊为内脏损伤而行剖腹探查者，不可轻易切开腹膜后血肿，以免造成难以控制的大量渗血。如股动脉、足背动脉搏动减弱或消失，诊断为髂外动脉或股动脉损伤时，应进行手术修复。④ 手术处理损伤的脏器：当临床症状、体征和 B 超等方法综合判断有合并的脏器损伤时，应及时剖腹探查，处理损伤的脏器，控制出血。疑为腹膜内位器官损伤时，应及时行剖腹探查术；若膀胱受伤，用可吸收线全层缝合修复后行耻骨上膀胱造口术，放置引流；若腹膜内直肠受伤，则需切除损伤段后行缝合术，再行结肠造口术，合理腹腔引流。疑为腹膜外位器官受伤时，一般先经伤口探查。肛门部受伤后清创时不能切除括约肌，如括约肌只有一处断裂时可不缝合；皮肤和皮下组织应进行定位缝合以防畸形愈合，行乙状结肠造口术后放置髂前引流。尿道完全或部分断裂时，争取早期行尿道修补吻合术，并视情况留置尿管或行耻骨上膀胱造口术；尽量保留、修补阴茎和睾丸，并保持血供良好。

（3）骨折处理：骨盆开放性骨折必须充分清创，切除无活力的软组织，清除异物，在骨膜下切除骨损伤部分，并充分引流以防发生骨髓炎。髋关节损伤必须清除关节囊内游离碎骨片，将关节腔清洗干净后缝合关节囊，向关节腔内注入抗生素，并行负压吸引，术后适当固定制动。对骨盆稳定性骨折，一般不需要复位和固定；对有移位和变形的不稳定性骨折，可先行外固定架固定结合骨牵引，待全身及软组织条件许可时再实施确定性固定。

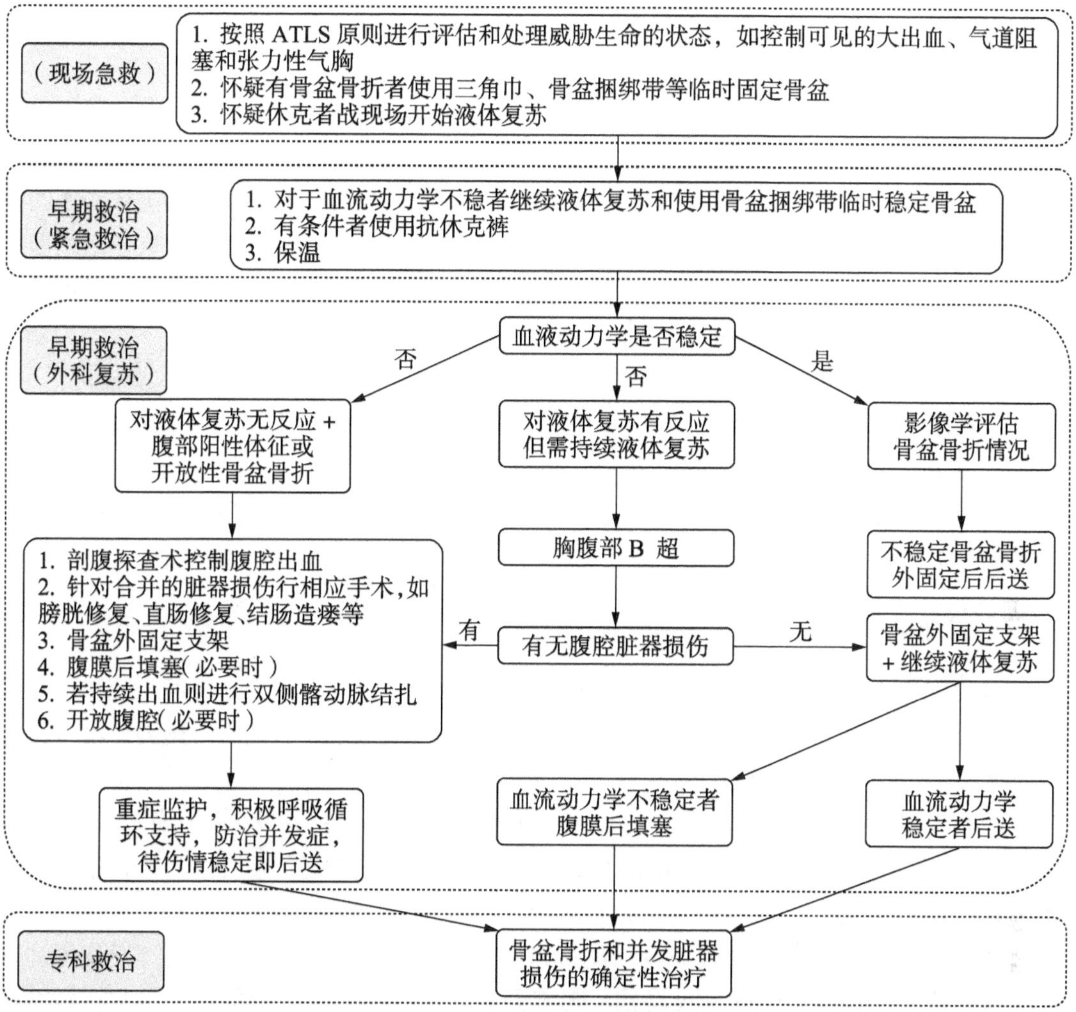

图 6-3-3 战时骨盆骨折的处理流程

4. 专科治疗

在战术区内完成必要的分期处置后，有不稳定的或开放的骨盆骨折，伴有盆腔内脏器损伤或神经血管损伤者应送到后方有专科治疗条件的机构，主要是治疗骨盆骨折并发症，恢复骨盆的结构和功能。膀胱和尿道损伤者在泌尿外科进行专科治疗。

十、四肢战伤救治

四肢战伤（combat-related extremity injury）是指战时武器及战争环境直接或间接所致四肢损伤。四肢战伤包括软组织伤、长骨及大关节损伤和手足损伤等，在历次战争中约占战伤的 60%～70%。现代局部战争中，下肢伤发生率几乎为上肢伤的两倍，最常见的四肢伤部位为大腿和小腿。四肢战伤伤员的数量多，恢复率和归队率高，是部队的重要后备补充力量，是战创伤救治工作的主要内容之一。

（一）损伤类型

1. 四肢战伤按致伤武器和致伤因素可分为

① 冷武器伤：指利刃或锐利的尖端的兵器（如刀、剑、戟等）所致的损伤。② 火器伤：指用火药作动力来发射的武器（如枪、炮等）所致的损伤。四肢火器伤按致伤物的特点可分为枪弹伤、破片伤、地雷伤和爆炸伤，按伤道的特点可分为盲管伤、贯通伤和切线伤。③ 其他战伤：如燃烧性武器所致的烧伤，低温环境下所致的冷伤，冲击波所致的冲击伤，化学武器所致的化学伤，核武器所致的放射损伤等。

2. 按体表是否完整可分为

① 开放性损伤：指有皮肤破损的损伤。② 闭合性损伤：指皮肤完整无伤口者。

3. 按负伤部位可分为

肩关节、肱骨、肘关节、前臂、腕关节、手部、髋关节、股骨、膝关节、小腿、踝关节和足部战伤。

（二）损伤特点

四肢战伤在现代常规战争中以高速弹片为主要致伤原因。高速弹片轻而初速快，在飞行过程中及击中组织后弹片较快地发生偏航及翻滚，以致造成严重的组织撕裂，出口比入口大得多，伤口边缘撕裂不整齐。

四肢火器伤有以下特点：① 创口均有不同程度的污染，常并发感染性休克；② 常伴有大出血和急性缺血，可危及伤员生命安全和肢体功能，同时还可能发生脂肪栓塞等严重并发症；③ 由于现代武器的子弹和弹片均为高速投射物，粉碎性骨折居多，碎骨片又往往造成第二次损伤；④ 高速投射物动能传递给组织而造成强大的破坏作用，损伤可远远超出实际伤道的范围，因此骨火器伤一般都同时有较广泛的软组织损伤，并常有异物存留；⑤ 因弹片的直接致伤作用或伤道内冲击作用，伤员常合并血管神经损伤。在处理四肢骨关节火器伤时，应重视这些特点，采取积极有效的救治措施。

（三）救治措施

1. 现场急救

（1）手部火器伤：局部加压包扎进行止血，较大血管损伤导致大出血时可采用止血带止血。用清洁布类或无菌敷料包扎伤口，防止创口进一步污染。转运过程中，无论伤手是否有明显骨折，均应适当加以固定，以减轻伤员疼痛和避免进一步加重组织损伤。固定器材可就地取材，因地制宜，采用木板、竹片、硬纸板等，固定范围应达腕关节以上。

（2）足部火器伤：采用加压包扎法一般可较好地控制出血，效果欠佳时可采用止血带止血。后送途中应保持伤肢固定、抬高，以减少出血。

（3）火器性骨折及关节火器伤：尽快进行临时性止血，充分止痛，预防和治疗创伤性休克。简单进行固定、包扎，防止继发损伤和加重污染。火器性骨折及关节火器伤必须及时注射破伤风抗毒素。

需要注意的是：① 后送途中不轻易放松止血带，止血带止血超过 6 h 的，不可轻易放松止血带。需要放松时，应当事先做好抗休克或截肢准备。② 完全离断的肢体，残端用加压包扎法妥善止血。断肢如比较完整，应加以保护，用布巾包裹，不可用液体浸泡，随同伤员尽快后送，以备再植。

2. 早期救治（紧急救治）

（1）伤部敷料松脱或被渗液浸透时，做补充包扎。

（2）对扎止血带的伤员应优先处置，视情解除止血带。有活动性出血时，钳夹后结扎止血。

（3）对怀疑肢体筋膜间室综合征伤员进行紧急切开减压。

（4）改用制式夹板制动。

（5）条件允许时，可对部分伤员进行清创。

3. 早期救治（外科复苏）

（1）手部火器伤：由有经验的外科军医进一步了解病史，检查止血带及转运途中药物的使用情况，特别是了解破伤风抗毒素的应用情况。除局部伤口外，还应注意全身情况的检查，酌情进行辅助检查，初步做出组织损伤的诊断，提出治疗意见，进行早期清创处理。对于损伤严重、恢复功能无望者，个别手指可在初期处理时截除。术后严密观察指端血液循环和全身情况，如有高热、剧痛、指端颜色青紫或苍白时，应及时检查伤口。如术后情况平稳，不需频繁换药，待 10～14 d 后拆线。如有骨折，4～5 d 后拆除石膏固定，加强功能锻炼，并进行理疗。术后应用抗生素，防治感染。

（2）足部火器伤：进行早期清创处理，清创前应行 X 线检查，了解有无骨折及金属异物存留。切除一切丧失活力的组织，清除碎骨片、游离软骨及异物。骨折时应尽可能用手法复位，恢复足部骨关节的正常解剖关系。创面处理与手部火器伤不同的是，清创后创面不能一期缝合，多数情况下需做二次外科处置，如切除坏死组织、摘除死骨及骨折复位等。由于足部火器伤感染的可能性很大，应尽早使用抗生素预防感染。伤员出现伤口剧烈疼痛、发热时，应及时检查伤口，给予相应处置。

（3）火器性骨折：按火器伤的外科处理一般原则进行清创。清创前静脉滴注胶体和晶体溶液，或新鲜全血、新鲜冷冻血浆、血液其他成分和血液制品，纠正休克，维持全身状况稳定。清创应在良好麻醉下进行，适当扩大皮肤消毒区范围，以便延长切口或做低位切口引流。尽量保留与软组织相连的碎骨片并放回原处，仅取出完全游离失活的小碎骨片，关节面应尽量保持平整。探查伤口时，应尽可能把发现的异物摘除。伤口一般不做初期缝合，术后充分引流。一般不做内固定、植骨或其他矫形手术，术后行外固定，保持骨干在解剖轴线上。

（4）关节火器伤：按刷洗清创、器械清创、冲洗清创的步骤进行清创。去除关节内游离的软骨或骨碎片，负重面上的大块骨、软骨或带有软组织的小骨块最好置于原处。软骨表面粉碎性损伤者，应扩创至边缘正常或完整的软骨下骨处。关节囊破损残缺者，需用邻近的软组织修补，切忌使关节腔暴露，但皮下组织和皮肤不做一期缝合。关节腔内可用带穿刺针的硅胶管留置冲洗装置进行持续抗生素滴注冲洗和负压引流，以避免关节感染。术后用夹板或石膏固定伤肢。清创后 48～72 h 应重新打开伤口检查，如无感染迹象，应在清创后 4～7 d 行延期缝合。

（5）周围血管伤处理：具体处理详见下文“周围血管战伤救治”。

（6）周围神经伤处理：血管伤伴神经火器伤，先修复血管，神经伤暂不处理，待二期修复。具体处理详见下文“周围神经战伤救治”。

4. 专科治疗

（1）根据骨关节、血管和神经伤确定性治疗需要，进一步完善处置。

（2）战伤断肢的处理：应当在不影响大批伤员救治，肢体有可能挽救，伤员能耐受较长时间手术，无肾功能损伤，有手术和术后留治的条件时，可以实施断肢再植术。无手术条件的，应当后送到有条件的医院再植。

十一、周围神经战伤救治

周围神经战伤（combate-related peripheral nerve injury）是指战时武器及其他致伤因素直接或间接作用所致四肢主要神经结构和功能损伤。多为枪弹、破片所致，以开放伤为主。钝性暴力、骨折、挤压也可致伤。常累及尺神经、正中神经、坐骨神经、腓总神经、桡神经等。多伴有软组织、骨、关节和血管伤。部分可发生灼性神经痛和不同程度的残疾。损伤类型按神经损伤的程度可分为神经完全断裂、部分断裂和挫伤 3 种类型。澳大利亚学者森德兰（Sunderland）进一步细化，分为轴突传导障碍，轴突连续性中断而内膜完整，神经纤维断裂，神经束与束膜断裂，神经干断裂 5 种类型。

（一）临床表现

四肢神经战伤常并发广泛软组织损伤，污染重、感染率高。常形成不同程度的瘢痕粘连，如并发感染则神经变硬，包埋于瘢痕内，容易遗留灼性神经痛的并发症。损伤早期临床表现不急迫，易发生漏诊，可根据损伤神经分布区域的感觉和运动功能改变，判定其损伤程度和部位。损伤晚期，神经末梢可形成假性神经瘤，叩击时蒂内尔（Tinel）征阳性，肌肉萎缩，皮肤发凉、干燥、光滑、无汗和萎缩。

（二）救治措施

1. 早期救治

早期处理需要遵循软组织火器伤的处理原则，初次清创时不做挫伤神经或游离神经断端清创。应识别损伤性质和范围，如伤道内未见损伤神经，就不宜切开健康组织寻找，以免加重感染的扩散。清创时可对裸露的神经进行标记后用健康组织覆盖，积极处理相应的合并伤，不做神经的一期修复。不要扩大伤口去寻求神经断端。在初次清创术后，必须防止伤口感染，促使伤口早日愈合，为神经修复创造好的局部条件。

2. 专科救治

周围神经损伤的二期修复，一般在软组织伤口愈合 2～3 个月。修复时间早，软组织条件差，伤口感染的可能性大；修复太晚则影响神经修复的效果。二期手术时，显露神经应该先从健康组织开始，逐渐向神经断端游离。在探查清楚神经损伤的情况后，选择合适手术方式进行处理：① 神经松解术：切除增厚的瘢痕组织和神经外膜，如束间有瘢痕，可在显微镜下行束间松解。② 神经吻合术：发现神经明确断裂后，行端端吻合术效果最好。③ 神经移植术：此技术主要适用于神经缺损较大，仅用屈曲关节、神经松解或改道不能克服神经缺损的问题时采用。④ 有的神经伤是火器伤冲击波造成的软组织伤，可行神经松解术。

神经修复后的疗效，主要影响因素：① 神经损伤的类型和程度。② 损伤神经的解剖特征：手术修复后功能恢复程度由好到差依次是桡神经、肌皮神经和股神经，其次有正中神经、尺神经和胫神经，而腓神经疗效最差。③ 损伤神经的部位：损伤部位低的伤员疗效较损伤部位高的好。④ 伤员年龄越小，受伤至手术时间越短效果越好。

十二、周围血管战伤救治

周围血管战伤（combat related peripheral vessel injury）是指战时武器及其他致伤因素直接或间接作用所致四肢主要血管损伤。主要累及肱动脉、腋动脉、股动脉、腘动脉；以股动脉和腘动脉伤多见，发生率 1%～3%；多为开放伤，主要由枪弹或破片直接损伤或肢体毁损伤所致，骨折碎片也可刺伤血管，车祸、坠落及关节脱位还可造成钝性血管伤。

（一）临床表现

高速弹片（珠）和枪弹可造成伤道周围组织广泛破坏。伤情多较一般血管伤为重，常为多发伤，创面内血管损伤、断裂伴出血，大量出血常导致休克。除了投射物直接损伤血管外，靠近伤道的血管可发生挫伤、栓塞和撕裂，可形成血肿，肢体远端缺血征象。

（二）检查及诊断

诊断主要依据临床表现，“硬体征”包括：① 动脉喷射性外大出血。② 如果伤口较小，可迅速形成搏动性血肿、常伴有休克。③ 肢体远端缺血：血管震颤、出现 6“P”征：疼痛、苍白、搏动消失、麻痹、感觉异常、温度下降。出现“硬体征”必须立即手术探查，但应与神经合并伤相鉴别。动脉挫伤时可因血管痉挛、内膜撕裂和血栓形成使伤肢出现循环障碍。“软体征”包括：需进一步评估伤肢主要动脉、有休克史、非扩张性血肿、伤肢远侧动脉（足背动脉或桡动脉）无搏动或搏动微弱，伴行神经损伤等可进一步观察及辅助检查。对于穿透伤或钝性伤的伤员，若其肢体远侧动脉搏动正常，并且臂踝指数（ABI）≥1.0 无须血管造影。彩色二维超声对动脉损伤有高度的敏感度与特异度，具有无创、移动性好、无痛、重复性好和易于操作的优点。

（三）救治措施

1. 现场急救及早期救治（紧急救治）

首要是止血，使用旋压式止血带或加压包扎止血。营救护所作补充急救处理，紧急后送至师（旅、团）救护所行临时止血处理；如仍有出血，应结扎损伤血管及时后送。有条件时，可做初期外科处理，初期外科处理的质量是救治大血管伤的关键。迅速纠正休克和脱水，以利于处理血管损伤。结扎处尽量靠近断端以利于转送后修复。较大动脉应做双重结扎，近端用贯穿缝合法不应结扎未受伤的伴行静脉。

2. 血管修复

血管伤的修复越早越好，要充分显露，彻底清创，切除血管损伤部分至正常范围外 0.5 ~ 1 cm，血管部分破裂一般不做局部缝合，应切除伤段后修复血管。尺、桡动脉或胫前、后动脉损伤时，如伤肢血液循环尚好，软组织损伤不重，可以清创后结扎。修复血管可在气囊止血带下进行。行端对端吻合，血管损伤较大时可以用自体静脉移植，并应吻合较大的伴行静脉，较小的静脉可予以结扎。

3. 并发症处理

术后应该加强全身与局部观察，警惕吻合口大出血，继续抗感染，复查肾功能和尿常规。① 如手术时未做深筋膜切开而术后出现筋膜间室综合征的征象时，应立即行深筋膜切开减压。深筋膜切开减压是处理四肢大血管伤常用的辅助手术，可迅速为血管和肌群减压，多数战伤应在初期外科处理时进行深筋膜切开。若在血管外科处理时间较晚或肢体严重肿胀的时候，更应该迅速切开减压。② 继发性出血：是血管战伤的严重并发症，主要原因有：初期止血不够彻底、感染、血管吻合口张力过大、漏诊、弹片存留和使用抗凝剂不当等。继发性出血多在伤后 5 ~ 14 d 发生，也有在伤后 5 ~ 6 周发生。预防措施主要是在初期外科处理时，要做好清创和止血、伤肢制动，防止感染和妥善处理损伤血管。③ 对于供血不足四肢重要动脉损伤未经修复或修复失败，但肢体未坏死者，后期常出现缺血改变。如循环障碍不重的，可不特殊处理，缺血较重的，可行自体静脉移植，以改善伤肢血供，必要时可用搭桥法连接损伤动脉的远近端。

十三、多发伤救治

多发伤指在同一机械因素作用下，人体同时或相继遭受两处以上解剖部位的损伤，至少有一处损伤可危及生命。多发伤平时或战时均常见，随着现代战争中武器杀伤效能的提高，该伤发生率有增多趋势，根据近年来几次战争的统计，多发伤的发生比例均超过 50%。最常见的损伤部位是四肢或骨盆，其次是颅脑或胸腹部，致命伤主要是大出血和颅脑损伤。

（一）损伤特点

多发伤伤情复杂，休克发生率高，低氧血症严重，易出现低体温、凝血功能障碍和代谢紊乱，后期易并发感染或器官功能障碍，死亡率高。部分伤员在早期可仅有主要损伤的表现，部分甚至在早期不易确定主要损伤，故易漏诊和误诊。诊断需详细了解受伤史，仔细全身检查，并进行必要的辅助检查。应密切观察伤情变化，并行多次反复检查与评估，以早期明确诊断。

（二）救治措施

救治原则为保持呼吸道通畅，控制大出血，防治休克和继发损伤，并快速后送。根据伤势轻重及各部位伤对生命的危及程度，及时处理危及生命的损伤，尽早纠正生理紊乱，维持生命体征平稳。伤员通常需早期接受损伤控制外科处理。

1. 现场急救

多发伤因伤情重及发展快，救治常需争分夺秒，及时正确的早期诊治不仅可直接挽救伤员的生命，而且可减轻创伤后继发性损害，降低脏器并发症的发生率。根据资料统计分析，50% 死亡者死于现场和途中，如伤员及时接受良好的救治，入院后死亡者中 40% 可以挽救。

首先对大出血进行止血，并保证伤员气道通畅及保持正常的通气。迅速清除口咽腔凝血块、呕吐物及分泌物。鼻管给氧，放置口咽通气管、气管切开和辅助呼吸。昏迷伤员应及早气管插管，颌面及喉部严重损伤宜行气管切开术。有胸部创伤发生通气障碍，应行气管切开、胸腔闭式引流。开放性气胸宜用凡士林纱布填塞胸部伤口或胸腔密封贴封闭伤口，予以包扎，预防纵隔摆动。张力性气胸应行胸腔闭式引流。多根多处肋骨骨折可引起反常呼吸运动，不但会减少通气和换气，而且引起纵隔左右摆动，造成明显的呼吸、循环障碍，现场急救时先用加垫包扎法限制部分胸壁的浮动。

2. 早期救治（紧急救治）

即迅速输液、输血扩充血容量，以防止休克发生或恶化。扩充血容量一般宜先输入等渗盐水或平衡液，继以浓缩红细胞或全血，因此在纠正缺氧的同时应尽快输液输血。先输入晶体液，对微循环可能比首先输入全血有利，因为创伤、休克时微循环流态改变，有红细胞聚集和血流滞缓。如失血超过 1 000 mL 以上，可同时从两条静脉通路分别输入晶体液和全血。监测中心静脉压和尿量等，以估计血容量多少，并可供评估心功能的参考。高渗盐水对失血性休克可改善血流动力学，提高生存率。临床上一般在 10 ~ 15 min 内输注 7.5% 氯化钠液 200 ~ 400 mL，随后输入平衡盐液或全血。对严重休克伤员，应适当补充碳酸氢钠，以纠正酸中毒。大血管或心脏创伤及脏器破裂大出血等非控制出血休克伤员大量快速液体复苏可增加血液丢失，引起稀释性凝血功能障碍和减少组织氧供引起代谢性酸中毒。因此，对这些伤员现主张早期限制性容量复苏或延迟容量复苏，即少量输液将血压维持在低于正常但能保证脏器及组织灌流的水平或不输液，在紧急手术控制出血的基础上，加强容量复苏。

3. 早期救治（外科复苏）

严重的脏器及血管损伤可很快危及生命，因此，应在及早明确诊断的基础上，根据伤情轻重及对生命的危及程度迅速制定手术方案，及时解除危及生命的损伤。可在距离前线最近的救护所完成手术，通过及时手术直接挽救伤员的生命或为下一步救治成功打下良好基础。

（1）心包压塞的处理：在保持正常通气，迅速扩容的情况下，如伤员血压不断下降，脉搏弱而不规则，颈静脉怒张，中心静脉压逐渐上升，心音遥远或消失，考虑心包压塞，立即行心包穿刺，必要时紧急手术，切开心包。

（2）伤员意识障碍逐渐加深的处理：颅内压进行性升高等情况下应行颅内血肿清除术，术前已有明显脑疝者应将硬脑膜敞开并去骨瓣减压。

（3）紧急剖胸手术治疗心脏及肺损伤：凡在心脏损伤危险区的胸部开放伤如同时伴有大出血、休克或疑有心包压塞者应立即送手术室行开胸术。对进行性或不能控制的血胸，怀疑有心脏或大血管损伤，均应行紧急剖胸。手术对心脏裂口行修补，以手指堵住心肌伤口并缝合，严重肺及支气管损伤行肺部分切除。

（4）胸腹联合伤的治疗：因膈肌破裂，膈肌的运动功能丧失，腹腔脏器如胃、脾结肠等进入胸腔造成肺受压萎陷和纵隔移位，可引起严重呼吸和循环功能障碍。因此，高度怀疑时应积极行抢救手术。X线胸片检查对诊断有帮助。胸部伤一般只需行胸腔闭式引流，如有肺支气管及血管损伤需要手术处理。同时剖腹探查处理腹内脏器伤，并修补膈肌。

（5）连枷胸的治疗：连枷胸引起反常呼吸运动，导致呼吸功能障碍和严重低氧血症，必须尽早治疗，一般主张行手术固定。

（6）腹腔实质脏器损伤及血管损伤的处理：腹腔脏器如肝、脾等损伤及血管损伤而伴大量出血，引起失血性休克而危及生命，因此，必须紧急手术处理。这些损伤通过腹腔穿刺抽出不凝血液，结合受伤史及查体即可做出初步诊断，如失血量大，血压很低，直接到手术室紧急剖腹探查。手术的首要任务是尽快控制出血，探明损伤脏器及性质后迅速结扎破损的血管，修复损伤的肝脏，损伤严重者可行清创性肝脏部分切除，对裂口较深或肝组织大块缺损手术难以达到满意止血者，可用大网膜、止血纱布等填入裂口，再用长纱条按顺序填入裂口达到止血目的。脾脏破裂应立即行裂口修补或脾切除术，其他脏器合并大出血亦应结扎血管或修复损伤达到止血目的。

（7）腹膜后血管损伤的处理：腹膜后较大血管损伤常迅速而严重危及伤员的生命，传统方法为除大量搏动性出血需要切开后腹膜探查进行损伤血管修补外。一般采用非手术治疗，其理由为打开腹膜后广泛出血难以控制，且腹膜后血肿有自限性止血的作用。但非手术治疗也可能因大量失血使伤员丧失抢救时机，近年来一些学者的观点有所改变，认为大部分腹膜后血肿需要探查并清除，不论是由于钝性伤或贯通伤引起的搏动性、膨胀性血肿均应探查，先阻断腹主动脉再认真探查，在明确损伤血管的基础上能做血管修补者立即行修补、血管吻合或血管移植，对伤情严重不便于行复杂的血管修补或重建者可暂时性腔内插管分流，根据损伤控制外科原则待伤员情况稳定后再行确定性手术。非搏动性肾周血肿、肝后血肿或钝性盆腔血肿不应探查，可用腹腔填塞处理，随后采用血管造影及栓塞术。骨盆骨折引起的盆腔腹后血肿不应打开腹膜后腔，而应该先使骨盆稳定，后用大的腹部敷料填塞盆腔，因即使已行髂内血管结扎，致死性也极高。

（8）各部位伤的处理顺序：多发伤几个部位的创伤都很严重时，对危及生命损伤的处理重点和先后次序很重要。一般先治内脏伤，缓治浅表伤；先处理头、胸、腹部伤，后治疗四肢、脊柱伤；先治严重软组织伤，后治或同时治疗骨骼伤，并及时抗感染和给予营养支持。颅脑损伤伴其他脏器损伤：① 双重型：颅脑损伤如广泛的脑挫裂伤、颅内血肿，其他伤如胸腹腔大量出血，二者均需紧急手术，应同时进行；② 颅脑伤重，合并伤轻：手术重点应放在颅脑伤，轻伤可放在后面处理；③ 合并伤重，颅脑伤轻：因颅脑伤轻，不急于手术或不需手术，而应先处理肝脾破裂等严重合并伤。对胸部伤合并腹部伤或胸腹联合伤，应遵循胸部伤重腹部伤轻者先开胸，腹部伤重胸伤轻者，先行胸腔闭式引流后开腹手术。如胸部伤和腹部伤均严重，应分两组分别开胸开腹。腹部创伤因肝脾破裂及大血管损伤致严重大出血时，应先进行剖腹探查，并迅速控制出血。空腔脏器破裂，可待其他危及生命的创伤处理后再行处理。

4. 损伤控制外科治疗

对伤情特别危重，伤员全身情况很差，生理耐受程度低时，应采用损伤控制，减少生理紊乱对伤员的损害，降低伤员病死率。即早期简化手术，然后复苏，待伤员生理紊乱得到适当纠正，全身情况改善后再次确定性手术。

损伤控制外科一般由三个阶段组成：① 第一阶段的主要任务是用最简捷的方法进行剖腹探查，控制实质脏器破裂出血和空腔脏器破裂造成的污染，快速关闭腹腔而不进行确定性的重建手术；② 第二阶段的主要任务是在 ICU 内对伤员继续进行休克复苏，最大限度地维持循环功能的稳定，恢复正常体温，纠正酸中毒和凝血功能障碍，进行机械通气支持，对伤员进行再次评估以防遗漏次要或隐蔽部位的损伤；③ 第三阶段的主要任务是在伤员的生理紊乱得到纠正，生命体征恢复正常后进行再次手术，取出腹腔内的填塞物，对损伤的脏器进行确定性修复手术。

第四节　特殊武器伤的救治

核武器、化学武器、新概念武器等特殊武器的出现使得现代战争具有更大的破坏性。这些特殊武器一旦使用，可能造成灾难性后果，将会在极短时间内产生大量伤员。特殊武器伤的伤情复杂，救治难度大，技术要求高，本节仅对其基本的救治原则和流程进行简要阐述。

一、核武器伤救治

核武器伤是核武器爆炸造成的损伤，包括光辐射、冲击波、早期核辐射及放射性沾染等因素引起的损伤（图 6–4–1）。光辐射可引起体表和呼吸道烧伤，还能引起闪光盲和眼底烧伤。冲击波主要造成心、肺、胃肠道、膀胱、听器的损伤，同时可引起头颅伤、骨折、肝脾破裂及各种间接损伤。早期核辐射受照剂量超过 1 Gy 可引起急性放射病，急性放射病分为骨髓型、肠型和脑型，骨髓型急性放射病又分为轻度、中度、重度和极重度四度（表 6–4–1）。放射性沾染可造成人体损害：γ 射线全身外照射可引起急性放射损伤；皮肤受放射性沾染可引起沾染部位β射线损伤；放射性落下灰被食入、吸入可产生内照射污染甚至损伤，对蓄积的脏器有一定危害。人员同时或相继受上述两种以上杀伤因素共同作用而致复合伤，更易发生严重休克、感染和出血。

- 核武器伤
  - 单一伤
    - 烧伤
      - 直接烧伤（光辐射烧伤）
      - 间接烧伤（火焰烧伤）
    - 冲击伤
      - 直接冲击伤（动压超压伤）
      - 间接冲击伤（挤压伤、破片伤、飞石伤）
    - 放射损伤
      - 急性放射病
      - 皮肤β射线烧伤
      - 内照射损伤
  - 复合伤
    - 烧伤复合伤
    - 放烧冲复合伤
    - 放冲和放烧复合伤
    - 烧放冲复合伤亡

图 6-4-1　核武器伤分类

表 6-4-1　核武器复合伤伤情分级及其对战斗力的影响

复合伤等级	划分依据	对战斗力的影响	约占比例	特征
轻度	两种或三种伤均为轻度	不会丧失战斗力	30%	需治疗和照顾，可不住院
中度	一种损伤达中度，其余损伤均为轻度	一般不会损伤战斗力	10%	多数需住院治疗
重度	一种损伤达重度，其余损伤为中度、轻度；或三种均为中度；或中度放射病复合重度烧伤	可立即丧失战斗力	15%	经积极治疗，大部可治愈
极重度	一种伤达极重度，其余为重度、中度、轻度；或两种损伤达重度；或重度放射病复合中度烧伤	立即丧失战斗力	45%	经大力治疗，可部分救活

（一）核武器杀伤区抢救

核武器伤员要快抢、快救、快送，抢救人员应严格遵守沾染区防护规则，保证伤员和自身的安全。组织自救互救，扑灭衣服上的火焰，对服装和体表暴露部位进行局部除沾染。将伤员迅速向指定地点集中，并采取下列急救措施：① 清除口鼻腔及外耳道异物，保持呼吸道通畅；② 对大面积烧伤伤员，用干净布包裹创面；③ 有休克症状者行抗休克处理；④ 开放性伤按一般战伤处理原则进行处置；⑤ 及时给予抗放药 523、408 等，严重放射性沾染者尽早给予碘化钾等促排剂。

（二）早期救治

伤员通过分类哨时，应进行放射性沾染检查，佩戴分类标签。超过控制值的伤员（α

放射性物质 3.7 Bq/100 cm^2，β 放射性物质 37 Bq/100 cm^2），在采取生物样品后，应送洗消站进行洗消，危及生命的伤员应先急救后洗消。对放射性核素体内污染，应积极采取阻止吸收和促进排除的措施。及时催吐和洗胃，服用吸附剂、缓泻剂等。根据核素种类应用碘化钾、海藻多糖（褐藻酸钠）、普鲁士兰等，以及广谱促排剂促排灵，在受污染后 4 h 内使用效果最好，实施综合对症治疗措施。

对中度以下放射病和放射复合伤伤员、有明显体表和体内放射性污染伤员以及重度以上的各种非放射伤伤员，进行确定诊断与治疗。对中度以上放射病和放射复合伤伤员进行二级分类诊断，并及时将重度以上放射病和放射复合伤伤员以及难以确诊和处理的伤员后送到专科治疗机构进行救治。放射性复合伤的外科处理应尽量在极期或恢复期完成，对污染伤口可用去污液、生理盐水等充分冲洗，根据情况彻底清创。

根据临床症状、白细胞总数和淋巴细胞绝对值等判断急性放射病和放射复合伤的程度，轻度放射病有症状者给予对症治疗，加强营养，注意休息；中度、重度放射病和放射复合伤，初期用止吐、镇静药物和尽早使用抗放射药物；假愈期要重视预防感染、出血，保护造血功能；当进入极期以后，在大力抗感染、抗出血的同时，注意维持水和电解质平衡，进行输血和综合性治疗；恢复期加强营养，促进康复。极重度骨髓型放射病和极重度放射复合伤、肠型和脑型放射病，应特别注意尽早采取抗感染、抗出血等措施，注意纠正水、电解质紊乱。休克和烧伤按一般战伤的原则处置，争取在假愈期结束前施行Ⅲ度焦痂切除植皮术。

二、化学武器伤救治

化学武器是指用于战争目的，具有剧烈毒性、能大规模地毒害、杀伤敌方人畜、植物的各种化学物质，又称化学战剂。化学战剂按毒理和临床症状可分为神经性毒剂、皮肤糜烂性毒剂、失能性毒剂、全身中毒性毒剂、窒息性毒剂和刺激性毒剂 6 类。

（一）神经性毒剂

主要有沙林（GB）、塔崩（GA）、梭曼（GD）和维埃克斯（VX）等，症状主要为瞳孔缩小、视力模糊、胸闷、流涎、无力、肌颤、呼吸困难、惊厥、昏迷等。

1. 染毒区抢救

使用防毒面具等制式或简易器材进行防护，尽快撤出染毒区并后送。染毒后应立即肌注神经性毒剂急救针 1 支，严重者可加注 1 支。无神经毒急救针时，可肌注阿托品 3 ~ 5 mg 和氯解磷定（氯磷定）600 mg。无法注射时，亦可经口腔滴入阿托品 3 ~ 5 mg。及时使用碱性消毒剂、肥皂等碱性溶液进行洗消，眼、鼻和口腔黏膜染毒时，用大量清水冲洗。伤口染毒时应立即扎止血带，用洗消剂或清水充分洗消后进行包扎，肌注急救针后方可松开止血带。误食染毒的食物或水时，应尽早催吐，肌注神经毒急救针，吞服医用活性炭悬液和适量泻药。对伴有发绀、呼吸困难的伤员，应清除口、鼻腔分泌物，保持呼吸道通畅，发生呼吸、心脏骤停时，立即进行心肺复苏。

2. 早期救治

继续抗毒治疗，可根据中毒症状和血液胆碱酯酶活力测定结果注射适量阿托品和氯解磷定。轻度中毒时，肌肉注射阿托品 1～2 mg 或解磷注射液 1 mL；中度中毒时，肌肉注射解磷注射液 2～4 mL 或阿托品 5～10 mg，氯磷定 0.5～1 g，10～30 min 后酌情重复半量或全量；重度中毒时，肌肉注射解磷注射液 4～6 mL 或阿托品 10～15 mg，氯磷定 1～2 g，10 min 后酌情重复。如为液态维埃克斯或胶粘梭曼染毒时，应彻底洗消暴露的皮肤和黏膜，染毒的被服、装具应及时消毒或更换。对于严重中毒伤员，应注意监测其呼吸和循环功能，保持水、电解质和酸碱平衡，防治肺部感染。惊厥症状明显者予以注射地西泮（安定）。伤口染毒时，应尽早充分冲洗，彻底清创，延期缝合。

（二）皮肤糜烂性毒剂

主要有芥子气（HD）、路易氏剂（L）和二者的混合物，伤情特点为皮肤染毒产生红斑、水疱、溃烂、坏死，吸收到体内造成全身性中毒。

1. 染毒区抢救

染毒后应快速洗消，尽早撤离。眼和口鼻黏膜染毒时，用2%碳酸氢钠液或清水冲洗；皮肤染毒时，用粉剂皮肤消毒手套或 25% 氯胺酒精液消毒，然后用清水洗净；无消毒液时，用水及肥皂彻底清洗。经口中毒时，应尽早催吐。皮肤沾染路易氏剂时，用 5% 二巯基丙醇软膏涂擦；眼染毒时，将 3% 二巯基丙醇眼膏涂于结膜囊，轻揉 30 s 后用清水冲洗。服装、装备染毒时，应及时消毒或剪去染毒部位，或进行更换。

2. 早期救治

对染毒部位进行彻底洗消，更换服装。路易氏剂中毒时，及时注射二巯丙磺酸钠、二巯丁二钠等二巯基类抗毒药物，同时进行抗休克、抗感染治疗，给予提高应激能力的药物，防治肺水肿。呼吸道中毒时，早期可雾化吸入 4% 碳酸氢钠；出现炎症反应后，雾化吸入糜蛋白酶、抗生素和地塞米松混合液，2 mL/ 次，2 次 / 日；假膜脱落引起呼吸困难时，立即行气管切开取出假膜。眼染毒时，用 2% 碳酸氢钠洗眼，并用抗感染药物和醋酸氢化可的松眼药水滴眼。皮肤红斑、水疱和溃疡按烧伤处置，大面积皮肤染毒、会阴部染毒、重症眼和呼吸道中毒的伤员，在休克和呼吸困难消除后，优先后送。

（三）失能性毒剂

失能性毒剂毕兹（BZ）属缓效性非致死性毒剂，致伤特点为中毒后出现运动、感觉、精神障碍和功能改变症状。

1. 染毒区抢救

保护呼吸道，避免皮肤接触，尽快离开染毒区。用清水或肥皂水洗净皮肤，漱口，冲洗鼻咽部。对怀疑中毒人员应加强管理，及时后送。

2. 早期救治

根据中毒程度，服用解毕灵片，或肌内注射解毕灵注射液 10～15 mg，或肌内注射

7911 注射液 1 ~ 2 mL。如中毒症状未完全缓解，可在 1 ~ 2 h 内重复注射半量。若伤员出现心率减慢、多汗等症状时应及时停药。积极预防和治疗各种并发症。

（四）全身中毒性毒剂

又称氰类毒剂，主要有氢氰酸（AC）和氯化氰（CK），属暂时性致死性毒剂，致伤特点为中毒后很快出现呼吸困难、惊厥、昏迷。

1. 染毒区抢救

进入染毒区前服用抗氰预防药物。中毒者应及时戴上防毒面具，立即肌肉注射抗氰急救针 1 支。无抗氰急救针时，应迅速将亚硝酸异戊酯安瓿 1 ~ 2 支捏破放入面具内，伤员仰卧位或置鼻前吸入 30 s，数分钟后症状未缓解应再吸 1 支，必要时可连续吸 6 ~ 8 支，直至惊厥停止。呼吸微弱或停止时，立即进行人工呼吸，心脏骤停时实施胸外心脏按压。待伤员惊厥、呼吸困难等症状缓解后，迅速撤离染毒区并后送。

2. 早期救治

经抢救症状未缓解者，应在注射抗氰急救针的同时，静脉注射 25% 硫代硫酸钠 50 mL（5 mL/min）。给予吸氧、支持治疗，维持伤员的呼吸循环功能。

（五）窒息性毒剂

主要有光气（CG）、双光气（DP），致伤特点为中毒后发生肺水肿导致窒息缺氧。

1. 染毒区抢救

及时戴防毒面具，防止继续吸入，并迅速撤离染毒区。尽量减少活动，降低耗氧量，保持安静，保暖。如伤员出现呼吸困难、咳嗽加重，应给氧并尽早后送。

2. 早期救治

给氧、保持安静，给予维生素 C。口服泼尼松 5 ~ 10 mg 或地塞米松 0.75 ~ 1.5 mg，3 次 / 日；烦躁不安者口服地西泮（安定）片。若发生肺水肿应大量给氧，并可使用二甲基硅油消泡气雾剂消泡。保持呼吸道通畅，限制液体输入量，适当使用强心剂和利尿剂。短期内大剂量使用糖皮质激素，控制感染和防治呼吸循环衰竭，抗休克。

（六）刺激性毒剂

主要有西埃斯（CS）、苯氯乙酮（Cn）、亚当剂（Dm），致伤特点为强烈刺激眼、上呼吸道黏膜，引起流泪、喷嚏等症状。

1. 染毒区抢救

防护眼和呼吸道，眼染毒时用大量清水冲洗，切勿用手揉眼；有上呼吸道刺激症状者，可吸入抗毒剂。皮肤染毒时应先将毒剂擦去，再用清水或肥皂水冲洗。误食者应进行催吐。

2. 早期救治

皮肤和呼吸道严重损伤者，根据不同伤情进行对症处置。

三、生物武器伤救治

生物战剂是指战争中用于伤害人、畜和毁坏农作物的致病微生物及其毒素和基因，生物战剂及施放的武器、器材总称生物武器。常见的生物战剂有病毒、细菌、真菌和毒素四大类，侵入人体的途径有呼吸道、消化道、皮肤和黏膜等。生物战剂的致伤特点是具有潜伏期和传染性，可致死或失能，可造成传染病流行；有的生物战剂能在宿主动物和媒介生物体内生存繁衍，形成自然疫源地，造成持久危害。

（一）防护措施

对生物战剂气溶胶，个人防护可使用生物防护面具、防毒面具、生物防护口罩及各种简便器材以防止吸入感染，使用生物防护服、防毒衣、防护眼镜等以防护皮肤和黏膜；集体防护可利用工事、正压防护帐篷、室内空间等进行。对媒介生物的防护，应及时在裸露皮肤处涂抹驱避剂，或使用驱蚊网罩进行防护。除做好常规性预防接种外，有条件时应进行针对性的特异性免疫。在潜伏期内给予广谱或特异性抗感染药物，防止或降低发病，减轻症状。及时采集各种样本，现场快速检测，同时开展环境污染实时监测，划定污染区和疫区，及时报告疫情和处理污染物。根据情况请示军政首长做出决定封锁污染区和疫区，并对其进行环境卫生整治和必要的消毒、杀虫、灭鼠。及时建立对人员、器材和物品等的洗消场所，控制污染扩散。

（二）救治措施

及时进行生物战剂检验，确诊生物战剂种类。对能够引起烈性传染病的要采取严格隔离和消毒措施，加强环境卫生整治、免疫接种、药物预防等措施。做好医学观察和留验，防止传染病扩散。在病原体未查明前，可考虑使用广谱高效或特异性的抗感染药物，隔离感染人员。病原体查明后，按传染病临床治疗方法进行治疗。生物战剂所致传染病患者一般应就地隔离治疗，不要后送。特殊情况下需要后送的，应采用适当的负压隔离运输装备和个人防护装备，专人专车后送。加强医护人员的防护，及时处置各类污染物。

四、导弹和火箭推进剂损伤救治

在运载火箭、导弹、航天飞行器等的研制、发射试验及使用过程中，火箭推进剂的泄露、爆炸等事故时有发生，造成人员伤亡。导弹和火箭推进剂主要包括肼类（肼、一甲基肼、偏二甲基肼等）、硝基氧化剂类（四氧化二氮、发烟硝酸）、低温推进剂（液氧、液氢）以及固体推进剂等。推进剂的损伤特点是：① 可导致烧伤、冻伤和冲击伤；② 肼类推进剂急性中毒可出现恶心、呕吐和阵挛性或强直性痉挛，肼中毒还可引起肝损伤，一甲基肼还可引起溶血性贫血及继发性肾损伤；③ 吸入硝基氧化剂类推进剂急性中毒可出现肺水肿或呼吸窘迫综合征，肺水肿的出现可有潜伏期。

（一）防护措施

使用相应防毒面具、防护口罩，必要时佩戴携氧气式面具，预防呼吸道中毒。接触肼、甲肼、偏二甲基肼、发烟硝酸、四氧化二氮的作业人员，应穿戴橡胶布制的防护服、戴橡皮手套、穿橡胶靴保护皮肤。接触液氧、液氢等低温推进剂的人员应着保温性能良好的防冻服装和手套，以防止冻伤。推进剂着火时，进入现场执行任务者应穿石棉、铝布等耐火材料制的防火服，以防止烧伤。

（二）救治措施

1. 肼类推进剂损伤的救治

（1）肼类推进剂损伤的急救：立即组织自救互救，迅速将伤员从染毒区撤出，保温、镇静。去除污染衣物，清水冲洗染毒部位 20 min 以上。偏二甲基肼皮肤染毒者，迅速去除液滴，用 2.5% 碘酒反复擦洗至碘酒不褪色。肼染毒者用 30% 乙酸丙酮和 70% 二丙酮醇擦洗 5 min，清水洗净。甲基肼染毒者用 15% 的乙酰丙酮加酒精溶液反复擦洗 5 min，清水洗净。眼染毒者去除液滴后立即用清水或 3% 硼酸溶液冲洗至少 15 min。对误服者催吐和洗胃，用 0.1% 的高锰酸钾溶液反复洗胃直至洗出液不褪色。误服发烟硝酸者服牛奶、米汤等以减轻消化道刺激症状，禁止洗胃，以防止胃穿孔。如呼吸已停止，行人工呼吸或用人工呼吸器加压给氧。

（2）肼类推进剂损伤的全身中毒治疗：应尽早、足量给予维生素 B_6，首次可静脉注射 1～5 g，给药 30 min 后，可重复静注或滴注 0.5～1 g。痉挛仍不能控制的，可继续给予维生素 B_6，24 h 内维生素 B_6 用量不超过 10 g。也可迅速口服 40 mL 丙酮基丙酮溶液解毒。如偏二甲基肼中毒救治中仍出现中毒痉挛，可酌情配伍应用苯巴比妥或地西泮。输液、使用利尿剂，以促进毒物排泄。防治肺、脑水肿和其他器官损害，给氧，必要时可用地塞米松 5～20 mg，1 次 /4～6 h。对发烟硝酸或四氧化二氮中毒伤员，应静卧观察 24 h，及早给氧。血高铁血红蛋白浓度＜10% 用 1～2 g 维生素 C 静滴，＞20% 用美蓝溶液 5～10 mL 溶于 25% 葡萄糖溶液中静滴。

2. 硝基氧化剂类推进剂损伤的防治

穿戴制式防护服、防护面具等进行全身防护，预防呼吸道吸入及皮肤染毒。迅速将伤员撤离染毒区，分类救治伤员，吸氧、保暖。皮肤沾染或眼染毒者，立即用大量清水冲洗至少 15 min；皮肤和眼灼伤者，按化学性酸性灼伤救治原则处理。对伤员及疑似吸入染毒人员，应静养及医学观察 1～2 d。对吸入性中毒伤员应尽早给予吸氧及地塞米松等以防治肺水肿，应用二甲基硅油气雾消泡剂保持呼吸道通畅，应用氨茶碱等解除支气管痉挛，预防和控制肺部感染，纠正水、电解质及酸碱平衡失调等。推进剂着火或爆炸引起的损伤分别按烧伤、冲击伤（爆震伤）等处理。

3. 低温和固体推进剂损伤的防治

穿戴制式防护器具，按要求做好人员防护。液氧、液氢等低温推进剂损伤主要为冻伤，按冻伤救治原则处理。固体推进剂因着火或爆炸所引起的人员损伤，分别按烧伤、冲击伤（爆震伤）等处理。

五、新概念武器伤救治

新概念武器伤主要包括激光、微波、主动拒止武器伤、次声和强声武器伤。新概念武器采用现代高新技术、应用新的杀伤原理、使用新的能源，并能产生新的杀伤因素对生物体造成损伤。新概念武器伤表现出对生物体敏感器官、效应特点及救治原则上的独特性，同时在防护手段上也有其特殊性。

新概念武器是未来战争的主要发展趋势，了解新概念武器伤的特点、致伤机制，明确致伤因素与生物效应的量效关系，对于新概念武器伤的防治具有十分重要的意义。

（一）损伤特点

由于新概念武器所涵盖的内容广、因素多、机制新，新概念武器的致伤作用过程取决于不同的武器类型及其所产生的致伤因素。

（1）激光武器主要造成眼损伤，失去精细分辨能力或产生闪光盲，严重者可发生血液凝固、眼底出血以致局部爆裂。

（2）微波武器伤主要是热效应和非热效应致伤：热效应引起局部或全身温度升高，严重者出现内脏出血和水肿，在眼可引起白内障，极端情况下体温可高达43℃而死亡；非热效应可引起疲劳、血压下降、胃液分泌减少、记忆力减退等。

（3）主动拒止武器（高功率毫米波武器）的主要靶器官是皮肤和眼，主要表现为局部温度升高，皮肤、眼充血，严重者可致皮肤表皮脱落，表皮下和真皮水肿，视网膜充血等。次声武器伤可引起恶心、头痛、眩晕、心悸、恐慌、烦躁、血压升高、平衡失调、精神错乱，甚至失去知觉。

（4）强声武器主要对人耳起损害性作用，引起耳鸣、耳聋，还可引起头痛、全身无力、心跳加快、血压升高、恶心、视力清晰度减弱等症状。

（二）防护原则

减少受照射时间，远离辐射源。对指挥场所和官兵居住场所采取屏蔽防护，穿戴个人防护用品如防护服、防护帽与面罩及防护眼镜等。

（1）微波武器伤防护以屏蔽防护为主。屏蔽是高频脉冲武器物理防护中最有效的方法，采用钢、铁、铜、铝等金属制作的防护头盔、背心等防护器材均有良好的防护作用。

（2）对激光武器的防护，可佩戴反射型、吸收型或复合型激光防护镜。

（3）对次声和强声武器的防护包括两个方面。① 物理防护：主要是屏蔽，但难度较大，因为次声波传播速度快，作用距离远，在空中、水中和地面障碍物中传播的吸收效应小，吸声材料又难以屏蔽。研制新型能防次声波的屏蔽材料是解决次声防护的重要任务之一。② 医学防护：主要是增强机体的抵抗力，减轻次声对机体的作用。给予尼莫地平能改善次声对动物引起的学习记忆功能下降。

（三）救治措施

主要是对症治疗，可使用维生素、能量制剂、糖皮质激素类药物、止血制剂、血管扩张剂、镇静及镇痛药物等，积极控制炎性反应，促进出血、渗出的吸收，防治组织器官水肿。有视网膜出血和脱落者，可据情况考虑行玻璃体切割术和视网膜复位术。

六、燃料空气炸弹伤救治

燃料空气炸弹伤（fuel air explosive weapon injury）是指装填燃料空气炸药（fuel air explosive，FAE）的炸弹、炮弹、火箭弹等爆炸性武器战斗部所致爆炸伤。燃料空气炸药武器是一种新型的增强冲击波武器，为某些液态碳氢类化合物燃料与空气中氧充分混合后形成的新型爆炸物。根据其战斗部装药、爆炸特点和杀伤效应的特点，具有油气弹、云爆弹、窒息弹、气浪弹、温压弹、热压武器、燃料空气炸弹等别称。美军曾在越南、阿富汗、伊拉克战争中多次使用过，并取得了显著的成效。

（一）损伤特点

1. 燃料空气炸弹伤的伤因特点

由于燃料空气炸弹的特殊爆炸原理和致伤因素，决定了其对生物体杀伤作用具有多样性，同时可导致人员发生冲击伤、烧伤、破片伤、缺氧等。

冲击波超压、爆炸火球热力效应为燃料空气炸药武器主要致伤因素，其次是弹壳破裂产生的破片，飞溅的玻璃碎片、沙石等继发投射物，含有爆炸生成物的毒性烟雾等。在封闭或半封闭空间内爆炸时，冲击波超压会因为墙壁的反射而增强数倍，作用时间延长，造成的冲击伤、烧伤、高温烟雾吸入伤、窒息等均较开放空间爆炸更重，范围更大。

2. 燃料空气炸弹伤的伤情特点

（1）大范围复合杀伤作用：随着燃料空气炸弹的发展，燃料空气炸弹的弹种越先进、弹越大，威力增强越显著，其爆炸威力已达到同当量 TNT 的 7～10 倍。其复合面杀伤的立体空间越大、伤因及伤情等越复杂，云爆区内战壕对其立体面杀伤作用无防护作用。

（2）伤因复杂，复合伤种类多、发生率高：燃料空气炸弹的冲击波、热力、破片及缺氧等致伤因素共存，随着预置破片燃料空气炸弹、云爆杀爆弹、大型燃料空气炸弹以及云爆引爆方式的变革，使其伤因更为复杂，复合伤发生率更高、更为复杂。

（3）伤型复杂，几乎包括所有伤型：燃料空气炸弹所致伤型复杂，几乎包括所有战伤伤型：如烧伤，软组织（包括肺、胃肠等）的挫伤、撕裂伤、撕脱伤，贯通伤、穿透伤、非贯通伤、切线伤，骨折、断肢和断指（趾）等。

（4）受伤部位复杂，多发伤发生率高：燃料空气炸弹除冲击波同时致其多个靶器官（肺、听器、胃肠等）损伤外，其破片、继发冲击伤（抛掷、撞击等）、烧伤等因素常同时造成多部位、多器官的损伤，几乎全身任何部位均可发生损伤。

（5）伤情（势）复杂多变，复合伤和多发伤的死亡率高：燃料空气炸弹质量越大，发生复合伤和多发伤的可能性越高；复合伤和多发伤的死亡率非常高。由于云爆区内冲击波超压远超过100%人员致死压力值（1.3～1.7 MPa），该区内人员少有存活。死亡者常见损伤有严重肺挫伤、肝脾破裂、胃肠破裂、冠状动脉气栓、严重听器损伤等，可伴有破片伤和皮肤烧伤等，直接死亡原因多为急性呼吸和循环功能衰竭。云爆区外死亡率在70%以上。

（二）防护原则

密闭性能较好的坚固工事或坦克、装甲车对冲击波、火球高温有较好的防护效果，云雾区内堑壕、掩体等掘开式工事无法防护冲击波超压和火球热力所致损伤。作战人员应尽量减少体表裸露面积，避免火球烧伤。

（三）救治措施

1. 现场急救

当在使用燃料空气炸弹作战的现场时，要时刻想到有内脏冲击伤及缺氧等损伤存在的可能，在现场急救过程中应注意：

（1）将伤员置于空气流通的环境，保持呼吸道通畅。对清醒者应鼓励伤员咳嗽排痰；对呼吸暂停者行口对口人工呼吸；防止舌后坠阻塞气道；对严重呼吸困难或昏迷时间较长的伤员，有条件时行气管切开。

（2）对有伤口出血者尽快进行包扎止血。

（3）对胸部伤口用厚敷料紧密包扎，防治气胸发生。对发生张力气胸者应立即行穿刺排气。

（4）可口服或注射止痛药减轻疼痛和烦躁不安，预防休克，但禁用吗啡等有明显呼吸抑制的药物。

（5）对因失血而发生低血压或休克者应给予口服或静脉补液，并给予抗菌类药物。

（6）后送中防颠簸，减少活动；对咳粉红色泡沫样痰、鼓膜破裂、口鼻出血的伤员应采用半卧位后送。

2. 早期救治

对多发伤伤员救治要依据先救命和先重后轻的原则进行治疗，对于影响呼吸循环功能的伤员优先进行处理。在严密观察和治疗肺出血水肿的同时，进行其他相应的专科治疗。

（1）一般治疗：所有冲击伤伤员均应卧床休息，以减轻心肺负担，防止出血的加重。对输入液体的冲击伤伤员，应及时监测循环、呼吸功能，避免过快、过量输入液体加重心肺损伤。

（2）保持呼吸道通畅：对有急性呼吸衰竭症状者应行辅助通气；对有血、气胸或张力性气胸者，应行胸腔闭式引流。防治肺水肿，保护心脏功能；对有吸入性损伤者，应采取保持气道通畅措施，如插入口咽或鼻咽通气管、环甲膜切开或气管插管、气管切开等。

（3）防治出血和感染：以烧伤敷料或干燥、清洁布单覆盖包裹烧伤创面；对弹片伤、继发投射物伤，应尽早实施清创；以生理盐水冲洗伤口是防止感染的有效措施。

（4）对症治疗：燃料空气炸弹伤后常伴有严重的闭合性内脏损伤，因此对闭合性内脏损伤要仔细检查，及早诊断，并及时采取相应的措施。对有耳鼓膜破裂和鼓室出血者，应清除外耳道异物，保持耳道干燥。如有严重颅脑伤、胸腹联合伤、大血管伤、开放性骨折等时，可按各专科要求进行紧急手术处理。

七、集束炸弹伤救治

集束炸弹（cluster bombs）为飞机投掷的子母弹，火炮、火箭发射的子母弹称为集束炮弹、集束火箭弹。集束炸弹由称为母弹的弹箱或弹药布撒器与装填其中的子弹组成，母弹在空中降落时开舱抛掷或射出数十甚至数百枚子弹（小弹），大面积杀伤地面人员或击毁装甲目标。

（一）损伤特点

伤情特点取决于集束炸弹类型、受伤环境、体姿等多种因素。集束炸弹投下时常很密集，向四周飞散的钢球常造成落弹区人员多处受伤，具有非贯通伤多，冲击伤、烧伤与吸入性损伤发生率高，损伤重等特点。据统计，负伤两处以上的占 90%，两个部位以上的占 70%。近距离受伤伤员脏器损伤重，休克发生率高，现场死亡率可达 30%。由于钢珠质量较轻，遇阻力迅速减速，故常存留体内而成为盲管伤，占 70% 以上。盲管伤的深浅不一，最浅的钢珠停留在皮下，深的可停留在胸腹腔、脊椎管或脑实质内。

烧伤部位多分布在面、颈、手和前臂，除昏迷烧伤者外，皮肤烧伤程度较轻，大多为Ⅰ度或Ⅱ度。如伤员吸入火焰、烟雾，可出现急性呼吸道系统损伤和全身中毒症状。集束燃烧弹多采用油性燃烧剂，凝胶状的汽油 / 煤油液滴能较牢固黏附在皮肤上，且燃烧时间较长，可造成Ⅱ度以上的皮肤重度烧伤，并可累及肌肉、肌腱和骨骼，增加了救治难度。紧靠火焰的人员，因吸入热空气和烟雾，可发生吸入性损伤。

坦克、装甲车触雷爆炸时，舱内乘员常为多种致伤因素复合致伤，伤员除可能发生破片伤、冲击伤、烧伤外，装甲车辆整体抛掷、跌落时可造成加减速度伤，如软组织挫伤、骨折、胸腹腔脏器闭合性损伤等。反步兵地雷爆炸的爆轰波可造成足部和小腿毁损、断端不整齐，呈拖把状，污染严重，断端之上的软组织有广泛挫伤和撕裂。

（二）防护原则

对重点目标实施伪装可有效减少集束炸弹的命中率。永备工事和各类简易工事均有防护作用，战斗人员掩体上加盖 35 cm 厚土层防护效果亦较好。在防御工事上方加挂拦阻网或将工事建在树下，可部分拦阻集束炸弹触地爆炸。作战人员穿戴钢盔、防弹眼镜、防弹背心可减少颅脑、眼与躯干弹片伤。车内乘员不应穿化纤面料服装，以免着火和粘贴皮肤。

对未爆炸集束炸弹严禁触动。一旦发现未爆炸的子弹药，应立即设置明显标记或增加警戒，由专业人员对未爆弹进行销毁。

（三）救治原则

1. 现场急救

（1）通气：对上呼吸道阻塞的伤员，应立即清除呼吸道分泌物。紧急时，用粗针头行环甲膜穿刺或实施环甲膜切开。有条件时，放置口咽通气管。

（2）止血：动脉或较大静脉出血时，采用指压法进行临时止血。用止血带的指征为加压包扎止血无效，或损伤肢体已无保留希望。

（3）包扎：尽快包扎开放性伤口和创面，对脑膨出、肠脱出、眼球脱出行局部保护性包扎。

（4）固定：采用制式器材或就地取材，固定骨折、大关节伤、肢体挤压伤和严重软组织伤。

（5）搬运：抢救坦克、装甲车触雷爆炸伤员时，应尽快将伤员移出毁损舱室，在舱外安全区域急救。现场抢救油性燃烧剂着火伤员时可采用较厚的棉织物大衣、衣服隔绝空气，防止凝固汽油胶状物四处飞溅。

2. 早期救治

（1）保持伤员呼吸道通畅：对疑有张力性气胸伤员，应立即用带有单向引流管的粗针头做胸腔穿刺排气或闭式引流。所有冲击伤伤员均应吸氧，对有急性呼吸衰竭症状者应行机械通气，适当限制输液量。对有气道阻塞的吸入伤伤员应行气管插管或气管切开。

（2）抗休克：对有早期休克症状的伤员，要尽快建立静脉通道或采取口服补充液体，开展容量复苏。对烧伤面积大于 20% 伤员应输入乳酸钠林格液或生理盐水。适时、合理应用止痛药物。口服或静脉输入抗生素。

（3）尽早清创：集束炸弹常造成多处、多部位伤，盲管伤多见，因此应尽及时开展清创，切除坏死组织。对下述软组织伤可采取非手术治疗：仅伤及软组织，胸膜、腹膜无破裂，无主要血管伤；伤口出入口＜2 cm；无明显的空腔效应（伤腔最大直径未超过入口）；无明显感染征象。

（4）尽快后送：肢体触雷爆炸伤伤员伤情重，应开展损伤控制复苏，控制出血，稳定伤员生命体征，以便安全后送。集束燃烧弹所致烧伤较重，应尽快将伤员送至专科治疗机构。

3. 专科治疗

地雷伤、已有明显感染的伤口不宜开展保守治疗。体内弹片是否取出应根据异物大小、对机体功能的影响、远期生物学效应、技术条件等因素确定。在毁损肢体无法保全或危及生命时可实施截肢。

八、贫铀弹伤救治

贫铀（depleted uranium，DU）是铀浓缩加工成核燃料过程中的副产品，是 235 U 丰度低于 0.711% 的铀。贫铀合金具有密度大、硬度高、韧性好的特点，军事上主要用于防护装甲和动能武器弹头（贫铀弹）。贫铀武器可使用的战场范围广，产生的伤员多、伤类复杂。贫铀弹伤包括击穿装甲后弹片对人员的杀伤、贫铀燃烧造成的烧伤、吸入低放射性氧化铀尘埃导致的内照射和重金属毒性作用等。

（一）损伤特点

贫铀弹击中目标后，可形成大量金属碎片，从而产生空腔效应，同时温度急剧升高，发生燃烧（可达 2 000 ~ 3 000℃），而产生纵火效应，此外由于高温气化氧化作用，还可产生放射性铀气溶胶。贫铀可通过呼吸道、皮肤伤口接触贫铀落下灰、弹片嵌入、消化道食入等几种途径进入人体。贫铀弹伤可以分为杀伤和毒性效应两大类。

1. 杀伤效应

包括破片伤和烧伤、吸入伤。贫铀弹在打击装甲目标过程中形成的大量弹片，对人员的杀伤范围、程度取决于弹片动能、数量、命中部位等因素。贫铀弹烧伤除见于高温贫铀弹片对人体皮肤直接烧伤，燃烧弹片也可能引起击中目标内可燃物和易燃物的燃烧，导致间接烧伤。除体表烧伤外，伤员可能吸入大量高温有毒气体，发生吸入性损伤。

2. 毒性效应

分为辐射危害和化学毒性效应。贫铀弹在穿甲的过程中，由于撞击、燃烧产生氧化铀气溶胶，主要成分为八氧化三铀、二氧化铀。贫铀气溶胶具有放射性，可经呼吸道、消化道、皮肤黏膜和伤口等途径进入体内，造成内辐射损伤。吸入的铀氧化物进入血液后 24 h，除经肾脏排除外，25% ~ 50% 到达器官，主要沉积在肾、骨骼、肝和脾等处，使蛋白质结构发生不可逆改变，造成脏器组织结构的重金属化学毒性伤害，严重者发生急性肝肾衰竭。

（二）救治措施

贫铀弹伤员的现场急救和紧急救治包括救治被贫铀弹致伤、或其他外伤被贫铀污染的伤员，不包括处理吸入或食入贫铀所致的内污染情况。如果确实发生了吸入或食入贫铀造成体内污染的情况，应及时送往后方医院进行详细的医学检查与治疗。

1. 救治原则

贫铀污染不改变战创伤救治程序。贫铀弹片伤或贫铀装甲碎片伤的急救与其他战创伤的处理程序相同，止血和抢救生命是第一位的。伤员体内或伤口污染的贫铀不会对急救的卫生人员和战友带来健康危害。急救人员除使用外科口罩和外科手套外，还应尽可能防止皮肤暴露。检查衣物是否有放射性污染，如果有污染先进行去污处理。当伤口除贫铀外还存在有毒化学物质污染时，应先处理有毒化学物质的污染。

2. 贫铀污染伤口处理

伤口可能被衣服和皮肤上的贫铀污染，也可能被空气中的贫铀微粒污染。如果受到贫铀弹攻击，必须将伤口包扎好，在卫生人员指导下进行全身洗消。洗消时应特别注意保护好伤口，不要受到贫铀的二次污染。伤口或烧伤部位严格按标准外科程序清理、洗消，由卫生人员操作。如果贫铀污染严重，或受伤部位特殊，难以洗消，可以考虑进行外科手术清创处理。去污方法是：完整皮肤可用清水冲洗，加肥皂水擦洗或 5%$CaNa_2$-EDTA 肥皂去污。沾染伤口可先用流水冲洗，再用4%碳酸氢钠溶液反复冲洗。若效果不佳，用1%碳酸氢钠加酒石酸钾钠去污，并用大量温水冲洗。

3. 外科手术

如果嵌入体内的贫铀弹片较少，且弹片相对较大，应该进行外科手术去除，但是仅仅为了去除贫铀碎片进行大面积的外科手术是不需要的。如果贫铀碎片在伤口治疗中切除，注意不要将包裹贫铀碎片的脓疱弄破，因为脓疱充满了可溶性铀的溶液。如果弹片在特殊部位（如眼部），应该权衡侵入性外科手术的危险性，以确定是否进行手术。一般来说，嵌入体内的贫铀弹片非常细小，并散布在肌肉和软组织内，呈现细砂状，很难进行外科手术去除。

九、燃烧武器伤救治

燃烧弹（napalm bomb）又称纵火弹，是装有燃烧剂的航空炸弹、炮弹、火箭弹、枪榴弹和手榴弹的统称。它主要用于烧伤敌方有生力量，烧毁易燃的军事技术装备和设备。

（一）损伤特点

燃烧炸弹是指装有燃烧剂的航空炸弹，主要利用燃烧剂燃烧时烧伤目标，燃烧炸弹重量一般为0.5～500 kg。铝热剂燃烧炸弹的燃烧温度可达3 000℃，主要用于烧毁建筑物和工事。凝固汽油燃烧炸弹的燃烧温度可达850℃左右，燃烧时间约1～15 min，且具有较强的黏附性，燃烧弹对易燃目标造成巨大的破坏效能。

磷弹是一种含有白磷并散布燃烧温度超过800℃的燃烧化合物的武器，白磷与空气接触有活性，分布面积可达数百平方米。磷弹是一种会将皮肤和血肉全部烧光，只剩下骨头的武器，磷弹投下之后，会产生云状火焰，半径150 m内的生物都会被灼伤。它的致命方式是让受害者从外部皮肤开始延烧脱皮后，烧至肌肉、内脏，直至剩下骨头，让受害者活活被烧死。

（二）救治措施

燃烧弹爆炸后，因其威力大、杀伤力强，机体呈现全身反应重、合并伤多、呈多器官损害，其救治难度极大，应及时快速采取措施。

1. 基本要求

（1）快速脱离现场。在爆炸发生后，除弹片损伤因素外，还有有害气体、冲击波等作用，请及早脱离现场。

（2）配备供氧设备，至少供氧5～10 min，以防止窒息和中毒。

（3）重点做好伤员抗休克的血容量补充、骨折固定、受损脏器保护等，进行清创、消炎、止血、止痛等对症治疗，以保证后续治疗的顺利进行。

2. 特殊处理

（1）磷烧伤的处理：① 使用个人防护用品，脱掉伤员的所有外套、手套，不要用手接触可见的白磷颗粒。② 用冷水彻底清洗皮肤以去除磷颗粒。水不但可以灭火，冲洗滞留于体表的磷，而且可以隔绝磷与空气接触，阻止磷的氧化，如有条件可持续用冷水冲洗、泡洗、浸泡和湿布覆盖等。③ 用干净的湿布（在冷水中）覆盖受影响的皮肤。在无水时，可以采用湿尿布片覆盖创面，在后送途中一定要用湿衣布覆盖创面，大面积伤可采用担架内灌水湿被覆盖后送。请勿使用冰块冷却，不要导致伤员体温过低。④ 请勿使用清洁冷水以外的任何液体，如乙醇等进行洗涤。不要在烧伤和伤口上涂抹药膏，如烧伤药膏。⑤ 如果出现水疱，请勿刺穿，如果水疱破裂，请使用干净无菌的绷带。

（2）白磷进入眼睛的处理：① 远离攻击区域。② 用大量冷水清洗眼睛至少 15 min。③ 涂抹湿润的眼部湿巾（压缩），有助于防止白磷颗粒复燃。

（3）摄入或吸入白磷的处理：① 尽快离开攻击区域。磷比重较轻，磷弹爆炸后磷在空中缓慢飘落，区域内人员极易经呼吸道吸入，因其颗粒小，容易达到细支气管和肺泡，更为严重的损害是磷化物具有强烈的脱水夺氧的作用，导致通气和换气功能障碍，肺通气血流比例失调，肺内分流增加，换气功能障碍是持续低氧血症，并最终呼吸衰竭死亡的主要原因。② 如果伤员有呼吸困难，帮助其处于舒适姿势以确保呼吸道通畅，保持侧卧位促进呼吸。③ 不要诱导伤员呕吐，呕吐物和粪便与皮肤接触会导致灼伤。

第五节　特殊环境作战伤员的救治

在海上、山林、高原、沙漠等环境下作战，由于自然环境和作战条件的不同，人员常会出现不同于一般战场环境的特殊伤情。针对这些特殊环境的战伤，熟悉其受伤机制、伤情特点和救治方法，对于提高部队在特殊环境下的作战能力十分必要。

一、海上伤病员救治

海洋环境复杂而特殊，海上作业或作战范围大，救治困难。除了由于海水压力变化导致的损伤之外，海上伤病员还常合并有低温、海水浸泡、淹溺等多种伤情。对海上伤病员的救治，应注意了解其受伤史，密切观察伤情变化，及时采取适宜的救治措施。

（一）减压病救治

潜水作业、沉箱作业等如未遵守减压规定，可出现氮气气泡压迫或血管栓塞症状，导致减压病。减压病的特点是皮肤瘙痒，有斑疹或荨麻疹样丘疹，关节、肌肉疼痛，脑神经及脊髓神经功能障碍，严重者可出现单瘫、偏瘫、截瘫等症状，极严重者可出现昏迷、心肺功能障碍，甚至迅速死亡。

减压病发生后，应尽快加压治疗。如现场无加压舱，应尽快将伤员送往就近有加压舱的救治机构进行加压治疗。后送途中给予吸氧，或在便携式医疗加压舱高压下后送。对疑似减压病的伤员也应及时加压以鉴别诊断，对有外伤或休克的伤员可在加压舱内进行加压治疗的同时予以相应处置。对已延迟治疗的伤员，不应轻易放弃加压治疗的机会。除加压治疗外，还应进行心肺脑等器官功能的支持治疗。

（二）肺气压伤救治

肺气压伤是指当肺内压相对于外界环境压力过高或过低时，肺血管和肺组织被气体撕裂，肺泡内气体沿撕裂空隙进入肺血管和破损的组织间隙，产生气泡栓塞及气肿等变化而造成的疾病。肺气压伤主要表现为胸痛、呼吸浅促、咳嗽、咯血、口鼻流泡沫样痰、口唇黏膜发绀、脉搏细数、心律不齐、气胸等，可出现轻度瘫痪（多为单侧）、癫痫样惊厥、视觉障碍、运动性失语、眩晕和耳聋等症状。

肺气压伤发生后，应尽快用加压舱治疗，压力一般不小于 5 个大气压。后送时伤员应俯卧在担架上，脸转向一侧。呼吸心跳停止者应行心肺复苏，人工呼吸时注意避免直接猛烈地将空气吹入肺内，可采用提肩式人工呼吸法。气胸、肺气肿、肺出血、脑水肿等可按一般战救处理原则进行。

（三）冷水浸泡低体温症防治

低体温症是指人体深部温度（直肠、食管、鼓室）低于 35℃的状态，低体温症可直接或间接地造成死亡。如果体温降到 32℃以下，人体器官将无法正常代谢和工作。低体温症的病因有外因、内因之分，最主要是外源性因素，即暴露于寒冷环境或淹溺于冷水之中。有落水危险者应穿抗浸服，在水中保持安静。落水者应避免头颈部浸入冷水里，取双手胸前交叉，双腿向腹部屈曲的姿势，减少活动，设法尽快脱离水面。

伤员应根据其低体温症轻重程度采取相应的保暖、复温及救治措施。使用低刻度体温计或电子温度计测量直肠或鼻腔等部位的“中心体温”，结合症状表现，判定其严重程度及复温效果。轻度低体温症（34～35℃）表现为寒战、呆滞，意识存在。应尽快脱离低温环境，脱去冷湿衣服，采取复温保暖措施。用热水袋、热衣被、热毯或热水浴（40～44℃）等加热躯干、头部，口服热饮料，但不宜饮酒。中度（30～34℃）及重度（30℃以下）低体温症表现为反应迟钝、意识模糊或丧失、肌肉僵硬、呼吸及脉搏减慢甚至检测不到、心律失常。除采取一般保暖复温措施外，应重视体内复温，即吸入预热、湿化的纯氧；静脉输入温热（40±2℃）复方乳酸钠葡萄糖液（乳酸钠林格液）或生理盐水及碳酸氢钠。

各种治疗操作应轻柔，以免诱发室颤。除呼吸心跳停止或伴有淹溺需行心肺复苏者外，一般不用胸外心脏按压，以免诱发室颤。

（四）战伤合并海水浸泡防治

战伤合并海水浸泡时，组织继发损伤重，且极易发生损伤部位及全身细菌感染，应尽快将落水伤员打捞出水，缩短其在海水中浸泡的时间。伤员出水后，立即采取复温、保温、给氧等措施，冲洗去除创腔（体腔）内的海水，输液温度保持在 38～42℃。对大面积创伤或体腔开放伤的伤员应注意有无高渗性脱水，根据伤情特点、伤员症状及血电解质化验结果，尽快按高渗性脱水救治。密切观察伤员血流动力学指标变化，发生代谢性酸中毒或呼吸性碱中毒时应采取针对性措施。烧伤合并海水浸泡时，输液量按一般烧伤输液公式酌情加大。开放性颅脑伤合并海水浸泡时，脑水肿发展更为严重，应采取综合措施治疗。对合并海水浸泡的伤口，清创应更彻底，以防止感染。清创时对损伤组织坏死程度的判断，应依据组织收缩性、出血情况和组织致密度进行综合判定。坏死组织一般表现为切之不出血、触之软泥状、夹之不收缩，不可仅靠组织颜色判定活力。对合并海水浸泡的伤口，应早期局部使用广谱抗生素处理。对海水浸泡合并休克的伤员，输液量及速度要根据体温及心率状况而定，心率上升后才可按陆上常规原则补液，心功能不全者要控制补液量。

二、飞行人员特殊损伤的救治

飞行人员在高空作业或作战，严重的敌情威胁，复杂的战场环境，恶劣的生存条件，使得飞行员伤员的救治工作难以像平时一样可以有组织地实施。

其常见损伤多由于气压变化、加速度、机械外力等因素引起，一旦发生则可能严重影响飞行人员的战斗力，甚至造成人机伤亡。了解这些损伤的致伤机制，熟悉其常见表现，对于提高飞行人员特殊损伤的救治效果非常重要。

（一）跳伞伤救治

飞行人员跳伞伤主要表现为挫伤、扭伤、骨折等，其中以胫、腓骨骨折为多见，脊柱伤多为胸腰椎压缩性骨折。高速飞行弹射跳伞时受高速气流吹袭，可致面部皮肤损伤出血、球结膜下出血和四肢甩打伤等。救治过程中应注意选择正确的搬运方法，防止发生二次损伤。凡弹射跳伞的飞行人员，均应做脊柱 X 线检查，注意是否有椎间盘突出、椎弓骨折和椎体骨折，其处理原则同一般战伤。

（二）耳气压伤救治

耳气压伤是由于飞行中鼓室内气压不能随外界大气压急剧变化而改变，导致鼓室内外压力相差悬殊所引起的中耳损伤。耳气压伤多为鼓膜内陷、充血、剧烈耳痛，伴有听力障碍或耳鸣，严重者可发生鼓膜破裂、出血或出现肢体运动失调和眩晕。救治时应行咽鼓管通气，鼻咽腔内喷抗充血剂，鼓膜破裂时应注意抗感染和外耳道消毒，以防发展为中耳炎。治疗期间应停止飞行，治疗后行耳气压功能检查，有眩晕史者行前庭功能检查。

（三）鼻窦气压伤救治

鼻窦气压伤是由于飞行时外界气压急剧变化，鼻窦内的气压与外界气压不能取得平衡，导致鼻窦黏膜充血肿胀，甚至黏膜或黏膜下出血、水肿等一系列变化的损伤。鼻窦气压伤好发于额窦和上颌窦，主要表现为鼻窦局部剧痛，发生于额窦时常有眼刺激症状及视觉模糊等，发生于上颌窦者常伴有上腭齿列疼痛等，X线检查可发现窦腔模糊，有积液平面。救治原则为鼻腔喷抗充血剂，局部理疗，经下鼻道穿刺等。

（四）迅速减压性肺损伤救治

迅速减压是指飞机在飞行时，座舱结构突然发生破损，座舱内的高压气体通过破口急速向舱外流出，座舱内气压可在很短时间内降至与舱外环境大气压力相等的程度。迅速减压会对飞行员的肺部造成损伤，表现为咯血、胸痛、气短、呼吸困难，严重时可致意识丧失。救治时应针对空气栓塞症给予吸氧，应用糖皮质激素，静脉输注平衡盐溶液，采用头低脚高卧位，避免空运。对肺不张和气胸伤员，应进行紧急对症处置。

（五）高空减压病救治

高空减压病是上升到高空时可能发生的一种特殊损伤，主要表现为关节疼痛（严重者可出现“屈肢症”）、皮肤刺痛或瘙痒、咳嗽、胸痛及中枢神经系统症状。防治原则为在飞行前吸氧排氮；飞行中发生座舱爆破时，实施应急加压供氧和及时下降高度；返回地面后尽早进行高压舱加压治疗，预防减压后休克的发生，待症状消失后，再用阶段减压方法及综合治疗措施。

（六）飞机失事伤员救治

现场急救重点：① 尽快使机上的空勤人员脱离失事飞机，关闭飞机发动机、切断氧源、断开无线电、取出代偿服和抗负荷服插头，解开飞行员伞带和救生船扣环，收回飞行员双腿，将飞行员迅速搬运出失事飞机。② 飞行员出舱后，救护人员迅速将其转运离开失事地点，防止失事飞机的爆炸和起火等。③ 实施现场急救，保持呼吸道通畅，包扎、止血、固定妥当后，转送至有条件的救治机构实施进一步早期救治和专科治疗。

三、山区丛林战伤救治

山区丛林战伤的特点是炸伤尤其是地雷炸伤下肢的毁损伤多，休克及危重伤员多，心、肺、脑挫伤症候群明显，伤员易脱水，伤口污染严重，气性坏疽伤员多。伤员易受环境因素的影响，同时蛇咬伤等多发。

由于后送困难，感染及休克发病率高，应加强抗休克、抗感染及生命支持的力度，同时注意后送时伤员的固定等保护措施。地雷炸伤的伤口、伤道都是污染的，清创时应沿肌间隙上下全面冲洗，彻底清创，并尽早给予抗感染治疗。蛇咬伤者一般按毒蛇伤处理，伤肢制动，绑扎伤肢以阻断淋巴和静脉回流，立即冲洗及负压吸引伤口，局部降温，尽快用激素、普鲁卡因和糜蛋白酶等做伤肢环形封闭。

四、高原战伤救治

高原战伤是指在海拔 3 000 m 以上地区发生的战伤。由于高原空气稀薄、缺氧，弹片飞行速度快，伤道损伤范围大、伤情重。休克发生早且进展迅速，易发生肺、脑水肿。在海拔 3 500 m 以上地区，战伤气性坏疽的发生率高。在高原高寒地区，战时冻伤、手足口唇皲裂、日光性皮炎及冬季雪盲发生率高。高原战伤合并急性高原病时救治难度增加，应特别注意。

（一）高原战伤休克的救治原则

1. 现场急救，紧急后送

现场急救和后送比平原地区更为紧迫。现场急救除有效止血、包扎、固定和保持呼吸道通畅外，应立即给氧，有条件时应建立静脉通道输液，在出血未控制之前，采用限制性液体复苏。现场急救处理后，迅速送到就近的救治机构，后送途中继续吸氧和输液。

2. 充分供氧

在休克早期应大流量（6～8 L/min）给氧，以迅速改善缺氧状态。然后根据动脉血气分析结果调整给氧量，给予间断吸氧或较长时间吸入低浓度的氧（吸入 40% 氧 3 d 以上）。

3. 输液输血，补充血容量

要掌握好输液节奏、速度和量，可把救治休克的输液过程分成 3 个阶段：第一阶段是开始阶段，即静脉输液的第 1 h，仍按平原的快速输液方法输液，前 30 min 内可快速输入平衡盐液 1 000～1 500 mL，随后在输液的同时补充一定量的胶体液和全血或浓缩红细胞；第二阶段为前期阶段，以监测结果指导输液，如无肺水肿和脑水肿发生的先兆，仍快速补液，同时应采用防治肺水肿和脑水肿的措施；第三阶段为输液后期阶段，此阶段血压稳定上升并接近正常，脉率在 100/min 左右，尿量正常，此时宜放慢输液速度，并继续采用防治肺水肿和脑水肿的措施。一般 24 h 内输入电解质和平衡盐液的量，高原世居者可按 3～4 倍失血量补给，移居者以失血量的 1.5～2 倍补给，而急进高原者以失血量的 1～1.5 倍补给为宜。但由于个体差异较大，输液量应个体化。另有研究表明，7.5%NaCl 或 6%Dextran70 按 4 mL/kg 输注，对治疗高原战伤失血性休克效果满意，其特点是液体用量少，复苏效果好，不易诱发肺、脑水肿，特别适用于早期救治。但值得注意的是输注高渗盐液后，应常规输注平衡盐液，以纠正高钠血症和细胞内、组织间的脱水状态。应尽早适量输入新鲜血液或浓缩红细胞，可与晶体液复苏同时进行，使血红蛋白含量达 100 g/L 以上，血细胞比容达 0.30 以上，以改善缺氧状态。临床研究表明，对于高原中度战伤失血性休克伤员，急进高原者浓缩红细胞输注量约为失血量的 1/2 倍，移居高原者约为失血量的 1/3 倍，世居高原者约为失血量的 1/4 倍，甚至可以不输浓缩红细胞。

4. 纠正代谢性酸中毒

可静注 5% 碳酸氢钠 200 mL，然后根据血气分析结果，及时调整酸碱平衡情况。对于有急性肾衰竭、不宜过多输入钠盐的伤员，可选用三羟甲基氨基甲烷。

5. 维护心功能，防治右心衰竭

① 降低右心前后负荷：边补液边利尿，以降低前负荷；降低肺动脉压，以减少后负荷，可用氨茶碱 0.25 g 加入 5% 或 10% 葡萄糖溶液中缓慢静滴。② 增强心肌收缩力，提高心排血量：使用毛花苷 C 0.4 mg 加入 25% 葡萄糖溶液 20 mL 中缓慢静脉推注。③ 供给心肌细胞足够能量：常用的有 1，6– 二磷酸果糖，ATP–$MgCl_2$ 和 GIK（葡萄糖、胰岛素和 KCl）的联合疗法。

6. 其他治疗措施

包括早期大剂量短程应用糖皮质激素和大剂量维生素 C 保护细胞功能，预防性应用抗生素防止外源性和内源性感染，严密监测各器官功能变化，及早发现和治疗多器官衰竭等。

（二）高原战伤感染的救治原则

1. 急救包扎

伤后立即给予妥善的包扎，可减少外界环境对创伤的刺激和避免二次污染的机会，同时还可起到一定的止血作用。

2. 预防性应用有效抗生素

针对高原常见病原菌，伤后早期预防性应用抗生素，可减少组织的失活，延长初期外科处理时间。

3. 彻底清创，合理应用抗生素

彻底清创仍是防治高原创伤感染最根本的措施。基于高原地区细菌生长繁殖速度较慢，伤口感染时限延长，所以即使延迟至伤后 18 ~ 24 h，如果全身和局部没有明显的感染征象，仍可进行清创术，术后辅以敏感的抗生素预防感染。

4. 加强全身支持治疗

营养支持，维持水、电解质及酸碱平衡，纠正代谢紊乱，输注血液制品纠正贫血和低蛋白血症，增强机体免疫能力和维护重要脏器功能等，这对预防严重感染引起脓毒症和多器官功能障碍综合征均有重要的意义。

5. 防治特殊感染

预防气性坏疽和破伤风的重要措施是彻底清创，切除一切失活和坏死组织，摘除异物，深筋膜切开减张，保持引流通畅，应用大剂量抗生素，避免止血带使用范围过宽和时间过长等。尽管平时海拔 3 000 m 以上地区很少发生破伤风感染，但战时情况复杂，开放伤伤情重，污染严重，且人员也可能从海拔 3 000 m 以下地区流动到海拔 3 000 m 以上的地区，为预防不测，仍应遵守低海拔地区破伤风自动免疫和被动免疫的原则。一旦发生气性坏疽和破伤风感染，则按相应的救治原则处理。

（三）高原火器伤的救治原则

1. 尽早急救、后送

现场急救时应严密止血，妥善包扎固定，保持呼吸道通畅，失血量大的伤员应边运送边吸氧边静脉补液。为了缩短后送时间，可将一线医院尽量前伸或用直升飞机快速后送伤员。

2. 初期外科处理

西藏军区总医院根据高原战时伤员后送困难和多年火器伤研究的成果，提出了高原火器伤的简化初期外科处理方案，要点包括：① 在局麻下适当扩大伤道的出入口；② 仅清除伤道表面污染和失活组织，对不易辨别是否坏死的组织予以保留；③ 切开深筋膜减压以保证引流充分；④ 伤道内用过氧化氢、1∶5 000 苯扎溴铵、生理盐水反复冲洗清除组织碎块、异物等；⑤ 放置引流管引流渗出液和坏死组织。该方法为高原战时伤员后送困难条件下批量伤员的初期外科处理提供了有益的经验。

3. 维护脏器功能，防止内脏并发症

在做好火器伤局部处理的基础上，要注意脏器功能的维护，如积极有效的复苏，清除和引流感染灶，维持水、电解质和酸碱平衡，呼吸、循环和代谢支持及免疫调理等，防止内脏并发症发生，尤其要注意肺水肿、脑水肿、右心功能不全和应激性溃疡的有效防治。

4. 使用抗生素

选用伤道细菌敏感的抗生素防治感染。在高原对革兰阳性球菌和革兰阴性杆菌同时具有广谱抗菌的药物有阿米卡星、庆大霉素、卡那霉素、诺氟沙星等。战前 8～12 h 预防性应用抗生素或在伤后 1 h 内及时应用抗生素，可使初期外科处理时间延后，对预防感染也有重要的作用。

有关各部位和组织器官火器伤的处理原则，与平原和低海拔地区相同，但血管吻合术后，血管危象发生率较高，应注意防治。

（四）高原烧伤的救治原则

1. 现场急救

现场急救与平原地区相同，包括迅速灭火、包扎创面、止痛、保持呼吸道通畅、口服烧伤饮料等。

2. 早期补液治疗

一般对烧伤面积成人 15%、儿童 10% 以下的伤员，可给予少量多次口服含盐饮料。对大面积烧伤伤员，应建立静脉通道补液治疗。基于急进高原和移居者对液体的承受能力低，补液的量宜略小于平原地区，休克期补液参考公式为：Ⅱ、Ⅲ度烧伤总面积 × 体重（kg）× 1.2+2 000（mL）。为减少输液量，也可考虑应用高渗电解质溶液，如含钠 250 mmol/L 的复方乳酸钠溶液或醋酸钠溶液，伤后 48 h 内，按每 1% Ⅱ、Ⅲ度烧伤面积，每千克体重补给 3 mL，总液量的 2/3 在伤后第一个 24 h 补给，其中约 1/3 于伤后前 8 h 补给，后 16 h 输入另 1/3 液体，其余 1/3 在伤后第二个 24 h 内均匀输入。研究表明，高渗盐溶液具有输液量少、减轻组织水肿、有利于纠正酸中毒、缓解输液后肺动脉压上升、减少炎症介质释放和提高治疗效果等优点。但应用过程中，应注意高渗性脱水、血压降低、溶血反应和凝血功能障碍等不良反应的防治，对大面积烧伤伤员也应慎用。

3. 氧气治疗

伤后从战现场开始即应用鼻导管吸氧，吸氧浓度以 40% 左右为宜，以 PaO_2 上升至接近当地正常值的低限，血氧饱和度达 85% 以上即可。若已并发肺水肿或呼吸功能不全，则应采用机械通气。

4. 创面处理

高原地区气候寒冷，基层单位也缺乏保暖设备，所以暴露治疗主要用于大面积烧伤、小儿烧伤、颜面等特殊部位烧伤和成批烧伤伤员的处理，而对四肢和躯干部位创面，一般采用薄层敷料包扎疗法。浅Ⅱ度烧伤大多可自行愈合，而深度烧伤仍需采用切、削痂、清除坏死组织、植皮等手术疗法。高原严重烧伤后心、肺功能损害程度重，切、削痂应在严密监护下进行，切、削痂范围不宜过大，手术时间也不宜过长。

5. 其他治疗措施

给予敏感的抗生素防治外源性和内源性感染；维护心脏功能，可给予小剂量多巴胺，心率过快时可缓慢静注毛花苷 C 0.2～0.4 mg；并发肺水肿或呼吸衰竭时，则应采用机械通气；给予 SOD、维生素 E、维生素 C 等细胞保护药，减轻对细胞的损害；对某些严重休克、延迟复苏、有并发脑水肿和肺水肿的伤员，可考虑短期内应用糖皮质激素；早期行肠道营养支持等。

（五）高原病的防治

由平原移居到高原或短期在高原逗留的人，因对高原环境适应能力不足引起以缺氧为突出表现的一组疾病称为高原病（diseases of high altitude），或称高原适应不全症（unacclimatization to high altitude），又称高山病（mountain sickness）。其发病有如下特点：① 高原环境发病。② 致病因素是高原低氧、低湿、低温、太阳辐射及紫外线强等环境因素。③ 转至低海拔处病情多可好转。由于所处环境和个体差异的影响，高原病的症状可有不同，其主要症状有胸闷、气促、失眠、呼吸困难等。

1. 急性高原病

急性高原病（acute mountain sickness）包括急性高原反应、急性高原肺水肿、急性高原脑水肿和急性高原病混合型。急性高原病是急进高原人群到海拔 3 000 m 以上地区，由于低压低氧环境所引起的应激反应综合征。机体在高海拔环境中，由于寒冷、低气压、低氧分压、紫外线过强等条件的强烈刺激，垂体－肾上腺髓质功能亢进，大量儿茶酚胺等血管活性物质进入血液循环，引起外周阻力增加，中心循环量剧增，同时在低氧刺激下，体内抗利尿激素和醛固酮分泌增加，致使体内水钠潴留。以上这些改变，轻者引起急性高原反应，即轻型急性高原病，重者出现急性高原肺水肿或脑水肿，如不及时抢救，预后极差。

急性高原病的发病率与海拔高度、登高速度、季节、气候、食宿条件、疲劳程度和部队健康状况以及群体情绪稳定性均有密切关系，患有上呼吸道感染和过度疲劳最易诱发急性高原病，且病情较重，情绪稳定者急性高原反应的程度较轻。高原适应不全的速度和程度决定高原病发生的急缓和临床表现。分为以下 3 种类型，彼此可互相交叉或并存。

（1）急性高原反应（acute high altitude reaction）

① 症状与体征：很常见。进入高原后 6～24 h 发病。其症状主要为头痛、头昏、心

悸、胸闷、气短、厌食、恶心、呕吐、胸痛、失眠、鼻出血及手足发麻等。有些患者出现口唇和甲床发钳，少数可发展成高原肺水肿和（或）高原脑水肿。

② 治疗与护理：大多数患者无须治疗，一般在 3 ~ 7 d 自愈。较重者可采取以下措施。a. 休息：避免剧烈活动以减少耗氧量，重症可卧床休息。b. 氧疗：间断低浓度吸氧 1 ~ 2 L/min，高压氧治疗急性高原反应有较好疗效。c. 对症治疗：如头痛可服阿司匹林、对乙酰氨基酚、布洛芬或普鲁氯哌嗪；呕吐严重者给肌内注射丙氯拉嗪（或甲哌氯丙嗪），严重病例，口服地塞米松（4 mg，1 次 /6 h），或联合应用地塞米松（4 mg，1 次 /12 h）和乙酰唑胺（500 mg，午后顿服）；严重心律过快可用心得安，失眠可使用安定。d. 易地治疗：症状不缓解甚至恶化者，应尽快将患者转送到海拔较低的地区症状会明显改善。

（2）高原肺水肿（high altitude pulmonary edema）

① 症状与体征：是常见且致命的高原病。通常在急速进入高原地区 2 ~ 4 d 发病，先有急性高原反应表现，继而心动过速、胸闷、呼吸困难、干咳加重、端坐呼吸、咯白色或粉红色泡沫样痰，肺部可闻及干性、湿啰音。摄盐过多、快速攀登、过劳、寒冷、呼吸道感染、服用安眠药和有高原肺水肿既往史者较易发病。

② 治疗与护理：a. 绝对卧床休息：采取半坐位或高枕卧位，注意保暖，解除患者对高原缺氧的紧张、恐惧心理。b. 氧疗：应用通气面罩吸入 40% ~ 50% 氧气（6 ~ 12 L/min），湿化瓶内加入 50% ~ 70% 乙醇，可有效缓解呼吸急促和心动过速。有条件者应用便携式高压气囊治疗。c. 降低肺动脉压：可用氨茶碱、酚妥拉明、硝苯地平等药物。d. 降低肺血管渗透性：可用地塞米松和大剂量的维生素 C。e. 出现快速心房颤动时，应用洋地黄和抗血小板药物（阿司匹林、双密达莫、噻氯匹定或西洛他唑）。f. 进行心电监测、观察生命体征和意识变化。g. 严格控制液体的入量：以 10 ~ 20 滴 /min 为宜，并监测尿量。h. 易地治疗：氧疗无效时，应立即转送到海拔较低的地区。大多数病例降低到海拔 3 000 m 以下地区 2 d 后即可恢复。通常经上述治疗后 24 ~ 48 h 内恢复。

（3）高原脑水肿（high altitude cerebral edema）

① 症状与体征：高原脑水肿又称神经性高山病（nervous puna），是罕见且严重的急性高原病。大多数进入高原地区 1 ~ 3 d 后发病，表现剧烈头痛伴呕吐、精神错乱、共济失调、幻听、幻视、言语和定向力障碍，随着病情发展，出现步态不稳、嗜睡、木僵或昏迷，有的发生惊厥。

② 治疗与护理：a. 易地治疗：如果出现共济失调，立即将患者转送到海拔较低的地区，海拔至少要下降 600 m。b. 绝对卧床，保持气道通畅：昏迷患者注意保持气道通畅，必要时气管内插管。因该病患者常存在呼吸性碱中毒，故不宜过度通气。c. 氧疗：应用通气面罩吸入 40% ~ 50% 氧气（4 ~ 8 L/min）。不能转送者应行便携式高压气囊治疗，直到清醒为止，有条件时可采用高压氧治疗。d. 降低颅内压：地塞米松 8 mg，静脉注射；继之 4 mg，每 6 h 注射 1 次。同时静脉给予甘露醇溶液和呋塞米（40 ~ 80 mg）降低颅内高压。在最初 24 h，尿量应保持 900 mL 以上。e. 严密观察病情、神志变化，及时报告上级医生。

（4）高原性咽炎和支气管炎

① 症状与体征：在高原较长时间的人常会有咽炎和支气管炎。通常在进入高原 2 ~ 3

周后开始发病，多由于长期暴露于干冷空气、缺水以及快速换气所造成，而与高海拔无直接关系，在高海拔停留较长而没有静息呼吸困难。症状有咽痛、慢性剧烈干咳，多无感染因素，这些情况与高原肺水肿有区别。

② 治疗与护理：治疗主要是对症治疗，包括咽喉含片、改善鼻充血的喷剂，如咳嗽较重可用止咳剂，沙丁胺醇可选择性使用。配戴多孔面罩或者滑雪面罩也是有帮助的。

2. 慢性高原病

慢性高原病（chronic mountain sickness）又称 Monge 病，较少见。主要发生在久居高原或少数世居海拔 4 000 m 以上的人。有以下几种临床类型。

（1）慢性高原反应（chronic high altitude reaction）

① 症状与体征：是指急性高原反应持续 3 个月以上不恢复者，表现为头痛、头晕、失眠、记忆力减退、注意力不集中、心悸、气短、食欲减退、消化不良、手足麻木和颜面水肿，有时发生心律失常或短暂性晕厥。

② 治疗与护理：a. 适当休息，避免剧烈体力活动；b. 吸氧，夜间给予低流量（1 ~ 2 L/min）吸氧能缓解症状。c. 保持心情愉快。d. 应注意神志、血压、脉搏、呼吸变化及心电监测。e. 易地治疗，在可能情况下，应转送到海平面地区居住。

（2）高原红细胞增多症

① 症状与体征：是对高原缺氧的一种代偿性生理适应反应。主要临床表现有头痛、头昏、疲乏、无力、倦怠、食欲缺乏或肢体麻木症状，高血红蛋白，并有“多血面容”。重者出现心力衰竭、尿少、水肿，甚至发生血栓形成、栓塞及出血。红细胞计数$>7\times10^{12}$/L，血红蛋白>180 g/L，血细胞比容≥0.65。由于血黏滞度过高，可有脑血管微小血栓形成。患者常表现头晕、头痛、记忆力减退、失眠或短暂脑缺血发作，颜面发绀和杵状指。

② 治疗与护理：a. 就地治疗。b. 减少氧耗量，避免剧烈体力活动，但不宜长期卧床，以免发生血栓和栓塞等并发症。c. 增加氧供给：可用鼻导管给氧或面罩低流量间断给氧。d. 降低红细胞数量：可用雌激素抑制肾促红细胞生成素分泌。e. 放血稀释疗法：当红细胞过多时可采取放血，每次 200 ~ 300 mL，放血同时输入等量低分子右旋糖酐。f. 对轻症患者，鼓励劳逸结合、保持心情愉快，多饮水，适当吸氧，避免和慎用镇静剂。重症患者应注意神志、血压、脉搏、呼吸变化及肢体活动情况，注意心电监测，观察皮肤黏膜情况，观察创面有无渗血，正确记录出入液量。

（3）高原血压改变：平原人移居高原后可发生高原高血压或高原低血压。① 高原低血压：久居或世居高原者通常血压偏低[≤12/8 kPa（90/60 mmHg）]，常伴有头痛、头晕、疲倦和失眠等神经衰弱症状。一般不需特殊治疗，症状明显者可口服麻黄素、参麦片或泼尼松。② 高原高血压：凡在平原血压正常，进入高原后，中青年人的收缩压>18.67 kPa（140 mmHg），舒张压>12 kPa（90 mmHg），经休息后血压仍不降，并有相应症状，返回平原后恢复正常，称为高原高血压。与原发性高血压表现相似，但很少引起心肾损害。少数高原高血压患者可转变为高原低血压。治疗上应注意休息，低盐饮食，轻症常可自愈。

（4）高原心脏病

① 症状与体征：多见于高原出生的婴幼儿，成年人移居高原 6 ~ 12 个月后发病。主

要表现为心悸、气短、胸闷、咳嗽、发绀、颈静脉怒张、心律失常、肝大、腹水和下肢水肿。有的患者间断出现睡眠呼吸暂停或打鼾。

② 治疗与护理：a. 卧床休息，避免剧烈体力活动。b. 鼻导管吸氧，2～4 L/min 为宜。c. 降低肺动脉高压，首选药物为钙离子拮抗剂，如硝苯地平。d. 强心利尿。e. 扩张心脏冠状动脉可用丹参、潘生丁（双嘧达莫）等药。f. 心律失常：轻者常不必治疗，随心功能改善而自愈，室性心律失常可给予胺碘酮等。g. 严密观察生命体征改变，出现异常情况及时向上级医生报告。

3. 高原病的预防

① 进入高原前，应进行有关高原环境特点、生活常识及高原病防治知识方面的教育。有条件时，都应准备小型氧气瓶、氧气袋或袖珍化学供氧器，以备紧急情况下急救处理用。② 全面体检：有器质性疾病、严重神经衰弱或呼吸道感染患者，不宜进入高原地区。③ 适应性锻炼：攀登高山或进入高原前，进行适应性锻炼；进入高原过程中，坚持阶梯升高原则。如果不能阶梯上升，于攀登高山或进入高原前 24 h 预防性服用乙酰唑胺 250 mg、每 8 h 应用一次和（或）地塞米松 4 mg、每 6 h 应用一次。④ 进入高原后，避免剧烈运动，应减少活动量及活动强度，适应后逐渐增加活动量。⑤ 注意防寒保暖：进入高原前避免感冒；避免烟酒和服用镇静催眠药，保证供给充分液体量。⑥ 鼓励患者保持良好心态，注意饮食和休息。

五、戈壁沙漠战伤救治

沙漠是指地表为大片沙丘覆盖的沙质荒漠，是地球上的干旱、荒漠区。戈壁是指地面由砾石、碎石形成的荒漠或由洪水冲刷而成的山前平原。

我国的沙漠主要分布于新疆、青海、宁夏、甘肃、内蒙古、陕西、黑龙江、吉林和辽宁等省（自治区），其中 86% 位于乌鞘岭和贺兰山以西。戈壁滩主要分布于内蒙古自治区北部。另外，塔里木、准噶尔、柴达木盆地也有砾石戈壁带存在，而戈壁内往往又有沙漠。多处在边境线上，战略地位相当重要。

（一）戈壁沙漠环境战伤的特点

1. 伤员易休克、脱水衰竭

由于沙漠戈壁地区气候干热，人员出汗量、蒸发量大，人员伤后失血饮水不足，造成循环血量的不足，引起全身各器官血液灌流不足，出现低血容量性休克早，且较其他环境下严重。由于气候炎热，伤员的体力消耗大，容易疲劳脱水，同时伤员由于失血、疼痛，加之转运困难、时间长，转运中处置不及时等原因，极易导致脱水衰竭。

2. 伤口易受污染

由于沙漠戈壁地区风大沙多，空气干燥，用水困难，人员的免疫力低下，其伤口易受风沙的影响而致污染。

（二）戈壁沙漠环境战伤的救治措施

1. 现场急救

现场急救时，要加强抢救组的力量，迅速抢救伤员，充分发动广大官兵增强自救互救能力，夏季注意防暑、防烫伤，冬季注意防冻伤，努力缩短伤员在火线停留时间。在伤员集中点要注意给伤员补充水分，抢救人员要尽量多带饮用水。

2. 脱水衰竭的防治

① 治疗护理：将伤员迅速移至阴凉通风处，松开或脱去衣服，躺平脚垫高或按摩肢体，促进血液回流；对有明显血容量减少症状者，由静脉给予 200 ~ 250 mL 生理盐水或 5% 葡萄糖生理盐水。无呕吐的伤员可给凉盐水口服。经补水、休息和必要的对症治疗，患者可迅速恢复，但至少要在野战救治机构休息 24 h。② 预防：在热暴露和劳动之前饮水进行预水化，饮水量 1 ~ 2 L/ 次。无论口渴与否，均应按时定量补水 600 ~ 900 mL/h，确保出汗失水的及时补充。在创伤情况下，每日补液量应在 3 000 mL 以上，盐的补充则以每日 20 g 为宜，在大量出汗并保证水分供给的前提下，再增加补盐量 2 ~ 4 g，以满足机体需要。同时要适当补充钙、钾等电解质。

3. 休克监护与处置

沙漠的干燥环境下，机体本处于体液丧失多、血液浓缩的状态，如战伤失血多，极易出现休克。为此，对较重的战伤伤员必须监测循环系统变化，及时补液、输血，采取止血措施，一旦发生休克及时治疗，争取缩短休克过程。

4. 彻底清创

用干纱布覆盖伤口，用 75% 乙醇消毒伤口周围皮肤，取下干纱布，以盐水纱布蘸洗伤口，彻底清除伤口内的异物和沙尘，在伤口外周距边缘 1 ~ 2 cm 处做局部浸润麻醉，仔细检查伤口内各层受损组织，去除血凝块和破碎坏死组织，结扎活动性出血，缝合伤口。对于受伤后 8 ~ 12 h 无感染者，缝合线暂不结扎，伤口内留置油纱条引流观察，24 ~ 48 h 后仍无感染者结扎缝线，如感染则取下缝线按感染伤口处理。

5. 维持体液平衡和加强营养

沙漠环境下的战伤伤员易发生水、电解质、酸碱平衡紊乱，注意观察伤员，如有口渴和尿少提示体液不足，应及时检查和输液补充，纠正伤员酸碱失衡和电解质紊乱。较重的创伤可造成机体静息能量消耗增加和分解代谢加速，导致体质消耗，组织修复迟缓和免疫功能降低，应给予充分的营养以促进组织愈合。

6. 伤员后送

沙漠地区道路少，路况差，气候恶劣，因此要注意：① 后送应以机动车辆为主，综合利用多种后送工具（担架、马车、骆驼等），充分利用回程空车。② 加强后送途中护理，组织好伤员的接转，防止伤员中暑、冷伤、休克等。③ 有条件时，尽量利用直升机空运后送伤员。

六、寒区战伤救治

寒区战伤的特点是气温低、寒期长，易加重伤情，且易造成卫生减员增多；雪地寻找伤员困难，且不便隐蔽和伪装；着装多，影响检伤，易遗漏重要部位伤及复合伤。

救治时要做好防寒保暖，防止继发冻伤。尽量缩短伤员在室外的停留时间，尽快将伤员转移至避风处或帐篷内救治。预防冻伤，早期快速复温，恢复正常血流量。防止冻僵，发生冻僵时应按先躯干、后肢体的顺序进行复温，有条件时采取加温输液（37℃）。发生冻伤后严禁雪搓、直接火烤等，去除潮湿衣物，战壕足、冻疮可浸泡于40～42℃恒温热水浴。

伤员后送时，必须加强保暖和防寒措施。采用担架、爬犁、马车、汽车等工具后送时，应当加强伤员固定措施，保证热食、热水供应。

七、湿热环境战伤救治

湿热环境下，细菌繁殖快，感染时间提前且严重，感染呈进行性加重趋势，且易发生霉菌感染。机体抵抗能力下降，战伤的同时容易引起心、肺、肾及神经系统功能障碍，以及传染病和多种内科疾病。

（一）现场急救（初级急救）

1. 主要任务

主要由连抢救组完成。在阵地口服高效广谱抗生素，伤后4 h内采取抗感染措施效果最好，8 h内必须采取抗感染措施；可使用加压包扎止血方法，也可采用伤道喷雾保护剂或织物止血带或二者共同使用，以防止对局部组织的二次损伤；对张力性气胸伤员进行胸腔穿刺排气；环甲膜穿刺或行气管切开术；采用透气吸湿夹板固定伤肢；对炸烧伤伤员使用炸伤敷料或头罩。采用物理方法降温，预防因大量体液丢失造成的低血容量休克。

2. 急救技术

① 可使用加压止血包扎方法止血，也可使用旋压式止血带止血，位置应在靠近伤口的近端，并用衬垫平整地垫好，张力适当，以控制住伤口出血为度。途中可放松止血带，必要时可在放松后瞬间扎紧，必要时做好抗休克准备。② 对疑有四肢骨折者，用透气透湿夹板进行急救固定。③ 服用止痛药。

（二）现场急救（高级急救）

1. 主要任务

主要由营救护所完成。进一步正规、按时口服广谱抗生素；静脉滴注广谱抗生素，积极防治感染和抗休克（如胸外按压、注射强心药物等），有条件时输血和使用抗休克裤；呼吸道阻塞时应紧急行气管切开术；对尿潴留伤员行留置导尿；开放性气胸时应行加固封闭包扎或闭式引流术；颅内血肿有压迫表现时应行紧急的开颅减压术；肢体肿胀严重时应行深筋膜初步切开减压；肢体离断时应尽可能冷藏保存。

2. 抗休克措施

① 平卧位安静休息，下肢适当抬高。② 清除呼吸道分泌物、异物，维护呼吸通畅；包扎封闭开放性气胸，有条件时给氧。③ 口服热饮料，有消化道伤或昏迷不能口服时，立即大量、快速输液（采用加压输液泵，有条件时采用骨髓腔穿刺输液和使用抗休克裤）。④ 口服或注射止痛药及广谱抗生素。⑤ 后送途中继续抗休克，对于只有进行手术方能解救的伤员，要边抗休克边紧急后送。

（三）早期救治

主要由师（旅、团）救护所或野战医疗所完成。重点加强内容包括：尽早实施清创术；对中度伤伤员，应进行必要的紧急手术并抗感染；有条件时可行肝修补、脾切除、截肢、血管吻合等手术。对重伤员进行必要的处理后快速后送；应进行必要的综合抗休克措施（输入晶体、胶体溶液并给氧）。

1. 早期清创

湿热环境下的清创时限和方法与常温常湿环境有很大不同，主要表现在以下几个方面：① 就目前常用的初期外科处理方法而言，在伤后 2 h 内，可谨慎采用彻底清创、一期闭合引流术；随着处理时限的延长，有限清创、开放引流术疗效稳定、安全，较适合于湿热环境下的肢体火器伤处理。② 有限清创、一期闭合：持续冲洗引流术，较有限清创、开放引流术在不增加感染的前提下，既可以缩短伤口愈合时间又可以应用于处理时限较晚伤口的处理。特别适合于湿热环境对处理时限要求高的特点。③ 应用有限清创、一期皮瓣覆盖闭合：持续冲洗引流术处理湿热环境肢体火器伤皮肤软组织缺损可一期覆盖创面，缩短疗程，不增加感染，特别适合于有血管神经、骨等重要组织裸露伤口的处理。

湿热环境下早期救治过程中，有效清创显得更为重要。因为火器伤的伤道内积存着坏死及无生机的组织、凝血块、异物及细菌等，这些物质的存在不利于伤口的愈合，加上湿热环境本身的因素，给细菌的生存、生长与繁殖提供了有利的条件。清创的目的是在细菌感染和入血之前，充分切除坏死组织、血块、异物等有害物质，控制伤口出血，尽量将被污染伤口变为清洁伤口，为伤口早期愈合创造良好的局部条件。

2. 湿热环境下清创术的基本要求

（1）按受伤的时间不同，分为有限清创术和彻底清创术。特殊部位和伤后特殊时间段进行初期缝合，其他均做延期缝合。对已经采用伤道喷雾保护剂的伤口，应先将保护剂形成的胶膜去掉。

（2）伤后尽早清创：① 伤后 3 h 之内可进行彻底清创，初期缝合。主要原因为：在伤后极短的时间内细菌繁殖量较少，经彻底清创、一期闭合处理的伤道，其相对新鲜、干净的创面组织贴合较紧密，遗留空腔小，可直接修复，可加快愈合速度。而单纯切开（减张）、开放引流的伤道在愈合的过程中首先要排除已坏死液化的组织，然后再由肉芽组织慢慢填充伤道空腔，使得愈合时间延长。而在伤后 3 h 内进行彻底清创、一期闭合伤口处理伤口无明显感染，愈合较快。与单纯切开（减压）、开放引流比较，两者均在无明显感染的情况下愈合，血中的白细胞值亦无明显差异，但前者伤道壁的细菌数明显降低，渗出较后者少，减少了换药次数，缩短了伤口愈合时间。同时，头皮和颜面等特殊部位可初期缝合。② 伤后 4 h 以后，应进行有限清创、延期缝合，清除可见的坏死组织和异物，改善引流。清创应在使用广谱抗生素的同时进行。主要原因为：研究显示，在湿热环境下，肢体火器伤后 4 h、6 h 和 8 h 等 3 个时间段进行外科处理，有限清创组伤道愈合时间均少于彻底清创组，4 h、6 h 时间点的细菌感染情况两组无差别，但其后的 8 h 时间点，彻底清创组明显重于有限清创组。因此，湿热环境肢体火器伤 4 h 后的初期外科处理采取有限清创、开放引流的处理方法效果更好。

（3）休克伤员必须先进行抗休克处理，在伤情稳定后再清创。如有活动性内出血，应在抗休克的同时手术止血。

（4）根据先重后轻的原则，应对影响呼吸循环功能、出血不止的伤部，优先清创。对于多发伤，应对危害最大的部位先做清创；对于核化生复合伤，应先采取防护措施，待伤员送至清洁地区后再清创，但伤势严重的复合伤，应在防护的同时进行综合急救，稳定生命指征。

（5）有条件时可进行有限清创、一期皮瓣覆盖闭合持续冲洗引流术，为一线医院进行肢体组织缺损的修复创造条件。

3. 肢体火器伤的清创方法和步骤

（1）先用纱布保护伤口，充分清洗伤口周围皮肤，去除污垢，按无菌原则常规消毒、铺巾。

（2）对于伤后有限清创，其方法为：仅剪除伤道表面明显毁损、碎裂的组织和清除可见异物。筋膜切开减张，纱布条常规开放对口引流 72 ~ 96 h。

（3）对于伤后彻底清创，总的原则是：根据“4Cs（Color；Consistency；Contractility；Circulation bleeding）”标准，判断坏死及污染组织。若颜色暗红，致密度疏松，无收缩性，无出血，则扩大伤口，切开深筋膜，切除失活组织，取出异物，纱布条常规开放对口引流 72 ~ 96 h。

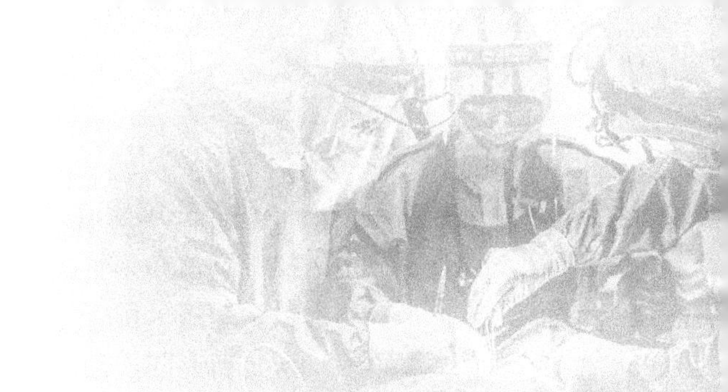

第七章 战时常见疾病防治

第一节 战时常见内科疾病防治

一、呼吸系统常见疾病

（一）流行性感冒

流行性感冒（influenza），简称流感，是由流感病毒引起的急性呼吸道传染病。起病急，高热、头痛、乏力、眼结膜炎和全身肌肉酸痛等中毒症状明显，而呼吸道卡他症状轻微。流感在部队暴发流行，易造成部队短期内大量人员缺勤，影响部队人员健康。

1. 临床表现与分型

（1）单纯型流感：最常见，起病急，临床上可有头痛、畏寒、发热、乏力、面颊潮红、全身酸痛等症状。体温可达 40℃，持续 2～3 d 后渐降，而呼吸道症状不明显，多无鼻塞、流涕等症状。各种症状 1 周左右逐渐减轻至消失，但乏力持续 2 周以上。

（2）肺炎型流感：病初表现同单纯型流感，1～2 d 后症状加重，持续高热，咳嗽剧烈，气促发绀，咳痰较多，病程可迁延 3～4 周。临床将此类型称为原发性流感病毒性肺炎，亦称重型流感肺炎。

2. 临床评估

（1）病史询问：周围环境是否有类似的患者，是否与其进行过接触，有无共用过毛巾等物品，症状是否相同。评估患者对疾病和隔离治疗的认知程度，有无接种过流感疫苗。有无因发热、全身酸痛而情绪低落。

（2）身体评估：观察患者生命体征、精神状态、皮肤颜色有无异常。有无体温升高、脉搏增快、血压异常、意识障碍；有无口唇、甲床青紫伴鼻翼扇动；有无异常呼吸运动、呼吸频率节律和深度的变化；有无异常呼吸音及干性或湿性啰音、胸膜摩擦音等。

（3）实验室及其他检查

① 血常规：白细胞计数正常或减少，继发细菌感染时白细胞显著增多。

② 病原学检查：起病 3 d 内用咽部含漱液、咽拭子或痰液进行病毒分离，是确诊的重要依据。

③ 血清学检查：抗体滴度有 4 倍或以上升高者，可以确诊。

④ 胸片 X 线检查：双肺絮状阴影，散在分布，近肺门处较多。

3. 防治与护理

（1）防治措施

① 疫情检测：及时了解疫情动态，早期发现患者，及时采取预防措施，防止疫情蔓延。

② 有效隔离：对确诊人员及疑似者呼吸道隔离 1 周。流行期间暂停集会，不到人群密集的地方活动，出门戴口罩。部队营地和公共场所应加强通风，喷洒漂白粉液消毒。

③ 药物预防：集体单位可用熬醋熏蒸的办法预防流感，并使用中药预防，如板蓝根、柴胡、大青叶合剂等，大蒜、姜汤也有一定的预防作用。

④ 增强免疫：营养不良和过度劳累使机体抵抗力下降，特别容易遭受各种病原体的侵袭，因此平时要保持营养均衡和避免过度劳累。

⑤ 接种疫苗：接种流感疫苗后 2 周左右才会产生免疫保护，而有效时间只能维持 1 年，所以每年在流感高发期到来之前要适时接种疫苗。

⑥ 加强锻炼：经常性的体育活动，进行耐寒锻炼，生活有规律，避免过劳，注意防寒。

（2）护理措施

① 防止交叉感染：注意隔离患者，减少探视，避免交叉感染。患者打喷嚏或咳嗽时应避免对着他人。患者使用的餐具、痰盂等用具应按规定消毒，或使用一次性器具，回收后焚烧丢弃。

② 用药护理：遵医嘱对发热、头痛者，选用解热镇痛药，如复方阿司匹林、对乙酰氨基酚等；鼻塞严重时可用 1% 麻黄碱滴鼻液滴鼻；在发病 48 h 内使用利巴韦林（病毒唑）、金刚烷胺、奥司他韦等抗病毒药物。注意观察药物的不良反应。

③ 饮食护理：给予清淡、高热量、丰富维生素、易消化的食物，鼓励患者每天保持足够的饮水量，避免刺激性食物，戒烟、戒酒。

④ 高热护理：a. 体温监测：一般 1～2 h 测 1 次体温，体温在 40℃以上时，每 30 min 测 1 次，甚至 10～15 min 测 1 次。b. 降温措施：使用冰枕、冰帽冷敷头部，冰袋、冰块置于颈、腹股沟等大血管处，注意经常翻身并勤换冰块、冰袋，避免持续长时间冰敷同一部位，以防止局部冻伤。用温水或 30%～50% 乙醇擦浴，或用冷盐水灌肠，将肛温控制在 38℃以下；持续高热、物理降温效果欠佳者，遵医嘱采用退热剂，同时注意周围循环状态，有脉搏细速、面色苍白、四肢厥冷者，禁用冷敷和乙醇擦浴。c. 皮肤护理：保持皮肤清洁、干燥，及时更换衣服和床单，防止受凉。d. 口腔护理：发热时由于唾液分泌减少，口腔黏膜干燥，且抵抗力下降，有利于病原体生长、繁殖，易出现口腔感染，应在晨起、餐后、睡前协助患者漱口，保持口腔清洁。e. 环境和休息：保持室内适宜温、湿度和空气流通，患者以休息为主。

（二）支气管哮喘

支气管哮喘（bronchial asthma，简称哮喘），是由多种细胞（如嗜酸性粒细胞、肥大细胞、T 淋巴细胞、中性粒细胞、气道上皮细胞等）和细胞组分参与的气道慢性炎症性疾病。

1. 临床表现

（1）症状：典型表现为发作性呼气性呼吸困难或发作性胸闷和咳嗽，伴有哮鸣音。严重者被迫采取坐位或端坐位，干咳或咳大量白色泡沫痰，甚至出现发绀等，有时咳嗽可为唯一的症状（咳嗽变异型哮喘）。哮喘症状可在数分钟内发作，经数小时至数天，用支气管舒张药治疗或可自行缓解。

（2）体征：发作时胸部呈过度充气状态，有广泛的哮鸣音，呼气音延长。但在轻度哮喘或非常严重哮喘发作，哮鸣音可不出现。心率增快、奇脉、胸腹反常运动和发绀常出现在严重哮喘患者中。非发作期体检可无异常。

2. 临床评估

（1）病史询问：注意了解患者饮食起居情况、生活习惯、工作环境；在工作中是否接触刺激性气体、化学物质等职业致敏原；有无过敏源吸入史，如花粉、烹调香味、尘螨等；有无呼吸道感染史；有无鱼、虾、蛋类食物及药物如青霉素、阿司匹林、磺胺类摄入史和过敏史；了解哮喘发作前有无先兆症状，如鼻咽发痒、流鼻涕、打喷嚏、干咳；哮喘发作时，有无气温的剧变、剧烈运动、情绪激动或食入过冷食品等诱发因素的存在。哮喘缓解后，了解患者发作时精神感情状况，有无焦虑、恐惧、烦躁不安或濒死感。

（2）身体评估：哮喘发作时，观察有无呼吸、脉搏增快及血压的变化。评估患者有无呼吸困难、发绀、端坐呼吸。还应注意观察重症哮喘患者的呼吸有无费力、不规则、点头呼吸或使用人工辅助呼吸。若出现脉搏细速、血压下降，并伴有嗜睡、昏睡等意识障碍常提示呼吸衰竭的可能。评估胸部有无肺气肿体征，发作时双肺是否布满哮鸣音，有无闻及湿啰音。

（3）实验室及其他检查：血液一般检查嗜酸性粒细胞、血清 IgE 是否升高。血气分析、肺功能及胸部 X 线检查是否异常改变。

3. 防治与护理

（1）防治措施

① 脱离变应原：是防治哮喘最有效的方法。如能找到引起哮喘发作的变应原或其他非特异刺激因素，应立即使患者脱离变应原的接触。

② 药物治疗：a. 轻度：吸入短效 β_2 受体激动剂并加用 β_2 受体激动剂控释片或小剂量茶碱控释片。夜间哮喘发作可吸入长效 β_2 受体激动剂或口服 β_2 受体激动剂，每日定时吸入糖皮质激素或加用抗胆碱药。b. 中度：规律吸入 β_2 受体激动剂或口服 β_2 受体激动剂，如无效可使用氨茶碱静脉注射；如仍不缓解，可吸入异丙托品 / 白细胞三烯拮抗剂，同时加大糖皮质激素吸入剂量或口服糖皮质激素。c. 重度至危重度：持续雾化吸入 β_2 受体激动剂或静脉滴注沙丁胺醇或氨茶碱，口服抗白细胞三烯药物，静脉滴注糖皮质激素，纠正水、电解质及酸碱平衡失调，氧气疗法。如病情恶化可行机械通气。严重并发症如气胸、

纵隔气肿时，在切开引流气体时仍可机械通气。④ 使用沙丁胺醇等 β_2 受体激动剂、糖皮质激素、茶碱类、色甘酸钠等药物时观察药物疗效和不良反应。

（2）护理措施

① 氧疗：氧流量为 1 ~ 3 L/min，氧浓度一般不超过 40%，确保氧饱和度>90% 即可，吸入的氧气应尽量温暖湿润。给氧过程中，监测动脉血气分析。如哮喘严重发作，经一般药物治疗无效，或患者出现神志改变，PaO_2<7.98 kPa（60 mmHg），$PaCO_2$>6.65 kPa（50 mmHg）时，应准备机械通气。

② 补液：哮喘发作时，由于存在摄入量不足，加之过度呼吸及出汗，常存在不同程度的脱水，使气道分泌物黏稠，痰液难以排出，影响通气，补液有助于纠正脱水、稀释痰液，防止黏液栓形成。一般每日输液 3 000 ~ 4 000 mL，而初始治疗时所需液量更大，可根据实际监测情况决定补液量。

③ 病情观察：密切观察（尤其在易发作的夜间和凌晨）哮喘发作的前驱症状，如鼻咽痒、打喷嚏、流涕、眼痒等黏膜过敏症状。加强对急性期患者的监护，严密观察有无病情变化。哮喘发作时，观察患者意识状态及呼吸。

④ 健康及饮食指导：① 定量雾化吸入器（metered dose inhalers，MDI）使用方法：打开盖子，摇匀药液，深呼气至不能再呼时张口，将 MDI 喷嘴置于口中，双唇包住咬口，以慢而深的方式经口吸气，同时以手指按压喷药，至呼气末屏气 10 s，使较小的雾粒沉降在气道远端，然后缓慢吸气，休息 3 min 后可重复使用 1 次；② 提供清淡、易消化、足够热量的饮食，避免进食硬、冷、油煎食物。鼓励患者每天饮水 2 500 ~ 3 000 mL，避免食用与哮喘发作有关的食物，如鱼、虾、蟹、牛奶等，戒烟酒。③ 告知患者出现鼻咽痒、打喷嚏、流涕、眼痒等黏膜过敏症状及突发呼气性呼吸困难时，应及时就医。

二、消化系统常见疾病

（一）上消化道疾病

常见上消化道疾病有急性胃炎、溃疡及上消化道出血。

1. 概述

（1）急性胃炎（acute gastritis）是指由多种病因引起的急性胃黏膜炎症。

（2）消化性溃疡（peptic ulcer）包括胃溃疡（gastric ulcer，GU）和十二指肠溃疡（duodenal ulcer，DU）。

（3）应激性溃疡（stress ulcer）是在多发性外伤、严重全身性感染、大面积烧伤、休克、多器官功能衰竭等严重应激反应情况下发生的急性胃黏膜病变。

（4）上消化道出血（upper gastrointestinal hemorrhage）是指屈氏韧带以上的食管、胃及十二指肠、上段空肠以及胰管和胆管的出血，是战时常见急症之一。

2. 临床表现

（1）急性胃炎：上腹不适、腹胀、食欲减退等消化不良的表现，或症状被原发病掩盖，患者表现为突发的呕血和（或）黑便。

（2）消化性溃疡：常以出血、穿孔等并发症为首发症状，但多数表现为慢性、周期性发作和节律性上腹痛。其中，DU 的疼痛常在餐后 3～4 h 出现，如不服药或进食则持续至下次进餐后才缓解，即疼痛—进餐—缓解，故又称空腹痛。GU 的疼痛多在餐后 0.5～1 h 出现，至下次餐前自行消失，即进餐—疼痛—缓解。出血、穿孔、幽门梗阻、癌变是消化性溃疡的常见并发症。

（3）应激性溃疡：最先的表现是出血，一般发生在应激情况开始后 5～10 d，出血时不伴疼痛。

（4）上消化道出血：呕血与黑便（特征性表现）、失血性周围循环衰竭、正细胞正色素性贫血、发热、氮质血症。

3. 临床评估

（1）病史：了解患者有无恶心、呕吐、腹胀、腹痛、腹泻、呕血与黑便等，以及对患者心理的影响。询问平日生活方式、饮食习惯、营养状况。

（2）身体评估：注意观察患者神志、生命体征是否稳定；皮肤及末梢循环状况是否正常；面部表情和体位可反映患者疼痛的程度及对机体的影响；通过体重、皮脂厚度、皮肤弹性、头发光泽度等指标综合评估患者的营养状况；观察皮肤黏膜色泽，有无黄染、蜘蛛痣、肝掌等表现；腹部视诊注意腹部的轮廓，有无静脉曲张及曲张静脉的分布与血流方向，触诊评估腹肌紧张度，有无包块，有无肝大和脾大，有无压痛、反跳痛，叩诊检查有无移动性浊音，听诊时注意有无肠鸣音亢进或减弱。

（3）实验室及其他检查：在检查前应评估患者对所做检查的认识程度，是否能配合检查。向患者交代特殊事项，如粪便隐血试验应在素食 3 d 后留取标本；进行有关肝功能的检查、X 线钡餐检查、上消化道动力检查及彩超等检查时应空腹；钡剂灌肠或肠镜前要进行肠道准备；造影检查前需做碘过敏试验等。

4. 防治与护理

（1）防治措施

① 补充血容量：立即配血，等待配血时先输入平衡液或葡萄糖盐水、右旋糖酐或其他血浆代用品，尽早输入全血。血容量明显不足、失血性休克、血红蛋白低于 70 g/L 或血细胞比容低于 25% 均为紧急输血的指征。

② 减少出血：a. 非曲张静脉出血：抑制胃酸分泌、内镜下止血、介入治疗。b. 食管胃底静脉曲张破裂出血：血管加压素、生长抑素等药物止血，内镜下直视止血。

③ 降低胃酸：常用抑制胃酸分泌的药物有 H_2 受体拮抗剂（H_2receptor antagonist，H_2RA），如西咪替丁、雷尼替丁等；质子泵抑制剂（proton pump inhibitor，PPI），如奥美拉唑、兰索拉唑、泮托拉唑等。

④ 保护胃黏膜：常用的保护剂包括硫糖铝和枸橼酸铋钾（colloidal bismuth subcitrate，CBS）。前列腺素类药物米索前列醇亦具有增加胃黏膜防卫能力的作用。

⑤ 根除幽门螺旋杆菌（helicobacter pylori，HP）：以 PPI 及胶体铋剂为基础加上两种抗生素的四联治疗方案。如奥美拉唑（40 mg/d）及枸橼酸铋钾（480 mg/d）加上克拉霉素

（500～1 000 mg/d）和阿莫西林（2 000 mg/d）或甲硝唑（800 mg/d）。

⑥ 手术治疗：对于大量出血经内科治疗无效、急性穿孔、瘢痕性幽门梗阻、胃溃疡疑有癌变及正规治疗无效的顽固性溃疡可选择手术治疗。

（2）护理措施

① 病情监测

A. 监测指标：① 生命体征；② 精神和意识状态；③ 皮肤和甲床色泽，肢体温度，周围静脉是否充盈；④ 准确记录出入量；⑤ 呕吐物和粪便性质、颜色及量；大便隐血试验阳性提示每天出血量<5 mL，出现黑便表明出血量在 50～70 mL，胃内积血量 250～300 mL 时可引起呕血，出血量超过 400～500 mL 可出现头晕、心悸、乏力等症状，出血量超过 1 000 mL，临床即出现急性周围循环衰竭的表现；⑥ 定期复查红细胞计数、血细胞比容、血红蛋白等；⑦ 监测血清电解质和血气分析变化。

B. 周围循环状况的观察：如平卧位改为半卧位即出现心率增快 10 次 /min 以上、血压下降 2.00～2.67 kPa（15～20 mmHg）、头晕、出汗甚至晕厥，则表示出血量大，血容量已明显不足。如患者烦躁不安、面色苍白、皮肤湿冷、四肢冰凉提示微循环血液灌注不足；相反则提示血液灌注好转。

② 用药护理：迅速、准确地实施输血、输液、各种止血治疗及用药等抢救措施，观察治疗效果及不良反应。

③ 缓解疼痛：观察并详细了解患者疼痛的规律和特点，并按疼痛特点指导缓解疼痛的方法。如 DU 表现为空腹痛或午夜痛，指导患者在疼痛前或疼痛时进食碱性食物（如苏打饼干等），或服用抑酸剂。

④ 休息与活动：嘱患者注意休息，减少活动。上消化道出血患者取中凹卧位，头偏向一侧。同时做好患者的心理疏导，缓解紧张情绪。

⑤ 饮食护理：进食应定时、有规律，不可暴饮暴食，避免辛辣刺激食物。一般进食少渣、温凉半流质食物。如有少量出血可给牛奶、米汤等流质以中和胃酸。急性大出血或呕吐频繁时应禁食。

（二）下消化道疾病

常见下消化道疾病包括：便秘、腹泻、痔疮等。

1. 便秘

（1）临床表现：正常人排便频率因人而异。有人一周 3 次而有人一周 12 次。当患者有便意但无法排出，大便或者大便干结需要用力排便导致肛门疼痛时，他们会认为自己发生了便秘。士兵多由于水和膳食纤维摄入不足而导致便秘。很少有患者会因为便秘引起腹痛，除非发生特别严重的便秘。只有发生严重便秘时查体才有相应体征，此时可在左下腹触摸到质硬的包块。

（2）防治与护理：以对症处置为主，增加水和膳食纤维的摄入，例如吃全麦食品，摄入纤维替代物，每天服用可以保持大便规律。口服麻仁丸一段时间，同时短期使用泻剂乳果糖口服液等，对缓解症状有帮助作用。持续便秘伴严重腹痛、腹部不适都需要后送进行专科治疗。

2. 腹泻

（1）概述：腹泻是指频繁排泄不成形的水样大便。根据腹泻的严重程度可以从自限性疾病发展为危及生命的重症。分为慢性腹泻和急性腹泻。

（2）病因：① 急性腹泻表现为起病急，持续时间少于3周。造成急性腹泻的主要原因是病毒、细菌或者寄生虫感染，主要是因为饮用了未净化的水、腐食或未加工熟的食物。非感染性腹泻由药物（例如抗生素）和食物过敏引起。② 慢性腹泻发病通常大于3周，也是由病毒、细菌或者寄生虫感染引起，非感染性慢性腹泻是由肠道吸收、分泌异常，炎性反应或者肠蠕动异常引起。有时慢性腹泻的病因不明。

（3）临床表现：① 主观表现：频繁的不成形或者水样便，其中可能包含血液、黏液或者脓液；发热；腹痛 / 腹部压痛；腹部痉挛痛。② 客观表现：体位性低血压，指患者从卧位变为立位或者由坐位变为立位时突然出现血压下降，导致患者头晕或轻微头痛的一种体征，代表患者液体容量不足。

（4）防治与护理：立即给予容量复苏治疗，口服或者静脉补液，补充液体容量，维持水、电解质平衡。轻度腹泻可以给予蒙脱石散等止泻药物。如有发热或便血的患者不要使用上述药物。中到重度细菌感染性腹泻的患者伴有发热或便血建议使用抗生素治疗，需要咨询专科军医。患者先进食流食，再逐渐转为清淡饮食。避免摄入咖啡因，奶制品和生的水果蔬菜，注意饮食卫生。如果出现病情加重、感染性休克表现时，应当通过静脉液体复苏和使用抗生素。

3. 痔疮

（1）概述：痔疮是由于用力排便、便秘、长时间静坐和缺少纤维饮食导致的直肠末端和肛门静脉曲张。

（2）临床表现：肛门瘙痒；解便时肛门刺激、疼痛；大便表面带血，或厕纸上带血，呈鲜红色；客观表现为明显的外痔，或通过直肠指检可以发现内痔。若无法明确出血部位，则需将患者转诊至专科医院进行进一步检查。

（3）防治与护理：包括多进食高纤维食物（蔬菜，水果，谷类）、多饮水，这些措施有助于软化大便促使排便规律。温水坐浴15 min，每天3次，外用痔疮膏（栓），以减轻疼痛和肿胀。还可选择口服泻剂，如乳果糖口服液。止痛药包括非甾体抗炎药（布洛芬、对乙酰氨基酚），局麻药（利多卡因）。若出血加重或者无法找到出血部位，军医应立即紧急处置并安排后送。

三、泌尿系统常见疾病

尿路感染（urinary tract infection，UTI）是由于各种病原微生物感染所引起的尿路急、慢性炎症，包括膀胱炎和肾盂肾炎等。膀胱炎是一种常见的尿路感染性疾病，占尿路感染总数的50%～70%。

在野战条件下发生的急性弥漫性肾小球肾炎称为战场肾炎，又称军事肾炎等。

（一）临床表现

1. 尿路感染

（1）急性膀胱炎：尿频、尿急、尿痛等膀胱刺激症状，伴耻骨上不适。

（2）急性肾盂肾炎：① 除有膀胱刺激征外，多伴腰痛或肾区不适，肋脊角压痛和（或）叩击痛；② 寒战、高热、伴有头痛、全身酸痛、无力、食欲减退等全身症状。

（3）无症状性菌尿：又称隐匿性尿路感染，有真性菌尿但无尿路感染的症状。

2. 战场肾炎

多发生在春季。前驱症状表现为全身无力、背部和四肢痛、低热。首发症状多呈颜面和眼睑水肿。急性期可出现尿少、高血压和肉眼可见血尿等。

（二）临床评估

1. 病史

了解患者工作是否紧张，有无过度劳累，是否注意个人卫生。了解有无肉眼血尿、尿量改变、排尿异常。有无高热等全身症状。有无焦虑、抑郁等不良情绪反应。

2. 身体评估

注意观察患者的精神、营养状况、体重及有无高血压和体温升高。观察患者皮肤黏膜有无苍白和抓痕，有无水肿。腹部有无移动性浊音，有无肾区叩击痛及输尿管点压痛。

3. 实验室检查

① 尿常规：白细胞增多，尿中白细胞管型有助于诊断。② 尿细菌学检查：新鲜清洁中段尿细菌定量培养菌落计数 $\geq 10^5$/mL，如能排除假阳性，则为真性菌尿。

（三）防治与护理

1. 防治措施

（1）急性膀胱炎：一般采用单剂量或短程疗法的抗生素，如磺胺类（复方磺胺甲噁唑片）、氟喹诺酮类（氧氟沙星）。

（2）急性肾盂肾炎：应用抗生素、碱化尿液。

（3）无症状细菌尿：选用肾毒性较小的抗生素，如青霉素类、头孢类。

（4）战场肾炎：有发热或存在感染灶者，需用抗生素治疗；水肿、尿少者可酌情用常规利尿剂。如肾小球滤过率 <25 mL/（min · 1.73 m^2），需用适量呋塞米（速尿）或利尿酸钠。经限水、利尿后血压仍高者，可选用降压药；早期应用抗凝治疗，同时应用微血管扩张剂，或钙离子拮抗剂。卧床休息 3～6 个月，避免受凉感冒。对于肾功能障碍者，应给予优质低蛋白质饮食。

2. 护理措施

（1）一般护理：① 生活护理：应增加休息和睡眠，宜取屈曲位，尽量勿站立或坐直，保持心情愉快，减轻焦虑。② 水分摄入：尿路感染者每天摄水量应不低于 2 000 mL，保证每天尿量在 1 500 mL 以上。③ 加强个人卫生：增加会阴清洗次数，降低肠道细菌侵入尿路引起感染的概率。

（2）疼痛护理：指导患者进行膀胱区热敷或按摩，缓解局部肌肉痉挛。

（3）用药护理：遵医嘱给予抗生素，注意药物用法、剂量、疗程和注意事项，观察不良反应。

（4）高热护理：① 观察病情：高热患者应每 4 h 测量 1 次体温，体温降至 38.5℃（口腔温度）以下时，改为每天测量 4 次。体温降至正常水平 3 d 后，改为每天测量 1 次。② 降温措施：发热持续期，在头部及大动脉处用冰袋冷敷，或用乙醇擦浴等，必要时给予药物降温，但须注意防止退热时大量出汗发生虚脱。③ 增加液体摄入：鼓励患者每日摄入足够的液体，使尿量维持在 2 000 mL 以上，达到自然冲洗尿路的目的，减少尿路感染和结石的发生。④ 加强尿道护理：保持尿道口清洁，女患者用消毒棉球擦拭外阴及尿道口，男患者用消毒棉球擦拭尿道口、龟头及包皮，1 ~ 2 次 /d。对导尿患者每天定时排空集尿袋，更换尿袋。

第二节　战时常见传染病防治

传染病是由各种病原体引起的能在人与人、动物与动物或人与动物之间相互传播的一类疾病。在人类历史上，传染病和自然灾害是让人类数量减少最多、最快、最狠的两大“祸手”。欧洲中世纪的黑死病在 6 年间就造成了约 2 500 万人死亡。1918 年的西班牙大流感造成全世界约 10 亿人感染，2 000 万 ~ 5 000 万人死亡（当时世界人口约 17 亿人）。因此，掌握常见传染病防治技术对战时维护官兵健康、保存部队战斗力具有重要意义。

一、细菌性痢疾

细菌性痢疾（bacillary dysentery），简称菌痢，是由痢疾杆菌引起的急性肠道传染病，又称志贺菌病（shigellosis）。该病以直肠、乙状结肠的炎症与溃疡为主要病变，以腹痛、腹泻、里急后重和黏液脓血便为主要临床表现，可伴有发热及全身毒血症状。

（一）临床表现

1. 全身症状

起病急，畏寒、发热，体温可达到 39℃，中毒型可突然高热，体温达 40℃以上，严重者精神萎靡、面色青灰、四肢厥冷，迅速出现循环衰竭及呼吸衰竭。中毒型可分为休克型、脑型、肺型和混合型。急性期诊治不彻底可转入慢性迁延期。

2. 胃肠道症状

恶心、呕吐、腹泻，初为黄色水样便，继而出现脓血便次数多达数十次，里急后重感明显，脐周及下腹部阵发性疼痛。

3. 体格检查

急性发病面容，表情痛苦，脐周及下腹有压痛，肠鸣音亢进。中毒型患者面色苍白、精神萎靡、嗜睡、脉搏细速、血压下降、四肢厥冷、唇指发绀、皮肤出现花纹。

（二）临床评估

1. 病史

了解患者平时健康状况、有无不洁饮食史、痢疾患者接触史、腹泻史。询问患者大便的性质、次数，是否排黏液脓血便。有无高热、惊厥等表现。

2. 健康评估

观察患者神志、肤色、皮肤温度及弹性、瞳孔、呼吸节律、血压。了解患者的情绪及精神状况。

3. 实验室及其他检查

（1）一般检查：血常规见红细胞增多，可为（10～20）$\times 10^9$/L，中性粒细胞比例增高；粪便外观呈黏液脓血便。镜检可见白细胞、脓细胞、红细胞，如有巨噬细胞有助于诊断。

（2）血清学检查：主要用于痢疾杆菌的分型。

（3）病原学检查：① 细菌培养：粪便培养出志贺菌可以确诊。② 特异性核酸检测：核酸杂交或聚合酶链反应。

（4）荧光抗体染色技术：该技术是一种快速的诊断方法。

（5）X 射线钡餐：慢性期可见肠道痉挛、动力改变、结肠袋消失、肠腔狭窄、肠黏膜增厚等。

（6）结肠镜 + 活检：病变部位刮取分泌物培养，可提高检出率。

（三）防治及护理

1. 防治措施

（1）严格执行食品卫生管理法及有关制度，将饮食、饮水从业人员中的带菌者调离岗位，彻底治愈。

（2）做好饮水、食品、粪便的卫生管理及防蝇灭蝇工作，改善环境卫生条件。

（3）在痢疾流行期间，易感者可口服多价痢疾减毒活疫苗，提高机体免疫力。

（4）口服抗生素，常用药物为喹诺酮类，首选环丙沙星。

2. 护理措施

（1）有效隔离：按肠道传染病隔离至临床症状消失，粪便培养 2 次阴性。

（2）对症护理：严密观察病情，记录大便次数、性质及量，及时送检粪便标本做细菌培养。腹痛剧烈时给予热水袋热敷，遵医嘱使用阿托品或颠茄制剂等药物止痛。有里急后重者，嘱患者排便时不要过度用力，以免脱肛。若发生脱肛，可戴橡胶手套轻柔地助其回纳。每日用 1∶5 000 高锰酸钾液坐浴，以保持肛周皮肤清洁，避免感染。肛周涂凡士林，以防糜烂。

（3）防治休克：监测患者生命体征，嘱患者绝对卧床休息，取中凹卧位，头偏向一侧；肢端保暖；给予吸氧；进行抗休克治疗的护理。

（4）休息与饮食：保持室内凉爽通风。排便频繁者应卧床休息，减少体力消耗。恶心、呕吐不重时，应鼓励多饮水，饮食以清淡、少渣、易消化的流质食物为主，宜少食多餐。忌进食易引起胀气的和刺激性的食物，禁食冷饮。

（5）高热护理：① 绝对卧床休息。② 降低体温：综合使用物理降温、药物降温甚至亚冬眠疗法，争取在短时间内将体温维持在 36～37℃，防止高热惊厥致脑缺氧、脑水肿加重。③ 口腔护理：加强口腔护理，减少口腔异味，促进患者食欲恢复。④ 遵医嘱给予抗生素、糖皮质激素治疗，给予降温措施 + 甘露醇脱水防治脑水肿。

二、甲型病毒性肝炎

甲型病毒性肝炎（viral hepatitis A，HA），简称甲肝，是甲型肝炎病毒引起的以肝病变为主的全身性疾病。

（一）临床表现

1. 黄疸前期

本期平均 5～7 d。起病急，有畏寒、发热，体温在 38℃以上；疲乏、全身不适、食欲减退、厌油、恶心、呕吐、腹泻、腹胀；本期末出现尿黄。

2. 黄疸期

本期可持续 2～6 周。尿色加深如浓茶样，皮肤和巩膜黄染，部分患者大便颜色变浅，皮肤瘙痒。体检可见肝大，压痛、叩击痛，部分患者轻度脾大。

3. 恢复期

平均持续 1 月，黄疸减退，肝脾回缩，肝功能逐渐恢复正常。

（二）临床评估

1. 病史

了解患者健康状况，生活习惯；是否进食不清洁食物或饮用不洁水源；是否接触染疫患者；是否长期服用对肝有损害的药物，如利福平等。

2. 身体评估

观察患者皮肤黏膜有无黄染；是否体温升高、伴寒战、疲乏、全身不适；监测尿量变化，观察尿液颜色、粪便颜色；观察腹部有无膨隆，有无腹壁静脉显露及其分布与血流方向。肠鸣音是否正常。询问患者是否有食欲减退、厌油、腹胀感。

3. 实验室检查

（1）血清酶测定：黄疸早期血清丙氨酸氨基转移酶（alanine aminotransferase，ALT）

开始升高，血清胆红素于黄疸前期末升高。血清 ALT 高峰在血清胆红素达高峰之前，一般在黄疸消退后 1 周至数周恢复正常。

（2）色素代谢功能测定：常用有总胆红素和直接胆红素测定、尿三胆检查。黄疸型者血清总胆红素、直接胆红素均升高。淤胆型者升高更显著，同时伴有碱性磷酸酶（alkaline phosphatase，ALP）及 γ- 谷氨酰转肽酶（γ-glutamyl transpeptidase，γ-GT）明显升高。

（3）凝血酶原活动度：≤40% 对诊断重型肝炎有重要意义，≤50% 显示有发展为重型肝炎倾向。血清胆固醇降低表示病情危重，增高见于梗阻性黄疸。

（4）特异血清学检查：检测抗 -HAVIgM 是确诊甲型肝炎的重要指标，是诊断甲型肝炎最可靠灵敏的方法。若抗 -HAVIgM 阳性即可确诊为现症感染，若阴性可以排除。

（三）防治与护理

1. 防治措施

（1）易感者战前均应行预防性接种。

（2）宣传病毒性肝炎的预防知识，加强粪便管理，保护水源，注意饮水和饮食卫生。

（3）对患者实施早期隔离，房间用物要消毒处理，接触患者后要用肥皂和流动水洗手。

（4）一般不需要抗病毒治疗，以保肝、降酶、退黄等对症支持治疗为主。抗病毒药物包括干扰素、拉米夫定等。

（5）若是重症肝炎患者，还需输注白蛋白、血浆等支持治疗，或者使用促肝细胞再生的药物。

2. 护理措施

（1）一般护理：① 体温监测：一般每 1～2 h 测 1 次体温，体温在 40℃以上时，每 30 min 测 1 次，甚至 10～15 min 测 1 次。② 降温措施：使用冰枕、冰帽冷敷头部，冰袋、冰块置于颈、腋、腹股沟等大血管处，注意经常翻身并勤换冰块、冰袋，避免持续长时间冰敷同一部位，防止局部冻伤。③ 皮肤护理：保持皮肤清洁、干燥，及时更换衣服和床单，防止受凉。④ 口腔护理：应在晨起、餐后、睡前协助患者漱口，保持口腔清洁，促进食欲。⑤ 环境和休息：保持室内适宜温、湿度和空气流通，患者以休息为主。

（2）生活护理：① 禁酒。② 休息可减少能量的消耗，有利于机体康复。提供室温适宜、环境安静、空气流通等合适的休息环境，嘱患者饭后平卧，增加入肝血流，保证肝有足够氧气和营养，有利于肝细胞再生以及病体康复。

（3）饮食护理：① 在肝炎急性期，宜进食清淡、易消化、富含维生素的流质，如进食量太少，不能满足生理需要，可遵医嘱静脉补充葡萄糖、脂肪乳和维生素。② 黄疸消退期，可逐渐增加饮食，少食多餐，蛋白质 1.5～2.0 g/(kg · d)，以优质蛋白质为主，如牛奶、瘦猪肉、鱼等。糖类（碳水化合物）300～400 g/d，以保持足够热量；脂肪 50～60 g/d，多选用植物油。多食水果、蔬菜等含维生素丰富的食物。③ 不宜长期摄入高糖、高热量的饮食，腹胀者可减少产气食品（牛奶、豆制品）的摄入。

三、肾综合征出血热

肾综合征出血热（hemorrhagic fever with renal syndrome，HFRS）是由汉坦病毒引起的自然疫源性传染病，鼠为主要传染源。主要临床表现为发热、充血、出血、低血压休克和急性肾功能衰竭。目前尚无特殊治疗措施，病死率较高，对疫区军民、部队活动都有很大的威胁。

（一）临床表现

潜伏期 4～46 d，一般为 1～2 周，典型病例起病急骤，表现为发热、出血和肾损害 3 类症状和 5 期经过。

1. 发热期

① 突起畏寒、高热，以稽留热和弛张热多见，多数持续 3～7 d。② 全身中毒症状："三痛"（头痛、腰痛、眼眶痛）；食欲减退、恶心、呕吐等消化道症状；易被误诊为急腹症；部分患者可出现神经症状。③ 毛细血管损伤：呈"皮肤三红"（颜面、颈部、胸部潮红）；重者呈醉酒貌，呈"黏膜三红"（眼结膜、软腭、咽部充血），球结膜水肿、出血。④ 肾功能损害。

2. 低血压休克期

主要表现为低血压及休克。轻者一过性低血压，重者可为顽固性休克，易并发 DIC、ARDS、急性肾功能衰竭、脑水肿等。

3. 少尿期

此期是本病具有特征性的一期，亦是本病的极期，持续时间长短与病情成正比。本期以少尿或无尿、尿毒症，水和电解质、酸碱平衡失调为特征。

4. 多尿期

此期仍可能再次出现继发性休克、急性肾功能衰竭及电解质紊乱。

5. 恢复期

多尿期后，一般情况逐渐好转，本期可持续 1 月至数月。

（二）临床评估

1. 病史

了解患者健康状况，生活环境，卫生情况；有无鼠类、家兔、猫、犬等接触史；有无进食不清洁食物；是否进入疫区。

2. 身体评估

评估患者是否出现发热、"三痛""皮肤三红""黏膜三红"症状；观察患者尿量、血压变化。

3. 实验室检查

① 肝功能检查：丙氨酸氨基转移酶（ALT）、胆红素升高可作为本病的特异性检查指

标，随病情好转逐渐恢复正常。② 肾功能检查：血尿素氮（blood urea nitrogen，BUN）、血肌酐（serum creatinine，scr）升高。③ 尿常规检查：尿蛋白阳性。④ 出血热肾病综合征抗体（hemorrhagic fever with renal syndrome IgM，HFRS–IgM）阳性。

（三）防治与护理

1. 防治措施

（1）防疫防护：采取以灭鼠为主的综合性措施，包括灭鼠防鼠、食品安全管理（做好食物贮存和餐具消毒工作，防止鼠类排泄物污染食品。剩饭、剩菜食用前必须充分加热）、污染物消毒、流行病学监测等。有条件和必要时可接种疫苗（我国已研制出 3 种出血热灭活疫苗，3 年内保护率均在 90% 以上）。部队进驻新地区前，应做好流行病学侦察。

（2）隔离观察区管理：设置明显标识，一般人员不得靠近或进入。进入隔离治疗区和医学观察区的各类人员均应戴口罩。集中医学观察场所应配备必要的消毒设施、消毒剂和个人防护用品，认真做好清洁与消毒工作。密切接触者医学观察 14 d，每日早、中、晚 3 次巡视，详细记录密切接触者的健康状况、体温。接受隔离治疗和医学观察人员严禁串门和四处走动。

（3）行为预防：① 不坐卧草地或草堆，不在鼠洞周围活动，野外宿营做好防护。② 活动时要注意保护皮肤，防止破伤，如有破伤，应及时消毒包扎；在野外工作时要穿袜子，扎紧裤腿、袖口和腰带，皮肤露出部位可涂防蚊剂，以防止蚊虫叮咬。不用手直接接触鼠类、野猫等。

2. 护理措施

（1）发热期护理：① 嘱患者绝对卧床休息并给予积极降温，首选物理降温，给予温水擦浴及冰袋冷敷，避免使用乙醇擦浴加重皮下出血症状。严密监测患者体温变化情况，避免降温过快引起虚脱。② 严格记录患者 24 h 出入量，保证液体的补充。③ 饮食方面，高热会导致迷走神经兴奋性减弱，胃肠消化功能减弱，应给予易消化高热量少渣食物，避免加重消化道出血。

（2）休克期护理：① 严密监测患者血压、脉搏、皮肤颜色、皮温、尿量及意识情况。② 快速建立有效静脉通道，避免重复多次穿刺，增加注射部位压迫时间（≥5 min）。③ 保持适宜温湿度，以防鼻出血，做好输血准备，一旦患者出现鼻出血、呕血、柏油样便等情况，应及时抢救。

（3）少尿期护理：① 精确记录出入量：每 8 h 小结 1 次，并严密观察大小便颜色、心率、呼吸变化等，观察是否有高血钾、酸中毒、氮质血症以及心力衰竭等并发症表现，少尿或无尿时可视情况给予利尿剂，但要密切给予关注，并做前后比较。② 饮食方面：以高糖、高维生素食物为主，限制含钾和高蛋白质食物。严格控制口服液量，如果患者迫切需要饮水，护理人员要给予耐心解释，仅让患者含漱或用棉棒蘸水湿润口腔。③ 恶心、呕吐无法进食者可给予补液，但要严格控制补液量和输注速度。

（4）多尿期护理：患者尿量超过 2 000 mL 提示进入多尿期，此期患者容易并发感染、电解质紊乱和肾功能衰竭。应适当增加补液量，一般为 24 h 尿量的 50%～75%，随着尿量的增加，患者会出现血压下降的现象，如果血压持续不降，则应考虑是否补液量过大。饮食方面，鼓励患者多进饮料、菜汤，多进高热量和含钾丰富的食物，如果尿量超过 2 500 mL，则每超过 1 000 mL 给患者补氯化钾 1 g。

四、流行性乙型脑炎

流行性乙型脑炎（epidemic encephalitis type B），简称乙脑，是由乙型脑炎病毒引起，以脑实质炎症为主要病变的中枢神经系统急性传染病，蚊虫为主要传播媒介，夏秋季流行。其临床特征为高热、意识障碍、抽搐、呼吸衰竭。病死率为 20%～50%，重症患者可留有后遗症。

（一）临床表现

潜伏期 4～21 d，一般为 10～14 d。

1. *初期*

起病急，在 1～2 d 体温可为 39～40℃，伴头痛、恶心和呕吐，多有嗜睡或精神倦怠。少数患者可有颈部强直及抽搐，病程 1～3 d。

2. *极期*

病程 4～10 d，高热、抽搐和呼吸衰竭是乙脑极期的严重症状，其中呼吸衰竭常为主要致死原因。

（1）持续高热：体温常高达 40℃以上，一般持续 7～10 d，重者可为 2～3 周。体温越高，热程越长，病情越重。

（2）意识障碍：多见于病程第 3～8 天，持续 1 周左右，重者可长达 4 周以上。表现为嗜睡、谵妄、定向力障碍、昏迷等。昏迷越深，持续时间越长，病情越严重。

（3）惊厥或抽搐：常见于病程第 2～5 天，常由高热、脑实质炎症、脑水肿、脑疝、痰阻等引起的缺氧所致。先出现面部、眼肌、口唇的小抽搐，随后出现肢体阵挛性抽搐，可为单肢或双肢，重者出现全身抽搐，强直痉挛，历时数分钟至数十分钟不等，伴有意识障碍。频繁抽搐可致发绀、呼吸暂停。

（4）呼吸衰竭：是本病最严重表现和主要死亡原因。中枢性呼吸衰竭多见于重症患者，表现为呼吸节律不规则及幅度不均匀，如呼吸表浅、双吸气、叹息样呼吸、潮式呼吸、抽泣样呼吸，最后呼吸停止。因并发肺炎或脊髓受侵犯，可出现外周性呼吸衰竭，表现为呼吸先快后慢，呼吸减弱，发绀。

（5）其他：出现脑膜刺激征。

3. *恢复期*

此期体温逐渐下降，上述精神神经症状逐日好转，一般于 2 周左右可完全恢复。重症患者可有恢复期症状，如神志迟钝、痴呆、四肢强直性瘫痪等，多于半年内恢复。

4. *后遗症期*

少数重症患者半年后仍有精神神经症状，称为后遗症。主要有意识障碍、痴呆、失语及肢体瘫痪、癫痫等。如予积极治疗可有不同程度的恢复。

5. 并发症

发生率约10%，以支气管肺炎最常见，多因昏迷时呼吸道分泌物不易咳出或应用人工呼吸器后引起。其次为肺不张、败血症、尿路感染、褥疮等。重型患者可因应激性溃疡而发生上消化道出血。

（二）临床评估

1. 病史

了解患者平时健康状况、生活环境，蚊虫叮咬、家畜接触史。

2. 健康评估

观察患者有无高热、意识障碍、颅内压增高、呼吸衰竭（呼吸节律不规则及幅度不均）症状；观察患者是否呕吐，成溢出样呕吐或喷射状呕吐。

3. 实验室检查。

（1）白细胞计数及分类检查：白细胞计数一般在（10～30）$\times 10^9$/L，中性粒细胞增至80%以上，核左移，嗜酸性粒细胞可减少。

（2）脑脊液检查：外观澄清或微混浊，白细胞计数增加，多数在（0.05～0.50）$\times 10^9$/L，个别可达1×10^9/L以上，而有的始终正常。脑脊液中免疫球蛋白的测定对鉴别诊断有帮助。病毒性脑膜炎患者在后期IgG可有升高。

（3）血清学检查：可通过血凝抑制试验、二巯基乙醇耐性试验、补体结合试验、中和试验、免疫荧光试验、酶联免疫吸附试验对流行性乙型脑炎进行确诊。

（4）病毒分离检查：病初可取血清或脑脊液接种乳鼠以分离病毒，但阳性率较低，可做回顾性诊断。

（三）防治与护理

1. 防治措施

（1）经常性开展防蚊灭蚊工作。

（2）疫区和污染区的人员进行预防接种；患者隔离；使用蚊帐、纱窗，防止蚊虫叮咬患者，引起进一步传播。

（3）一旦发生疫情，采取紧急灭蚊措施，采用大面积低容量杀虫剂喷洒，或采用杀虫剂加发烟剂燃烟熏杀。

2. 护理措施

（1）常规护理：按虫媒传染病进行隔离，保持病室安静，患者严格卧床休息，头偏向一侧，防止呕吐物阻塞呼吸道。患者常有不同程度的意识障碍和肢体运动障碍，应保持皮肤清洁，每2 h轻翻身1次，防止褥疮的发生；经常叩击背部，防止坠积性肺炎；闭合患者眼睑，并定时用生理盐水浸湿的纱布覆盖眼部，每3～4 h滴1次眼药水。

（2）高热护理：① 保持室内适宜的温湿度：室温24℃左右，相对湿度40%～60%。② 降温措施：物理降温为主，化学降温为辅。高热降温困难者可采用4℃生理盐水

50～100 mL 保留灌肠，体内热量通过血流丰富的肠道黏膜传给冷盐水而达到降温目的；还可将患者常规输入的液体置于冰箱，液体温度降至 10℃时取出，用棉套保温，按静脉输液法将液体输入患者体内；顽固性高热患者，可遵医嘱使用亚冬眠疗法，同时，应密切观察体温、脉搏、呼吸、血压等变化，保持气道通畅，发现异常立即停止，并及时给予对症处理。③ 皮肤护理：保持皮肤清洁、干燥，及时更换衣服和床单，防止受凉。④ 口腔护理：发热时由于唾液分泌减少，口腔黏膜干燥，且抵抗力下降，有利于病原体生长、繁殖，易出现口腔感染。应在晨起、餐后、睡前协助患者漱口，保持口腔清洁。

（3）惊厥的护理：抽搐会加重脑缺氧和脑水肿，应准备急救药物及抢救设备，如氧气、吸引装置、气管切开包等。及早发现抽搐先兆，一旦发现抽搐立即给予安定适量肌内注射或静脉滴注，或 10% 水合氯醛灌肠，防坠床加床挡或专人看护，窒息者立即给予人工呼吸或气管插管，并积极消除诱因。

（4）呼吸衰竭的护理：呼吸衰竭是本病的主要死亡原因。持续吸氧并严密观察病情变化，做到一听、二摸、三看，即：听痰鸣；体温、摸脉搏；看面色、看呼吸、看瞳孔变化。及时清理呼吸道分泌物，保持呼吸道通畅。采用雾化吸入，气管内交替滴药。拍背，体位引流，必要时气管切开。做好气管切开术后的常规护理，防止医源性感染。若同时有烦躁、喷射性呕吐、双侧瞳孔大小不等、血压升高多合并脑疝，应立即通知上级医生。

（5）饮食护理：根据病情给予高营养、高热量饮食。初期及极期应给予清淡、流质饮食，如西瓜汁、绿豆汤、菜汤、牛奶等；昏迷及有吞咽困难者可给予鼻饲，或静脉输液，每日入量 60～80 mL/kg，维持水、电解质平衡，抽搐时暂禁食。

五、新发传染病

不同新发传染病来源不同，影响其发生及出现的原因众多，影响因素复杂多样，且往往是在特定条件下促成其发生或流行。新发传染病出现的内在原因是源于出现新的致病微生物、发现新的病原微生物、来自动物的病原微生物、病原微生物致病性改变等。新发传染病出现的主要表现如下：

（1）新种或新型病原微生物感染导致发生新的传染病。

（2）发现原已存在的传染病病原体，包括原以为非传染性疾病因致病病原体的发现而被确认的传染病和新发现病原体的已知传染病。

（3）来自动物的病原体感染人并致病。

（4）原来极少发生或散发，近来出现流行的罕见传染病。

（5）发病区域改变或明显扩大的区域性传染病。

（6）原来临床症状较轻现在变得严重的疾病。

（7）曾得到控制，但出现抗药性或重新流行的疾病。

（8）已出现慢性病症。

从传染病基本流行规律而言，影响新发传染病发生的因素主要为传染源的变异、疾病的传播途径及方式的改变和人类自身对疾病抵抗能力的改变。在战时，卫生人员要求保持清醒头脑，警惕敌人可能发动生物武器战，造成新发传染病流行。

第三节 战时常见皮肤病防治

亚热带、热带地区是皮肤病的高发地区，由于气温高、湿度大，为各种病原菌的繁殖创造了有利条件。目前，亚热带地区主要是 3 种皮肤病，皮肤癣菌病占 80%，虫咬皮炎占 5%，化脓性皮肤病占 8%，这 3 种病的发生率占全部皮肤病的 93%。这些疾病的共同特点是病情重，发病部位广泛。皮肤病的高发季节为 5 ~ 10 月。一线部队卫生条件相对较差，生活用水供应不足，给感染性皮肤病的蔓延造成可乘之机；广大官兵对皮肤病防治知识不足，不适当的治疗和乱用药物，又加重了病情，延误了治疗，给官兵身心带来很大痛苦，并且是造成非战斗减员的重要原因。

一、感染性皮肤病

感染性皮肤病主要有细菌性皮肤病、病毒性皮肤病、真菌性皮肤病以及致病性节肢动物性皮肤病。常见的有脓疱疮、浅部真菌病、带状疱疹、疖。

（一）脓疱疮

脓疱疮（impetigo）亦称脓痂疹，俗称“黄水疮”，是由化脓性球菌感染引起的急性化脓性皮肤病，其具有接触传染和自身接种感染的特性。

1. 病因和机制

病原菌主要为凝固酶阳性的金黄色葡萄球菌或乙型溶血性链球菌单独或混合感染。夏秋季节气温高、湿度大，皮肤浸渍、蚊虫叮咬，湿疹皮炎、外伤及皮肤清洁不良等皆可为病原菌侵入皮肤繁殖创造条件而诱发本病。

2. 临床表现

多见于夏末秋初，闷热多汗季节。常先有接触传染史或虫咬、外伤及瘙痒性皮肤病等。脓疱疮的发病部位一般以头面部最为多见，其次为四肢暴露部位，再次为胸背部与臀部。野战部队患者中通常以两小腿为好发部位，这是由于两小腿最易遭受外伤及昆虫叮咬的缘故。基本损害为成群分布的脓疱及脓痂。起初可为水疱，迅速变大并混浊化脓，周围绕以炎性红晕。疱壁薄易破而形成糜烂、渗液，干燥后形成黄色脓痂，愈后无瘢痕。局部可有程度不等的瘙痒，重者可伴有发热，体温为 39 ~ 40℃，畏寒等全身症状，局部淋巴结可肿大。个别反复发作者可诱发肾小球肾炎。

3. 治疗措施

（1）局部治疗：以杀菌、消炎、收敛、干燥为原则。脓疱完整时，可选用硫磺炉甘石洗剂、5% 聚维酮碘溶液、莫匹罗星软膏等外擦。对脓疱应抽取疱液，剪除疱壁；如脓疱破溃、结痂，则宜用 1：5 000 的高锰酸钾溶液、0.5% 新霉素溶液清洗或湿敷。渗液多者可用 0.1% 利凡诺（依沙吖啶）或 0.02% 呋喃西林溶液湿敷，脓痂可用抗生素软膏封包 24 h 后去除。

（2）全身治疗：对皮损广泛并伴有发热或淋巴结炎者，应全身使用抗生素。

4. 护理措施

（1）注意个人卫生：保持皮肤清洁，勤洗澡、勤换衣，积极治疗各种瘙痒性皮肤病。患者应隔离治疗，防止接触传染。患者的衣物及生活用品应及时消毒。野战条件下可配备淋浴车，定期洗澡。交通不便的山区可配备专供个人干洗的擦洗包或海绵块，经常擦拭皮肤，除去脏污。

（2）严格消毒制度：卫生人员换药、注射时均要穿隔离衣，处理完毕要洗手。更换隔离衣，才能接触其他患者，换下的敷料应集中焚烧或灭菌处理；被服应高压灭菌，然后清洗，换药器械及时消毒。

（3）皮疹处理：对脓疱较大者，可用无菌注射器抽出脓液后，使用水胶体敷料或泡沫敷料覆盖。深脓疱疮，可先除去痂皮，再用银离子泡沫敷料覆盖，以促进溃疡愈合。同时注意瘙痒的护理。

（4）健康指导：普及卫生知识，加强环境卫生和个人卫生，勤洗澡、勤换衣服；注意保持皮肤的清洁卫生，及时治疗虫咬皮炎、瘙痒性皮肤病及各种皮肤损伤；向患者说明传染途径和预防方法，防止传染别人。

（二）皮肤癣菌病

皮肤癣菌病（dermatophytosis）是由皮肤癣菌侵犯人或动物皮肤角质层、毛发、甲板引起的浅部真菌病，又称癣（tinea）。按其侵犯部位的不同，临床可分为头癣、体癣、股癣、手足癣和甲癣。浅部真菌病主要通过直接或间接接触传染，在战时可造成一定范围的流行。我军在西南边境“老山”自卫反击战中，由于环境潮湿，坚守猫耳洞的战斗员几乎都曾患有不同类型的皮肤癣菌病，是部队平时与战时的常见病、多发病。

1. 病因和发病机制

主要致病菌为红色毛癣菌、石膏样毛癣菌、絮状表皮癣菌及犬小孢子菌等。皮肤癣菌共同的特点是嗜角质蛋白，该菌感染人体后可引起组织反应而发生红斑、丘疹、水疱、鳞屑、断发、脱发和甲板改变等。多在湿热地区和炎热夏季发病或加重。所谓“烂裆”实际上主要是严重股癣。

2. 临床表现

（1）体癣（tinea corporis）：体癣是指发生于除头皮、掌趾及甲板以外其他部位的皮肤癣菌感染。皮疹为丘疹、丘疱疹或水疱。从针头到绿豆大小，由中心向外发展，中心炎症减轻，边缘由散在丘疹水疱、丘疱疹痂和鳞屑连接成环状隆起。中心部可出现多层，同心圆样损害，一般好发于面、颈、腰腹、臀及四肢等处。瘙痒明显，挠抓后可引起局部湿疹样改变，易继发细菌感染，夏重冬轻，愈后留下色素沉着。病久者因经常挠抓可引起局部湿疹样改变或继发细菌感染。

（2）股癣（tinea cruris）：股癣是指发生于腹股沟、会阴、肛周和臀部皮肤的皮肤癣菌感染。皮疹初起为丘疱疹，逐渐增多扩大，在上腹部近腹股沟处形成弧形损害。由于褶皱两侧皮肤相互接触，常为鲜红色水肿性红斑，可沿腹股沟处播散。红斑的上缘常不清楚，褶皱以下部位损害呈半圆形，边缘炎症显著。皮疹可扩展至股部、阴囊褶皱，肛周臀间沟及臀部，阴囊受累较少见，重者可蔓延至会阴及耻骨上部。由于不断挠抓，可引起渗液和结痂，也可使皮肤呈苔癣样改变。

（3）足癣（tinea pedis）：足癣系致病真菌感染足部所引起的最常见浅部真菌病，俗称"脚气"或"湿气"。常双脚同时发病，可自身传染引起手癣、甲癣、体股癣。好发于趾间，尤其是第三、四趾缝，与这些部位皮肤密切接触、潮湿、不透气有关。根据皮损表现一般分为以下 3 型。① 水疱型：在趾间、足底处发生针头至粟粒大的深在性水疱，疱壁较厚、发亮，不易破溃。疱液自然吸收、干燥后转为鳞屑。有不同程度的炎症和瘙痒。本型主要发生在夏季，发病与真菌的种类有关（石膏样毛癣菌易引起此型），还与机体发生的变态反应有关，易引起癣菌疹，即在身体其他部位发生丘疹或水疱，伴瘙痒。② 浸渍糜烂型：好发于第三、四趾和第四、五趾间，由于该处皮肤较薄嫩，相互紧密接触、不透气、易潮湿，利于癣菌滋生繁殖。皮疹表现为局部皮肤浸渍发白，呈腐皮状，揭开腐皮后见鲜红色的糜烂面甚至裂隙，伴渗液，有时发出恶臭，瘙痒难忍，可因挠抓引起淋巴管炎、蜂窝织炎或丹毒。③ 角化过度型（鳞屑角化型）：常见，好侵犯足底、足侧及足跟部，表现为这些部位的角质层弥漫性增厚、脱屑，粗糙变硬，间有皲裂，冬季加重，夏季可出现水疱。本病自觉剧痒，以水疱型和趾糜烂型尤甚。足癣发病与季节有关，往往冬轻夏重。

（4）手癣（tinea manus）：手癣是发生于手指屈面、指间及掌面的皮肤癣菌感染。可以是原发，但是多数是从足癣自身传染而来。病原菌与足癣相同，临床表现也和足癣相似。由于手接触的东西甚多，使手癣的临床表现具有不典型性或多样化特点。一般可分为以下 4 型。① 水疱型：在掌心和指侧发生散在或成群分布的针头大小的深在性水疱，自行干燥后疱壁破裂，形成白色点。② 鳞屑型：在手掌部发生片状红斑，表面有鳞屑，边缘尚清楚，中心纹理较显著，触之有粗糙感。多只发生于一侧，亦可对称分布。③ 浸渍糜烂型：又称间擦型。发生于趾屈侧及第四、五趾间，表现为趾（指）间皮肤浸渍发白，基底湿润潮红或蜂窝状，有少许渗液。易继发细菌感染而形成溃疡。有时发出恶臭味，瘙痒较剧。常因反复挠抓后引起淋巴管炎、蜂窝织炎或丹毒，足部疼痛红肿时，影响下肢活动。④ 慢性湿疹型：表现为掌心逐渐弥漫性皮肤粗糙，皮肤变厚，皮纹变深，边界不清，冬季易发生皲裂。

（5）花斑癣（tinea versicolor）：花斑癣俗称汗斑，是马拉色菌侵犯皮肤角质层所致的潜部真菌感染。本病男性多于女性，以青壮年多见。好发于躯干的胸背、颈部、腋窝、腹部等皮脂腺丰富部位。皮疹初起于毛孔周围，逐渐扩大为指甲大小之圆形或类圆形斑疹，可为淡褐色、淡红色或浅白色，表面覆以细糖状鳞屑。一般无自觉症状，偶尔出汗时稍有痒感。病程慢性，夏重冬轻，常持续多年。

（6）皮肤念珠菌病（cutaneous candidiasis）：皮肤念珠菌病是由各种致病念珠菌（主要是白念珠菌）引起的皮肤感染。念珠菌属酵母菌，为单细胞芽生，存在于自然界及正常人的口腔、消化道、阴道及皮肤上，一般情况下并不引起感染，在人体全身、局部抵抗力降低时发病。

3. 治疗措施

（1）手足癣：① 水疱型：可选用复方水杨酸乙醇、复方雷锁辛（间苯二酚）搽剂。10%～30% 冰醋酸外擦。② 糜烂型：可扑足癣粉；若渗出较多，可先以 1∶5 000 高锰酸钾溶液湿敷，待干燥后，再涂以抗真菌类霜剂，如 1%～2% 咪康唑、联苯苄唑、特比萘芬霜剂等。③ 鳞屑角化型：可先以复方苯甲酸软膏或 10% 水杨酸软膏厚涂并封包，待粗糙之角质层脱落后，再以其他抗真菌药物继续外用治疗，应坚持 1～2 个月。④ 对足癣继发细菌感染者：局部应先选用抗细菌药物治疗，如红霉素、金霉素软膏等，若有发热等全身症状，应全身使用抗生素，待细菌感染控制后，再行抗真菌治疗。⑤ 手癣治疗同足癣：用药应尽量采用软膏封包，且以晚间治疗为主。

（2）体癣和股癣：体癣可选用复方苯甲酸软膏、1%～2% 的咪唑类霜剂、10% 水杨酸乙醇，2～4 次 /d，连续 2～4 周。股癣宜选用咪唑类霜剂等非刺激性外用药，并保持局部干燥。同时，内裤应每日以开水烫洗。待皮损消退后，仍需坚持用药 1～2 周。

（3）花斑癣：可选用 1%～2% 咪康唑软膏、复方雷琐辛搽剂、联苯苄唑或特比萘芬霜剂等；亦可先涂 40% 硫代硫酸钠溶液，待稍干后再涂以 4% 盐酸溶液 1～2 次 /d，连续 2～4 周。

4. 护理措施

（1）注意个人卫生：不公用浴巾、拖鞋、枕巾等用具。坚持及早、正规、彻底的治疗原则；同宿舍有患手、足癣及其他癣病者需同时治疗。

（2）彻底消毒用品：患者的衣物、洗脚盆、毛巾等生活用品应定期消毒；病发、皮屑、甲屑应烧毁。

（3）保持清洁：嘱患者保持皮肤清洁，皱褶部位保持干燥；尽量避免抓、搓、擦和用热水肥皂烫洗，否则易继发感染或湿疹化。

（4）注意药物的不良反应：卫生人员必须掌握外用药物的剂型、性能、注意事项和使用原则，细心观察外用药使用情况及皮损变化，如发现皮损有扩大或刺激反应，应立即停止涂药；对口服抗真菌药物的患者要注意肝、肾功能及其他不良反应，如有异常，应及时停药并处理。

（5）健康指导：耐心向患者普及防治癣病知识。注意个人清洁卫生，养成良好的卫生习惯，积极治疗原有的癣病。在炎热季节，应积极实施“洗、晒、消、擦”的防癣经验。避免接触患者用过的毛巾、浴盆。

（6）其他：本病容易治愈，但也常复发。涂药前先用温水湿润皮肤再涂药，鼓励患者积极治疗，坚持用药，以彻底治愈为最终目的，不可自行终止治疗，以防反复。增强个人卫生保健意识，不乱用他人生活用品。搞好个人卫生，杜绝传染源。

（三）毛囊炎

毛囊炎（folliculitis）是一种毛囊部的化脓性炎症。可以分为两型：一型是常见的整个毛囊部的化脓性炎症，称为单纯性毛囊炎；二型是毛囊口的化脓性炎症，称为脓疱性毛囊炎或毛囊性脓疱病，既往又称 Bockhart 脓疱病。毛囊炎虽一般不给患者造成很大的痛苦，但夏季可以在野战部队中造成流行性发病，少数患者可演变成疖或痈。

1. 病因

主要为金黄色葡萄球菌，少数也可为表皮葡萄球菌。昆虫咬蜇及卫生不良是诱发本病的主要因素。

2. 临床表现

毛囊炎的所有损害均以毛囊口为中心。最初，毛囊口发红，有灼痛感，以后分别演变为单纯性或脓疱性毛囊炎。单纯性毛囊炎表现为丘疹性脓疱，浸润明显，位置较深；脓疱性毛囊炎呈半球形黄白色脓疱，浸润较轻，位置较浅。二者均绿豆至黄豆大小。经数天后，脓疱渐行吸收干枯结痂愈合，不留瘢痕。皮损常分批发出，散在分布于头皮、四肢多毛发处，易反复发作。野战部队患者发疹数目常较多，每批可达数十甚至数百个，此时可有低热等全身症状。部分患者因反复发作，对化脓菌敏感性日益增强，可演变成疖或痈。

3. 治疗与护理

保持皮肤清洁，可涂用 1∶2 000 氯己定（洗必泰）、碘酒、乙醇或抗菌软膏。病变广泛、有全身症状或有向疖肿发展倾向时，宜早期给予口服抗生素。

（四）疖

疖（boils）是一个毛囊及其周围组织的化脓性感染，如果反复发作、经久不愈或同时有多处疖发生时则称为疖病。在亚热带野战部队中，疖和疖病经常可以遇到，其发病率仅次于脓疱病而居于化脓性皮肤病的第二位。

1. 病因

病原菌主要为金黄色葡萄球菌，其次为表皮葡萄球菌。在全身性疾病如糖尿病、慢性肾炎、贫血、营养不良及长期应用糖皮质激素等情况下，病菌易于乘虚而入，引起发病。而部队中则主要与皮肤损伤及卫生不良有关。新入伍士兵不适应部队生活，尤易发病。

2. 临床表现

疖可发生在全身任何有毛发部位，尤常见于头、面、背及臀部。病变初起与单纯性毛囊炎无异，但很快增大，形成直径 2～3 cm 大小的紫红色结节，表面皮肤肿胀，触之有热感，质地坚实。自觉疼痛并有明显压痛。3～5 d 后，中央部分形成黄白色坏死的脓头，下有脓栓。脓栓周围组织逐渐化脓变软，遂有波动感。脓栓及脓液排出后，患者顿觉轻松，以后溃疡愈合，形成瘢痕。面部尤其是鼻根与两口角间“危险三角区”的疖有很大的危险性。由于这一区域内有丰富的血管和淋巴管，静脉缺乏瓣膜，因而细菌栓子易沿内眦静脉逆流至颅内，引起海绵窦血栓性静脉炎或脑脓肿，死亡率很高，应引起足够重视。疖的全身症状一般较轻微。疖病时，尤其身体虚弱患者，常有恶寒、发热，附近淋巴结肿大，甚至演变为痈。有时可致急性骨髓炎或内脏器官转移性脓肿，以致发生脓毒血症或败血症。

3. 治疗与护理

（1）局部治疗：早期急性阶段以促进炎症吸收消散为主，局部可用湿敷，冷热均可。中药如蒲公英、紫花地丁、马齿苋、鱼腥草等捣烂外敷，效果较好。红膏药或鱼石脂软膏用法简便，效果可靠。有条件时可采用理疗如紫外线、红外线、超短波治疗等。当疖已局限且有波动感时，大者可以切开引流，小者可行蘸有苯酚液体的竹签刺入疖内，挤出脓栓及脓液，促进愈合。

（2）全身治疗：有全身症状或较大之的疖，宜早期给予抗生素、磺胺药或中药五味消毒饮及鱼腥草，可使病变局限，早日消退。

（3）面部疖的治疗：宜卧床休息，少讲话，进流质饮食，早期给予全身治疗。严禁挤压，尽量避免切开引流，不得已时，可在大量抗生素控制下进行手术，动作一定要轻柔。

（4）疖病的治疗：除上述治疗外，应仔细寻找发病诱因，纠正全身疾病，治疗皮肤损伤，加强营养。为增强机体抵抗力，可肌内注射球蛋白、自身菌苗或多价菌苗等。

（5）其他：经常擦拭全身皮肤，常换内衣，尽量不要挖鼻孔，积极治疗各种瘙痒性皮肤病。对患者脓性分泌物污染的物品要进行消毒。

（五）病毒性皮肤病

1. 单纯疱疹

单纯疱疹感染是由两种不同类型的疱疹病毒引起：1 型单纯疱疹病毒（HSV1）和 2 型单纯疱疹病毒（HSV2）。两种病毒的传染方式相同。无症状病毒携带者可以携带病毒并具有传染性。

（1）临床表现：单纯疱疹的症状和体征包括出现在任何部位皮肤或黏膜的损害，表现为在轻微隆起的感染部位上出现的一族或者多簇内涵清亮液体的小水疱，水疱内液体极具传染性。最常出现在口周、唇缘和生殖器周围，伴以刺痛，不适和瘙痒症状。水疱大小不一，病变持续数天，然后开始变干，形成薄的黄色结痂或溃疡。首次感染时症状最严重，伴有发热，淋巴结肿大和泌尿系统症状（如发生在生殖器）。易反复感染。当出现局部外伤或系统性应激（如疲劳、疾病）时可导致病毒感染复发。在阵地或者战场环境中常常可以见到单纯疱疹病毒感染复发。一般 8 ~ 12 d 可以愈合，单纯疱疹导致的皮损通常可以完全愈合，但在同一部位反复发作可能会导致萎缩和瘢痕形成。疱疹性甲沟炎是指手指的单纯疱疹病毒感染，由单纯疱疹病毒通过皮肤破损处直接传染导致。在日常医疗工作中常见。疱疹性甲沟炎的症状包括手指损伤处的肿胀和疼痛。

（2）治疗措施：抗病毒药（如阿昔洛韦）用于初次发作、反复感染和抑制治疗时。继发细菌感染需要全身应用抗生素治疗。对感染的患者应用药物给予对症支持治疗，不需要将病毒完全杀死。因为目前单纯疱疹病毒感染是一种无法治愈的复发性疾病。

2. 带状疱疹

带状疱疹由水痘 – 带状疱疹病毒感染引起。

（1）临床表现：症状和体征包括即将出疹部位的疼痛、触痛和瘙痒，通常先于皮疹

2～3 d发生。2～3 d后可以看到红斑上长出典型的疱疹。偶尔伴有头痛、发热和寒战。带状疱疹常在胸腹或腰部出现，位于躯体一侧。皮疹持续3～5 d，7～10 d结痂，14～21 d吸收。

（2）治疗措施：首先采用湿敷，以舒缓皮肤。应用抗病毒药物治疗带状疱疹。严重的疼痛可能需要使用麻醉性镇痛药物治疗。

3. 疣

不同的疣由不同的病毒感染引起。疣通常好发于儿童和青少年。大多数可以自愈，有一些则可能会持续一生。目前确定至少有 55 种人乳头状瘤病毒（HPVs）可以引起疣。目前认为至少有 3 种人乳头瘤病毒可以引起子宫颈癌和尖锐湿疣。

（1）临床表现：疣通过接触转播，通常出现在患者轻微损伤的部位，例如有咬指甲习惯患者的指甲周围和足底。尖疣病毒也可能会穿透正常完好的皮肤。

（2）治疗措施：一些疣对单一治疗敏感，而大多数需要联合治疗，应该向患者解释清楚。药物和液氮“冷冻”治疗是目前首选的治疗方法。

二、变态反应性皮肤病

（一）湿疹

湿疹（eczema）是由多种内、外因素引起的一种具有明显渗出倾向的皮肤炎性反应。其特点为剧烈瘙痒、多形性损害，易渗出、易复发、对称分布。该病是部队最常见的皮肤病。

1. 病因和发病机制

湿疹病因及发病机制复杂，涉及体内、外多种因素，可能是诸种因素共同相互作用所致，但多认为与迟发性变态反应有关。本病常常发生于具有过敏体质的个体。凡有此体质的人，对体内外各种致敏物质，如食物中蛋白质（如鱼、虾、蛋类及牛乳）、化学物品、植物、动物皮革及羽毛、肠道中寄生虫、感染灶等均较正常人容易发生过敏反应。此外，湿疹的发生，有时还可能与神经功能障碍、内分泌失调、消化不良、肠道疾病、新陈代谢异常等有一定的关系。

2. 临床表现

根据发病过程中皮损表现不同，可将本病分为急性、亚急性和慢性 3 种类型。

（1）急性湿疹：好发于头部、四肢屈侧、会阴部、手足背等部位。皮肤损害表现为多形性，即红斑、丘疹、丘疱疹、水疱、糜烂、渗出、结痂、脱屑。患处中央部位炎性反应通常较明显，往往伴有糜烂、渗出，皮损边界不清。自觉瘙痒，以夜间尤甚，易并发细菌感染，从而引发毛囊炎、疖肿、脓疱疮、淋巴管炎、淋巴结炎等化脓性皮肤病。急性湿疹如经妥当处置可获痊愈，但易复发，或转变为亚急性或慢性湿疹。

（2）亚急性湿疹：当急性湿疹经适当治疗后炎性反应缓解，红肿、渗出明显减轻，而进入亚急性阶段。皮疹以红色丘疹、斑丘疹为主，间有轻度糜烂，少量渗液、结痂或鳞屑。病程可达数周之久，可演变成慢性湿疹。

（3）慢性湿疹：多数是从急性、亚急性演变而来的，也可以在发病开始就呈慢性型。

好发于四肢，如手足、小腿、肘窝等处，分布也多对称。皮损常为局限型，皮肤增厚、浸润明显，往往形成苔癣样变。瘙痒剧烈，遇热时或在夜间尤甚，病情迁延。如局部治疗处理欠当或进食刺激性食物，可使慢性湿疹急性发作。

湿疹还可根据发生部位不同而命名，如耳部湿疹、乳房湿疹、手部湿疹、小腿湿疹、阴囊湿疹等。另外，某些细菌性化脓性皮肤病，如中耳炎、溃疡、瘘管及褥疮等，可从病灶中排出分泌物，使其周围皮肤受刺激或致敏而引起皮肤出现湿疹样改变，损害以感染病灶为中心向周围扩展和蔓延，表现为皮肤肿胀、红斑、水疱、脓疱、糜烂、渗出及结痂等，自觉瘙痒或轻度痛感，称为传染性湿疹样皮炎。

3. 治疗与护理

由于湿疹的病因复杂，临床形态和部位又各有不同，故湿疹的治疗大多为对症治疗。

（1）一般治疗：本病应尽量去除病因；避免对患处任何不良刺激，如搔抓、热水烫洗及应用刺激性药物治疗；忌食致敏性或刺激性食物，如酒、咖啡、海鲜、蛋、辣等。

（2）全身治疗：目的在于抗炎、止痒。包括抗组胺药物、镇静安定药物，如第一代抗组胺药苯海拉明、异丙嗪、氯苯那敏、赛庚啶等；或第二代抗组胺药，如西替利嗪、氯雷他定等。这些药物既可单用或联用，还可与镇静药配伍用。皮疹渗出较多者，可加用 10% 葡萄糖酸钙 10 mL，1 次 /d，静脉注射；亦可采用封闭疗法，慢性湿疹不提倡糖皮质激素内用疗法。

（3）局部治疗：多选具有止痒、消炎作用的角质促成剂或糖皮质激素。外用药剂型的选择应依据临床皮损表现来定，急性期如红肿明显、渗出多者，应选溶液冷湿敷，如生理盐水。1∶40 Burow 液（次醋酸铝）、1∶5 000 高锰酸钾溶液、3% 硼酸等，每日 3～5 次；亚急性期可外用糖皮质激素霜剂或松馏油霜剂、糊膏等类药；慢性期可外用糖皮质激素霜剂或软膏，或用糖皮质激素皮损内注射。

（4）注意事项：① 服用抗过敏药物尤其是第一代抗组胺药物有头晕、嗜睡等不良反应，用药后要注意安全。② 避免挠抓或烫洗，以免皮疹泛发加重病情。③ 急性期禁用刺激性强的药物，以免加重病情。

（二）接触性皮炎

接触性皮炎（contact dermatitis）是指皮肤或黏膜接触某种物质后，在接触部位发生的一种急性皮炎。其特点为有接触史，皮损局限于接触部位，有瘙痒和灼热感，去除接触物迅速痊愈。其是部队进行野外训练或作战时的常见皮肤病之一。

1. 病因和发病机制

引起接触性皮炎的病因很多，按其发病机制可分为原发刺激性和变态反应性两种。

（1）原发刺激性：其指接触物本身具有强烈的刺激性，任何人接触后都会发病，如强酸、强碱等。

（2）变态反应性：其指接触物本身无强烈刺激性，只有少数敏感性个体接触后才会发病。初次接触后须经 4～20 d 的潜伏期而致敏，再次接触，则在 12～48 h 发生皮炎，属迟发型变态反应（Ⅳ型变态反应）。

常见的接触物可分为：① 动物性：如皮革、羽毛。② 植物性：如花粉、根茎、草麻。③ 化学性：如染料、塑料、橡胶、化妆品、药品、洗涤剂。

2. 临床表现

起病较急，发生于接触部位，以面部、四肢等暴露部位多见。皮疹为与接触物形态一致、边界清楚的水肿性红斑、丘疹、水疱或大疱，水疱破溃后可形成糜烂和渗液。自觉局部灼热性瘙痒，严重时可伴有发热、头痛和食欲缺乏等全身症状。去除致敏原后，可于 1 周左右痊愈。

3. 治疗措施

（1）全身治疗：以止痒，脱敏为主。可选用抗组胺类药物及维生素 C；肿胀明显，渗出较多者，可选用钙剂；对皮疹泛发、症状较重者，可酌情使用糖皮质激素，一般以泼尼松 30 mg/d 为宜；有感染者，可加用抗生素。

（2）局部治疗：以消炎、止痒、预防感染为主。根据皮损性质选用不同的药物和剂型。急性期只有红斑、丘疹，而无糜烂、渗液者，可选用炉甘石洗剂或糖皮质激素类霜剂；有糜烂和大量渗液时，可以 3% 硼酸溶液或 1 : 5 000 高锰酸钾溶液湿敷；慢性期可选糖皮质激素软膏。继发感染者可加用抗生素软膏。

4. 护理措施

（1）去除病因：一般接触物可用清水反复冲洗即可；碱性接触物可用 3% 硼酸溶液清洗及湿敷；酸性接触物则可用 5% 碳酸氢钠溶液冲洗或湿敷。

（2）饮食护理：避免进食易致敏和刺激性食物，多食水果和新鲜蔬菜，食物宜清淡并富含营养。

（3）心理护理：由于接触性皮炎多发生于颜面等暴露部位，常引起患者的紧张和忧虑。因此，应向患者说明病情，介绍相关知识，消除各种顾虑，鼓励患者积极配合治疗。

（4）避免刺激：避免烫洗、日晒、搔抓、摩擦、压迫等不良刺激，避免摄入刺激性和抗原性强的饮食。

（5）瘙痒护理：告知患者瘙痒的原因与挠抓的弊端，指导患者避免瘙痒的方法。如改善居住外境，调整衣着，避免皮肤接触羊毛和化纤类织物等。晚间睡眠戴手套，防止无意搔抓。

（6）健康指导：避免再次接触致病物，忌用容易致敏的药物，如磺胺类、青霉素等制剂。正确使用用药，防止因用药不当引起的不良反应或因处理不当转变成慢性皮炎。一旦发病，应及时就诊，避免刺激。

三、动物性皮肤病

（一）水蛭咬伤

1. 病因与发病机制

水蛭又称蚂蝗，生物学分类属环节动物门蛭纲。水蛭生活于淡水中，在我国以南方水田地区多见。水蛭种类繁多，从数毫米至数厘米大小不一，呈黄褐色至深褐色，分节明显，前后各有一吸盘，口在前吸盘内，口腔内有三个颚，颚的嵴上有尖细牙齿。人涉水时，水蛭沿水流来向游至皮肤，以吸盘牢牢吸附于皮肤上，再以颚齿咬伤皮肤吸血，同时其涎腺分泌水蛭素有抗凝作用致流血不止，另可分泌组胺样物质引起风团和红斑等过敏反应性皮疹。

2. 临床表现

水蛭咬伤常发生于小腿、前臂和足背皮肤。水蛭初咬时通常仅觉瘙痒而不觉疼痛，直到水蛭吸血离去或去除水蛭后方觉疼痛，偶有全身性过敏反应或休克。皮肤咬伤处可见三角形伤口，周围可出现红斑和风团，甚至出现大疱及坏死。须要警惕的是在饮生水时或游泳时，水蛭可沿腔口进入鼻腔、口腔、咽喉部、肠道、尿道、肛门、阴道和子宫腔，引起相应部位的出血和临床症状。

3. 防治措施

了解水蛭生活史，尽量避免在池塘洗脸、游泳或饮生水。入水前做好个人防护，皮肤上可涂防蚊油、烟油，以驱避水蛭。如水蛭已吸附皮肤，不可用手强拉，以免吸盘断入伤口。可用手掌或鞋底拍打虫体，水蛭可自行退出脱落。或用食盐、浓醋、白酒、旱烟油置于虫体表面，经数分钟虫体可自动退出脱落，伤口消毒后外滴 0.1% 肾上腺素止血、外用红汞或甲紫溶液后包扎。水蛭进入鼻腔或阴道切不可强行拉出，可在局部涂蜂蜜或香油，待其退出而除去之。或可用 2% 普鲁卡因加 0.1% 肾上腺素的棉球塞入鼻腔或阴道，或用浓盐水灌注或 3% 双氧水冲洗，水蛭可失去活动能力，然后将其取出。

（二）刺胞皮炎

1. 病因与发病机制

由生活于海洋中的刺胞动物特有细胞器——刺胞刺入皮肤并将毒液注入人体而引起皮肤损伤。刺胞动物分属水螅纲、钵水母纲和珊瑚纲。在刺胞动物的体壁细胞中夹杂着一种或数种刺细胞，在其口周的触手上非常密集，每一个刺细胞内含一个刺胞（又称刺丝囊和刺线囊），呈圆形、椭圆形或棒状，大小如红细胞或白细胞，肉眼不能看得见。每一个刺胞内含一根螺旋形缠绕卷曲的刺丝。有的刺丝无开口、无毒液，仅有攀附作用。有的刺丝含毒素、有开口，当受到理化刺激时，刺丝弹开顶盖刺入皮肤、射出毒液，刺丝的毒性大小不一，轻者局部麻木而无皮疹，重者除引起皮肤损伤和全身症状外，甚至可致死。

2. 临床表现

刺胞皮炎可分为水螅皮炎、水母皮炎、海葵皮炎和珊瑚皮炎，夏秋季节多见，7～9 月为高发季节。刺胞动物的种类、其所含刺细胞和刺胞的性质、密度和刺入皮肤数量决定了刺胞皮炎临床表现严重程度的差异。

3. 防治措施

加强个人防护，避免用手触摸或抓取海产物。如已被蜇伤，应立即用毛巾擦去刺胞，用海水或肥皂水冲洗局部，用 1% 明矾溶液、5～10% 碳酸氢钠溶液或 1：5 000 高锰酸钾溶液冷湿敷有助于缓解痛痒，外搽炉甘石洗剂、糖皮质激素霜剂。对皮损面积大、全身反应重者可给予口服抗组胺药物，静脉给予地塞米松。病情危重者应及时抢救。

四、物理性皮肤病

（一）褶烂

本病又名擦烂、间擦疹或摩擦红斑。

1. 病因与发病机制

在炎热季节，皮肤皱褶部位因潮湿、多汗、相互摩擦而致局部皮肤血管扩张和充血，可在原有的浅部真菌病基础上发生，也可进一步继发感染。

2. 临床表现

好发于颈、腋窝、乳房下、腹股沟、臀沟及肛门、肘腘窝处，肥胖者多见。皮损为边界清楚的鲜红或暗红斑，以后可有浸渍发白、糜烂、渗液，皱褶深处可有深裂隙。自觉灼热、痛痒感。

3. 诊断

根据炎热季节、好发部位、境界清楚红斑、继而出现浸渍和糜烂可诊断。应与湿疹与念珠菌性间擦疹鉴别。

4. 防治措施

皱褶部位经常清洗，注意散热通气，保持干燥。局部红斑可用扑粉，已有糜烂渗液者可行3%硼酸溶液湿敷，渗液不多时用氧化锌油，继发细菌感染时，可外用2%龙胆紫溶液。

（二）战壕足

又称水浸足、散兵坑足、海船足。

1. 病因与发病机制

在寒冷环境中，长期穿潮湿鞋袜、紧缚绷带、鞋不合适或久不活动，可引起足部血液循环障碍而致局部缺血和组织损伤，局部血管通透性增加，可形成水肿。

2. 临床表现

足部自觉疼痛和感觉异常，早期患肢苍白、发凉，自觉有冰冷感和感觉异常，随后进入充血期，患肢发红、水肿，并可形成水疱或血疱，严重病例可发生坏疽。晚期对寒冷敏感性增加，可出现雷诺现象、出汗增多。本病可伴有淋巴管炎、蜂窝织炎和血栓性静脉炎。

3. 防治措施

注意保暖、按摩和活动可预防发病。将患者肢体放平，保暖，局部保持干燥。服用止痛剂、扩血管药如烟酸片。

（三）热带浸渍足

1. 病因与发病机制

在热带和亚热带地区，双足浸泡在22～32℃水中时间过长（3～7 d），引起表皮角化不全、棘层肥厚，并有真皮炎症反应发生。

2. 临床表现

发生于足背和踝部，与正常皮肤有明显界限，局部显著红肿，摩擦部位可有水疱、瘀斑和小溃疡，皮温低，有触痛。病程 3～10 d。严重者有发热、腹股沟淋巴结肿大。

3. 防治措施

避免在水中过长时间浸泡，保持局部干燥。已发病者，予以休息，抬高患肢，局部保持干燥，如无破溃可外扑氧化锌滑石粉，也可外用 1% 鞣酸甘油。继发感染时，可加用抗生素。

（四）温水浸渍足

1. 病因与发病机制

双足浸泡在 15～32℃水中 1～3 d，引起表皮角质层增厚，而真皮并无变化。水温增高，发病更快。

2. 临床表现

皮损限于足底，特别是跖部，足跖角质层厚者易发病。局部浸渍发白、起皱，肿胀发硬，自觉灼热、刺痛，但无全身症状及并发症。若不再接触水并保持局部干燥，24 h 内上述症状可缓解，3 d 内可彻底恢复。

3. 防治措施

保持双足干燥，外涂硅酮油，避免在水中长时间浸泡。已发病者，不再接触水并保持局部干燥，可自行恢复。

（五）水疱

1. 病因与发病机制

水疱由高温、潮湿和摩擦引起。首先表皮内发生撕裂，在撕裂的两层之间形成腔隙，但表皮表面完整，这时体液渗入到腔隙中。脚底和手掌是最常见的发病部位，因为手和脚经常与靴子和其他设备反复摩擦。水疱形成需要厚的固定的表皮，如手、脚。此外，潮湿的皮肤比干燥的皮肤更容易产生水疱，温暖潮湿的环境更有利于水疱形成。摩擦水疱是一个短期的医疗问题，但是官兵却要花费大量时间来处理。摩擦水疱的一个并发症是蜂窝织炎。一项研究发现，新兵当中 84% 的蜂窝组织炎是由摩擦水疱发展而来的，平均每例患者为治疗该病花费 8 d 时间。

2. 防治措施

为了预防水疱形成，需要最大限度减少脚部的摩擦。首先选择合适的靴子、袜子可以减少脚和靴子之间的摩擦。袜子应该选择可吸汗透气材料制成。分层的袜子可以减少摩擦力。建议患者经常换袜子，保持脚、袜子和靴子干燥。① 完整的小水疱，不会引起不适，无需治疗，使用小的绷带可以保护水疱的表皮。② 大的有疼痛的水疱需要在保持表皮完整的情况下抽出疱液。首先，用肥皂水和清洁水清洗水疱区域皮肤。然后用无菌的针头或者手术刀迅速刺穿水疱底部，使疱液流出。为了加强保护，用棉布和绷带围成圆圈状，将无表皮覆盖的水疱包起来。由于皮肤是保护人体组织的天然敷料，因此尽量不要把水疱表皮去掉。③ 有小裂口的水疱按照穿刺后水疱处理，有大裂口的水疱应该用剪刀将表皮减掉，同时用肥皂水和清水清洗水疱基底部，局部应用抗生素软膏并用绷带包扎。

（六）鸡眼和茧

1. 病因与发病机制

鸡眼和茧的发病部位不同。鸡眼出现在脚趾的骨性部分，或在脚趾之间的皮肤。鸡眼质硬、疼痛、外观呈圆形。茧一般出现在手与手掌连接、脚与脚掌连接、脚跟或者大脚趾处，也会因为持续的受压和刺激出现在身体的任何部位。

2. 防治措施

要预防鸡眼和老茧，需要确保士兵的靴子和鞋大小合适。小的鸡眼可以在其表面垫一层棉垫。如果需要，应由专科军医来剃除鸡眼或茧的表层。

第四节　战时常见五官科疾病防治

一、眼部疾病

（一）眼科急症

1. 红眼是多种眼科急症的临床表现。感染、过敏、药物、化学暴露、外伤或者系统性疾病都可以表现为红眼、眼痛。

2. 突发失明多与用药相关。

3. 眼内异物存留的患者多有眼部外伤史和眼内异物感。

4. 眼痛伴视力下降应当紧急处理，所有眼科急症都应当尽快转诊至专科军医治疗。

（二）结膜炎

结膜炎可以由化学刺激、感染或过敏引起。除了化学刺激外，视力一般不受影响。根据病因来确定治疗方案。

1. 化学性结膜炎的患者一般都有化学物质溅入眼睛的病史。治疗需要立即冲洗，过敏性结膜炎通常影响双眼，患者主诉包括流泪、眼痒，还伴随有打喷嚏、流涕。患者既往有类似症状发作。

2. 细菌性结膜炎多由一侧眼睛发病，继而发展到对侧眼睛。巩膜和结膜发红、伴脓性渗出。

3. 病毒性结膜炎多表现为单眼发病，继而双眼同时发病，巩膜和结膜发红，伴清亮、水样渗出。

二、耳部疾病

（一）晕动病

晕动病是晕船、晕车、晕机和由于摇摆、旋转、加速度运动引起的一种疾病。与运动对前庭器官的刺激作用、视觉刺激、体位、内脏器官移位以及高温、不良气味、噪声、震动等环境因素有关。此外，人的精神状态对晕动病亦有很大影响。

1. 临床表现

多在乘坐交通运输工具数分钟或数小时后发生。通常先出现唾液分泌增多、面色苍白、出冷汗、头晕，随后发生上腹不适、恶心、呕吐和心动过缓。

2. 临床评估

（1）病史：了解患者起病时间、起病急缓、有无家族史。了解患者有无过度劳累、饮食习惯。了解患者的情绪和精神状态，有无紧张、焦虑。

（2）健康评估：观察患者有无面色苍白、头晕、腹痛、恶心、呕吐和心动过缓。

（3）辅助检查：① 冷热温度试验和转椅检查：多数患者呈现半规管功能过敏；② 用四柱或二柱秋千检查：多数患者呈现耳石器过敏，出现晕动病症状。

3. 防治措施

（1）一般措施：将患者安排在安静、通风良好、运动刺激最小的位置，闭目仰卧或半卧位，头部抬高固定。

（2）药物治疗：① 抗组胺药：可选用茶苯海明（晕海宁）50 mg 口服，或美克洛嗪（敏可静）25 mg 口服，亦可给予异丙嗪（普鲁米近）25 mg 口服或肌内注射。② 抗胆碱能药：可肌内注射东莨菪碱 0.3～0.6 mg。③ 苯二氮䓬类：可选用地西泮（安定），口服 5～10 mg，或肌内注射 10 mg。

（3）对症处理：① 剧烈呕吐、有水及电解质平衡失调或低血糖者，可给以保暖，饮热饮；有呕吐剧烈、脱水和低血压者，应静脉补充液体和电解质；呕吐时可肌内注射甲氧氯普胺（胃复安），每次 10～20 mg。② 情绪不稳定者，给予地西泮（安定）10 mg 或苯巴比妥 100 mg 口服。

（4）预防措施：① 预防性指导用药，消除紧张情绪。② 行军前保证睡眠充足。③ 饮食清淡，避免饥饿与过饱。

（二）爆震性耳聋

爆震性耳聋是指冲击波所致听力功能障碍。多由爆炸引起，枪、炮射击所产生的枪、炮口压力波长期作用也可造成听力损害。轻者可为一过性听力下降，重者可出现永久性听力丧失。双侧损伤可对称，也可不对称。根据冲击波主要作用解剖部位不同，可分为中耳爆震性耳聋及内耳爆震性耳聋。前者以鼓膜穿孔最常见，听骨链受损也较常见；后者主要为耳蜗损伤所致，常合并中耳爆震性耳聋。

1. 临床表现

听力损伤是最早、最常见症状。损伤程度与冲击波强度、爆炸源距离、暴露次数等密切相关。爆震环境、暴露时间、防护程度和个体差异等对听力损伤也有影响。爆炸冲击波损伤中耳时，如导致鼓膜穿孔、轻微听骨链断裂，可表现为传导性耳聋；听骨链完全断裂，可导致混合型聋。伤及内耳耳蜗及听神经时常常表现为感音神经性耳聋。中耳、内耳及听神经复合伤时表现为混合性耳聋。听力下降多并发耳鸣。临床听力可表现出不同的纯音听力下降曲线，如 V 型下降、U 型下降、缓降型等。一般听力损伤在频率 4 kHz 以上，轻微爆震性耳聋对日常言语交流没有很大的影响，多数伤者以耳鸣为主诉，可影响其生活质量。严重爆震性耳聋可导致听力永久性下降，影响正常生活。鼓膜穿孔时，常合并出血、疼痛、耳闷等。伤及内耳和前庭系统可有旋转性眩晕、平衡失调等表现，并可伴有恶心、呕吐等症状。

2. 临床评估

一般根据爆震接触史及查体可做出诊断。耳镜检查可发现鼓膜创伤性穿孔，鼓膜充血、破裂、出血等。鼓膜穿孔多见于紧张部。听力下降者通常应行听力筛查，包括纯音测听、声阻抗、耳声发射及听性脑干反映测听等检查。声导抗可发现声刺激所导致的中耳传音装置的损伤。如“D”“B”型鼓室压图，部分或全部蹬骨肌反射消失。如创伤未累及传音装置，鼓室压图多为“A”型，蹬骨肌反射可部分或全部未引出。电反应测听早期表现为听性脑干反应（ABR）阈升高，后期多引不出 ABR 波形，但多数可引出中潜伏期反应，如 40 HzABRP。长期接触有害刺激者往往难以引出瞬态刺激性耳声发射（TEOAE）和自发性耳声发射（SOAE），早期伤者或只能部分引出畸变产物耳声发射（DPOAE）。综合以上检查结果可评估听力损伤的程度。有恶心、眩晕等前庭功能损伤表现者应行前庭功能检查。高分辨率 CT 等影像学检查可辅助判断中耳、内耳和颞骨的损伤情况。

3. 治疗措施

爆震性耳聋常合并其他严重创伤，应首先处理重伤。单纯爆震性耳聋，如无严重内耳损伤，通过休息，离开有害声环境后听力下降多可自行恢复，也可试用营养神经药物、大剂量维生素、血管扩张药或中医中药等常规方法治疗。对无咽鼓管损伤者可加用高压氧治疗。内耳爆震性耳聋应尽早治疗，以改善听力及控制症状为治疗原则。可应用营养神经、扩血管、镇静剂、抗眩晕等药物促进听力恢复等对症治疗。伴有严重耳鸣者可用耳鸣习服疗法或认知行为疗法。急性爆震性耳聋及时应用糖皮质激素和高压氧治疗可以在一定程度上控制听力下降。

（三）其他耳部疾病

1. 耳痛

耳痛可以由中耳、外耳感染或者咽鼓管功能障碍引起，有时耳痛是因为感冒或者上呼吸道感染导致的中耳积液引起。耳痛常伴耳鸣和听力下降，按压耳廓或者牵拉耳廓时疼痛加重多提示外耳道炎。约 50% 的耳痛其实是由牙痛导致的。

2. 中耳炎

中耳炎的临床表现为耳痛伴患侧听力下降。通过耳镜观察可以发现鼓膜变红、突出，光锥消失。单侧发作时，给予抗生素、抗充血剂治疗，同时转诊至专科军医进一步治疗。

3. 鼓膜后积液

当怀疑鼓膜后积液时可以嘱患者做瓦氏动作，瓦氏动作可以使鼓膜后气液平高度改变。具体做法是：让患者闭上嘴巴，用手捏紧鼻子同时用鼻腔向外呼气，该动作可以使空气通过咽鼓管进入中耳，从而导致鼓膜运动，若鼓膜无运动则提示中耳炎或咽鼓管功能障碍。

4. 耳道耵聍堵塞

耳道耵聍堵塞的症状为听力下降但不伴疼痛。这时通过耳镜无法观察到鼓膜，因为鼓膜被耵聍堵塞，治疗需要进行耳道冲洗。只有专科军医才可以用器械取出耵聍。冲洗前在患侧耳道内滴入耵聍软化剂，软化耵聍 15 min 后方可冲洗，冲洗前还应确定患者无鼓膜穿孔。

5. 咽鼓管功能障碍

咽鼓管功能障碍的患者多表现为听力下降、上呼吸道感染或感冒症状，但不伴疼痛。可以给予抗充血剂治疗。

三、鼻和喉部疾病

（一）鼻出血

最常见的部位是前鼻道。常见原因包括鼻外伤、挖鼻孔、拔除鼻毛引起的感染、用力擤鼻涕或鼻黏膜干燥。鼻出血还是一些严重疾病的早期临床表现，例如高血压、凝血功能障碍。治疗通常让患者取坐位，身体前倾。头稍低，用手紧捏整个鼻子 10 ~ 15 min 后可以止血。如果该方法无效，可以使用呋麻滴鼻液等鼻血管收缩喷雾。局部冷敷也可以起到止血作用。如果患者既往有反复鼻出血病史，需要详细询问患者家族史，用药史，是否使用阿司匹林或者非甾体类抗炎药，询问患者是否患有导致鼻出血的慢性病史，例如高血压。如果患者都否认的话，需要将其转诊至专科军医就诊。

（二）鼻炎

鼻炎是指鼻腔黏膜炎症，导致打喷嚏、鼻痒、流涕和鼻腔充血堵塞，有家族过敏病史的患者会出现多种过敏症状，包括：发热、哮喘和湿疹。拥有过于白皙皮肤，例如红头发的患者是发病的高危人群。过敏性鼻炎的鼻涕多为清亮，发作时表现为打喷嚏。花粉过敏多表现为眼、鼻过敏症状和间断打喷嚏。发作与季节相关。

治疗主要为早期诊断，脱离过敏原。若患者有发痒和打喷嚏可以对症性给予抗组胺剂。有鼻塞时可以给予抗充血剂。眼部过敏症状明显时可以给予抗组胺剂滴眼。鼻塞症状严重可以局部给予抗充血剂喷雾，但连续使用不超过 3 d。对于操作大型装备或参与作战的官兵慎用有镇静作用的抗组胺剂，如需使用应当权衡利弊。

（三）鼻窦炎

许多怀疑自己患有鼻窦炎的患者都不是鼻窦炎。鼻窦炎是指一个或以上鼻窦发炎，急性鼻窦炎多与上呼吸道感染、牙脓肿或者鼻过敏并发。

1. 急性鼻窦炎

急性鼻窦炎起病迅速，持续时间短，患者感到鼻窦部闷胀，疼痛，多为单侧、伴咳痰。平卧时症状加重，站立或坐位时症状减轻。受累的鼻窦触诊和叩诊时出现疼痛，患者在夜晚和清晨起床时出现咽痛，这是由于患者卧位时鼻窦内炎性液体流向咽喉。罕见发热，因为鼻窦炎是细菌感染，所以需要应用抗生素和对症支持治疗。

2. 慢性鼻窦炎

慢性鼻窦炎起病缓慢，发作持久。病程可以长达数周至数月。慢性鼻窦炎体征不明显，患者可能感觉受累鼻窦持续压迫，同时伴随鼻塞和流涕症状。根据临床症状怀疑慢性鼻窦炎或者 CT 扫描确诊鼻窦炎的患者应该给予抗生素治疗。但有时该症状是由环境和过敏的因素导致。

（四）咽喉痛

以咽喉疼痛为主诉，不伴有感冒症状的患者多为病毒感染、链球菌感染、病毒性单核细胞增多症、极少数为扁桃体周围脓肿。

1. 非特异性病毒感染或刺激性咽炎

非特异性病毒感染或刺激性咽炎多发生在吸烟的患者，查体时很少有异常发现。这些患者通常都伴有与上呼吸道感染相似的症状。一般不需要进行血液或者咽拭子培养检查，通过仔细的查体和询问病史即可诊断。治疗可给予对症支持和咽喉含片。

2. 链球菌性咽炎

链球菌性咽炎是一种以急性咽喉部剧痛发热、颈部肿痛、恶心、乏力为临床表现的细菌感染性疾病。常伴有扁桃体和咽喉部红肿渗出。咽拭子培养可以确诊，但是由于条件限制，卫生人员通常根据临床症状来进行经验性诊断，链球菌感染需要抗生素治疗。

3. 感染性单核细胞增多症

感染性单核细胞增多症是由病毒感染引起，其症状与链球菌感染相似，但患者感到严重乏力。患者颈部淋巴结肿大，扁桃体表面散在白色脓性渗出。腹痛代表患者感染侵犯脾脏。血液化验和咽拭子培养常用来确诊并与链球菌性感染进行鉴别。当确诊为感染性单核细胞增多症后，予咽喉含片、对乙酰氨基酚、抗充血剂或短期口服激素等对症支持治疗。不使用抗生素，30 d 内避免对抗性运动，因为可能增加脾破裂的风险。

4. 扁桃体周围脓肿

扁桃体周围脓肿表现为严重咽痛、吞咽时疼痛加重，发热等症状明显，扁桃体周围脓肿多侵犯单侧扁桃体，导致扁桃体肿胀向中线移动，有时扁桃体周围脓肿是咽喉炎的并发症，需要紧急外科引流和（或）静脉应用抗生素。

（五）声嘶

声嘶或喉炎是指由于病毒感染引起的声调改变。其他病因包括细菌感染、声带过度运动、过敏反应、吸入刺激性气体。

1. 病毒性喉炎

病毒性喉炎是一种自限性疾病，不需要药物干预。温盐水、过氧化氢漱口水或者咽喉含片可以适当缓解症状。

2. 细菌性喉炎

细菌性喉炎常见于儿童，需要选择适当的抗生素治疗。

3. 慢性喉炎

慢性喉炎（病程大于 2 周）可能由声带肿瘤或神经功能障碍引起，需要转诊至专科军医进一步诊治。

所有喉炎的患者都应当使声带休息，避免对咽喉部刺激（例如吸烟）。

第五节 战时常见理化因素所致伤病的救治

一、淹溺救治

淹溺是指人淹没于水或其他液体介质中，由于水进入肺内（湿性淹溺，约占 90%）或喉痉挛（干性淹溺，约占 10%）所导致的窒息，严重者可导致呼吸心跳停止而死亡。

（一）现场急救

迅速将淹溺者救出水面，排水，清除口鼻腔内污物，提出后坠的舌头，抬高下颌，保持呼吸道通畅。当伤员尚有呼吸、心跳，但有明显呼吸道梗阻时，可变换伤员体位，尽快使口咽及气管内的水流出。对呼吸已停止者应立即进行复苏，实施口对口人工呼吸，或采用口咽通气管进行人工通气。吹气频率为 10～12 次 /min，吹气后按压胸廓辅助呼吸。如淹溺者心跳已停止，则在人工通气的同时实施胸外心脏按压。静脉注射肾上腺素、异丙肾上腺素、阿托品或肌内注射中枢神经兴奋剂如安钠咖、尼可刹米、洛贝林等，可促进心跳恢复。尽快后送，途中给氧、保暖。

（二）早期救治

尽快予以给氧、静脉输液和补充碳酸氢钠。对海水淹溺者可输入 5% 葡萄糖溶液、右旋糖酐 40 及血浆，纠正酸中毒可采用较大剂量的碳酸氢钠溶液（1～2 mmol/kg）静脉输注并适当过度通气。对支气管痉挛者，可喷雾吸入 0.5% 异丙肾上腺素或吸入通过 50% 乙醇的氧气。肺水肿时可给予利尿剂，静脉推注毛花苷 C0.4 mg，静脉滴注大剂量氢化可的松。对经过急救已恢复心跳、呼吸的淹溺者应早期应用抗生素，防止肺部感染。

二、中暑救治

中暑是指人体在高温环境下，由于水和电解质丢失过多、散热功能障碍，引起的以中枢神经系统和心血管功能障碍为主要表现的热损伤疾病。在高温、通风不良的环境中长时间训练或作战是导致中暑的主要原因之一。

（一）判断中暑程度

根据症状表现，中暑可分为先兆中暑、轻症中暑、重症中暑。其中，重症中暑又分为热痉挛、热衰竭和热射病。

1. 先兆中暑

在高温环境中训练、作战一定时间后，出现口渴、乏力、多汗、头晕、目眩、耳鸣、头痛、恶心、胸闷、心慌，体温正常或略高，不超过 38℃。

2. 轻症中暑

出现早期循环功能紊乱，包括面色潮红、苍白、烦躁不安、表情淡漠、恶心、呕吐、大汗淋漓、心率加快、体温轻度升高。

3. 重症中暑

出现高热、痉挛、惊厥、休克、昏迷等症状。

（二）现场急救

战现场采用“移、敷、饮、擦”方法进行急救。

1.“移”

迅速脱离高温、高湿环境，将患者移至阴凉通风处，脱去衣服，汗水湿透的衣服应更换。扇风，加速蒸发、对流散热。

2.“敷”

用凉水喷洒或用浸透的湿毛巾擦拭全身。头部戴冰帽或放置冰袋，冰袋置于表浅大血管处（双颈部、腹股沟和腋下）。也可在额部、颈部涂抹清凉油或风油精等。

3.“饮”

条件允许时饮用含盐饮料，或服用人丹、藿香正气水等。

4.“擦”

用冷水或冰水擦浴皮肤，体表盖以湿毛巾，头、腋窝、腹股沟等部位放置冰袋。若条件允许时，可将患者浸浴于温水中。

（三）早期救治

1. 液体复苏

首选晶体液，如0.9%生理盐水、葡萄糖盐水、乳酸钠林格液。输液速度：300～500 mL/h，使尿量保持在200～300 mL/h。有尿之后逐渐减慢输液速度，强调在进行液体复苏时，动态监测血压、脉搏、血氧饱和度、尿量及尿液颜色。

2. 抽搐治疗

（1）镇静：热射病患者会出现躁动、抽搐，需选择作用快、效力强、不良反应少的镇静药。① 安定：10～20 mg，肌内注射，必要时可追加剂量。② 氯丙嗪：12.5～25.0 mg，静脉滴注。③ 异丙嗪：12.5～25.0 mg，静脉滴注。

（2）镇痛：① 哌替啶：单次肌注50～100 mg，每日最大剂量200 mg。② 吗啡：单次肌注5～10 mg，每日最大剂量20 mg。③ 芬太尼：以0.6 μg/（kg·h）泵入，每日最大剂量0.3 mg。使用时必须注意用药剂量、输注速度和患者反应，剂量大时注意有无呼吸抑制和低血压发生。

3. 神经系统保护

将冰帽及冰袋放置于头部，密切观察神志及双侧瞳孔变化。实施脱水、降颅压，循环平稳后可给予：① 20%甘露醇125～250 mL，快速滴注；② 呋塞米10～20 mg，静脉推注。

4. 气道保护

（1）开放气道：吸氧，监测呼吸频率、幅度、节律及脉搏血氧饱和度，保持呼吸道通畅。如发生呕吐，将头侧向一边，尽快清理口腔分泌物。

（2）气管插管：气管插管指征包括：① 意识障碍或反复抽搐不易控制；② 气道分泌物多，且不能主动排痰；③ 误吸；④ 深镇静状态呼吸抑制风险较高；⑤ 呼吸衰竭，PaO_2 <60 mmHg，且氧合状况有进行性恶化趋势；⑥ 血流动力学不稳定，对液体复苏及血管活性药物反应欠佳。

5. 循环维持

在液体复苏基础上，如血压仍低，使用血管活性药物如多巴胺、去甲肾上腺素、肾上腺素等，微量泵泵入或静脉滴注，使收缩压维持在90 mmHg以上。

6. 合并症处理及支持治疗

热射病易并发多器官功能衰竭，发展迅猛，病死率高。应一边落实一线救治措施，一边迅速后送，防治多器官功能衰竭的首要目标是切断过高热引起的恶性循环，并预防各种严重并发症发生，包括休克、弥散性血管内凝血（DIC）、颅压升高、急性呼吸窘迫综合征（ARDS）以及感染等。

三、咬蜇伤救治

动物咬蜇伤主要通过咬蜇的机械力作用、继发性感染和某些毒素使人体致伤，严重者可导致伤残甚至死亡。常见咬蜇伤包括毒蛇咬伤、毒蜘蛛咬伤、蜂蜇伤、蝎蜇伤等。损伤类型包括局部机械性损伤、全身中毒、继发性感染。

动物咬蜇后临床表现因致伤动物不同而异，常为局部软组织损伤及炎症；有毒动物损伤可有局部或全身中毒症状；晚期可出现感染。诊断多根据受伤史、局部或全身表现，必要时可行实验室检查明确全身情况。

（一）毒蛇咬伤

1. 临床表现

（1）神经毒为主的毒蛇：有金环蛇、银环蛇及海蛇等。咬伤局部表现轻微，仅有微痒和轻微麻木，无明显红肿，疼痛较轻或感觉消失，出血少，齿痕小，无渗透液。伤后1～3 h可出现视物模糊、四肢无力、头晕、恶心、呼吸困难、晕厥、眼睑下垂、流涎、语言及吞咽困难、惊厥、昏迷等。

（2）血液毒为主的毒蛇：有竹叶青、蝰蛇及龟壳花蛇等。咬伤局部肿胀明显，伤口剧痛，伴有水疱、出血、咬痕斑和局部组织坏死，肿胀迅速向肢体近端蔓延。伤后2～3 h可出现头晕、恶心、呕吐、气促、心慌、口干、出汗、发烧等症状。

（3）兼有神经毒和血液毒的毒蛇：有蝮蛇、眼镜王蛇及眼镜蛇等。咬伤后可同时出现神经毒、血液毒的中毒症状。

2. 救治措施

救治原则：被毒蛇咬伤后，病程进展迅速，伤者应保持安定，避免惊慌奔走，以免加速蛇毒吸收和扩散。在明确毒蛇种类后，采取相应救治措施，维持生命体征的稳定，迅速使用抗蛇毒血清等有效药物中和体内蛇毒，防治可能发生的并发症。

（1）局部处理：① 防止毒液扩散和吸收：伤者应保持安静，勿惊恐奔跑，并迅速离开毒蛇攻击范围，解除受伤部位的限制物，如戒指、手环，以防肢体肿胀卡压。绷带加压包扎是唯一推荐用于神经蛇毒伤的急救方法，其他蛇毒伤可用加压垫方法和绷带加压包扎法。用夹板尽可能紧地固定患肢。② 迅速排除毒液：立即用凉开水、泉水、肥皂水或1∶5 000高锰酸钾溶液冲洗伤口及周围皮肤，以洗掉伤口外表毒液。如伤口内有毒牙残留，应予取出。然后从肢体的近心端向伤口方向及伤口周围反复挤压；边挤压边用清水冲洗伤口，冲洗挤压排毒一般可持续20～30 min。有条件时，也可用负压吸引装置等方法吸出毒液。

（2）解毒措施：① 局部封闭：局部注射胰蛋白酶2 000～4 000 U，并用地塞米松5 mg加入2%的利多卡因5～10 mL中，在伤口周围及伤肢近心端进行环状封闭，必要时可在12～24 h后重复注射。② 抗蛇毒血清应用：越早应用效果越好，可口服和外敷蛇药片。如能确定毒蛇种类及毒素性质，可用该种单价抗蛇毒血清，否则须用多价抗蛇毒血清。一般应静脉注射，肌内注射效果差，注射前须做过敏试验。

（3）对症支持治疗：防治窒息和呼吸衰竭。防治休克和急性肾衰竭。早期激素治疗。常规使用破伤风抗毒素，及其他对症支持治疗。有坏死和脓性分泌物的应予抗感染治疗。

3. 注意事项

避免四处走动和移动；将伤肢制动后放低运送。

（二）毒虫蜇伤

被毒虫蜇伤后，毒素可引起局部或全身中毒损伤。

1. 蜂蜇伤

（1）临床表现：蜂毒具有神经毒性、溶血、出血、肝或肾功能损害等作用，也可引起过敏反应。蜂蜇伤一般只在蜇伤的部位出现红肿、疼痛、荨麻疹，皮损中央常有出血性瘀点，数小时后可自行消退。如果被成群的蜂蜇伤后，可出现发热、头痛、头晕、恶心、呕吐、腹泻和全身性水肿，严重时可出现休克、昏迷甚至死亡。对蜂毒过敏者即使单一蜂蜇伤也可引起荨麻疹、水肿或过敏性休克。

（2）救治措施：① 被蜂蜇伤后，应仔细检查伤口局部，如创口内有折断的蜂刺，可用消毒的针、镊子或小刀片挑出。② 蜜蜂蜇伤时，可用弱碱性溶液（肥皂水、5% 碳酸氢钠溶液、3% 淡氨水等）湿敷伤口，以中和酸性毒素。黄蜂、胡蜂蜇伤可用弱酸性液体（如 1% 醋酸或食醋）中和。也可用季德胜蛇药片开水化开调成稀糊状敷于皮损处。冷湿敷、用镇痛药可减轻疼痛，口服抗组胺药、外敷糖皮质激素乳膏可减轻红肿。③ 局部症状重者可采用 2% 利多卡因在蜇伤近端或皮下注射局部封闭。④ 出现全身症状者，应根据病情予以不同处理。轻症者对症治疗或输液，10% 葡萄糖酸钙注射；重者应迅速应用糖皮质激素、抗组胺药；发生休克应积极抢救休克；发生溶血、血红蛋白尿者，应用碱性药物碱化尿液，补充液体，呋塞米、20% 甘露醇等利尿，如出现酱油色尿，并出现多器官损害，可行血液净化治疗；无尿少尿患者，按急性肾衰竭处理；对群蜂蜇伤或伤口感染的患者应加用抗生素。

（3）注意事项：切勿挤压伤口，以免更多毒液进入血液。

2. 蝎蜇伤

（1）临床表现：典型的局部症状为感觉异常和烧灼样疼痛，多伴有红肿、水疱或组织坏死。全身症状可于伤后 2 h 出现，包括发热、头痛、头晕、烦躁、流涎、流泪、无力、恶心、呕吐、出汗、肌肉痉挛和抽搐等。严重者可出现呼吸窘迫、急性心力衰竭、肾衰竭、肺出血或肺水肿等。偶有过敏性休克。

（2）救治措施：① 若四肢被蜇，立即于伤口上方扎止血带。② 局部切开伤处皮肤，挤出伤口内含有毒液的血水，迅速拔出毒刺，有条件时负压吸引减少毒素吸收。③ 绷带加压包扎或加压垫压伤口，用 1∶5 000 高锰酸钾或苯扎溴铵冲洗。④ 局部可用明矾粉调醋或雄黄加水调成糊状敷于伤口上，疼痛者蜇伤处注射 3% 依米丁。⑤ 全身处理包括给予葡萄糖酸钙缓解肌肉痉挛和抽搐，严重者可行糖皮质激素治疗。有呼吸窘迫、休克、心力衰竭、肾衰竭、肺水肿等并发症者，应按相应治疗原则处理。

四、电击伤救治

电击伤是指电流通过人体引起的机体损伤和功能障碍。

（一）临床表现

电击伤员可有痛性肌肉收缩、惊恐、面色苍白、头痛、头晕、心慌等表现，重伤员可出现意识丧失、休克、心跳呼吸骤停。

（二）现场急救

1. 脱离电源

在确保施救者自身安全前提下，迅速切断电源，或用绝缘物使触电者与电源分离，将伤员搬离危险区。

2. 基础生命支持

检查伤员生命体征，若呼吸、心跳停止，立即行基础生命支持。

（三）注意事项

如为高压电击伤，且尚未明确电源是否切断时，严禁任何施救者盲目进入触电伤员周围 10 m 以内。

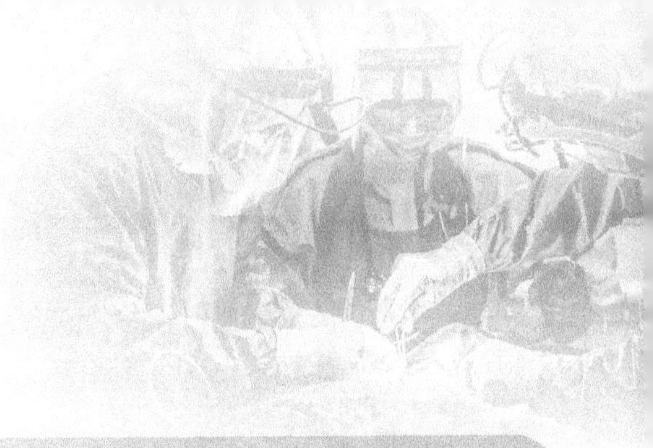

附　录

一、外军医疗救治阶梯简介

一、美军伤员后送概述

美军在经历了海湾战争、科索沃战争、阿富汗战争、伊拉克战争后，总结并建立了更适合战场伤员救治的伤员后送模式，大大降低了战场伤员的伤死率和伤残率。根据《美国海军作战卫勤能力手册 2013》和联合出版物 4–02《联合卫勤保障》（2017 年）中所述，美军目前采用的分级救治医疗后送体系为四级救治阶梯。第一级救治阶梯是现场急救，第二级救治阶梯主要是开展前沿复苏救治，第三级救治阶梯是战区住院治疗，第四级救治阶梯是在本土或海外医院内开展确定性治疗（附图 –1）。除上述四级救治阶梯及其相对应的救治能力外，美军还着重强调伤员后送途中的护理能力。

（一）美军伤员救治阶梯

1. 第一级救治阶梯——现场急救

美军的现场急救实施者既包括伤员本人、随行战友，也包括接受过战伤救治培训的非医务人员和伴随保障的专业医务人员。

尽管各军种对于现场急救施救范围要求略有不同，但核心都是目前在用的战术战伤救治指南（TCCC guideline）。实际使用中，战术战伤救治训练根据不同的训练对象，设置不同的掌握要求和范围，包括所有人必须掌握的技能、战斗救生员（非医务人员）训练、看护兵 / 卫生兵训练和军医训练 4 类。其中，战斗救生员是陆军中经过训练的非医务人员，能够提供超过一般人员掌握的急救范围外的现场救治，主要是为伤员在专业医务人员到达前争取救治时间。在有专业医务人员伴随保障时，现场急救还包括了由医务人员完成初步的伤员检伤分类、伤员收容、初级复苏和伤情稳定。联合出版物 4–02《联合卫勤保障》（2017 版）中要求的现场急救施救范围包括：

· 立即的救命措施；

· 疾病和非战斗伤（DNBI）的救治以及因非敌方攻击引起的人员作业能力降低的恢复；

· 战斗和作战应激的预防；

· 伤员定位及搜索（主要是伤员的收容）；

· 由指定的卫生兵、看护兵或小队对伤员进行紧急救治及兽医对工作动物进行的救治。在这里需要强调的是，紧急救治仅指采取必要的措施使人员快速归队或稳定伤情能够后送至下一阶梯，所有的救治措施都应按此原则实施，具体包括大出血控制、呼吸道检查及通畅循环情况检查、低体温症和休克的预防、伤口的防护、骨折的固定及其他必要的急救措施。

2. 第二级救治阶梯——前沿复苏救治

根据联合出版物 4–02《联合卫勤保障》（2017 版）中的要求，前沿复苏救治应具备提供高级创伤管理和急救的能力，包括持续开展伤员复苏。作为第二级救治阶梯，前沿复苏救治至少应当具备损伤控制性手术的能力，如果可能也可采取其他急救措施，但也不得超过“立即开展，为挽救伤员生命、肢体和功能的必要救治措施”这一原则。前沿复苏救治还应当具备提供浓缩红细胞、冰冻血浆、冷凝蛋白质、静脉输液、有限的 X 线检查、有限的实验室检查、牙科、战斗和作业应激控制、预防医学、兽医以及复苏外科支持等。其他血制品，如血小板、液态血浆、低滴度 O 型全血视情提供保障。

经过多年的实践，美军将二级救治阶梯细分为轻型机动型二级救治阶梯（Role 2 Light Maneuver）和增强型二级救治阶梯（Role 2 Enhanced）。

（1）轻型机动型二级救治阶梯：根据任务和作战需要，轻型机动型二级救治阶梯是高度机动的卫勤力量，可在陆上、海上展开，具备轻型机动型二级救治阶梯能力的救治单位可提供一系列前沿复苏措施，最高能力可达到开展损伤控制性手术，但经其救治后的伤员仍需要送至三级救治阶梯或增强型二级救治阶梯进一步稳定伤情或开展后续手术，才能继续后送。

美国海军于 2017 年首次提出了海军自适应性创伤小组（Navy Adaptive Trauma Team, NATT），该小组为美国海军轻型机动型二级救治力量，可部署在原本不具备手术能力的水面舰艇，如船坞登陆舰，或是直接在岸上展开，伴随远征作战力量提供前沿卫勤保障。海军自适应性创伤小组由 7 人组成，包括 1 名外科医生、1 名急诊科医生、1 名急诊科医助、1 名麻醉护士、1 名重症监护护士、1 名外科手术技师和 1 名呼吸治疗技师，最多可开展 3 台损伤控制性复苏。2017 年 11 月，美国海军首支自适应性创伤小组在“惠德贝岛”级两栖船坞登陆舰“拉什摩尔”号（LSD–47）上进行了测试，并于 2018 年 3 月与法国海军“西北风”级两栖攻击舰“雷电”号共同参加了纪念“贝洛伍德”战斗 100 周年演习。

（2）增强型二级救治阶梯：根据任务需要，增强型二级救治阶梯医疗能力比轻型机动型二级救治阶梯要强，具备初步手术、重症监护、病床管理、有限的 X 线检查、临床检验和牙科服务、战斗作业应激控制和预防医学等能力。由增强型二级救治阶梯处理后的伤员可以不经过三级救治阶梯直接后送至四级救治阶梯进行确定性治疗，由于其能力较强，因此机动性相比二级轻型要弱一些。美国海军目前在两栖舰艇上部署的舰队外科手术队即为增强型二级救治量，部署后能够加强两栖戒备大队或远征打击大队海上伤员救治能力，使任务大队医疗中心（旗舰）具备增强型二级救治阶梯能力，伤员接受救治后可视情直接后送至美国本土或海外的医院，当然受战场环境限制，也可送至医院船或岸上的远征医疗设施内稳定伤情后再后送。

3. 第三级救治阶梯——战区住院治疗

战区住院治疗属于美军分级救治中的第三级，主要为那些无法承受长距离后送的伤员提供就近的住院救治或在战区留治伤员政策框架内为有希望伤愈归队的伤病员提供救治，使其能够尽快返回部队。战区住院治疗救治范围和医疗能力应当根据任务地点和所属司令部要求确定，例如：可提供高级的烧伤管理、血液保障、医疗后勤保障、眼科和验光、小儿科、产科、妇科、内科、心血管科、病理科、传染科、重症监护及护理、营养治疗、行为健康、职业健康、理疗、牙科、预防医学、兽医等。此外，还可能具备眼科、颌面外科和神经外科的专科手术能力，放射科、药房和临床实验室能力也比二级救治阶梯要更强。

4. 第四级救治阶梯——确定性治疗

美军第四级救治主要由位于美国本土、海外的美军医院、退伍老兵医院及东道国/盟国的军地医院提供，包括开展确定性的治疗、专科诊疗以及后续的康复治疗等。

（二）伤员后送途中护理

美军的伤员后送根据是否有医务人员伴随保障和提供护理，可分为三种类型：伤员后送（CASEVAC）、医疗后送（MEDEVAC）和航空医学后送（AE）。

· 伤员后送是指从受伤点向救治点运送伤员，在这个过程中无医务人员伴随保障，且后送工具根据战术环境择机确定。其目的是使伤员尽快从受伤点转移到安全地带，接收紧急救治。

· 医疗后送指的是使用专门的伤员运输工具后送伤情相对较为稳定的伤员，并且整个后送过程有医务人员伴随保障。

· 航空医学后送指的是使用特定的飞机在医疗机构之间运送伤员，并且在途中可提供一定的伤员监护和救治。航空医学后送一般由空军负责，并且有专门的重症监护空运队（Critical Care Air Transpor Team，CCATT）提供后送途中护理。

一般来说，在第一、第二和第三级救治阶梯内后送的伤员属于战区内的伤员转运（intra-theater），此时以伤员后送（CASEVAC）和医疗后送（MEDEVAC）为主。从三级救治阶梯送至第四级救治阶梯为战区间伤员转运（inter-theater），属于航空医学后送（AE），也称为战略后送。

对海军和海军陆战队来说，伤员后送和医疗后送一般由海军自己承担，择机选择战场上可用的后送工具完成。由于海军没有专门的救护直升机，考虑联合作战的要求和具体规定，陆军和空军也参与了部分海军伤员转运的工作。根据《海军战术、技术和程序出版物4-02.2：伤员转运》中的技战术要求，在联合作战时，从岸上向医院船上后送伤员，依靠陆军救护直升机完成。在战区间开展伤员后送，主要以空军为主，由战区伤员运输需求中心给予运输协调。

（三）美国海军海上伤员救治阶梯

美国海军海上伤员救治也分为四级救治阶梯，美国海军海上编队第一级救治阶梯为水面舰艇和潜艇，主要在舰上开展自救互救和紧急救治；第二级救治阶梯为航母、两栖攻击舰和船坞运输舰，主要由舰上卫勤力量开展前沿复苏救治；第三级救治阶梯为医院船、远征医疗设施（原称舰队医院），开展战区内的住院治疗；第四级救治阶梯为本土军地医院、海外军地医院以及东道国 / 盟国的军地医院，主要开展确定性治疗。

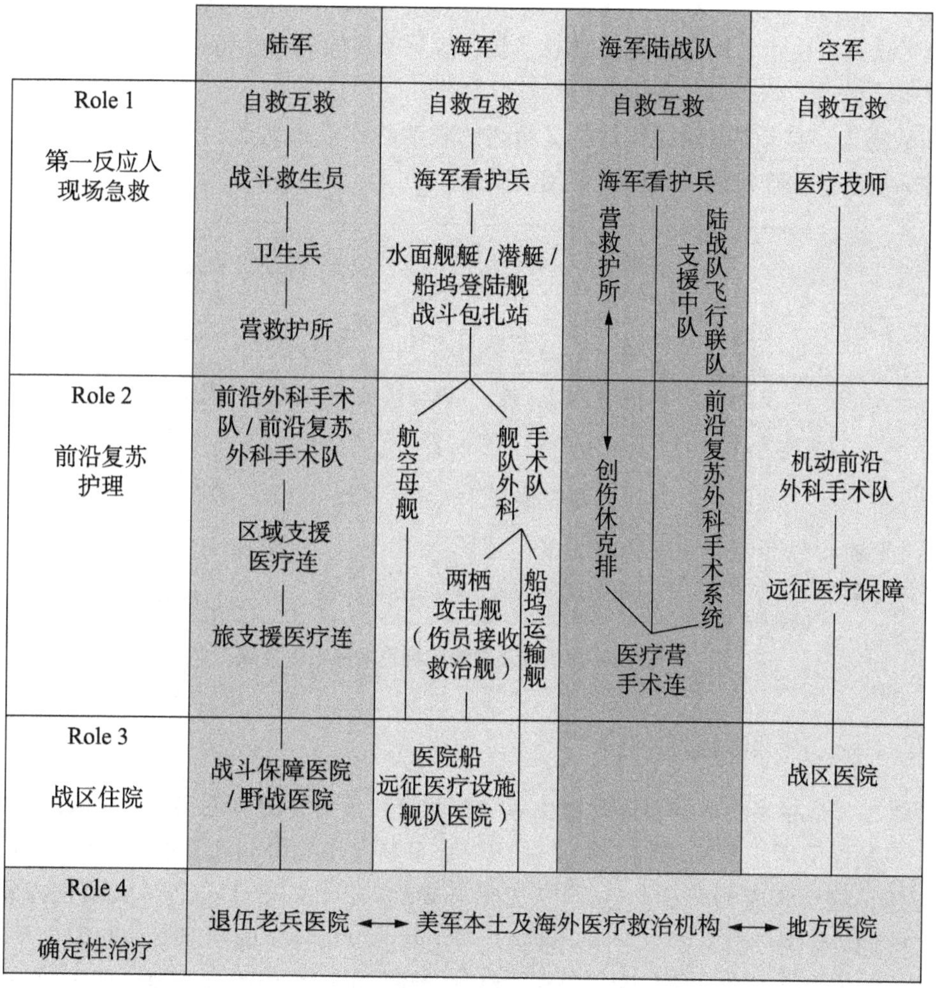

附图 –1 美军伤员救治阶梯（2017 年）

二、北约伤员救治阶梯简介

2015 年版北约盟军联合出版物 4.10（B）对北约战场伤员后送进行了简介，对各救治阶梯中所需具备的医疗能力进行了介绍。值得注意的是，与美军不同，北约盟军联合出版物要求高级救治阶梯应当包含低级救治阶梯的能力，例如北约三级救治阶梯应当具备一级救治阶梯和二级救治阶梯的能力。虽然规定如此，但在非联合作战中，各北约成员国在各自军兵种救治阶梯设置时可能并不按此规定执行，例如英国陆军野战医院所具备的一级救治阶梯能力仅为野战医院内的人员提供保障。因此就可能出现在具备三级救治阶梯医疗能力的卫勤保障单位附近平行设置只有一级救治阶梯医疗能力的卫勤单元的情况。

（一）概述

北约伤员救治阶梯为 Role 1 至 Role 4，每一级都有对应的救治范围和医疗机构。Role 0 为伤员发生点，因考虑到是自救互救，故只有对应的救治范围，没有设相对应的具体医疗机构。

在战场上，伤员通常根据附图 –2 所述的救治阶梯逐级后送治疗，但根据战场态势、伤员实际情况及医疗机构的工作量可越级后送。

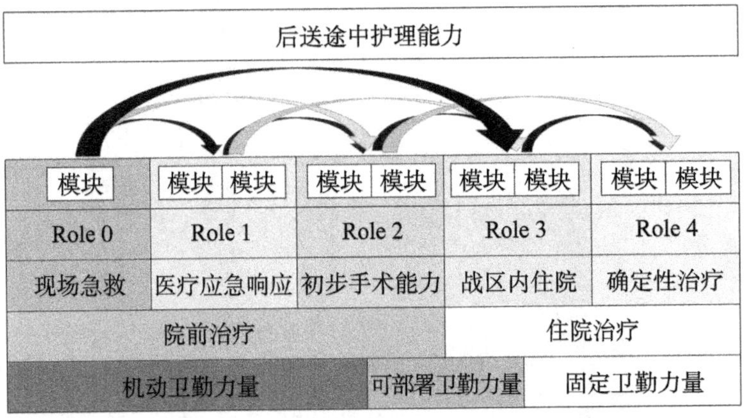

附图 –2　北约伤员救治阶梯及对应救治范围

（二）模块化保障概念

在过去，战场上伤员的卫勤保障由各自国家自行负责，但从近年来的局部战争看，各国联合卫勤保障需求不断增加。为了保证联合卫勤保障的协调和开展，北约采用了模块化的方法，将二级救治阶梯分为了“7 大核心模块”（附图 –3 ①）、“14 大增强模块”（附图 –3 ②）以及“补充模块”（附图 –3 ③）三大类，以供各个国家能够相互配合及协调卫勤资源，实施联合卫勤保障，除了提高二级救治阶梯的能力外，补充模块还可用于加强三级救治阶梯卫勤保障单位的能力。

（三）战伤救治时效

北约伤员战伤救治时效通常被称为“10–1–2”原则：

· 加强版急救：在受伤后 10 min 内，应当立即由经过战术战伤救治训练的人员实施现场急救，主要包括止血、气道管理等。

· 损伤控制性复苏：在受伤后 1 h 内，由具备院前生命支持技术的急救医务人员（医生、护士、医助）实施。

· 损伤控制性手术：在受伤后 1 h 内，最晚不超过 2 h 内，根据个人伤情安排损伤控制性手术。

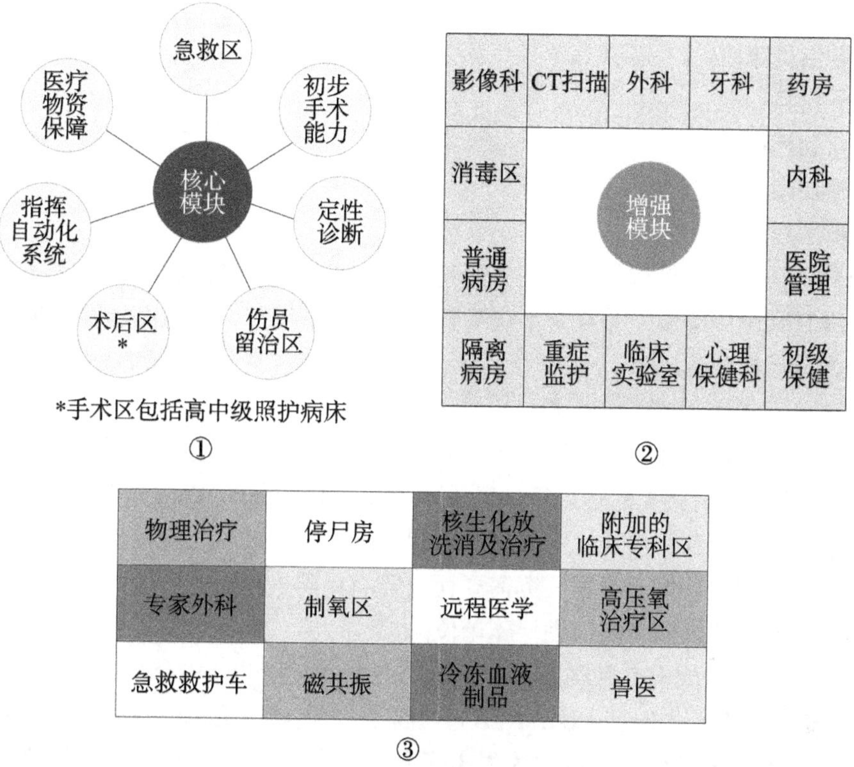

附图 -3

①：7 大核心模块；②：14 大增强模块；③：补充模块（所含内容包括但不限于）

（四）伤员救治阶梯和救治范围简介

1. 现场急救

在北约文件中，现场急救在伤员发生点（Role 0）开展，主要是进行止血和气道控制。通常施救的往往是非专业医务人员。因此，这些人员应当接受相应的培训，以便能够在出现伤员时，立即开展现场急救。根据实际作战环境，具备院前急救能力的医务人员随队部署时，可在伤员受伤地点开展更多的急救措施，包括高级生命支持。虽然，现场急救大多数情况下并非由专业的医务人员开展，但是现场急救得当，将为后续救治和伤员愈后赢得宝贵时机。与美军不同，北约将人员的自救、互救及非医务人员开展的急救都划分到了 Role 0 中。

2. 一级救治阶梯及其救治范围

北约一级救治阶梯医疗机构应当具备医疗应急响应能力（Medical Response Capability），包括初级保健、急救、检伤分类、复苏及骨折固定等任务。一般来说，在联合作战时，一级救治由各国自行承担。如本国确实无法提供一级救治，其他国家可为其提供。北约海军舰艇上医务室一般为一级救治阶梯。根据任务需要，一级救治阶梯医疗机构所要求的卫勤保障能力具体如下：

· 少量伤员留治；
· 伤员收容；
· 紧急的牙科处理；
· 基础临床实验室检验；
· 初步作战应激治疗。

一级救治阶梯医疗机构的其他任务还包括：为基本职业和预防医学问题逐级提供决策咨询；开展日常健康巡诊，并且为小病或轻伤人员提供治疗，使他们能够快速返回工作岗位；开展伤员后送准备。

3. 二级救治阶梯及其救治范围

北约二级救治阶梯医疗机构应当具备初步手术能力（Initial Surgery Response Capability），具体来说就是能够进行外科手术（Surgical Intervention），同时开展伤员接收、检伤分类、休克复苏和治疗及比一级救治阶梯更高级的急救，二级救治阶梯医疗机构具有相当的灵活性，很大程度上根据任务需要而设置。在同一片作战区域内，不应开设 2 个及以上具备二级救治阶梯能力的卫勤保障单位。

北约二级救治阶梯有 2 种类型——基础型二级救治阶梯（Role2 Basic，R2B）和增强型二级救治阶梯（Role2 Enhanced，R2E）。判断一个卫勤保障单位是属于基础型还是增强型救治阶梯主要依据是该救治机构的临床能力，而非机动性。此外，根据实际作战环境，基础型二级救治能力卫勤保障单位还可以更加灵活机动的形式出现，即轻型机动二级救治阶梯（Role2 Light Maneuver，R2LM）。北约海军海上二级救治能力，常单独称为 Role2 Afloat（R2A），一般来说，相当于基础型二级救治能力卫勤保障单位的能力。

（1）基础型二级救治能力卫勤保障单位：北约基础性二级救治能力卫勤保障单位具备外科手术能力，包括可实施挽救伤员生命、肢体及功能的损伤控制性手术（DCS）和急诊手术。基础性二级救治能力应当具备所有核心模块。

（2）增强型二级救治能力卫勤保障单位：北约增强型二级救治能力卫勤保障单位在具备核心模块要求的基础上，根据任务需要增加增强模块和补充模块中的所有能力，从而进一步加强了战地前沿卫勤保障能力，增强型二级救治阶梯还需要承担战略航空医学后送伤员的后送前准备工作等。

4. 三级救治阶梯及其救治范围

北约三级救治阶梯内的医疗机构负责提供战区内的住院及手术治疗。不过，在这里提到的治疗局限于稳定伤员伤情的救治措施，以便伤员能够后送至四级救治阶梯内的医疗机构内接受后续治疗。三级救治阶梯内医疗机构机动性一般根据局势要求而定，大部分情况下，只要求初次进入战场时能够灵活机动，不需要后续的重新部署。当然，在特定情况下，三级救治阶梯也需要机动作业，以便为作战部队提供更好的卫勤保障。

5. 四级救治阶梯及其救治范围

北约四级救治阶梯内的医疗机构能够提供所有确定性治疗，包括确定性的专科手术、治疗、修复性外科手术以及最后的康复性训练等。一般是北约各国国内及盟国的军地医院。

三、俄军医疗后送阶梯

（一）陆军

俄罗斯陆军战时医疗后送阶梯包括：营卫生所—团卫生所或旅、团的卫生连—师的独立卫生营（独立卫生队）—前线野战医院—后方医院。医疗后送的每个阶梯对伤员采取的措施都是：接收和安顿；分类；该阶梯对应类别的医疗救助；后送前准备。伤员分类有需求分类和后送运输分类两种。前者是按照所需救助的种类将伤员分组，确定救助顺序和当前阶梯的救助地点；后者是按照后送方向将伤员分组，确定后送顺序、运输工具和运输期间的伤员状况。伤员分类的结果记录在分类牌、初诊卡和病历中。

为了保证医疗救助的继承性和连续性，治疗伤员的所有措施和方法都严格遵照《野战外科守则》和其他指导性文件。在进行初步医生救助时，针对每位伤员都会填写一个初诊卡。在进行住院治疗时，填写病历。从优良医疗救助或专科医疗救助阶梯往下后送时，填写后送封袋，用于存放伤员的医疗文件，记录对随行医务人员的指示等。

（二）海军

总体上，俄罗斯海军舰队战时医疗后送阶梯如下：

第一阶梯是海军各舰船医务部门。该阶梯通过在战位或人员受伤处开展急救，将伤员搬至医疗救助站并在那里开展初步院前救助、初步医生救助和初步专科救助（个别情况下）等，完成抢救伤情危急的伤员这类任务。

第二阶梯是旨在对舰船编队医务部门进行加强的舰船专科医疗救助组，以及医用船舶（医院船、卫生运输工具）。这些力量负有提供或者完成针对伤病员的专科医疗救助、将伤员从战斗行动地区后送至驻泊地的使命。

第三和第四阶梯以提供专科（包括高科技）医疗救助的海军医院、特种医疗队和医院基地，以及卫生运输部门为代表。

近年来，随着形势的变化，俄罗斯海军着重加强了以下几个方面工作：增强卫生部门人员及物资的机动性，使伤（病）员能够在更近的地方获得医疗救治。在远海和远洋地区的舰船上提供高水平的医疗救治和某些专科医疗服务。将医疗后送措施与大规模杀伤性武器防护措施相结合。

二、美军战术战伤救治简介

一、发展历史

1970 年，美军著名战伤救治专家海军莫恩上校指出：在过去的一百多年里战场救治没有取得根本性进展，瓶颈在于没有找到理想的战场止血方法和战场救治的系统管理方法。美军在总结以往战争经验教训中认识到，战场急救是一种在战术背景下、在特定时间和环节中实施的急救，有必要建立一套符合实战要求的原则和方法。

1989 年，海军特种作战司令部（NAVSPECWARCOM）设立了一个研究项目，主要针对海军特种作战司令部特别感兴趣的医学及生理问题进行研究。该项研究的范围较为宽泛，但主要指导方针是将重点聚焦于可在短期为海豹突击队应用的研究项目上，其中就包括战伤救治的相关内容。项目任务说明指出要对执行特种作战任务的陆、海（含陆战队）、空的医务人员所需要掌握的救治技能开展完整系统地评价。该项目从 1993 年至 1996 年历时四年，由美国三军军医大学、海豹突击队员及其他特种作战部队医务人员共同完成。研究充分考虑了战场的致命环境，以及看护兵的训练装备、经验等影响因素。

1996 年由美国特种作战部队弗兰克·巴特勒海军上校（退役）和约翰·海格曼中校（退役）在该研究项目完成之后撰写了一篇《特种作战的战术作战伤员救护》在《军事医学》（*Military Medicine*）杂志上公开发表。该文后来被视为美军战术作战伤员救护的理论鼻祖。

在之后的阿富汗战争中，大多数美军部队并未采用战术战伤救治（Tactical Combat Casualty Care，TCCC）指南作为伤员救治的理论基础，但在实战检验下，该指南得到巨大的发展，随着阿富汗战争的进程，该理论得到了美军及北约部队的认可与接受而被广泛使用。

然而，美军在总结以往战救规则的制定与更新的经验时发现，战创伤救护规则的设计及进行必要的更新是非常困难的，且如果没有一个拥有全部必须技术且经验丰富的医疗团队是无法完成此项工作的。因此，在 2001 年美国国防部挑选若干专家组成各军种战术作战伤员救护委员会，追踪战场急救发展，并结合实战经验对其进行定期或不定期的修订，最近的一次修改在 2021 年 12 月。美军战术战伤救治委员会（CoTCCC）根据海外实战经验及循证医学证据，对 2020 版《TCCC 指南》再度进行了更新，值得着重说明的是，该委员会的专家不仅仅局限于创伤外科医生、急诊科医生、医学教育专家，还包括了美国海、陆、空三军参加过一线作战的医护兵。只有将医院专科医生和参与一线作战的医护兵有机结合起来，在不同技术背景下制定的战术战伤救治指南，才能设计出兼顾医疗和战术的战创伤救护规则，使整个 TCCC 指南的重心在战场，落脚点在战伤伤员救治，从而在理念和策略上与民用创伤救治规则有本质区别。

二、战术战伤救治理念

在整个 TCCC 理念发展过程中经历了三个转变：由卫生员救治为中心向以伤员自救互救为中心的转变；加强伤员、卫生兵的自救互救能力；保持战场持续作战能力。

战术战伤救治是指伤员在到达任何医疗机构前战术环境中的救治措施。救护人员在战术救治过程中不仅要考虑到伤员所处环境的医疗条件，也要考虑到救治时所面临的战术环境，正确的医疗措施在错误的时间内实施，同样会造成伤员进一步损伤，这一点与和平环境下的创伤救治是不同的。战术战伤救治的原则就是在正确的时间、正确的地点为伤员提供正确、及时的救治。其目的是向受伤的战斗人员提供救护，防止伤员进一步受伤并完成作战任务，避免可预防性死亡。

三、战术战伤救治的阶段

根据不同作战任务战术战伤救治分为三个救治关键阶段：交火地点救治（火线救治）、战场战术救治和战术后送。

（一）火线救治

火线救治即在敌方有效火力威胁下对伤员实施的救援，此时伤员和医务人员暴露在敌方火力之下，风险极高且十分复杂。首先，火线救治时可用的救治医疗设备局限于每个士兵和救护人员所携带的设备。其次，作战单位人员要参与到与敌方的战斗中，特别是在小规模单位作战中，他们不能协助伤员治疗和撤退。第三，战斗形势妨碍军医或医护人员对伤员进行详细的检查和正确的治疗。而且，这些情况经常发生在夜间行动中，救治伤员时的光照条件受到了严重限制。

1. 对敌战斗

要求尚能战斗的伤员进行火力反击。如有必要，身边或附近战友则要提醒伤情不严重的伤员继续战斗。出于对自身武器装备的自信与依赖，美军非常注重以优势火力压制敌人，并将其视为火力下救护最重要的信条，即所谓“优势火力反击敌人，就是最好的医药”。

2. 伤员避险

伤员自行隐蔽或提醒其隐蔽，或者将伤员转移隐蔽。如果伤员身处燃烧的汽车或建筑物内，战友将其解救出来，立即扑灭身上火焰。在自救过程中，应当避免遭受持续性额外创伤。

3. 止血技术

单纯从技术层面看，火线救治一般不实施气道管理，一般能够采取的急救技术几乎仅有一项——止血。也就是说在战术上可行的情况下，对致命性外出血给予止血，包括提醒伤员自救止血，对肢体大出血以自救或互救形式扎止血带止血。值得注意的是，在火线救治阶段，扎止血带方法十分简捷，即隔衣袖或裤腿在伤口近心端快速扎上止血带即可，不必直接扎在皮肤上及追求扎上止血带位置精准。

4. 搬运伤员

在火线救治阶段移动伤员时，可能没有可用的标准担架搬运伤员。可考虑采用其他搬运的办法，如使用 SKED 担架或 Talon Ⅱ型担架（折叠便携型），或抓住伤员的战术腰带、雨披或带扣环的短绳把他拉离战场。有很多拖带或拖拉担架可供使用，有助于加快行动，一般不使用传统担架，因为这类伤员移转的方式会因为一般作战员的重量而变得极为困难。此外，可考虑使用如烟雾或催泪性毒气（刺激性制剂）等掩护器材，协助救回伤员。在救回伤员时也可利用车辆掩护。在伊拉克战争中，也有很多利用坦克掩护协助伤员后送的例子。

（二）战场战术救治

战场战术救治指脱离敌方有效火力威胁后对伤员实施的急救。战术区域救护首先是立即给精神状态异常的伤员解除武装，其目的是防止伤员误伤自己和战友。之后，救护人员实施初级评估与 M.A.R.C.H 原则进行处置。

M.A.R.C.H 五大步骤具体指：

① M（massive haemorrhage：大出血止血）：对危及生命的肢体出血推荐应用止血带止血，对不适用止血带的外部危及生命出血推荐应用急救止血绷带及战备夹钳控制交界部位出血。

② A（airway：气道管理）：气道梗阻在伤死中的比例从越南战争时的 1% 上升到伊拉克战争的 11%。当出现部分气道梗阻时可以选择鼻咽通气管或口咽通气道，尤其对于在战术环境下尽早使用喉罩或喉通气管，对于保护气道、维持有效的通气具有重要作用。

③ R（respiratory：呼吸问题）：胸部损伤是战伤死亡的主要原因之一，发生率占伤员总数的 7%~12%，在创伤阵亡的伤员中 50% 是胸部伤，其中 25% 直接死于胸部伤。胸部创伤伤情危急且复杂，现场的尽早救治、及时后送对伤员的生命至关重要。开放性气胸应尽早采用胸部密封贴覆盖伤口，并加压包扎固定使其变成闭合性气胸，按闭合性气胸处理，之后再进行胸腔穿刺，防止张力性气胸。

④ C（circulation：循环问题）：大量失血仍是目前战伤死亡的首要原因，伤员的生存依赖于快速止血。根据“白金 10 分钟、黄金 1 小时”的救治原则尽早开展限制性液体复苏和损伤控制性手术，目前美军 COTCCC 推荐首先输入 2 份 500 mL 的羟乙基淀粉液和高渗盐水。推荐早期进行输血，可以是新鲜全血，也可以是浓缩红细胞；将干燥血浆作为院前液体复苏的一项选择。

⑤ H（hypothemia：低温治疗）：控制低体温症，避免进入死亡三联症，并进行全身评估，以便发现可能导致伤员战场死亡的其他原因。

在按照 M.A.R.C.H 原则处理后才对伤员的其他伤情进行处理。在条件允许时，可监测伤员的血氧饱和度。根据伤情，可使用止痛药及抗生素。最后处理烧伤。

（三）战术后送

“战术后送”一词是美军近年使用的新军事术语，其形式有两种——医疗后送和伤员后送。前者指的是利用专用医疗机动运输工具（例如救护车、救护直升机）后送伤员。此类运输工具不具备作战用途，其上涂有红十字标识，其内配备急救装备、药材和医护人员。除非迫不得已，否则战术后送应尽量采用此种形式，后者乃指利用非专用机动运输工具（例如作战车辆、作战直升机）后送伤员，其上无急救装备、药材和医护人员配备，但可能临时配备快速反应部队及有近距离空中支援。

战术后送时使用“9线报文（9-line）”进行申请。这是美军通过实战总结出最精简、最有效的书面与口头相结合的报送形式，力求在战场紧张形势下，能迅速汇报信息，使救援直升机第一时间做好行动准备和救援安排。

9线报文具体内容如下：

第1行：机降点具体位置。通常填写全球定位系统坐标或军用地图上的方格坐标，该信息将指引直升机前接伤员。

第2行：无线电频率，呼号代码和后缀。

第3行：优先顺序。根据伤病员的伤病情紧急程度分为5级，即紧急处置（编码A）、紧急手术处置（编码B）、优先处置（编码C）、常规处置（编码D）、酌情安排（编码E）。

第4行：特殊设备，后送申请者通知后方在后送过程中可能使用的特殊设备，不需要（编码A）、升降机（编码B）、工程救援破拆设备（编码C）、呼吸机（编码D），其他设备可另行注明。

第5行：明确需要担架后送或可自行走动的伤员数量。用编码加数字的形式标识：卧位担架伤员（编码L）、普通可走动伤员（编码A）。

第6行：报告机降点的安全情况。机降点的安全情况通常可分为4种情况，周边区域没有敌方部队（编码N）、周边区域可能有敌方部队，需小心靠近（编码P）、周边地区明确有敌方部队活动，小心活动（编码E）、周边地区明确有敌方部队，需武装护航（编码X）。

第7行：标记机降点的方法。后送申请者应根据战场环境和可用材料，告知后方机降点的标注方法，便于机组人员搜寻。常用的方法有反光条烟火烟雾信号、信号员、树枝木块石头堆放、明火、手电照射等，除非救护直升机提出，不需要发送标记的颜色。

第8行：伤员国籍和身份，美国军人（编码A）、美国平民（编码B）、非美国军队（编码C）、非美国平民（编码D）、敌方战俘（编码E）。

第9行：核、化、生沾染。确定机降点附近是否存在化学、生物或放射性污染。分别用编码N、C、B标识。

9线报文不仅仅局限于上述信息，后送申请者还可根据情况提供伤员伤情进展、生命体征信息等。

参考文献

[1] 吴孟超，李家顺. 外科学及野战外科学[M]. 上海：第二军医大学出版社，2002.

[2] 凌昌全，朱德增，顾伟. 军事中医学[M]. 上海：第二军医大学出版社，2014.

[3] 秦超等. 卫勤前沿理论[M]. 上海：第二军医大学出版社，2021.

[4] 张鹭鹭，郭树森，江雷. 军队卫生勤务学[M]. 上海：第二军医大学出版社，2017.

[5] 陈新年，陈国良，秦超，等. 战场救治[M]. 上海：第二军医大学出版社，2006.

[6] 黄留玉，朦光生. 军队疾病预防控制[M]. 北京：人民军医出版社，2013.

[7] 杨志焕，蒋耀光. 实用战伤救治[M]. 北京：人民军医出版社，2008.

[8] 高宏杰，张献志. 军队卫生勤务学[M]. 北京：第四军医大学出版社，2014.

[9] 付小兵. 中华战创伤学[M]. 郑州：郑州大学出版社，2016.

[10] 杨勇. 中华医学百科全书·野战外科学[M]. 北京：中国协和医科大学出版社，2021.

[11] 毛常学. 中华医学百科全书·卫生勤务学[M]. 北京：中国协和医科大学出版社，2022.

[12] 周世伟. 联合卫生勤务学[M]. 北京：军事医学科学出版社，2009.

[13] 张连阳等译. 前线外科学[M]. 北京：科学出版社，2020.

[14] 万新祥等. 军事药学[M]. 北京：中国医药科技出版社，2002.

[15] 郭庆山，黄显凯，任家顺. 实用战创伤临床治疗学[M]. 郑州：郑州大学出版社，2012.

[16] 解放军总后勤部卫生部. 预选卫生士官教材[M]. 北京：解放军出版社，2014.

[17] 解放军总后勤部卫生部. 军队卫生学[M]. 北京：人民军医出版社，2007.

[18] 解放军总后勤部卫生部. 全军卫生防疫所长培训教材[M]. 北京：解放军出版社，2003.

[19] 李鑫，刘亚华，王立祥.《中国心肺复苏专家共识》之腹部提压心肺复苏临床操作指南[J]. 解放军医学杂志，2019，44(6)：536–540.

[20] 止血带的急诊应用专家共识[J]. 中华急诊医学杂志，2020，29(6)：773–779.

[21] Hudson IL，Staudt AM，Burgess M，et al. Patterns of Palliation：A Review of Casualties That Received Pain Management Before Reaching Role 2 in Afghanistan[J]. Mil Med. 2023，188(1–2)：108–116.

[22] Clifford JL，Fowler M，Hansen JJ，et al. State of the science review：Advances in

pain management in wounded service members over a decade at war[J]. J Trauma Acute Care Surg. 2014，77(3 Suppl 2)：S228-236.

[23] Saeed O，Tribble DR，Biever KA，et al. Infection Prevention in Combat-Related Injuries[J]. Mil Med. 2018，183(suppl 2)：137-141.

[24] Long B，Hafen L，Koyfman A，Gottlieb M. Resuscitative Endovascular Balloon Occlusion of the Aorta：A Review for Emergency Clinicians[J]. J Emerg Med. 2019，56(6)：687-697.

[25] Fisher AD，DesRosiers TT，Papalski W，et al. Analgesia and Sedation for Tactical Combat Casualty Care：TCCC Proposed Change 21-02[J]. J Spec Oper Med. 2022，22(2)：154-165.

[26] Montgomery HR，Drew B，Torrisi J，et al. TCCC Guidelines Comprehensive Review and Edits 2020：TCCC Guidelines Change 20-05 01 November 2020[J]. J Spec Oper Med. 2021，21(2)：122-127.

[27] Anonymous A. Tactical Combat Casualty Care(TCCC) Guidelines for Medical Personnel 15 December 2021[J]. J Spec Oper Med. 2022，22(1)：11-17.